알기쉽게 풀이한 **병리학**

Authorized translation from the Japanese language edition, entitled
標準理学療法学・作業療法学 專門基礎分野 病理学 第4版
ISBN: 978-4-260-02871-4
シリーズ監修：奈良 勲，鎌倉矩子
監修：梶原博毅
編集：横井豊治，村雲芳樹
Published by IGAKU-SHOIN LTD., TOKYO Copyright © 2019

주의

저자, 편집자 및 출판사는 이 책에 기재한 치료법이나 간호케어법의 정확을 기하기 위해 출판시점에서 최신정보에 의거하여 각자 최선의 노력을 했습니다. 하지만 의학, 의료의 발전 속도를 고려하면 기재된 내용이 모든 점에서 정확하고 완전하다고 보증할 수 없습니다. 따라서 독자는 항상 이 책에 기재된 내용이 최신 데이터와 비교했을 때 정확한지 살펴볼 필요가 있습니다. 이 책에 기재된 치료법과 의약품이 의학연구 및 의료발전에 의해 변경된 경우 그 치료법과 의약품으로 인한 예측할 수 없는 사고에 대해서 저자, 편집자 및 출판사는 그 책임을 지지 않습니다.

주식회사 의학서원

알기쉽게 풀이한 **병리학**

PATHOLOGY made Incredibly Easy

シリーズ監修 奈良 勲・鎌倉矩子 / 監修 梶原博毅 / 編集 横井豊治・村雲芳樹

執筆 横井豊治, 河原 栄, 村雲芳樹, 佐藤康晴, 伊藤彰彦, 横崎 宏, 安井 弥, 川井久美, 吉田眞理, 安倍雅人, 細 正博, 渡邉 純

조 우 현 옮김

아카데미아

알기쉽게 풀이한 **병리학**

1판 1쇄 발행 | 2021년 3월 2일
1판 2쇄 발행 | 2023년 4월 3일

시리즈감수 | 奈良 勲 · 鎌倉矩子　감수 | 梶原博毅　편집 | 横井豊治 · 村雲芳樹
지은이 | 横井豊治 외
옮긴이 | 조우현

펴낸이 | 주용진
펴낸곳 | 도서출판 아카데미아
주　소 | 경기도 안양시 동안구 시민대로 401 대륭테크노타운 15차 2003호
전　화 | 031-389-8811
팩　스 | 031-389-8817
E-mail | books@academya.co.kr
http://www.academya.co.kr

ISBN 978-89-5938-459-4
값 35,000원

옮긴이 / 도움주신 분

옮 긴 이　　조 우 현 | 연세대학교 의과대학 명예교수
(전)강남세브란스 병원장
(전)을지대학교 총장

도움주신 분

/ 가나다순 /

고 민 균 | 조선이공대학교 보건의료행정과
김 경 완 | 청암대학교 응급구조과
김 석 환 | 서영대학교 보건의료행정과
김 선 미 | 혜전대학교 보건의료행정과
김 선 아 | 김해대학교 보건의료정보과
김 송 순 | 동원과학기술대학교 간호학과
김 영 란 | 원광보건대학교 방사선과
김 익 성 | 동아보건대학교 응급구조과
김 정 삼 | 목포과학대학교 보건행정과
김 정 연 | 대전보건대학교 의무행정정보학과
김 주 연 | 전주비전대학교 응급구조과
김 하 나 | 목포과학대학교 간호학과
김 희 경 | 청암대학교 병원의료정보과
나 미 옥 | 한려대학교 간호학과
류 재 문 | 서영대학교 보건행정과
민 경 훈 | 우송대학교 응급구조학과
박 대 성 | 광양보건대학교 응급구조과
박 종 항 | 광양보건대학교 물리치료과
서 은 경 | 전북과학대학교 보건행정과
심 경 윤 | 춘해보건대학교 응급구조과
양 현 주 | 창신대학교 간호학과
여 진 동 | 서라벌대학교 방사선과
오 혜 원 | 우석대학교 작업치료학과
원 영 덕 | 전주기전대학교 응급구조과
윤 영 주 | 문경대학교 보건의료재활과
이 재 혁 | 남부대학교 응급구조학과
이 지 웅 | 서영대학교 임상병리과
이 태 훈 | 남서울대학교 응급구조학과
이 행 기 | 수성대학교 방사선과
이 현 숙 | 전주비전대학교 보건행정학과
이 현 주 | 수원과학대학교 간호학과
이 현 희 | 우석대학교 보건의료경영학과
주 호 현 | 광양보건대학교 응급구조과
진 종 언 | 동강대학교 방사선과
채 민 정 | 조선간호대학교 간호학과
천 민 우 | 동신대학교 보건행정학과
천 해 경 | 백석문화대학교 방사선과
최 성 수 | 호원대학교 응급구조학과
홍 연 란 | 순천대학교 간호학과
황 구 연 | 서영대학교 임상병리과

머리말

병리학은 각각의 질병에 대해 그 원인을 밝히고, 그 원인이 생체에 어떤 작용을 하는지, 반응은 어떤 것인지, 그 결과 어떤 발병기전을 통해 질병이 성립되고 진행, 종식되는지를 연구하는 의학과 의료의 가장 기본적인 학문이다. 따라서 병리학은 치료와 직결되는 학문인 동시에 의료에 종사하는 사람의 필수 학문으로 모든 의료인은 질병에 대해 충분한 지식과 경험을 지니고 있어야 한다.

이 책은 이와 같은 학문적 조류를 기반으로 보건의료분야 학생 대상 교육 관점에서 집필된 병리학 교과서로서 방대한 내용을 제한된 시간 안에 충분히 학습할 수 있도록 중요한 내용만 선별하여 기술하고 있다. 내용은, 병리의 개념과 특징이 쉽게 이해될 수 있도록 가능한 한 쉽고 간결하게 기술되어 있으며, 많은 그림과 표를 삽입해서 시각적으로도 이해하기 쉽도록 구성되어 있다. 그리고 각 장의 시작 부분에는 '학습목표'를 두어 어떠한 내용이 중요한지 먼저 확인하고 학습할 수 있도록 하였으며, 마지막 부분의 '복습 포인트'를 통해 각 장의 핵심사항을 복습할 수 있게 하였다. 또한 '임상에서는…' 항목에서는 병리학이 임상에서 어떻게 적용되는지를 통해 학생들이 병리학 이론을 체계화할 수 있도록 하였다. 책 말미에는 학습내용을 다시 한 번 확인하고 복습할 수 있도록 연습문제를 수록하였다.

학생들이 졸업 후 보건의료인이 되어 질병에 직면할 때마다 항상 병리학을 학습했던 때로 되돌아가서 해당 질병에 관해 다시 한 번 상기한 후 업무에 임하는 것이 중요하다. 보다 나은 보건의료인이 될 수 있도록 열심히 노력해주기를 옮긴이는 간절히 바란다.

그리고 본서가 학생들에게 꼭 필요하고 좋은 병리학 교재가 될 수 있도록 도움을 주신 여러 교수님들께 진심으로 감사의 말씀을 드린다.

아무쪼록 이 책이 우리나라 보건의료계의 학문 발전에 기여하고, 병리학을 공부하는 모든 분들에게 쉽고 효율적으로 공부할 수 있도록 방향을 제시하는 좋은 길잡이가 되기를 진심으로 기원한다.

2021년

옮긴이 조 우 현

목차

총론

제1장 병리학 개요

제2장 병인론

제3장 퇴행성 병변, 진행성 병변

제4장 대사장애

제5장 순환장애

제6장 면역

제7장 염증, 감염증

제8장 종양

제9장 노화

제10장 선천이상, 기형

각론

제1장 순환계통

제2장 호흡계통

제3장 소화계통

제4장 신경계통

제5장 운동기관계통

제6장 비뇨, 생식계통

제7장 내분비계통

제8장 조혈기관

제9장 피부, 감각계통

총론

제1장

병리학 개요

학습목표

- 현대 병리학이 확립되기까지의 큰 흐름을 이해한다.
- 진단병리학과 실험병리학의 내용과 의의를 이해한다.

병리학의 정의와 역사

병리학은 영어로 pathology라고 한다. 이것은 고대 그리스어로「감정, 고뇌, 질병」을 의미하는「pathos」와「말, 논설, 생각」을 의미하는「logos」에서 유래한 단어이다. 병리학은 말 그대로 질병을 고찰하고 연구하는 폭넓은 학문영역이라고 할 수 있다. 병리라는 말을 들으면 대부분의 의료관계자가 가장 먼저 현미경을 연상하는 것처럼 현미경이나 육안으로 병의 형태적 변화를 관찰하는 것이 예나 지금이나 병리학의 기본적인 연구 및 진단 방법이다.

병리학의 역사는 넓은 의미에서 의학의 역사와 함께 한다고도 할 수 있는데, 현대 병리학에 적용하고 있는 과학적인 관점에서의 병리학 연구의 선구자로는 18세기 이탈리아의 모르가니를 들 수 있다. 그는 다양한 질환으로 사망한 많은 환자를 해부하고 장기를 육안으로 관찰하여 질병으로 인한 장기의 변화를 상세하게 보고했다(장기병리학 organ pathology). 이것은 그때까지의 체액병리학과 같이 과학적 근거가 부족한 학설과는 구별되는 것으로 획기적인 업적이었다. 그 후 현미경의 발전으로 인체조직을 마이크로 수준에서 더욱 자세하게 관찰하려는 시도가 널리 퍼졌다. 특히 19세기 독일에서 비르효가 현미경을 이용해 조직이나 세포수준에서 많은 질환을 체계적으로 해석하여 보고했다(세포병리학 cellular pathology). 이것은 병리학의 역사에서 큰 진전이었고 이를 기반으로 현대병리학 체계의 기초가 세워지게 되었다. 20세기에는 과학기술 전반의 발전과 연동해서 그 견인차의 한 부분을 담당한 병리학 분야에서도 눈부신 진전이 있었다. 질병의 형태적 관찰영역에서도 전자현미경이나 조직화학, 면역조직화학 등의 기술이 개발되어, 기존의 헤마톡실린-에오신 HE 염색 표본의 광학현미경을 통한 관찰만으로는 얻을 수 없었던 풍부한 정보를 얻을 수 있게 되었다. 또한 형태적인 관찰에만 머무르지 않고 조직이나 세포를 생화학적, 분자생물학적으로 해석함으로써 질환에 대한 새로운 사실들이 차례차례 발견되어 질환의 개념이 새롭게 확립되었고 질환에 대한 기존의 개념 역시 재검토되었다. 20세기 후반 들어 눈부시게 진보한 병리학은 발전을 거듭해서 현미경 관찰이 중심이었던 병리학에 새로운 기술이 계속 응용되면서 연구 및 임상진단에서 더욱 풍부하고 다양한 병리학으로 발전하고 있다.

병리학 총론과 각론

병리학 총론이란 몸의 모든 장기에서 발생하는 공통적인 질환과 병태에 관해 연구하는 것이다. 예를 들어 순환장애 항목에서 「경색 infarct」이 어떤 원인을 통해 어떻게 증상이 나타나는지, 그리고 그 결과 생체에 어떠한 영향을 미치는지를 설명한다. 또한 「종양 tumor」 중에서 편평상피암종은 어떤 부위에서 발생하고 어떻게 진행되어 가는지, 어떠한 조직학적 특징을 나타내는지에 대해 설명한다. 질환의 발생 메커니즘에 따른 분류라고 생각할 수 있다. 한편 병리학 각론은 각각의 장기에서 발생하는 질환의 특징에 관해 설명한다. 예를 들어 「호흡계통 respiratory system」 항목에서는 폐렴, 기관지천식, 폐암 등에 대해 다루고, 「신경계통 nervous system」 항목에서는 뇌출혈, 알츠하이머병 등에 대해 그 원인, 임상, 증상, 육안 관찰이나 조직학적 특징에 대해 설명한다.

진단병리학과 실험병리학

진단병리학(인체병리학)

병리학은 역사적으로 장기의 변화를 육안이나 현미경을 통해 관찰함으로써 질환의 원인이나 진행과정을 고찰하는 방법이 주류를 이루고 있다. 이렇게 해서 쌓아 올린 조직병리학의 체계적인 지식을 응용해서 환자로부터 병변을 채취하고 조직학적 관찰을 통해 진단을 내리는 진단병리학 분야가 확립되었다. 현재 임상에서 꼭 필요한 진단 방법 중의 하나가 되었다. 진단병리학에는 ① 병리해부, ② 생검, 수술 등의 병리진단, ③ 세포진단으로 이루어진 세 가지 방식이 있다.

병리해부(부검)

사망한 환자를 해부해서 사인과 손상부위의 성격과 범위를 육안이나 조직학적으로 검토하고 생전의 진단과 치료를 검증한다. 그 결과는 향후 의료 데이터로 활용한다.

생검, 수술 등의 병리진단(외과병리학)

환자의 환부를 일부 채취해서 조직학적 관찰과 병리진단을 수행하고, 증상을 평가해 치료방침을 정한다(생검 biopsy). 또한 수술로 적출된 장기를 육안이나 조직학적으로 관찰하고 병리진단을 수행해서 치료 여부나 예후를 확정한다(외과병리학 surgical pathology). 이 중에서도 신속진단은 수술 중에 장기나 병변의 일부를 동결시켜서 신속하게 표본을 제작하고 병리진단을 시행해 그 결과에 따라 수술의 방침을 결정한다. IT기술의 발달로 인해 수술 중에도 신속진단 등을 통해 조직화상을 인터넷 등으로 전달해서 모니터 화면으로 화상을 보고 병리진단, 조직진단을 할 수 있는 원격병리진단도 보급되고 있다.

세포진단

박리된 세포나 천자바늘로 흡인한 세포를 현미경으로 관찰하는 것으로, 주로 악성세포의 검출 등에 세포진단 cytodiagnosis 이 이용된다. 세포검사전문가 cytologist 와 의사(세포진단전문의, 병리전문의)가 공동으로 작업한다.

종전의 염색법뿐만 아니라 면역학, 분자생물학 등의 기술을 응용한 새로운 염색법과 해석법이 계속 개발되어 일상적인 치료진단에 이용되고 있다. 이를 통해 보다 객관적으로 치료방침을 결정하는 데 직접 영향을 주는 중요한 정보를 얻을 수 있게 되었다.

실험병리학

실험병리학 experimental pathology 이란 다양한 방법을 구사해서 질병의 원인과 경과를 설명하는 것으로 병리학의 본래적인 의미인「질병을 이해하고 연구하는 학문영역」을 실천하는 것이다. 병리학의 임상응용인 진단병리학에 비해 병리학의 연구 그 자체를 목적으로 한다고 볼 수 있다. 연구재료로는 인체뿐만 아니라 실험동물이나 배양세포 등도 이용된다. 연구방법 역시 여러 방면으로 걸쳐 있다. 면역학이나 분자생물학 등과 같은 최근의 의과학은 말할 것도 없고 공학이나 순수과학 등 다른 자연과학 분야의 기술이나 지식도

적극적으로 수용해서 매우 다채로운 연구가 전개되고 있다. 특히 언급해야 할 것은 이러한 실험병리학의 연구성과가 짧은 기간 안에 임상에 적용되어 진단병리학이 환자의 치료에 성과를 올리게 되었다는 점이다. 암의 분자표적 치료는 그 좋은 예이다.

임상에서는…

의학의 근간을 이루는 학문인 병리학의 기본적인 내용은 의료전문직 종사자가 실제 현장에서 업무를 수행할 때 숙지하고 있어야 할 기본소양이다. 특히 진료에 있어 병리학이 과학적 근거를 제공하는 학문 중의 하나라는 점을 이해해 둘 필요가 있다.

복습 포인트

- 병리학의 발전에 따른 장기병리학 및 세포병리학의 중요성을 확인한다.
- 임상의학에서 진단병리학의 역할을 확인한다.
- 의학연구에서 실험병리학이 차지하는 위치를 확인한다.

제2장

병인론

학습목표

- 모든 질환에는 원인(병인)이 있드며 매우 많은 인자가 원인이 된다는 점을 이해한다.
- 원인에는 내인과 외인이 있으며 각각 단독으로, 또는 함께 관계를 맺으며 질병을 일으킨다는 점을 이해한다.
- 몇 가지 질환에서 병인이 밝혀진 역사를 이해한다.

외인

몸의 외부에서 오는 자극인 외인은 동일한 질적 자극이라도 그 정도나 지속 시간에 따라 몸의 반응이 다르게 나타난다. 약한 자극에 대해서는 생리적인 변화가 나타나고 강한 자극에 대해서 병적 변화가 발생한다. 예를 들어 온도가 일상생활 범위 내에서 변화하면 몸이 생리적으로 반응하지만 정도가 심해지면 화상이나 동상 등의 병적 상태가 나타난다.

물리적 요인

기계적 외력

기계적 외력에 의해 조직의 결손이나 으스러짐이 발생한다. 둔한 외력으로는 **좌상, 타박상, 열상**이 발생한다. 외력이 심부까지 전달되면 피하출혈, 골절, 뇌타박상, 심부 장기의 열상 등이 발생한다. 교통사고와 같이 강한 외력이 가해지면 내장이 심하게 손상된다.

열

고온으로 의해 국소세포가 손상되면 화상이라고 하고, 저온에 의해 손상되면 동상이라고 한다. 피부화상의 중증도는 화상의 깊이와 면적에 따라 단계별로 I도, II도, III도로 나뉜다. 고온의 공기나 휘발성 발열물질에 노출되면 기도

화상이 발생해서 코안에서 허파꽈리에 이르는 기도가 손상된다. 저온화상은 저온에 장시간 직접 노출되었을 때 발생한다. 난방기구 등에 누워있는 사람이나 고령자, 피부의 지각이 둔화된 사람의 경우 피부에 직접 장시간 접촉된 상태에서 쉽게 발생한다.

또한 고온이 몸에 영향을 미치게 되면 **열사병**을 일으킨다. 열사병은 환경온도가 높은 상태에서 체온조절기구가 파괴되면서 증상이 발생한다. 체온조절기구의 기능이 미숙하거나 저하된 어린이나 고령자에게 나타나기 쉽지만 건강한 성인에서도 고온 상태에서 힘든 운동을 했을 때 발생하는 경우가 있다. 가로무늬근 융해가 발생하면 예후가 나쁘고 죽음에 이를 가능성도 있다. 저온에서는 몸 전체의 세포기능이 떨어지는 **저체온증**이 발생하여 심장박동수의 감소와 혈압의 저하가 일어나게 되고 중증이 되면 동사에 이르게 된다.

자외선

피부에 약간의 자외선 ultraviolet 을 쪼이면 피부가 그을리는 정도이지만 단기간에 강한 자외선에 노출되면 화상과 마찬가지로 물집이나 진무름이 형성된다. 만성적으로 자외선에 노출되면 피부의 노화와 피부암의 발생에 영향을 미친다.

방사선

강한 방사선 radiation 은 세포를 죽게 만든다. 방사선의 급성장애로는 구토나 설사 등의 전구증상에 이어서 피폭선량에 따라 장기의 장애가 발생한다. 비교적 낮은 선량으로도 장애가 발생하는 것은 창자관상피나 골수, 림프조직 등과 같이 항상 분열해서 새로운 세포가 생산되는 조직이다. 분열하지 않는 세포는 방사선에 대한 감수성이 비교적 낮다. 급성장애를 일으키지 않을 정도이거나 세포가 바로 죽지 않을 정도의 낮은 선량의 방사선에도 DNA는 손상된다. 저선량의 피폭 후나 급성장애 회복 후 수개월 이상 지나서 발생하는 만성방사선장애의 대표적인 것이 **악성종양**이다. 히로시마와 나가사키에서는 원자폭탄 투하 후 수개월에서 10년 사이에 백혈병이 다수 발생했고 10년 이상 지난 뒤에는 여러 장기의 고형암이 많이 발생했다. β선은 γ선이나 X선과 달리 투과성이 약해 몸의 심부에는 도달하지 않지만 입을 통해 흡수되어 어떤 장기에 들어가게 되면 그 장기에 영향을 미친다. 이것을 내부피폭이라고 한다. 1986년에 발생한 체르노빌 원자력발전소 사고에서는 갑상샘에 들어간 방사성 요소로 인한 내부피폭 때문에 수년이 지나 어린아이에서 갑상샘암종이 증가하기 시작했다. 어린아이는 세포의 분열능력이 높기 때문에 방사선에 대한 감수성이 높은 것으로 알려져 있다.

압력

지속적으로 저압 상태인 높은 산에 올라가거나 흡입산소분압이 떨어지면 저산소혈증에 의해 고산병이 나타나게 되며 두통이나 의식이 혼미해지는 증상이 나타난다. 계속 진행되면 폐부종으로 인해 죽음에 이를 수도 있다. **기압차증** dysbarism 은 압력이 급격하게 떨어진 경우에 발생하는데, 이전에는 잠함병으로 알려져 있었다. 압력이 높은 심해에서 급히 수면으로 올라오면 압력이 순간적으로 떨어지기 때문에 혈관 내부에서 발생한 가스소포가 온몸의 혈관을 막아 의식장애 및 관절통 등의 증상이 발생한다. 기압이 정상인 지상에서 기압이 낮은 높은 곳으로 압력 조절 없이 급격하게 이동한 경우에도 동일한 현상이 나타날 수 있다.

화학적 요인

일반적인 화학물질

강산, 강알칼리, 페놀, 크레졸은 특히 피부 표면에 손상을 가하는 경우가 많은데, 접촉 후 수 시간에 걸쳐 서서히 진행되며 괴사를 일으킨다. 포름알데히드의 수용액인 포르말린은 장기나 조직의 고정에 이용되며 눈이나 피부 표면 등에 닿으면 세포가 손상을 받게 된다.

금속, 광물

여러 종류의 금속이 급성 및 만성 독성을 나타낸다. **납**은 다양한 효소의 활성을 저해하기 때문에 변형적혈구를 생산하고, 중추 및 말초신경에 손상을 준다. **유기수은**에는 중추신경독성이 있다. 1950년대에는 물고기에 축적되어 생체에서 농축된 유기수은의 섭취로 인해 미나마타병이 다수 발병하였다. 광산에서 흘러나온 **카드뮴**을 포함한 물, 또는 쌀이나 채소 등에 들어간 카드뮴의 섭취로 인해 뼈경화증과 다발골절을 앓는 환자가 많이 발생하기도 하였다. **비소**는 강한 독성을 가지고 있다. 비소화합물을 포함한 광산 부근의 물은 고농도로 오염되어 있다. 고농도가 아니어도 음료수에 비소가 검출된 지역이 전 세계 곳곳에 있으며, 일상적으로 마시는 우물물의 오염이 심각한 문제를 일으키고 있다. 고농도의 **이산화규소**(실리카)가 공기 중에 떠다니고 있는 특수한 환경에서는 폐에 이산화규소가 침착되어 규폐증을 일으킨다. 현재는 사용이 금지되어 있지만 건축물 등에 많이 사용된 **석면**(아스베스트)은 희귀한 종양인 악성중피종을 발생시킨다. 이 종양은 잠복기간이 길기 때문에 이전의 노출로 인해 앞으로 악성중피종의 발생이 증가할 우려가 있다.

약제

질병의 치료에 사용되는 약제는 어느 정도 유해한 영향을 미치는 경우가 많다. 예를 들어 암세포의 분열을 억제하는 형태의 **항암제**는 분열능력이 높은 골수세포나 창자관상피, 모낭상피의 분열까지 억제한다. 대부분의 약제는 과도한 양을 투여하게 되면 중대한 유해성이 나타나며 때로는 죽음에 이르는 경우도 있다.

약제에 의한 유해성은 약의 성질, 과도한 양의 사용, 유전적 체질, 알레르기 반응, 다른 약물과의 상호작용 등에 의해 나타난다. 알레르기 반응의 예로는 피린계열의 약제인 설피린 등이 유명하다. 또한 확실하지 않은 정보로 인해 심각한 사건이 발생하는 경우도 많이 있다. 예를 들어 1958년에서 1962년에 걸쳐 수면유도제인 **탈리도미드**를 복용한 임산부에게서 팔다리가 기형인 탈리도미드 아기가 여러 명 태어나는 일이 있었다.

흡연과 알코올

흡연은 폐암의 발생과 관련 있을 뿐만 아니라 다른 몇 가지 암의 발생률도 증가시킨다. 또한 흡연은 심혈관질환의 중요한 위험인자이며 폐기종이나 만성기관지염의 원인이기도 하다.

에틸알코올은 한 번에 대량 섭취하게 되면 급성알코올중독이 되며, 어느 정도 이상의 양을 만성적으로 섭취하게 되면 간이 손상을 받게 된다. 알코올의존증은 사회적으로도 문제가 될 뿐만 아니라 중추신경계통에도 기질적인 변화를 일으킨다. 임신 중에 다량의 음주를 한 임산부에서 태어난 아이는 발육부전 및 지능장애를 동반하는 태아알코올증후군이 발생할 수도 있다.

자연환경에서의 독성물질

자연계에는 많은 종류의 독극물이 존재한다. 소량으로도 치명적인 유독물질도 많이 있다. 식물에서는 투구꽃이 특히 매우 강한 독성을 지니고 있으며 아코니틴 등 중추신경에 작용하는 알칼로이드가 치명적이다.

특정 식물에 알레르기 반응이 나타나는 경우도 있다. 옻나무의 잎을 만지면 이전에 만진 적이 있어 민감화된 사람에게 강한 증상의 접촉성 피부염이 발생한다. 또한 복어 독의 성분인 테트로도톡신은 신경 및 뼈대근육 접합부위를 손상시켜 심한 마비 증세를 일으키고 호흡정지를 불러일으킨다. 버섯에 의한 중독 역시 드물지 않게 발생한다. 매년 버섯독으로 인한 사망사례가 보고되고 있다. 세계적으로 대표적인 독버섯으로 알려져 있는 알광대버섯에는 강한 간독성이 있어서 전격간염으로 사망하게 된다.

영양장애

비타민

우리 사회가 영양부족이었던 시대에는 비타민 부족으로 인한 병이 드물지 않았다. 현재는 만성알코올중독이나 만성소모성질환 환자, 육아나 간호를 받지 못하고 방치된 사람들, 극단적으로 편식을 하는 사람들에서 비타민 vitamin 장애가 일어난다. 현미에 비타민B_1이 포함되어 있어서 과거에는 각기병이 적었지만 그 당시에는 비타민B_1이 함유된 부식을 먹는 습관이 없었기 때문에 백미를 먹을 수 있었던 일부 부유한 사람들에서 각기병이 발생한 경우가 있었다. 또한 영양장애는 입으로 음식물을 섭취하는 것뿐만 아니라 창자관 흡수장애가 있는 사람이나 체내에서 활성성분으로의 변환에 이상이 있는 사람에게도 발생한다. 비타민C가 부족하면 괴혈병이 발생하고, 비타민D가 부족하면 어린아이의 경우에는 구루병, 성인에서는 뼈연화증이 나타난다. 비타민은 지용성비타민A, D, E, K와 그 외의 수용성비타민으로 크게 나뉜다. 지용성비타민을 과도하게 섭취하면 몸 안의 지방성분에 축적되어 과잉증이 발생한다.

미네랄

여러 가지 미네랄이 건강유지에 필요하다. 칼슘과 인은 뼈생산에 필수적이므로 심각하게 부족한 상태에서는 비타민D결핍증과 마찬가지로 소아에게는 구루병이 발생하고, 성인에게는 뼈연화증을 일으킨다. 폐경 후 여성에게 칼슘이 부족하면 골다공증이 발생하기 쉽다. 여러 종류의 금속이 미량으로 체내에 존재하는데 그중에서 철이 부족하면 철결핍빈혈이 발생한다.

칼로리, 단백질, 탄수화물, 지질

칼로리나 단백질의 섭취가 부족하면 몸이 마른다. 극단적인 기아현상은 거식증, 육아나 간호를 받지 못하고 방치된 사람들, 만성소모성질환에 의한 섭취장애와 그 외의 개별적인 조건에서 일어날 수 있다. 기아는 특수한 상황에서 나타나지만, 전 세계적으로 볼 때 기아로 인한 극단적인 칼로리 부족은 드물지 않은 현상이다. 그러한 지역에서 소아에게 나타나는 전형적인 칼로리 부족을 **소모증**이라고 부른다. 반대로 **비만**은 선진국에서 가장 흔한 영양장애이다. 이는 에너지 소비보다 과도한 칼로리 섭취가 지속되는 상태에서 발생한다. 비만 중에서도 특히 **내장지방형비만**은 당뇨병이나 허혈심장병의 위험인자이다. 이러한 비만, 당뇨병, 고혈압은 복수의 유전자가 관련된 내인성 요소가 확실히 있다. 금연, 식생활 개선, 신체활동의 증가, 적정체중의 유지와 같은 네 가지 생활습관 개선으로 이러한 질환의 발생을 억제할 수 있기 때문에 예방적 관점에서 **생활습관병**이라고 부른다.

생물학적 요인

바이러스감염

바이러스는 미생물 중에서 가장 작으며 DNA나 RNA, 그리고 이를 감싸는 단백질 껍질로 이루어져 있다. 사람에게 병원성이 있는 바이러스는 살아있는 사람의 세포 안에서만 증식할 수 있다. 많은 바이러스는 **세포친화성**이며 특정 세포에만 감염된다.

일본뇌염바이러스는 신경세포 안에서 증식하며 신경세포를 죽임으로써 일본뇌염을 발병시킨다. 사람면역결핍바이러스^{HIV}는 면역을 담당하는 T림프구를 감염시켜서 T림프구를 매개로 하는 면역능력이 저하된다. 에볼라출혈열은 바이러스가 혈관내피세포를 감염시켜서 혈관구조를 파괴하기 때문에 온몸에 출혈이 많이 발생한다. 간염바이러스(HBV 또는 HCV)는 간세포를 감염시켜서 급성 및 만성간염을 일으키며, 지속감염에 의한 만성간염은 결국 간경화증이 되어 간세포암을 일으키는 경우가 많다. 사람유두종바이러스^{HPV}는 자궁목의 상피를 감염시켜서 악성종양을 유발한다.

세균감염

핵이 없는 원핵세포의 단세포생물인 세균은 매우 다양한 종류가 있으며 그 가운데 일부는 사람에게 감염을 일으키는 병원성이다.

보통의 세균

여러 종류의 세균이 각각의 장기를 감염시켜서 염증을 일으킨다. 황색포도알균이나 **사슬알균**은 피부와 여러 장기를 감염시켜서 고름염증을 일으킨다. 폐렴알균은 폐렴을 일으키는 대표적인 세균이다. 병원 대장균, 이질균은 큰창자에 감염되어 염증을 일으킨다.

식중독의 원인이 되는 황색포도알균이나 보툴리누스균은 감염되어 발병하는 것이 아니라 세균이 만드는 **독소**가 복부증상을 발생시킨다. 사람의 체내에 항상 존재하고 있지만 평상시에는 병을 일으키지 않는 세균도 면역상태가 저하되면 병을 일으킬 수 있다(**기회감염**). 또한 세균감염증에 대한 치료제로 항균제를 사용하면서 감염증의 대부분은 치유되고 있지만 항균제에 대한 내성균의 출현이 최근 문제가 되고 있다.

특수한 세균

가장 작은 세균인 **클라미디아**나 **리케차** 등은 동물의 세포 안에서만 증식할 수 있다. 클라미디아트라코마티스 *Chlamydia trachomatis* 는 눈과 생식기 점막에 감염된다. 눈에 감염되어 일어나는 트라코마는 위생상태가 개선되면서 격감되었지만 아직 성병의 중요 원인 가운데 하나이다. 이와 마찬가지로 작은 크기의 리케차는 이나 진드기에 물려서 감염된다. 발진티푸스나 츠츠가무시병 등이 있으며, 리케차는 혈관내피세포를 감염, 증식해서 피부의 홍반이나 전신혈관염을 발생시킨다. 미코플라스마는 세포 바깥에서 독립적으로 증식할 수 있는 최소의 병원미생물이다. 보통 세균과 달리 세포벽을 파괴하기 때문에 효과가 있는 항균제는 제한적이다. 미코플라스마폐렴을 일으킨다.

항산균에는 결핵균과 나병균이 있으며, 이들 감염으로 인해 발생하는 폐결핵과 나병의 장기는 다르지만 모두 만성적으로 완만하게 조직파괴가 진행되는 질환이다. 위나선균 *Helicobacter pylori* 은 위염이나 위궤양, 심지어 위암의 원인이 된다는 것이 최근에 알려져서 위염이나 위궤양의 치료를 위해 균을 제거하려는 치료가 행해지고 있다.

진균감염

진균은 사상균 계열이나 효모 형태로 증식하는 진핵생물이며 생물학적으로는 흔히 말하는 곰팡이나 버섯과 동일한 군으로 분류된다. 진균의 많은 종은 정상인의 체내에 있어도 세포조직을 손상시키는 일이 거의 없지만, 토박이균인 칸디다나 아스페르길루스는 면역억제상태에 있는 환자의 심부 장기 조직을 파괴하면서 증식한다. 사람폐포자충*Pneumocystis jirovecii* 은 면역부전 상태인 환자에게 심각한 폐렴을 일으킨다. 트리코피톤은 표피의 각질에 존재하며 백선증을 발생시킨다.

원충감염

원충은 단세포성 진핵생물이다. 사람에 기생해서 병원성을 가지는 것으로는 모기에 물려서 적혈구에 감염되는 말라리아, 입을 통해 감염되는 이질아메바, 외음부에 감염되는 트리코모나스 등이 있다.

내인

연령

나이에 따라 발생하는 질병이 확연히 다르다. 위암이나 폐암은 50~60세에 많이 발생하고 어느 정도 연령 이하에서는 극히 적으며 유아나 소아에서는 발생하지 않는다. 반대로 신경모세포종인 백혈병은 한 살 이하에서 많이 발생한다.

성인에게 많이 발생하는 여러 종류의 암발생률은 노화와 함께 상승하지만 80세를 넘은 고령자부터는 암발생률이 서서히 감소한다. 폐렴은 건강한 성인에게는 잘 발생하지 않지만 유아나 고령자에게 많이 발생하고 중증화되기도 쉽다. 이러한 것들은 모두 성숙과 노화에 따른 면역능력의 발달 및 쇠퇴와 관련이 있다.

성

성 sex 은 병의 발생률에 종종 큰 영향을 미친다. 예를 들어 암이나 호흡계통 질환은 남성에게 많다. 남녀 사이의 발병 차이에 대해서는 아직 모르는 부분이 많지만 행동습관이나 식습관, 성호르몬의 차이로 설명되는 부분도 많다. 예를 들어 여성보다는 남성의 흡연율이 높기 때문에 폐암은 남성에게 더 많이 발생하고, 여성은 폐경 후에 뼈생성 및 파괴의 균형에 관여하는 에스트로겐의 분비가 저하되기 때문에 골다공증이 남성보다 많다는 것이다.

수명은 남녀 차이가 있는데, 여성이 남성보다 장수한다. 2018년 우리나라의 평균수명은 남자 79.7살, 여자 85.7살로, 6살의 차이가 있다. 암이나 호흡계통 질환과 같은 질환의 발생률 차이나 불의의 사고, 자살률의 차이 등이 성별 수명의 차이에 영향을 주고 있다고 생각된다. 인간 이외의 동물 역시 일반적으로 수컷보다 암컷이 장수하지만 그 이유는 아직 알려진 바가 없다. 원인이 명확하지 않지만 전신홍반루푸스나 관절류머티즘, 갑상샘의 하시모토병 등 많은 수의 **자가면역질환**은 여성에게서 많이 발생한다.

인종, 지역

국가에 따라 질병발생률이 크게 다를 수 있다. 기후나 식습관 등 환경요인이 크게 영향을 미친다. 이와 더불어 유전자의 차이도 병의 발생률에 큰 영향을 미친다. 피부의 악성종양 가운데 하나인 악성흑색종은 코카서스계에 많고 동아시아계 인종에게는 적은 것으로 잘 알려져 있는데, 이는 피부의 멜라닌양과 관련이 있는 것으로 알려져 왔다. 하지만 아프리카계에서의 발병률이 코카서스계보다 적고 동아시아계보다는 많다는 사실은 피부의 멜라닌양뿐만 아니라 인종 간의 **유전적 차이** 역시 발생률에 영향을 미친다는 것을 알 수 있다.

위암의 발생률은 서양과 동양 사이에 큰 차이가 있다. 이는 유전적 차이가 관련되어 있을 가능성도 있지만 식습관이나 환경의 차이가 보다 크게 작용하는 것으로 생각된다. 이는 서양에 거주하는 동양계 사람의 암발생률이 자국 내보다 적다는 점에서 알 수 있다. 위암과는 반대로 대장암, 전립샘암, 유방암은 동양인에게 더 적게 발생한다. 그러나 최근 동양인의 이러한 암발생률이 서서히 높아지고 있는데, 이는 동양인의 생활방식이 서구와 닮아 가고 있는 것과 관련이 있으며 **환경요인**이 중요하다는 것을 시사하고 있다.

또한 인종보다 작은 단위이긴 하지만 특정 지역의 출신자에게 질병의 발생 비율이 높은 경우가 있다. 이것도 환경의 차이가 중요한 요인인 경우가 많지만, X연관열성유전 형식을 나타내는 고세병 Gaucher disease 이나 니만병 Niemann-Pick disease 은 미국 안에서도 특정지역 출신자에서 매우 많이 발생하는 예가 있다.

염색체, 유전자이상

염색체이상

염색체의 수나 형태에 이상이 생기면 질병이 발생한다. 염색체는 보통염색체가 22쌍 44개, 성염색체가 1쌍 2개인데, 각각의 조합이 2개가 아니라 3개인 경우나 반대로 1개뿐인 경우에는 반드시 어떠한 이상이 발생한다. 한 쌍의 염색체가 3개면 **세염색체** trisomy 라고 하며 전체적으로 47개가 된다. 21번 염색체의 세염색체는 다운증후군의 원인이 된다. 염색체가 하나 적으면 **홑염색체** monosomy 라고 불린다. Y염색체가 없고 X염색체가 1개이며 전체적으로 45개이면 터너증후군이 된다.

유전자이상

단일유전자의 이상으로 인해 나타나는 질병은 주로 멘델의 유전법칙에 따라 유전된다. 유전자가 보통염색체에 있는 경우에는 **보통염색체우성질환**과 **보통염색체열성질환**의 두 가지 형식으로 나뉜다. 부친에게서 나온 유전자와 모친에게서 나온 유전자 모두 이상이 있어서 처음으로 발병하는 경우에는 보통염색체열성질환이라고 한다. 어느 한쪽 유전자의 이상으로 인해 발병하는 경우는 보통염색체우성질환이다. 성염색체 유전자에 이상이 생겨 증상이 나타나는 경우는 거의 대부분 X연관열성유전(성연관열성유전)이다. 보통염색체열성질환을 나타내는 질환으로는 페닐케톤뇨처럼 효소를 코드화하는 유전자의 이상으로 인해 발생하는 질환이 있다. 혈우병처럼 이상 유전자가 X염색체에 있고 X연관열성유전형식을 나타내는 경우, 한쪽 유전자에만 이상이 있는 여자아이는 증상이 나타나지 않고 보인자가 되며, 다음 세대의 남자아이 절반은 이상유전자만 가지고 있기 때문에 증상이 나타난다. 유전자는 미토콘드리아에도 있기 때문에 **미토콘드리아유전자**의 이상으로 인해 사립체근육병증이 유전을 통해 나타난다. 미토콘드리아는 난자에서만 공급되므로 이상유전자는 모계로부터만 전해진다(**모계유전**).

단일유전자의 이상일 때는 이처럼 단순한 유전형식을 가지지만 여러 유전자의 이상이 관련되어 있는 경우에는 보다 복잡하다. 유전형태가 명확하지 않기 때문에 보통은 유전질환으로 간주되지 않는 경우가 종종 있지만 많은 질환에서 복수의 유전자이상이 관여하고 있으며 이를 **다인자유전**이라고 불린다. 질병이 발생하는 데에는 이에 더해 환경요인이 중요하게 작용한다. 따라서 유전자의 이상이 있어도 증상이 나타나는 경우가 있고 나타나지 않는 경우도 있다. 가족이나 친척 중에 동일한 질병이 발생하는 경우가 많으므로 체질과 가계로 표현되는 경우가 많다. 식습관, 운동습관, 휴양, 흡연, 음주 등의 생활 습관이 그 질병의 발생과 진행에 관여하는 질환군으로 정의되는 **생활습관병**에는 이러한 유전자이상이 밀접하게 관련되어 있다.

면역기능상실과 알레르기

면역반응은 외인에 대한 방어기구이다. 면역기능이 선천적 혹은 후천적으로 저하되면 병원성이 약한 미생물에도 쉽게 감염된다. 이러한 상태를 불러오는 질환으로는 면역과 관련된 유전자이상으로 인해 나타나는 몇 가지 **선천성 면역결핍증후군**, HIV감염에 의한 **후천면역결핍증후군** AIDS, 많은 수의 만성 소모성질환에 의한 면역결핍 상태가 있다. 반대로 병적으로 과도한 면역 반응은 자신의 세포나 조직에 손상을 가한다. 이러한 상태를 **알레르기**라고 하는데 천식이나 접촉피부염 등이 그 예이다.

면역관용 메커니즘에 의해 일반적으로 자기의 항원에 대해서는 항체를 만들지 않지만, 때로는 이상항체가 생성되는데 이를 자가항체라고 한다. 자가항체는 자기 체내의 항원과 항원항체복합체를 형성하는 일련의 면역반응으로 세포와 조직이 손상된다. 다양한 자가항체에 의해 전신홍반루푸스 등과 같은 다양한 **자가면역질환**이 발생한다.

노화

노화에 따른 변화는 정상인에게 생리적으로 나타난다. 눈의 수정체 조절력이 떨어지는 것은 모든 사람에게 나타나는 현상이다. 상처 치유에도 시간이 많이 걸리고 면역력이 저하되어 감염에 걸리기 쉬워진다는 점도 잘 알려져 있다.

노화에 따른 생리적 변화와는 별개로 많은 질환이 노화에 따라 증가한다. 죽경화증은 유전적 경향이나 식생활 등 환경요인과 관련이 있는데, 가장 강하게 발병에 영향을 미치는 인자는 연령이다. 관상동맥의 죽경화증이 진행되면서 발생하는 허혈심장병은 40~60대부터 시작되며 그로 인한 사망률은 연령과 함께 증가한다. 마찬가지로 죽경화증이나 고혈압과 밀접한 관련이 있는 뇌혈관장애도 고령자 사망원인의 큰 부분을 차지하고 있다. 뼈에서는 골다공증이나 변형관절증이, 눈에서는 노안, 노년원반황반변성, 노년백내장이 발생하기 쉽다. 또한 알츠하이머치매는 고령화 사회에서 나타나는 큰 사회

문제이기도 하다. 70세 정도까지는 폐암이나 위암 등 많은 암이 노화와 함께 증가한다.

임상에서는…

임상에서는 다양한 병인을 가지고 있는 많은 환자를 대상으로 치료를 하는데, 그 배경에 있는 질환을 이해하기 위해서는 나날이 변화하고 진보하는 병인에 대해 알고 있는 것이 중요하다.

복습 포인트

- 외인과 내인의 의미에 대하여 이해한다.
- 열사병, 자외선 장애, 방사선 손상의 개요를 설명한다.
- 바이러스, 세균, 진균, 원충감염 각각이 무엇인가를 이해한다.
- 기회감염, 항균제에 대한 내성균에 대해 이해한다.
- 유전자나 염색체의 이상으로 인한 질환의 예를 설명한다.
- 나이가 들수록 증가하는 질환에 대해 이해한다.

제3장

퇴행성 병변, 진행성 병변

- 다양한 외인성, 내인성 자극에 대한 세포조직의 변화나 적응에 대해 이해한다.
- 퇴행성 병변인 변성, 위축, 세포사에 대해 이해한다.
- 세포사인 괴사와 세포자멸사의 차이에 대해 이해한다.
- 진행성 병변인 비대, 과다형성, 화생, 형성이상의 생리적 의의와 병리학적 차이에 대해 이해한다.
- 조직의 재생 및 상처치유에 대해 이해한다.

퇴행성 병변

세포의 손상은 다양한 내적, 외적 요인에 의해 발생한다. 생체는 이들 자극에 자신의 세포, 조직을 적응시킴으로써 생체의 항상성을 유지하고 있지만, 적응능력을 넘어서는 자극이 발생한 경우에는 세포나 조직에 손상이 생긴다. 자극이 미세하여 손상이 거의 없는 경우의 형태학적, 기능적 변화를 위축이라고 하고, 가역적인 손상을 세포나 조직이 받은 결과 생기는 다양한 변화를 변성이라고 한다. 또한 손상이 불가역적이어서 세포가 사멸한 상태를 세포사라고 하며, 이들을 총칭하여 퇴행성 변화라고 한다.

변성

변성 degeneration 이란 세포나 조직이 가역적인 손상을 입어 세포의 대사에 이상이 생겨 세포 안팎에 여러 가지 물질이 비정상적으로 축적된 상태이다. 변성은 여러 질환에서 나타나지만, 가역적인 변화이기 때문에 원칙적으로 원인이 되는 인자가 제거되면 원래 상태로 되돌아간다.

단백질변성

세포의 손상으로 인해 세포 안팎에 단백질, 지질, 글리코겐 등이 비정상적으로 축적되는데, 이들은 그 부위에 생리적으로 존재하는 물질인 경우도 있고 그렇지 않은 경우도 있다. 단백질의 축적으로 나타나는 변성을 단백질변성이라고 한다.

혼탁종창, 공포변성, 수포변성

혼탁종창 cloudy swelling 은 중독, 산소결핍, 중증감염병 등으로 인한 장기의 장애로, 장기가 붓고 분할면이 뿌옇게 혼탁, 팽창한 것처럼 보인다. 간, 콩팥, 심장 등의 실질장기에서 일어나기 쉽고 현미경으로 관찰했을 때 과다한 수분이 세포질 안으로 유입되기 때문에 세포가 비대해지고 미토콘드리아가 부풀어 올라서 세포질이 미세과립 상태가 된다. 세포질 안에 크고 작은 다양한 공포가 형성되는 변성을 공포변성 vacuolar degeneration, 또는 수포변성 hydropic degeneration 이라고 한다. 공포는 소포체나 미토콘드리아 등의 세포내소기관이 팽창해서 공포 형태로 나타나는 것이다.

유리변성 (그림 3-1)

헤마톡실린-에오신 HE염색에서 에오신에 잘 물드는 균질한 무정형 물질이 세포 사이나 세포 안에 침착된 상태를 유리변성 hyaline degeneration 이라고 한다. 흉터 상태의 결합조직 안이나 황폐화된 콩팥토리 내부, 동맥경화가 진행된 동맥벽이나 자궁근종조직 안에서 흔히 나타난다. 다양한 단백질이 유리체로 침착된다.

유리방울변성

유리방울변성 hyaline droplet degeneration 은 세포질 안에 크고 작은 유리방울이 다수 나타나는 상태이며, 단백뇨를 동반한 콩팥질환의 토리쪽세관 상피에서 잘 나타난다. 이는 요세관 상피가 재흡수한 단백질이 세포질 안에 저장된 것이다.

점액변성 (그림 3-2)

점액을 생산, 분비하는 상피 안에서 다량의 액체가 생산되어 세포 안팎에 점액이 저장된 상태를 점액변성 mucous degeneration 이라고 부른다. 상기도에 카타르염증이 생기면 점막상피세포 안에 다량의 점액이 고인다. 또한 점액을 생산하는 세포는 세포질 안에 다량의 점액이 저장되어서 핵이 주변부에서 배제되는 반지세포 signet-ring cell 형태를 나타내거나 세포바깥결합조직 안에

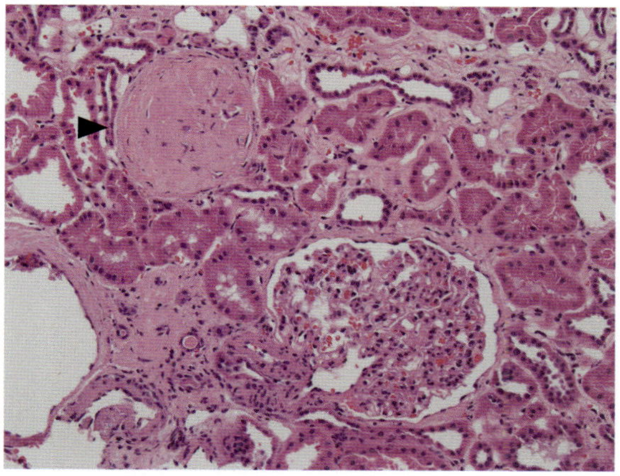

그림 3-1. **콩팥 토리의 유리체변성**
좌측 상단에 유리변성된 토리(화살표)가 보인다.

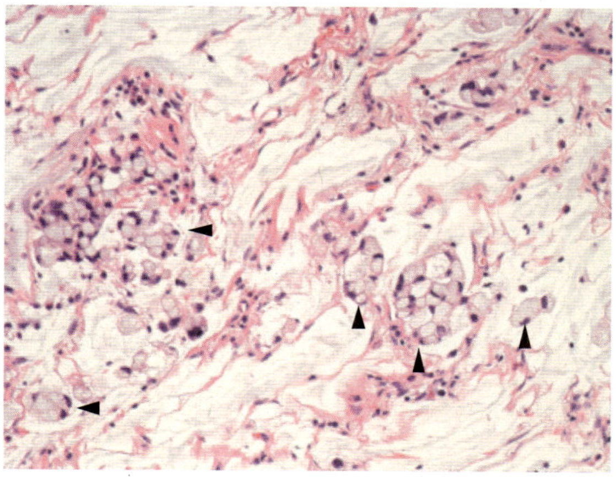

그림 3-2. **점액변성**
다량의 점액이 고여서 형성된 점액 웅덩이에 반지세포암종(화살표)이 떠다니는 것처럼 보인다.

다량의 점액이 고여서 점액 웅덩이를 형성하기도 한다. 또한 갑상샘저하증이 발생한 결합조직 안에 점액다당류가 쌓인 것도 결합조직의 점액변성이다.

아밀로이드변성

삼차구조가 무너진 이상단백질이 과잉생산되어 조직에 침착된 것을 아밀로이드라고 하며, 아밀로이드의 침착이 나타나는 상태를 아밀로이드변성 amyloid degeneration 이라고 한다. HE염색에서 호산성에 물드는 무정형영역으로 나타나며 콩고레드염색에서는 주황색으로 물들기 때문에 다른 변성과 구별할 수 있다. 병적으로 과도한 단백질이 생산되는 상태에서 발생할 수 있다 (「총론 제4장 대사장애」(→ 53쪽) 참조).

섬유소모양변성

섬유소(피브린) 등의 혈장 내 단백질이 사이질 안에 침착해서 HE염색으로 에오신에 물드는 구정형영역이 나타나는 상태를 섬유소모양변성 fibrinoid degeneration 이라고 한다. 콜라겐병 등과 같은 자가면역질환과 함께 발생해서 혈관염이 나타나는 혈관벽, 관절류머티즘 윤활막조직, 태반 융모조직 등에서 나타난다. 조직을 구성하고 있는 본래 세포의 괴사를 수반하는 경우가 많다.

각질변성

표피나 중층편평상피점막에서 병적으로 과도한 각질화가 나타나는 상태를 각질변성 keratin degeneration 이라고 한다. 과다각화증 hyperkeratosis 과 핵을 남긴 상태로 각화되는 이상각화증(부전각화증 parakeratosis)이 여기에 포함된다.

글리코겐변성

세포질 안에 다량의 글리코겐(당원)이 축적된 상태를 글리코겐변성 glycogen degeneration 이라고 한다. 당뇨병인 경우에는 간세포나 식도의 중층편평상피에서도 잘 나타난다. 또 유전적으로 글리코겐 분해효소가 결손된 당원축적증에서는 간, 심근, 뼈대근육 등의 세포질에 글리코겐이 축적된다.

지방변성

간세포나 심근세포처럼 지질대사를 하는 세포가 산소결핍이나 약물중독 등으로 인해 손상을 입게 되면 세포질 안에 지방방울이 나타난다. 이를 지방변성 fatty degeneration 이라고 한다. 간의 지방변성은 장기간 알코올 섭취, 고지방식 섭취, 비만, 간울혈 등에서 잘 나타나며 심근세포의 지방변성은 빈혈이나 저산소혈증과 함께 나타날 수 있다.

색소변성

착색된 물질이 비정상적으로 축적된 상태를 색소변성 pigment degeneration 이라고 한다. 생체 안에서 생산되는 색소로는 멜라닌, 지방갈색소, 혈철소, 담즙색소 등이 있다. 생체 바깥에서 들어온 색소로는 기도를 통해 흡입된 숯가루 등이 있다.

결정변성

조직 안에 결정이 침착된 상태를 결정변성 crystal degeneration 이라고 한다. 고요산혈증으로 인해 발생하는 통풍에서는, 요산염 결정이 관절이나 귓바퀴 등에 침착해서 통풍결절을 형성한다

결석

쓸개돌, 요결석, 침돌 등과 같이 분비물이나 배설물에서 단단한 고형물이 형성된 상태를 결석 stone 이라고 한다. 쓸개돌은 담즙에 있는 콜레스테롤, 빌리루빈, 칼슘으로부터 형성된다. 요석은 소변에 있는 요산염, 옥살산염, 인산염 등이 성분을 이루고 있다.

위축 (그림 3-3)

일단 정상적인 크기까지 성장한 조직이나 장기의 용적이 어떠한 원인으로 인해 줄어드는 것을 위축 atrophy 이라고 한다. 조직이나 장기의 용적 감소는 그것을 구성하는 개개 세포의 용적 감소(단순위축 simple atrophy), 또는 세포의 수 감소(수적위축 numerical atrophy)로 발생한다. 또한 온몸의 여러 조직이나 장기에서 동시에 위축이 나타나는 경우를 전신위축 general atrophy 이라고 하고, 일부 조직이나 장기에서만 위축이 나타나는 경우를 국소위축 local atrophy 이라고 한다. 일반적으로 위축된 조직이나 장기에서는 단순위축과 수적위축이 동시에 일어난다. 위축된 조직이나 장기의 기능은 저하된다.

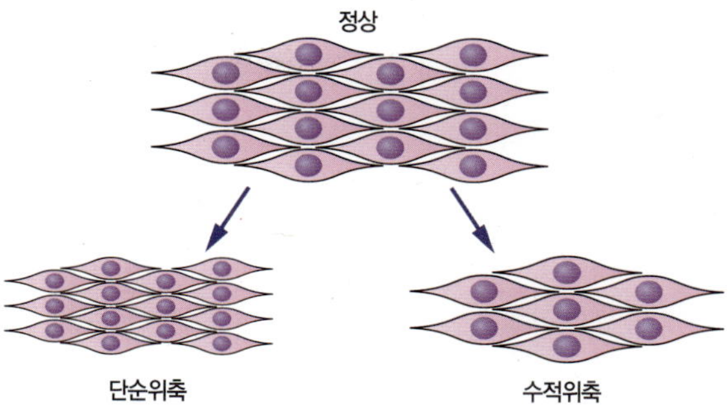

그림 3-3. 위축의 형태
단순위축에서는 세포의 용적이 감소한다. 수적위축에서는 세포의 수가 감소한다.

생리적위축

나이가 들면서 생리적으로 나타나는 위축을 생리적위축 physiological atrophy 이라고 한다. 출생 직후 나타나는 태아 부신의 위축이나 사춘기 이후 가슴샘의 위축(퇴화라고도 한다)과, 노화현상으로 인해 피부, 생식샘, 대뇌 등 모든 장기에서 발생하는 노년위축 senile atrophy 이 여기에 포함된다.

기아위축

악성종양 말기, 만성소모성질환, 영양섭취 부족 상태에서는 온몸의 장기가 위축된다. 이를 기아위축 starvation atrophy 이라고 한다. 기아위축 상태를 카켁시아 cachexia 라고도 부른다.

압박위축

조직이나 장기가 장시간 압박을 받으면 그 부위의 순환장애로 위축이 일어난다. 이를 압박위축 pressure atrophy 이라고 한다. 물콩팥증 상태에서의 콩팥속질 위축이나 물뇌증 상태에서의 뇌실질위축 등이 있다.

불사용위축

골절치료를 위해 깁스로 고정하거나 장기간 누운 상태로 지내게 되면 팔다리의 뼈대근육에 위축이 발생한다. 이처럼 조직이나 장기의 활동이 장기간 제한되면서 발생하는 위축을 불사용위축 disuse atrophy 이라고 한다.

신경성위축

어떤 원인으로 신경에 장애가 생겼을 때 그 신경이 지배하는 조직이나 장기에 위축이 생긴다. 이를 신경성위축 neurogenic atrophy 이라고 한다. 근육위축가쪽경화증 등의 신경변성질환이나 외상 등으로 인해 신경이 절단되었을 때에는 지배영역의 뼈대근육에 위축이 생긴다.

빈혈성위축

혈류의 감소로 인한 산소결핍으로 조직과 장기에 위축이 발생한 상태를 빈혈성위축 anemic atrophy 이라고 한다. 콩팥의 미세동맥경화로 혈류가 감소한 경우에는 콩팥속질의 위축이 잘 나타난다.

내분비위축

어떤 호르몬의 분비가 감소하면 그 호르몬의 영향을 크게 받고 있던 조직이나 장기에 위축이 생길 수 있다. 이를 내분비위축 endocrine atrophy 이라고 한다. 뇌하수체앞엽의 기능부전으로 인한 갑상샘, 부신겉질의 위축이나 난소적출로 인한 젖샘이나 자궁의 위축, 고환적출로 인한 전립샘의 위축 등이 있다.

세포사

내인이나 외인으로 인한 지속적인 손상으로 세포에 되돌릴 수 없는 장애가 발생했을 때 세포는 죽게 된다. 세포사 cell death 는 괴사 necrosis 와 세포자멸사 apoptosis 두 가지로 나눌 수 있다.

괴사

주로 외인성 세포장애로 인해 세포가 불가역적인 손상을 입은 경우에 발생하는 수동적인 세포사를 괴사 necrosis 라고 한다. 일반적으로 조직영역에 있는 대부분의 세포가 죽게 된다.

괴사의 원인

① 혈행장애: 혈전이나 색전으로 인한 뇌경색, 폐경색증 등
② 온열작용: 화상, 동상 등
③ 물리적 인자: 외상으로 인한 조직장애, 자외선이나 방사선 조사에 의한 조직장애 등
④ 화학적 인자: 화학물질 섭취로 인한 중독, 강한 산이나 알칼리에 의한 조직의 손상 등
⑤ 생물학적 인자: 세균의 독소, 숙주의 염증반응에 의한 조직장애 등

괴사로 인한 세포의 변화

- 세포질: 호산성 증가, 미토콘드리아 등 세포내소기관의 부기 및 붕괴, 세포질의 공포화.
- 핵: 염색질의 응집(핵 농축), 염색질의 단편화(핵 붕괴), 염색질의 분해, 소실(핵 융해).
- 세포붕괴로 인해 세포내용이 방출되어 염증이 야기된다.

괴사의 종류

● **응고괴사** (그림 3-4)

죽은 세포의 단백질이 응고되고, 핵이 염색되지 않는 호산세포가 윤곽을 유지하며 남아있는 상태의 괴사를 응고괴사 coagulative necrosis 라고 한다. 그 후에는 괴사부위로 몰려든 백혈구의 포식작용으로 사라진다. 뇌 이외 장기의 허혈로 인한 괴사(경색)의 형태이다.

● **융해괴사** (그림 3-5)

죽은 세포가 연화, 융해되어 액상화되는 괴사를 융해(액화)괴사라고 한다. 중추신경계통의 허혈괴사(뇌경색), 이자의 괴사, 세균감염에 따라 출현하는 다량의 중성구 침윤에 의해 야기된 괴사(농양)가 융해괴사 colliquative or liquefactive necrosis 에 포함된다.

● **치즈괴사** (그림 3-6)

치즈괴사 caseous necrcsis 는 응고괴사의 한 형태이며 결핵균 감염병터에 나타나는 특징적인 괴사이다. 치즈괴사부위는 육안으로 보았을 때 황백색의 "치즈"

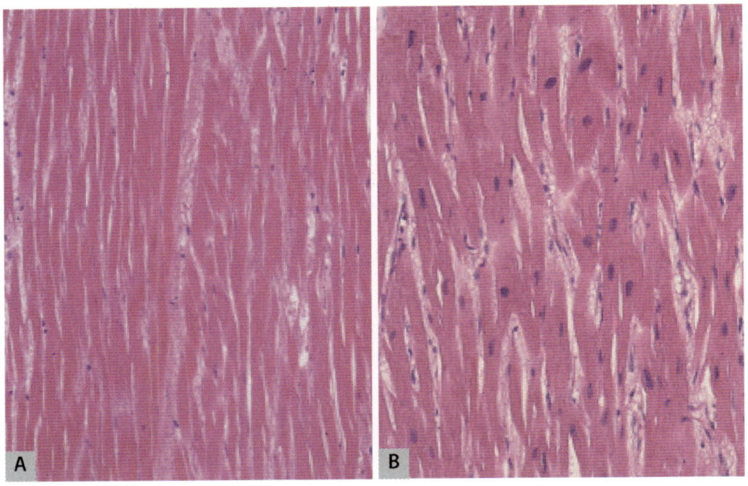

그림 3-4. **심근경색증으로 인한 심근의 응고괴사**
심근경색증 초기의 응고괴사 상태에서는 심근의 핵염색성이 사라진다.
A: 응고괴사 심근, B: 비괴사부 심근

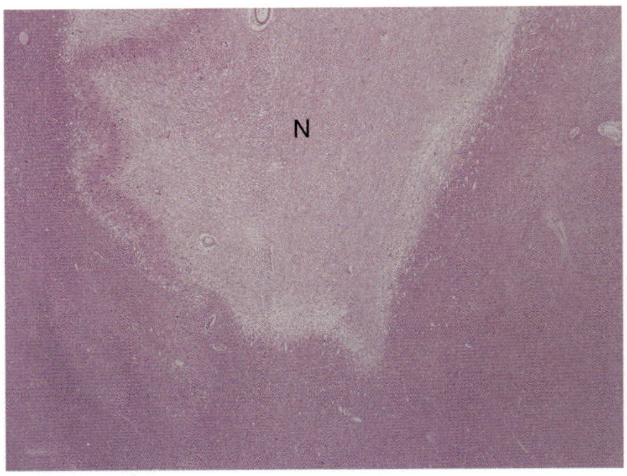

그림 3-5. **융해괴사**
중앙 상부에 뇌경색에 의한 대뇌의 융해괴사(N)가 나타난다.

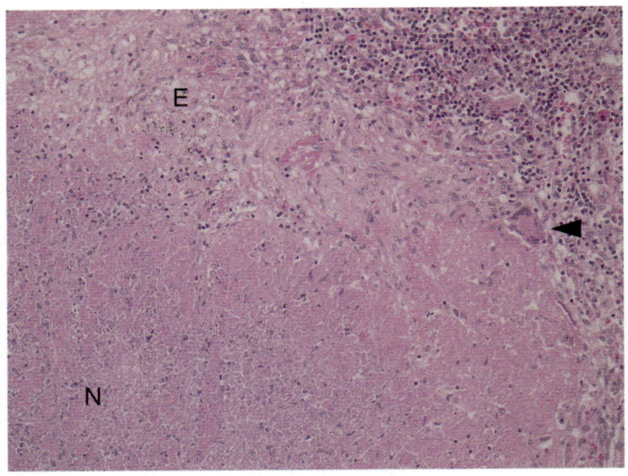

그림 3-6. **폐결핵에 의한 치즈괴사**
치즈괴사(N) 주위에 상피모양세포(E), 다핵거대세포(화살표)를 동반한다. 결핵 병터에 특징적인 괴사이다.

모양을 하고 있다. 조직학적으로 구조가 완전히 파괴된 무정형 상태의 괴사 부위 주위를 상피모양세포나 랑게르한스 Langhans 거대세포가 둘러싸고 있으며 괴사성 육아종을 형성하고 있다.

- **괴저**

괴사조직이 건조해지거나 세균감염으로 이차변화가 나타난 상태를 괴저 gangrene 라고 한다. 괴사부위가 건조해져서 미이라화된 상태를 건성괴저 dry gangrene 라고 한다. 당뇨병 환자의 팔다리 말단의 허혈괴사가 건조해져서 흑색으로 변한 상태가 대표적인 예이다. 또한 괴사병터에 세균감염이 일어나 괴사조직이 부패, 융해된 상태를 습성괴저 moist gangrene 라고 한다.

괴사조직의 결과

괴사 상태가 된 조직은 괴사부위가 작은 경우에는 포식세포에 의해 처리되어 사라진다. 괴사부위가 큰 경우에는 괴사부위 주위에 육아조직이 형성되고 괴사부위는 서서히 육아조직으로 바뀐다(기질화 organization). 육아조직은 곧 섬유화에 의해 흉터조직이 된다. 괴사부위가 더 크고 주위에서 형성되는 육아조직으로 치환이 불가능한 경우에는 중심부가 융해되어 낭종이 형성된다. 주위의 육아조직은 결국 섬유화되어 피막이 된다.

세포자멸사

세포의 유전자나 단백 조절에 의해 능동적으로 발생한 세포사를 세포자멸사 apoptosis 라고 한다. 개체발생 과정에서 생리적으로 야기되는 경우와 DNA손상 등의 병적 상황에서 발생되는 경우가 있다.

세포자멸사의 원인

세포자멸사는 세포조직의 발생, 분화, 성숙, 노화와 깊은 관련이 있다. 개체발생 과정의 기관형성에 따른 세포사, 위창자관 점막에서 오래된 상피세포의 제거, 급성염증반응이나 면역반응이 일어난 뒤에 발생하는 중성구 및 림프구의 제거, 폐경 후 일부 젖샘상피세포의 사멸 등은 생리적 세포자멸사이다. 또한 병적 상황에서는 방사선, 항암제, 자유라디칼 등에 의한 DNA손상으로 세포 내의 회복기구에 의해 회복 불가능하다고 판단되었을 경우 세포자멸사에 의해 세포가 제거된다.

세포자멸사에 의한 세포의 변화

각각의 세포용적 감소, 핵염색질 응집, DNA 단편화, 세포질의 조각으로 이루어진 세포자멸사 소체의 형성 등이 나타난다. 최종적으로 세포자멸사소체는 큰포식세포에게 포식되거나 상피에서 내부 공간으로 분비되어 제거된다. 세포내용물은 세포 바깥으로 방출되지 않으므로 일반적으로 염증반응은 일어나지 않는다.

괴사와 세포자멸사의 차이 (그림 3-7, 표 3-1)

괴사는 수동적으로 발생한 세포사이지만 세포자멸사는 능동적으로 야기된 세포 죽음이다. 괴사는 외적으로 손상된 영역의 거의 모든 세포가 죽게 되지만, 세포자멸사에서 세포사는 산재성으로 나타난다. 개개의 세포수준에서 파괴되면 괴사인 경우에는 세포가 팽창하고 최종적으로 세포는 붕괴되어 세포내용물이 방출되어 염증반응을 유발한다. 세포자멸사에서는 세포용적이 축소되고 세포자멸사소체가 되어 그대로 큰포식세포에게 포식된다. 세포내용물은 방출되지 않고 염증반응은 발생하지 않는다.

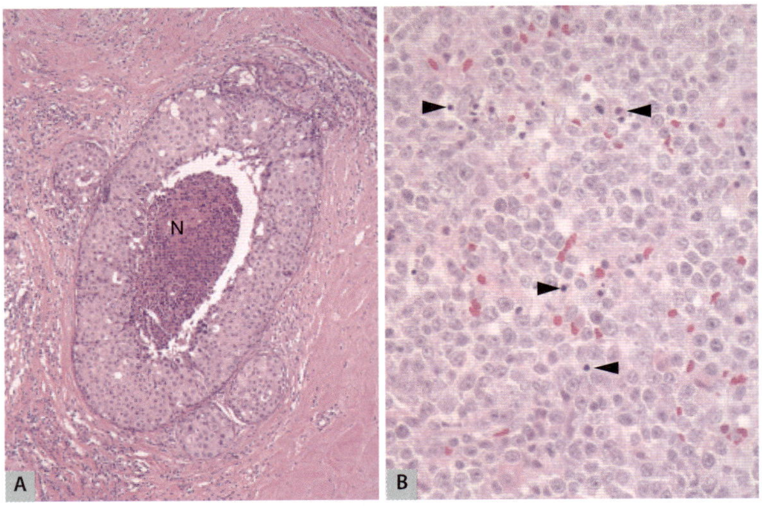

그림 3-7. 괴사와 세포자멸사
A: 유방암 병터의 괴사, 병변 중앙부분에 괴사(N)가 나타난다.
B: 악성림프종세포의 세포자멸사, 핵이 응집되어 작아진 세포자멸사 세포(화살표)가 다수 나타난다.

표 3-1. 괴사와 세포자멸사의 차이

	괴사	세포자멸사
세포의 크기	팽창	감소
핵	농축, 융해, 붕괴	파편화
세포내용물	세포 밖으로 방출	방출되지 않음
죽은 세포의 분포	조직의 특정 영역의 거의 모든 세포가 죽음에 이름	조직 안에 죽은 세포가 산재해 있음
주위의 염증반응	있음	없음
생리적, 병적 의의	항상 병적	생리적 세포사와 병적 세포사가 있음
메커니즘	수동적	능동적

진행성 병변

생체 장기는 생리적 스트레스나 병적 자극에 대해 세포 용적이 증대하거나 세포수가 증가하면서 적응하여, 생리기능을 유지하는 능력을 가진다. 이러한 세포용적의 증대와 세포의 증식을 수반하는 장기의 변화를 진행성 병변이라고 한다. 진행성 병변에는 비대 hypertrophy, 과다형성 hyperplasia, 화생 metaplasia, 형성이상 dysplasia, 재생 regeneration, 상처치유 wound healing 등의 변화가 포함된다.

비대와 과다형성 (그림 3-8)

환경변화에 대한 적응으로 세포수는 늘어나지 않고 세포의 용적이 증대하여 장기의 크기가 커진 것을 비대 hypertrophy 라고 한다. 세포의 증식으로 인해 전체 세포수가 증가하고 그 때문에 장기의 크기가 커지는 것을 과다형성 hyperplasia 이라고 한다. 따라서 일반적으로 비대는 증식능력이 없는 세포에서 일어나는 적응반응이며 과다형성은 분열능력이 있는 세포에서 일어나는 반응이지만 이 두 가지 현상은 종종 동시에 일어나기도 한다.

비대

세포용적이 증가함에 따라 장기의 크기가 증가하며 세포의 증식은 나타나지 않는다. 비대해진 장기의 기능은 항진된다. 생리적으로 일어나는 경우에는 생리적비대 physiological hypertrophy 라고 하고, 병적인 상태에서 일어나는 경우에는 병적비대 pathological hypertrophy 라고 한다.

작업성비대 (그림 3-9)

운동선수나 육체노동자의 심장이나 뼈대근육에서 발생하는 비대, 고혈압이나 판막성심장병 등과 같이 지속적으로 부하가 걸려서 발생하는 심근비대 등은 작업성비대 work hypertrophy 이다. 전자는 생리적비대, 후자는 병적비대이다.

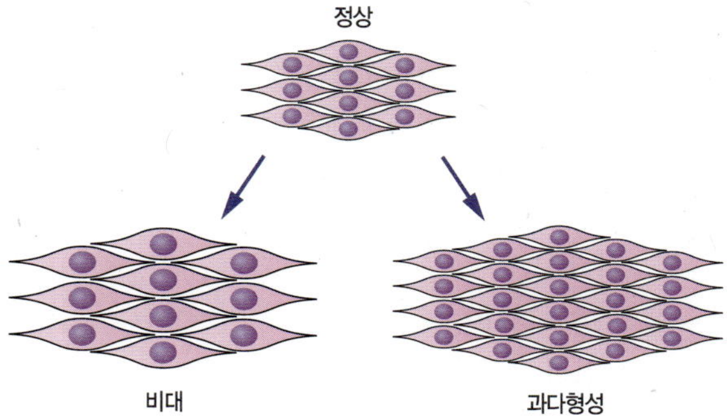

그림 3-8. 비대와 과다형성
비대는 세포용적이 증가한 것이다. 과다형성은 세포수가 증가한 것이다.

보상비대

콩팥이나 부신 등에서는 어떠한 원인으로 한쪽 장기의 기능 저하가 발생한 경우, 잔존하는

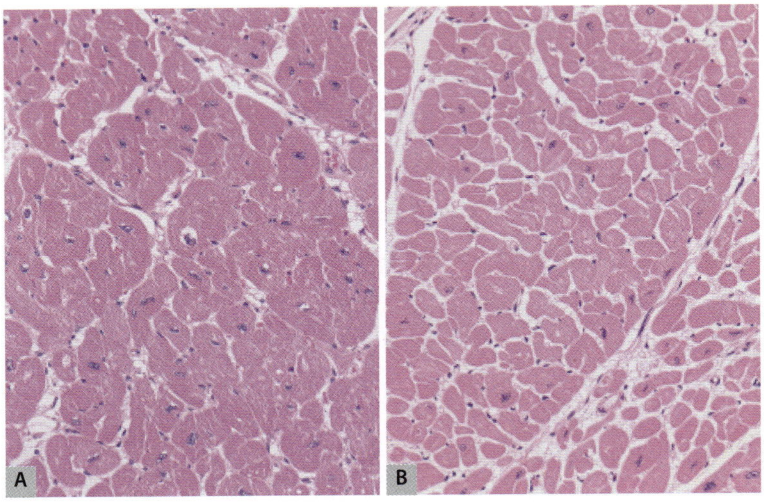

그림 3-9. 심장비대
A: 비대심근. 각각의 심근세포 용적이 증가하였다. B: 정상심근

상대편 장기가 비대해져서 저하된 기능이 보상된다. 이러한 경우의 비대를 보상비대 compensatory hypertrophy 라고 한다. 간을 부분절제한 뒤에 남아있는 간이 비대해지는 것도 보상비대이다.

거짓비대

거짓비대 pseudohypertrophy 란 장기를 구성하는 세포가 위축된 경우 그 외의 세포 성분이 증가한 상태를 말한다. 진행성근육디스트로피가 발생하면 뼈대근육에서 위축된 근육이 증가한 지방조직이나 결합조직으로 치환되어 외견상 뼈대근육이 비대해 보인다.

과다형성

다른 부위에서 받은 자극에 적응하기 위해 세포분열로 세포수를 증가시켜서 장기의 크기를 증대시키는 것을 과다형성 hyperplasia 이라고 한다. 과다형성의 경우 자극이 사라지면 세포의 증식은 정지한다. 이 점에서 자립적인 증식을 하는 종양과는 다르다.

호르몬과다형성

사춘기나 임신 중일 때는 젖샘상피의 증식으로 유방이 커진다. 이는 임신 중에 증가하는 성호르몬이나 프로락틴의 작용 때문이며 호르몬과다형성 hormonal hyperplasia 이라고 한다. 뇌하수체종양에 의해 부신겉질자극호르몬이 과도하게 생성되어 부신 과다형성이나 성장호르몬의 과잉생성으로 인해 나타나는 말단비대증 등도 호르몬과다형성이다.

만성자극에 의한 과다형성

손바닥이나 발바닥에 생기는 굳은살(못)은 기계적인 자극으로 인한 각질층의 증식이자 만성자극에 의한 과다형성의 예이다. 그 외 바이러스감염으로 생기는 일반적인 사마귀나 콘딜로마 등의 표피과다형성, 소화관의 과다형성 폴립 등도 만성자극으로 인한 과다형성에 포함된다.

화생

이미 분화한 상피세포나 중간엽세포가 환경변화에 따른 적응과정이나 손상 후 회복과정에서 다른 종류의 분화된 상피세포나 중간엽세포로 치환되는 현상을 화생 metaplasia 이라고 한다. 화생은 만성적인 스트레스를 받은 조직이 그 스트레스를 견디기 위해 적응한 것으로 가역적인 변화이다. 화생 중에는 스트레스가 오래 지속될 경우 악성화될 가능성이 있는 것도 있다.

상피세포의 화생으로는 기관이나 기관지의 거짓섬모원주상피나 자궁목의 원주상피, 방광의 요로상피가 중층편평상피로 대체되는 편평상피화생 squamous metaplasia 이 자주 관찰된다. 이 경우 화생편평상피는 만성자극에 대한 세포의 생존 능력은 뛰어나지만 기도점막의 점액분비나 섬모를 통한 이물질 배출 등과 같은 점막방어기능은 떨어진다. 만성자극이 오래 지속되면 기도점막이나 자궁목의 편평상피화생에서 형성이상 상피가 발생하여 편평상피

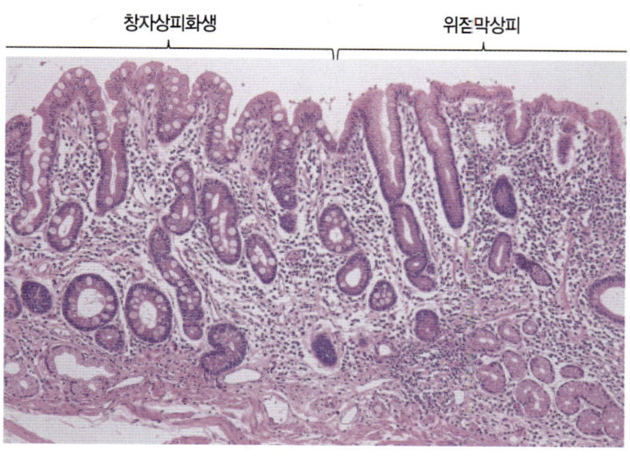

그림 3-10. 위점막의 창자상피화생
위점막 일부에 창자상피와 유사한 상피가 보인다. 만성위염과 함께 나타나는 변화이다.

암종으로 발전되는 경우도 있다. 그 외에 위점막의 원주상피가 만성염증 자극을 받아 종자세포나 호산과립세포를 동반한 창자상피로 대체되는 창자상피화생 intestinal metaplasia (그림 3-10)이 만성위염과 함께 자주 관찰된다. 중간엽조직의 화생으로는 손상된 조직부위에 형성된 흉터조직이나 죽경화된 대동맥벽 등에서 뼈조직이 출현하거나 관절의 윤활막조직 일부 부위에서 연골이 형성되는 경우가 있다.

형성이상

상피 본래의 세포 크기나 형태, 배열과 다르게 세포 형태가 다양하고, 배열의 혼란, 핵의 부기, 비정형, 염색질의 증량 등이 나타난 상태를 형성이상 dysplasia 이라고 한다. 가벼운 형성이상인 경우에는 그 원인이 되는 것을 제거하면 정상적인 상태로 되돌아갈 수 있지만 심한 형성이상은 악성종양으로 발전할 수도 있어서 전암성병터로 간주된다. 실제로는 원래 상피의 규칙성이 사라지고 비정상세포나 조직형태가 나타나지만, 악성이라고 단정할 수 없는 병변을 형성이상이라고 하는 경우가 많다. 자궁목이나 식도의 중층편평상피나 기관지의 편평상피화생 등의 영역에서 형성이상이 잘 발견된다.

재생과 상처치료

재생

손상이나 생리적으로 사멸된 세포를 제거하고 새로운 세포로 대체해서 조직을 복구하는 과정을 재생 regeneration 이라고 한다. 재생은 다음과 같이 분류한다.

생리적재생

피부의 표피, 위창자관, 기도의 점막상피세포나 혈액세포 등에서는 항상 세포가 갱신되고 있다. 오래된 세포는 죽어서 사라지고 새로운 세포가 그 자리를 보충한다. 그 예로 자궁내막은 월경 시 박리·탈락하지만, 그 후 새로운 자궁내막이 형성되어 다음 생리 때까지는 원상태로 되돌아간다. 이처럼 생체 내부에서 생리적으로 일어나는 재생을 생리적재생 physiological regeneration 이라고 한다.

병적재생

외상에 의한 조직 손상이나 위궤양에 의한 위 점막 조직의 결손 등 병적인 원인에 의해 소실된 세포를 회복하는 재생을 병적재생 pathological regeneration 이라고 한다.

완전재생

조직의 손상으로 사라진 세포가 완전히 복구되어 원래대로 세포가 구축되는 재생을 완전재생 complete regeneration 이라고 한다. 대부분의 생리적재생은 원래대로 재생되기 때문에 완전재생이다. 병적재생 중에서도 위점막의 진무름과 같이 경미한 손상인 경우에는 완전히 원래대로 재생되기 때문에 완전재생이 된다.

불완전재생

조직의 손상으로 인해 사라진 세포가 완전히 복구되지 않은 경우를 불완전재생 incomplete regeneration 이라고 한다. 외상이나 경색 등 조직의 손상 범위가 넓고 세포사가 광범위하게 일어난 경우에는 육아조직이 형성된 후에 아교섬유가 증식하기 때문에 원래의 조직이 구축되지 않고 불완전재생이 된다.

세포조직의 재생 정도는 손상된 세포의 재생능력에 따라 다르다. 거의 증식하지 않는 세포(신경세포, 심근세포, 가로무늬근세포 등)가 손상을 입은 경우에는 완전재성이 일어나지 않고 다른 세포에 의해 불완전재생된다. 보통은 적은 수만 증식하지만 적절한 자극이 가해지면 증식하는 세포(간, 이자, 콩팥의 실질세포, 섬유모세포, 혈관내피세포 등)나, 일반적인 상태에서도 활발하게 증식하는 세포(표피세포, 위창자관점막상피세포, 골수세포 등)가 손상된 경우에는 손상 정도에 따라 완전재생도 일어날 수 있다.

상처치유 [그림 3-11]

체표면을 덮고 있는 피부에 물리적인 손상이 일어난 상태를 상처 wound 라고 한다. 상처가 생체반응에 의해 복구되는 과정을 상처치유 wound healing 라고 한다. 내장이나 조직의 상처치유 과정 역시 기본적으로는 피부의 상처치유와 유사하다.

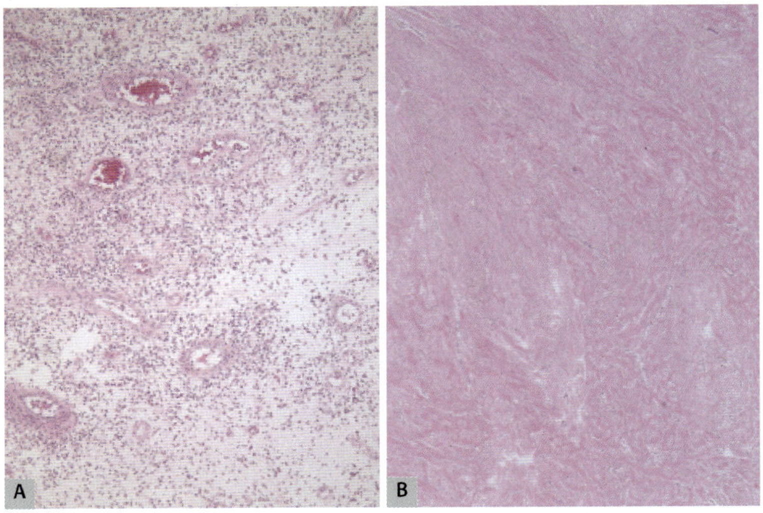

그림 3-11. **육아조직과 흉터조직**
A: 심한 염증세포 침윤, 혈관증식, 부종을 동반하는 육아조직, B: 아교섬유의 증식을 수반하는 흉터조직.

육아조직 형성 (그림 3-11A)

손상된 조직에 괴사가 진행되면 괴사부위에 염증세포가 침윤해서 괴사조직이 제거된다. 그 후 주위에서 섬유모세포와 혈관이 진입해서 염증세포 침윤과 함께 모세혈관이 풍부한 부종 형태의 조직을 형성한다. 이러한 조직을 육아조직 granulation tissue 이라 한다. 육아조직은 부드럽고 붉은 과립 모양을 띤다.

흉터조직 형성 (그림 3-11B)

육아조직은 시간이 지날수록 염증세포와 혈관이 감소하고 부종도 사라진다. 그리고 아교섬유가 증가하여 백색을 띤 단단한 흉터조직이 된다. 흉터조직 scar tissue 은 아교섬유가 증식해서 조직이 굳어지는 국소변형으로 인해 흔적이 남는 경우가 있다.

일차치유와 이차치유 (그림 3-12)

수술 시 피부절개처럼 조직의 손상이 적고 감염이 수반되지 않는 상처는 절개면이 밀착되기 때문에 회복이 신속하게 진행되며 거의 흉터를 남기지 않고 치유된다. 이처럼 흉터를 남기지 않는 치유를 일차치유라고 한다. 이에 반해 조직의 결손이 심하거나 감염이 동반된 상처는 조직의 염증반응이 심하게 진행되어 다량의 육아조직이 형성되기 때문에 큰 흉터를 남기고 치유된다. 이러한 치유를 이차치유라고 한다.

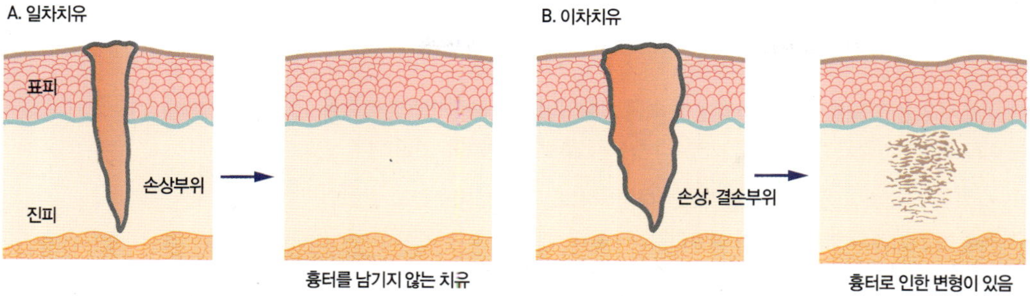

그림 3-12. **상처치유**

A: 일차치유는 흉터를 남기지 않고 치유된다. B: 이차치유는 육아조직이 형성된 후 흉터를 남기고 치유된다.

상처치유에 영향을 미치는 인자

상처치유는 다양한 인자에 의해 영향을 받는다. 전신성인자로는 나이, 영양상태, 빈혈, 글루코코티코이드 투여 등이 있다. 고령자는 젊은 사람보다 상처치유가 느리며, 영양부족이나 빈혈 등에서도 회복이 느리다. 글루코코티코이드는 항염증작용이 있어서 육아조직형성을 억제한다. 국소인자로는 상처부위, 혈액공급, 감염 등이 있다. 뼈와 피부 사이와 같이 사이질결합조직이 적은 부위는 피부에 여유가 없기 때문에 상처가 흉터로 아무는 데 시간이 걸린다. 당뇨병환자는 종종 팔다리의 혈류가 감소해서 팔다리의 상처가 치유되기 어려운 경우도 있다. 상처부위가 감염되면 염증이 오래 지속되어서 치유가 늦어진다.

임상에서는…

변성, 위축, 괴사 등의 퇴행성 병변과 비대, 과다형성, 화생, 형성이상, 재생, 상처치유 등의 진행성 병변은 여러 가지 요인, 자극, 부하에 반응해 발생하는 생체반응이며 원인이 되는 병태와 어떤 관련이 있는지 잘 이해해 둘 필요가 있다. 재활계획을 세울 때에는 퇴행성 병변과 진행성 병변 현상 아래에 숨겨져 있는 원인질환과 해당 질환으로 인해 발생하는 퇴행성, 진행성 병변에 대해 충분히 이해하고 있는 것이 중요하다.

복습 포인트

- 세포사에 이르지 않을 정도로 손상을 받았을 때 어떤 물질이 세포 안팎에 비정상적으로 축적되는 상태를 변성이라고 한다. 다양한 변성의 종류와 병리학적 특징을 설명한다.
- 조직이나 장기의 용적이 감소하는 것을 위축이라고 한다. 위축의 형태학적 변화와 위축을 초래하는 원인에 대해 예를 들어 설명한다.
- 세포가 불가역적인 손상을 입은 경우에 발생하는 수동적인 세포사를 괴사라고 하고, 세포의 유전자나 단백질의 조절에 의한 능동적인 세포사를 세포자멸사라고 한다. 괴사와 세포자멸사의 발생 메커니즘과 형태학적인 차이에 대해 설명한다.
- 비대는 세포용적의 증가로 인한 장기 크기의 증대이며, 과다형성은 세포분열에 의해 세포수가 증가해서 장기의 크기가 커지는 것이다. 그 병리학적 특징과 발생 메커니즘에 대해 설명한다.
- 분화된 세포가 다른 종류의 분화된 세포로 치환되는 현상을 화생이라고 하고, 세포나 핵의 형태, 크기, 배열의 무질서, 비정상적인 세포의 증식 등의 현상이 나타나는 병리학적 변화를 형성이상이라고 한다. 양자의 발생 메커니즘의 차이를 이해한다.
- 조직손상 후의 재생은 손상된 조직이나 정도에 따라 완전재생이 되는 경우와 불완전재생이 되는 경우가 있다는 것을 이해한다.
- 상처치유 과정인 육아조직형성과 흉터조직형성에 대해 이해하고 그 치유과정에 영향을 미치는 인자에 대해 예를 들어 설명한다.

제4장

대사장애

학습목표

- 생명을 유지해 나가는 데 필요한 다양한 물질대사에 대해 이해한다.
- 다양한 영양소의 대사이상으로 인해 일어나는 병태에 대해 이해한다.
- 환자의 유전소질, 생활환경, 식생활 등이 원인이 되는 대사이상에 대해 이해한다.

생체는 자신의 생명을 유지하기 위해 섭취한 영양소를 분해해서 에너지로 바꾸고(이화), 그 에너지를 사용해 생체에 필요한 물질로 합성(동화)하는 한편, 그 과정에서 발생한 불필요한 물질을 체외로 배설한다. 이러한 일련의 반응을 대사라고 한다. 이 대사과정의 어딘가에 이상이 생기면 그로 인해 병적인 상태가 발생하는데 이를 대사장애 metabolic disorder 라고 한다.

단백질 · 아미노산 대사이상

단백질은 아미노산의 조합으로 구성되며 단백질에는 20종류의 아미노산이 존재하고 있다. 체내에서 단백질 합성에 이용되는 아미노산은 1/3이 체외에서 섭취된 음식에서 나오고 나머지 2/3는 체내에서 불필요해진 단백질을 분해해서 재사용하는 것이다. 식사로 섭취한 단백질은 위와 샘창자에서 소화효소에 의해 아미노산으로 분해되고 작은창자 점막에서 흡수된다. 식사를 통해 섭취한 아미노산과 체내에서 분해된 단백질로부터 나온 아미노산은 간으로 운반되어 다시 필요한 단백질로 재구성된다.

저단백혈증

혈장단백질 총량이 감소한 상태를 저단백혈증 hypoproteinemia 이라고 한다. 일반적으로 혈장 단백질의 50~60%를 차지하는 알부민 양이 줄어들어서 발생하는 저단백혈증의 원인은 단백질의 재료부족, 단백질 합성장애, 단백질의 상실,

단백질 분해항진으로 나뉜다.

① 재료부족: 기아, 영양부족, 카켁시아, 흡수부전증후군 등

② 합성장애: 간경화증, 간염 등으로 인한 간기능 저하

③ 상실: 콩팥증후군, 단백소실위창자병증, 화상 등

④ 분해항진: 중증감염증, 갑상샘항진증, 악성종양 등

저단백혈증의 증상으로는 부종, 만성설사, 복수와 수흉증 그리고 감염이 잘 되거나 상처치유의 지연 등이 나타난다.

고암모니아혈증

체내에 흡수되지 않은 잉여 아미노산은 작은창자와 큰창자에서 분해되어 암모니아로 흡수되고 간으로 운반된다. 또한 체내에서도 글루타민에서 암모니아가 생산된다. 간기능이 정상인 경우에는 암모니아가 간에서 처리되어 독성이 사라지지만, 중증간기능장애나 간기능상실의 경우에는 암모니아 처리능력이 떨어지고 여기에 위창자출혈 등이 동반되어 소화관에서 생성된 과도한 암모니아 흡수가 더해지면 고암모니아혈증 hyperammonemia 이 발생한다. 암모니아는 혈액뇌장벽을 쉽게 통과하기 때문에 암모니아의 신경독성으로 인해 중추신경계통이 손상을 입어서 의식장애, 신경증상, 혼수(간성혼수 hepatic coma) 등의 증상이 나타난다.

아밀로이드증

여러 가지 병적 상태에 따라 다량으로 생산된 비정상적인 섬유모양단백이 조직 안으로 침착하여, HE염색에서 호산성비정형 모양을 띤 것을 아밀로이드라고 한다(그림 4-1). 콩고레드염색에서 양성으로 나타난다. 정상적인 삼차 구조 형성에 실패한 비정상적인 단백질이 조직에 침착된 것이며 온몸의 다양한 장기에서 기능장애가 발생한다. 병적으로 단백질이 과잉생산되는 상태에서 일어날 수 있다.

분류

임상적 병태에 근거한 것으로 전신성과 국소성, 가족성과 비가족성, 원발성과 속발성 등의 분류가 있다. 최근에는 27종류의 아밀로이드단백으로 분류되어 있는데, 대표적인 아밀로이드의 종류에 따라 AL: 면역글로불린 가벼운사슬에서 유래, AA: 간 아밀로이드 A단백질에서 유래, Aβ_2M: β_2-저분자글로불린

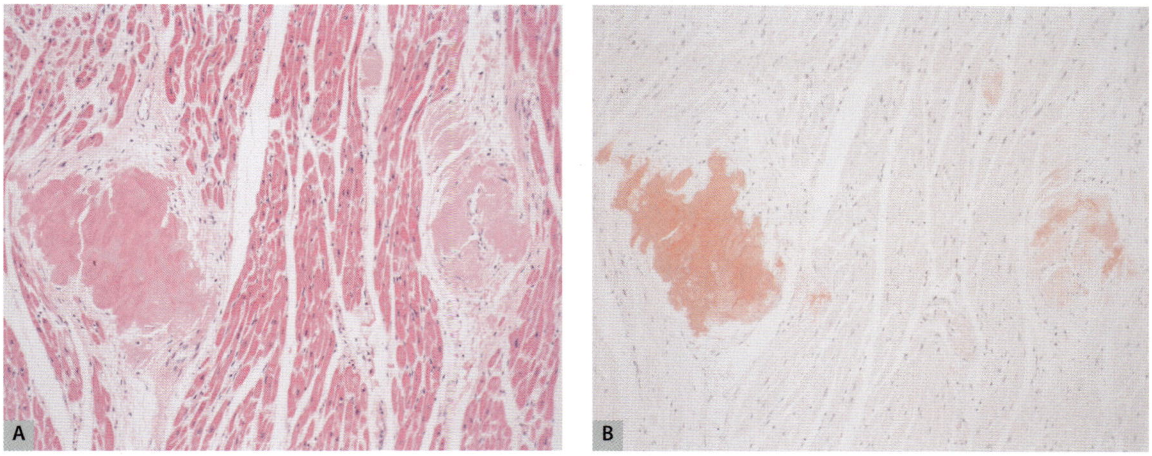

그림 4-1. 심근의 아밀로이드 침착
A: HE염색에서 심근 안에 무정형의 호산성 침착물이 보인다. B: 콩고레드염색을 하면 오렌지색으로 물든다.

단백질에서 유래, ATTR: 트랜스사이레틴 단백질에서 유래, 등의 분류가 주체를 이루고 있다(표 4-1).

원인질환

원인이 되는 질환에 따라 아밀로이드의 종류가 다르다(표 4-1). 다발골수종은 종양에서 생산되는 면역글로불린에서 나온 AL단백이 침착되고, 관절류머티즘 등의 자가면역질환이나 결핵 등의 염증질환에서는 AA단백이 침착된다. 장기투석환자는 투석으로 제거되지 않는 β_2-저분자글로불린에서 나오는 Aβ_2M단백이 침착된다. 가족성아밀로이드폴리뉴로퍼티나 노인성전신성아밀로이드증에서는 ATTR단백이 침착된다.

표 4-1. 아밀로이드의 종류와 병형

아밀로이드단백	풋단백질	관련 질환
AL	면역글로불린 가벼운사슬	- 다발골수종 - 원발아밀로이드증
AA	혈청 아밀로이드 A (SSA)	- 만성염증, 자가면역질환 - 속발아밀로이드증
Aβ_2M	β_2-저분자글로불린	- 투석 관련 아밀로이드증
ATTR	트랜스사이레틴	- 노인성전신성아밀로이드증 - 가족성아밀로이드폴리뉴로퍼티

표 4-2. 주요 선천성 아미노산 대사이상증

병명	유전형식	이상효소	증상
페닐케톤뇨	보통염색체열성	페닐알라닌수산화효소의 결손	혈중, 요중 페닐알라닌의 증가, 뇌의 발달장애, 경련
알캅톤뇨	보통염색체열성	호모겐티딘산산화효소의 결손	호모겐티딘산의 축적, 소변의 흑변, 조직흑변증, 관절염
호모시스틴뇨	보통염색체열성	시스타티오닌-β합성효소의 결손	혈중, 요중 호모시스틴 축적, 중추신경계통이상, 골격이상, 시력저하
단풍시럽뇨병	보통염색체열성	α-케토산탈수소효소복합체의 이상	α-케토산이 체내에 고임, 구토, 경련, 혼수, 지능장애

임상증상

아밀로이드의 침착은 콩팥, 위창자, 심장, 간, 지라, 혀에서 일어나기 쉬우며 콩팥에서는 요세관·토리에 침착돼 콩팥증후군이나 만성콩팥기능상실을 초래한다. 소화관에서는 운동·흡수장애, 변비, 설사 등을 일으킨다. 심장에서는 심장비대, 울혈심장기능상실, 제한심장근육병증, 부정맥 등이 나타날 수 있다.

아미노산대사이상증

아미노산대사와 관련된 효소가 선천적으로 결손되어, 독성물질이 축적되거나 필요한 아미노산이 결핍되어 여러 가지 장기 장애를 일으킨다. 혈액이나 소변 안에 특정 아미노산이 증가하므로 이를 통해 진단이 이루어진다. 비교적 높은 빈도로 발생하는 것에 대해서는 신생아에서 집단선별검사가 실시되고 있다. 표 4-2에 주요 질환을 명기했다.

핵산대사이상

핵산 nucleic acid 은 DNA 및 RNA를 구성하는 물질로 음식물로부터 대량으로 섭취된다. 핵산은 푸린염기와 피리미딘염기로 분해되어 작은창자에서 흡수된 뒤에, 일부는 체내에서 새로운 핵산합성의 소재로 이용된다. 나머지 푸린염기는 요산이 되어 소변 및 창자관에서 배설된다. 피리미딘염기는 간에서 분해되어 해당작용이나 지방산합성 등에 이용된다.

고요산혈증

푸린의 과잉생산이나 배설저하로 인해 혈중 요산치가 비정상적으로 높은 수치를 나타내는 상태를 고요산혈증 hyperuricemia 이라고 한다. 성게나 연어알 등과 같이 푸린이 많이 포함된 음식물의 다량 섭취, 악성종양으로 인한 조직의 붕괴 등으로 나타나는 푸린의 과잉생산, 콩팥기능장애로 인한 요산배설 저하 등이 원인이 된다. 고요산혈증이 지속되면 다음과 같은 임상증상이 나타날 수 있다.

통풍

통풍 gout 은 중년 남성에서 많이 발생하며 엄지발가락 등 팔다리의 관절이나 귓바퀴 피부밑에 요산염이 침착해서 심한 통증을 동반하는 관절염이 발생한다. 요산염의 침착으로 인해 이물거대세포를 동반한 염증성육아종이 형성되는데, 이를 통풍결절 tophus 이라고 한다.

기타 임상 증상

소변이 산성으로 되었을 때 많이 발생하는 요산결석은 통풍 환자의 약 25%에서 나타난다. 콩팥의 요세관에 요산이 침착된 경우에는 콩팥기능장애를 일으킬 수 있으며, 혈관에 요산이 침착되면 염증이 유발되기 때문에 동맥경화의 요인이 된다.

지질대사이상

지질 lipid 은 생체 안에서 물에 녹지 않는 물질의 총칭이다. 생체에서 가장 많은 지질인 트라이글리세라이드 triglyceride, 물과 기름의 양친매성을 나타내는 인지질 phosphatide, 그리고 콜레스테롤 cholesterol, 유리지방산 free fatty acid 이 생체 안에 있는 지질의 주요 성분이다.

비만

비만 obesity 은 체내에 지방이 과도하게 축적된 상태를 말한다. 비만은 단순히 생각하면 에너지의 섭취와 소비의 균형 이상으로 인해 발생하지만 유전적 요인, 환경적 요인, 정신적 요인이 관여하고 있으며 원인은 복잡하게 얽혀 있다. 비만은 여러 가지 질환, 예를 들어 당뇨병, 고혈압, 이상지질혈증, 심혈관 질환, 뇌혈관질환 등의 이환율 상승과 밀접한 관련이 있다.

표 4-3. 고지질혈증의 분류

병형	지질단백질	혈중지질	본태성	이차성(속발성)
I	카이로미크론 높음	TG↑, Chol→	가족성리포단백지질결손증, 아포리포단백질CII결핍증	전신홍반루푸스, 다발골수종, 당뇨병성케토아시도시스
IIa	LDL 높음	TG→, Chol↑	가족성고콜레스테롤혈증, 특발성고콜레스테롤혈증	콩팥증후군, 갑상샘저하증, 동물성지방 과잉섭취
IIb	LDL 높음, VLDL 높음	TG↑, Chol↑	가족성복합형고지질혈증	갑상샘저하증, 간 장애, 다발골수종
III	LDL 높음	TG↑, Chol↑	아포E결손증, 아포E변이체	제어 불량 당뇨병, 갑상샘저하증, 대사증후군
IV	VLDL 높음	TG↑, Chol→	가족성고트리글리세리드혈증	콩팥증후군, 갑상샘저하증
V	카이로미크론 높음, VLDL 높음	TG↑, Chol→		알코올 과다섭취, 당뇨병, 스테로이드호르몬 투여, 갑상샘저하증

LDL: 저밀도지질단백질, VLDL: 초저밀도지질단백질, TG: 트리글리세리드, Chol: 콜레스테롤

이상지질혈증

혈액 안에 트리글리세리드, 콜레스테롤, 인지질, 유리지방산 가운데 하나 또는 여러 개가 비정상적으로 증가하거나 저하된 상태를 이상지질혈증 dyslipidemia 이라 하며, 특히 그것들이 증가하고 있는 상태를 고지질혈증 hyperlipidemia 이라고 한다. 고지질혈증은 I~V형으로 분류되어 있으며 그 밖에 저HDL콜레스테롤혈증, 고LDL콜레스테롤혈증이 있다(표 4-3). 이상지질혈증이 장기간 지속되면 죽경화증이 발생하여 뇌심혈관 장애가 나타날 확률이 높아진다.

지방간

간세포 안에 트리글리세리드가 비정상적으로 축적된 상태를 지방간 fatty liver 이라고 한다. 간세포 안에 크고 작은 지방방울이 나타난다. 산소결핍, 장기간의 알코올 섭취, 고지방 섭취, 고지질혈증, 비만, 당뇨병, 간울혈, 약물중독 등에 의해 쉽게 발생한다(그림 4-2).

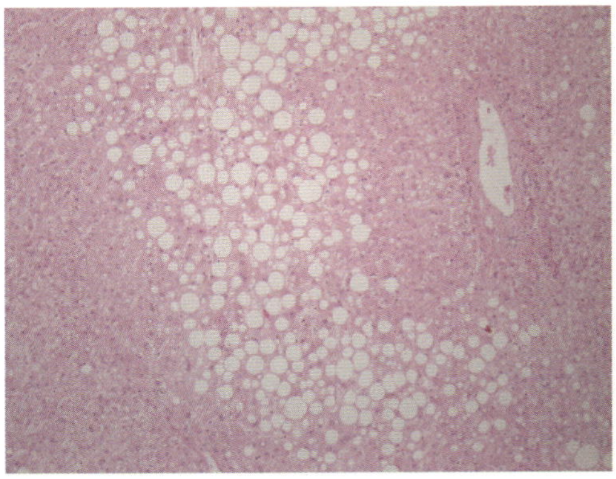

그림 4-2. 지방간
간세포의 세포질 안에 공포 상태의 지방방울이 다수 나타난다.

죽경화증

동맥벽에 콜레스테롤이나 인지질과 같은 지질이 침착하면, 그에 대한 큰포식세포나 림프구에 의한 염증반응

으로 죽종이 형성되어 동맥벽의 비후, 탄성의 저하가 발생한 상태를 죽경화증 atherosclerosis 이라고 한다. 지질은 주로 동맥내막에 침착하며 궤양, 혈전형성, 석회화 등의 이차변화를 동반한다. 대동맥, 목동맥, 관상동맥 등에 잘 나타나며 심근경색증, 뇌경색, 대동맥자루 등의 원인이 된다(그림4-3).

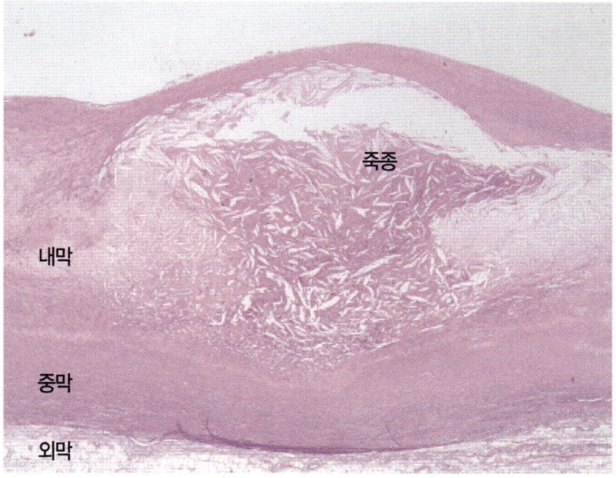

그림 4-3. 죽경화증
내막의 비후와 콜레스테롤 열창이 동반되는 죽종에 의해 동맥벽이 경화되고 있다.

선천지질대사이상증

지질대사와 관련된 효소가 선천적으로 결손되어 있어서 지질이 분해되지 않고 여러 장기에 지질이 쌓이는 질병을 선천지질대사이상증이라고 한다. 불필요한 물질의 분해는 용해소체에서 이루어지므로 용해소체축적병 lysosomal storage disease 카테고리에 포함된다(NOTE 1). 대부분 스핑고리피드의 분해이상으로 나타나기 때문에 스핑고리피드증 sphingolipidosis 이라고도 한다. 주로 중추신경증상이나 간지라비대가 나타난다(표 4-4).

표 4-4. 주요 선천지질대사이상증

병명	이상효소	축적지질	증상
Gaucher병	글루코세레브로시다아제 결손	글루코세레브로시드	I형은 간지라비대, 피부색소 침착, 골병변, 중추신경증상 없음. II형은 유아기에 중추신경계통증상 출현
Niemann-Pick병	A, B형: 스핑고미엘린분해효소 결손 C형: 지방수송결손	A, B형: 스핑고미엘린 C형: 콜레스테롤	A형: 소아기에 간지라비대, 중추신경증상 B형: 간지라비대 C형: 소아기에 중추신경증상
Fabry병	α-갈락토시드가수분해효소 결손	글로보트리아오실세라미드	콩팥장애, 뇌혈관장애, 허혈심장병
Tay-Sachs병	β-헥소사미니다아제A 결손	GM_2-강글리오시드	유아기에 발병, 근력저하, 정신발달지체, 실명

NOTE 1

용해소체축적병

용해소체는 진핵생물의 세포질 안에 있는 소포이며, 세포 안의 노폐물을 분해하는 세포내 소화의 장이다. 다양한 가수분해효소가 존재하며 당질이나 지질 등을 분해한다. 용해소체에서 작용하는 효소의 유전적 결손, 이상으로 인해 불필요한 물질이 분해되지 않고, 세포 내부에 축적되어 장기의 기능장애를 초래하는 질병을 총칭하여 용해소체축적병이라고 한다. 대부분은 보통염색체열성질환을 나타내며 소아기에 발증한다. 용해소체축적병에는 선천지질대사이상증, 글리코겐축적병인 Pompe병, 점액다당류증 등이 포함된다. 용해소체는 2016년 노벨의학생리학상으로 주목받은 「자가포식현상」의 주요 작용장소이다.

당질대사이상

식사를 통해 섭취된 당질 carbohydrate 은 소화효소작용으로 분해되고 주로 포도당으로 창자관에서 흡수된다. 포도당은 혈액을 통해 온몸의 세포로 보내져서 필요한 에너지를 만들기 위해 분해, 이용된다. 남은 포도당은 간이나 근육 안에 글리코겐으로 저장되었다가 필요할 때 포도당으로 분해되어 에너지 생산에 이용된다. 혈중포도당농도(혈당치)는 혈당을 낮추는 작용을 하는 인슐린과 혈당을 올리는 기능이 있는 몇몇 호르몬에 의해 일정 수준으로 조절된다(포도당 항상성 glucose homeostasis). 또한 당질은 에너지대사에 관여하는 것 외에도 점액다당류로 결합조직 안에도 존재하며, 수분저류 등의 중요한 기능을 담당하고 있다.

당뇨병

이자의 랑게르한스섬 Langerhans island B세포에서 분비되는 인슐린의 절대적, 상대적 부족으로 인해 만성적으로 고혈당이 지속되는 병적 상태를 당뇨병 diabetes mellitus 이라고 한다. 당뇨병은 이자에서 분비되는 인슐린의 절대적 부족이 원인인 I형당뇨병과 말초조직의 인슐린 저항성 증가나 이자 B세포의 불충분한 반응에 의한 상대적인 인슐린 부족이 원인인 II형당뇨병으로 분류된다. I형당뇨병은 치료로써 인슐린이 필수적이므로 인슐린 의존형이라고도 하며, II형당뇨병은 인슐린 이외의 치료법이 유효한 경우가 많으므로 인슐린 비의존형이라고도 한다. 당뇨병에 대한 자세한 사항은 「각론 제7장 내분비계통」 (→359쪽)을 참조한다.

글리코겐축적병

당원(글리코겐)의 대사와 관련된 효소의 선천적 결손으로 전신 또는 특정 장기에 당원이 비정상적으로 축적되는 병태를 글리코겐축적병 glycogen storage disease 이라고 한다. 결손된 효소에 따라 약 12가지의 독립된 글리코겐축적병이 있으며, 당원의 축적 부위에 따라 간형, 근육형, 기타 형의 3가지 카테고리로 분류된다(표 4-5). 거의 모든 글리코겐축적병은 보통염색체열성 질환을 나타낸다.

표 4-5. 주요 글리코겐축적병

병리학적 분류	글리코겐 축적병의 병형	병명	결손효소	축적부위	임상 특징
간형	I형	von Gierke병	포도당-6-포스파타아제	간, 콩팥	간비대, 콩팥비대, 저혈당, 이상지질혈증, 발육부전, 신생아에서 소아기에 발견된다
근육형	V형	McArdle병	근인산분해효소	근육	운동 중 근육의 유통성 경련, 미오글로빈뇨, 20세 이상에서 발병, 수명은 거의 정상
그 외의 형태	I 형	Pompe병	α1, 4글리코시다아제 (용해소체 효소)	온몸	현저한 심장비대, 근육긴장도 감소, 간비대, 모든 장기가 손상되고 2살 무렵에는 심장기능 상실로 사망한다. 성인형은 뼈대근육만 비정상이고 예후는 좋다. 용해소체축적병에 포함된다.

점액다당류증

점액다당류의 분해에 관여하는 용해소체 효소의 선천적 결손에 의해 다양한 장기에 점액다당류가 축적되어 장애를 가져오는 유전성질환을 점액다당류증 mucopolysaccharidosis 이라고 한다(표 4-6). 대부분의 점액다당류증은 보통염색체열성질환을 나타내는데 Hunter병만 성연관열성유전을 나타낸다. 용해소체축적병에 포함된 점액다당류는 결합조직세포, 내피세포, 신경세포, 간세포에 축적된다. 많은 점액다당류증에 공통되는 증상으로는 지능장애, 간지라비대, 뼈발생이상, 판막성심장병, 특징적인 얼굴모양이 나타난다.

표4- 6. 점액다당류증의 병형

병형	병경	결손효소
MPS IH형	Hurler병	α-L-이즈로니다아제
MPS IS형	Scheie병	α-L-이즈로니다아제
MPS II형	Hunter병	L-이즐론산술파타아제
MPS III형	Sanfilippo병	술파미다아제 α-N-아세틸글루코사미니다아제 외 2효소
MPS IV형	Morquio병	N-아세틸갈락토사민-6-술파타아제 β-갈락토시드가수분해효소
MPS VI형	Maroteaux Lamy병	N-아세틸갈락토사민-4-술파타아제
MPS VII형	Sly병	β-글루쿠로니다아제

무기물질대사이상

칼슘대사이상

칼슘대사는 주로 혈중칼슘농도를 올리는 작용을 하는 부갑상샘호르몬, 비타민D와 혈중칼슘농도를 낮추는 작용을 하는 칼시토닌에 의해 조절되며 혈중칼슘농도는 8.5~10.0 mg/dL로 엄밀히 조절되고 있다.

고칼슘혈증은 부갑상샘항진증, 악성종양에 의한 부갑상샘호르몬 관련 단백분비, 악성종양의 뼈전이로 인한 뼈용해, 비타민D 섭취과잉 등으로 발생하고, 저칼슘혈증은 부갑상샘저하증, 비타민D 결핍, 콩팥기능장애 등으로 인해 발생한다.

석회침착(석회화)

조직 안에 칼슘이 비정상적으로 침착하는 것을 석회침착이라고 한다. 고칼슘혈증에 의해 콩팥요세관, 허파꽈리벽, 위점막, 혈관벽, 심장 등에 석회침착 calcification 이 나타나는 것을 전이석회화 metastatic calcification 라고 하고, 고칼슘혈증을 동반하지 않고 변성, 괴사된 조직에 국소적으로 석회침착이 나타나는 것을 비정상조직석회화 dystrophic calcification 라고 한다.

결석

쓸개담관, 콩팥, 요관, 방광, 침샘, 이자, 전립샘 등의 속공간에 칼슘을 포함한 고형물이 형성될 수 있다. 이를 결석 calculus or stone 이라고 한다.

골다공증

다양한 원인에 의해 뼈흡수가 뼈형성보다 많은 경우, 결과적으로 골량이 감소하여 뼈의 취약화가 나타난 상태를 골다공증 osteoporosis 이라고 한다 (「각론 제5장 운동기관계통」(→ 311쪽) 참조).

구리대사이상

성인의 몸속에는 약 100 mg의 구리가 존재하는데, 그 가운데 50%가 뼈와 근육에 있고 나머지는 간이나 뇌 등에 포함되어 있다. 간세포에는 구리효소인 셀룰로플라스민과 결합되어 있으며 그중 일부가 혈액 안으로 분비된다.

윌슨병

윌슨병 Wilson's disease 은 간세포 내의 구리 운반에 이상이 생겨서 담즙 안으로 배설되는 구리가 감소하고 셀룰로플라스민과의 결합이 저하되어 혈중셀루로플라스민치와 혈청동값은 낮아진다. 또한 손상을 받은 간세포로 인해 구리가 혈중으로 방출되어 간, 뇌, 콩팥, 각막에 침착한다. 이것은 보통염색체열성 질환이다. 간경화증이나 대뇌렌즈핵변성에 의한 피라미드바깥길증후군, 콩팥장애, 각막에 구리증(카이저-플라이셔 고리 Kayser-Fleischer ring)이 발생한다.

철대사이상

철은 생체 안에 3~5 g 존재하며 이 중 약 60%는 헤모글로빈으로 존재한다. 그 중 약 30%는 혈철소, 페리틴 등과 같은 저장된 철로서 조직 내부나 혈액 안에 존재한다. 나머지는 미오글로빈이나 혈청트랜스페린으로 존재한다. 철 결핍의 경우에는 헤모글로빈합성부전이 나타나며, 철 결핍빈혈을 일으킨다. 대량의 수혈 등으로 인해 발생한 철 과잉상태에서는 저장철이 증가해서 혈철소증이나 혈색소증이 발생한다.

혈철소증

혈철소증은 주로 지라 등의 그물내피조직에서 적혈구가 분해되는 과정에서 발생하는 갈색과립색소이며 철을 함유하고 있다. 용혈빈혈이나 대량의 수혈을 한 경우에는, 온몸의 조직에서 혈철소 침착이 나타난다. 이를 혈철소증(헤모시데린증 hemosiderosis)이라고 한다. 주로 간, 지라, 골수, 림프절 등에 침착되기 쉽다(그림 4-4). 국소적으로 반복적인 출혈이 일어나면 국소성혈철소증이 나타난다.

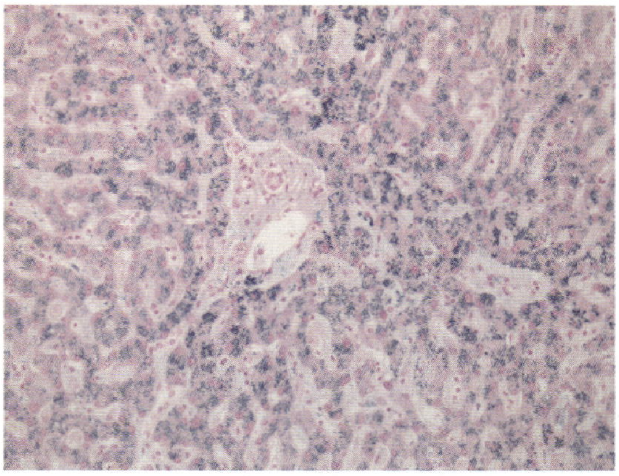

그림 4-4. 간의 혈철소증
베를린블루염색에서 간세포 안에 침착된 혈철소가 파랗게 염색된다.

혈색소증

철의 침착이 큰포식세포의 포식작용 용량을 넘어서 여러 장기의 실질세포에 침착하여 세포장애를 일으키고 심장, 간, 이자 등에 기능장애를 불러오는 것을 혈색소증 hemochromatosis 이라고 한다. 유전성 혈색소증과 반복된 수혈이나 철과잉 섭취 등으로 인한 이차 혈색소증이 있다. 간경화, 간암, 당뇨병, 피브색소침착, 심장기능상실을 일으키는 경우가 많다.

색소대사이상

생체 안에서 형성되는 색소는 혈철소, 담즙, 멜라닌, 지방갈색소, 세로이드 색소 등이 있으며 육안이나 현미경으로 관찰했을 때 여러가지 색조를 띤다. 여기에서는 대표적인 색소이상인 빌리루빈대사이상, 지방갈색소에 대해서 설명한다.

빌리루빈대사이상

노폐적혈구는 주로 큰포식세포에 포식되어 파괴되고 헴색소와 글로빈으로 분해된다. 헴은 그 후에도 분해와 환원을 통해 비포합(간접)빌리루빈이 되고, 혈액 안에서 알부민과 결합한 상태로 존재하는 비포합빌리루빈은 간세포 안으로 유입된 후 글루쿠론산과 결합하여 포합(직접)빌리루빈이 되어 담즙 중에 분비되어 샘창자 내로 배출된다. 창자관내에서 포합빌리루빈은 우로빌리노겐으로 변하고 그 일부는 창자관에서 흡수되어 혈액 안으로 다시 돌아간 후 콩팥에서 배출되거나 다시 간에서 쓸개길로 배출된다(창자간순환). 대량의 용혈로 인한 빌리루빈 생산증가, 간염, 간경화증 등의 간장애나 종양이 발생하고 쓸개길폐쇄 등으로 인해 빌리루빈 배설장애가 발생하면 고빌리루빈혈증 hyperbilirubinemia 이 발생한다(그림 4-5). 또한 중증 고빌리루빈혈증에서는 조직에 빌리루빈이 침착되어 피부나 점막이 노랗게 물든다. 이러한 상태를 황달 jaundice or icterus 이라고 한다. 황달은 손상을 입는 빌리루빈대사 정도에 따라 간전성황달 prehepatic jaundice, 간성황달 hepatic jaundice, 간후성황달 posthepatic jaundice 로 분류된다 (표 4-7).

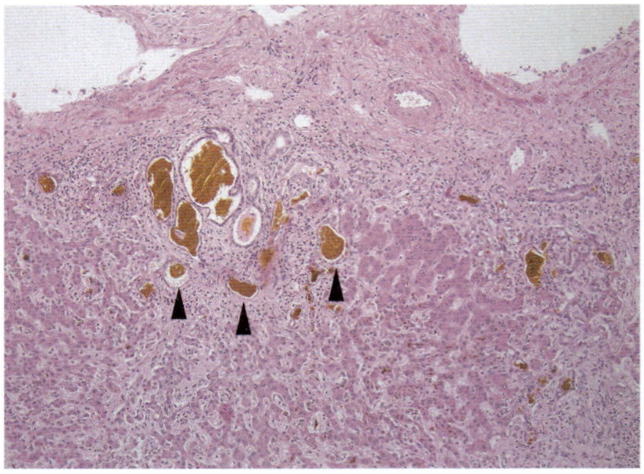

그림 4-5. **간외담관 폐색에 의한 담즙 정체**
간문부의 종양으로 인해 담즙의 유출장애가 발생하고 이로 인해 쓸개관 안에 갈색 담즙의 정체가 확인된다(화살표).

지방갈색소

지방갈색소 lipofuscin 는 세포 안에서 불필요해진 지질과 단백질의 중합체가 용해소체에서 분해되지 않고 세포 안에 남은 것이다. 노화와 소모성질환에 의해 뇌신경세포, 심근세포, 간세포 등의 세포질 안에서 황갈색 과립으로 나타난다.

표 4-7. 황달의 분류

분류	높은 수치를 나타내는 빌리루빈	메커니즘	주요 질환
간전성황달	비포합형 빌리루빈	빌리루빈 생산 증가	용혈빈혈, 신생아 황달 등
간성황달	비포합형 빌리루빈	간세포로의 흡입장애	바이러스간염, 약제성 간장애, 알코올성 간장애, 간경화 등
		글루쿠론산 포합부전	Crigier-Najar 증후군, Gilbert 증후군 등
	포합형 빌리루빈	쓸개모세관으로의 이송 장애	바이러스간염, 간기능상실, Dubin-Johnson 증후군, Rotor 증후군 등
		쓸개모세관 수준의 배출 장애	바이러스간염, 중증감염증 등
간후성황달	포합형 빌리루빈	소엽사이쓸개관 이하 수준의 배출장애	원발성 담즙성 간경화증, 경화성 쓸개관염, 쓸개돌, 암 등에 의한 담관폐색 등

임상에서는…

대사이상은 유전질환이 많고 식생활 등 생활습관이 영향을 주는 질환이 많이 포함되어 있다. 따라서 질환에 대해 잘 이해하고 환자의 생활환경을 정확히 파악하는 것이 치료 과정에서 환자와 유익한 소통을 유지하는 데 매우 중요하다.

복습 포인트

- 체내에서 이루어지는 다양한 영양소의 대사경로에 대해 이해한다.
- 여러 가지 영양소의 대사이상에 대해 각각의 대표적인 질환을 예로 들어 설명한다.
- 대사이상은 생활환경이나 식생활과 관계가 깊은 질환이 많다. 이와 같은 대사이상에 대해 예를 들어 자세히 설명한다.
- 대사이상에는 유전적 경향이 관여해서 소아기부터 발병하는 질환도 많이 포함된다. 지질아미노산대사나 당질대사의 대표적인 선천대사이상증에 대해 이해한다.
- 빌리루빈 대사경로에 대해 이해하고 황달을 불러일으키는 메커니즘에 대해 대표적인 질환에 대해 예를 들어 설명한다.

제5장

순환장애

학습목표

- 체액순환 시스템을 이해한다.
- 전신순환장애와 국소순환장애의 차이를 이해한다.
- 각 순환장애의 원인 및 증상을 이해한다.
- 혈전증과 색전증의 차이에 대해 이해한다.
- 빈혈경색과 출혈경색의 차이를 이해한다.

체액순환의 기구

생체 안에서 체액은 세포바깥액과 세포내액으로 크게 나뉘며 **세포바깥액**에는 **혈관내액**(혈액과 림프액)과 **혈관바깥액**(세포사이질액 또는 세포바깥액)이 있다.

특히 생체가 정상적인 기능을 유지하기 위해서는 혈액과 림프액의 순환이 정상적으로 유지되어야 한다. 이러한 정상적인 혈액순환에 의해 전신의 각 조직과 세포에 생명을 유지하는 데 필요한 산소와 영양소가 운반된다. 그리고 이산화탄소 등의 탄산가스나 기타 노폐물은 각 조직이나 세포에서 배출되고, 혈액순환이나 림프액의 순환(림프순환)으로 회수된다. 림프순환은 혈액순환 곁을 따라가다가 최종적으로는 혈관(정맥)에 합류한다.

혈액순환

온몸순환(대순환)

혈액이 심장(왼심실)에서 대동맥을 거쳐 모세혈관으로 운반되고 대정맥을 거쳐 심장(오른심방)으로 되돌아오기까지의 순환을 온몸순환 systemic circulation 이라고 한다(그림 5-1). 동맥에는 왼심실에서 높은 압력(120~130 mmHg)으로 혈액이 송출된다. 동맥은 산소나 영양소가 풍부한 혈액을 말초조직으로 운반하고, 정맥은 말초조직에서 회수한 탄산가스나 노폐물을 많이 포함하고 있다.

동맥은 심장에서 벗어나 말초(종말)에 가까워질수록 가늘어져서 세동맥이 된다. 세동맥에서는 혈관저항이 크기 때문에 이 부분에서는 혈압이 급속히 내려간다. 세동맥에서 모세혈관을 거쳐 세정맥으로 이르는 영역의 순환을 **말초순환**이라고 부른다.

모세혈관벽은 물질투과성이 매우 높아서 가스(산소나 탄산가스)나 물질(영양소나 노폐물)의 교환이 이루어지고 있으며, 생명유지에 매우 중요한 부분이다.

세정맥에서 대정맥에 이르는 혈관계통은 앞서 말한 것처럼 세동맥에서 혈압이 하강하기 때문에 동맥보다 혈압이 낮아지게 된다.

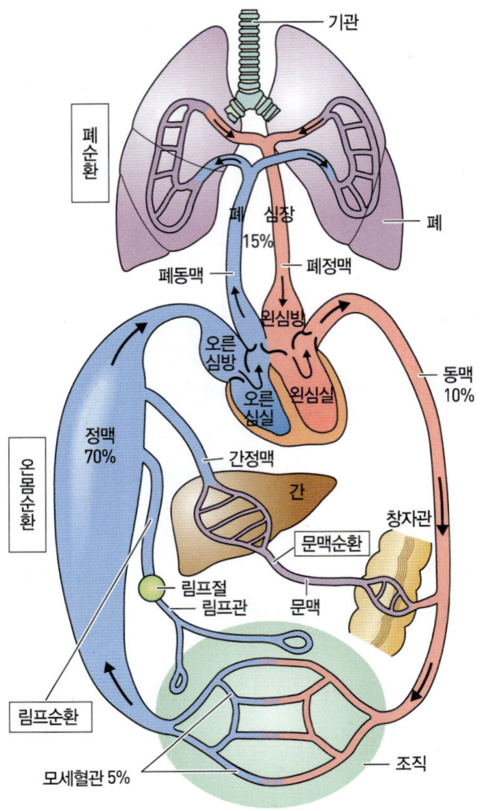

그림 5-1. 체액순환

폐순환(소순환)

오른심실에서 폐동맥과 폐를 거쳐 왼심방으로 돌아오는 혈액순환을 폐순환 pulmonary circulation 이라고 한다. 이 폐순환에서는 말초조직에서 회수된 이산화탄소를 산소와 교환(가스교환)한다.

문맥순환

보통은 동맥에서 모세혈관을 거쳐 정맥으로 바뀐 후 왼심방으로 흘러가게 되는데, 왼심방으로 들어가기 전에 다시 모세혈관을 거쳐 정맥이 되는 혈관계통을 문맥순환 portal circulation 이라고 한다. 대표적인 예가 간문맥계나 뇌하수체문맥계이다.

혈관의 이중지배

일반적으로 각 장기에는 산소나 영양소를 공급하는 동맥(영양혈관)만 흐른다. 하지만 영양혈관 외에 기능혈관이라고 부르는 혈관이 흐르는 장기가 있다. 폐와 간이 영양혈관과 기능혈관의 이중지배를 받고 있다. 폐는 폐동맥(기능혈관)과 기관지동맥(영양혈관)의 이중지배를 받고 있으며, 간은 문맥(기능혈관)과 간동맥(영양혈관)의 이중지배를 받고 있다.

림프순환

림프관은 모세혈관과 마찬가지로 조직이나 장기에 넓게 분포되어 있으며 모세혈관에서 누출된 혈관바깥액의 일부를 회수해서 림프액으로 왼림프관줄기(가슴관)로 모인다. 계속해서 왼림프관줄기는 왼속목정맥과 왼빗장밑정맥의 합류점(왼정맥각)에서 혈관 안으로 흘러가고, 여기서 림프액이 혈액과 합류한다. 이 순환을 림프순환 lymphatic circulation 이라고 한다.

또한 소화관점막에서 흡수된 지방성분이 림프관 안으로 들어가기 때문에 림프액은 지방성분을 많이 포함한다. 또한 림프관 도중에는 다수의 림프절이 존재한다.

국소순환장애

충혈과 울혈

장기나 국소조직의 혈관 내부를 흐르는 혈액의 양(동맥혈 또는 정맥혈)이 증가한 상태를 충혈 혹은 울혈이라고 한다(그림 5-2).

충혈

충혈 hyperemia 은 세동맥이나 모세혈관이 확장되어 국소동맥혈액이 증가한 상태를 말한다. 운동 시 뼈대근육에서 보이는 기능성충혈, 안면홍조나 두드러기가 생겼을 때의 충혈(신경성충혈) 등이 있는데 이것들은 모두 일시적으로 나타난다. 중요한 건 급성염증 등으로 나타나는 염증성충혈이다. 충혈된 국소는 선홍색을 띠며(발적), 조직은 약간 붓고(종창), 체온상승(발열), 통증 등 이른바 「**염증의 4징후**」가 나타난다.

울혈

울혈 congestion 은 정맥의 환류장애(정맥혈액의 유출이 방해를 받는 상태)이며 정맥혈액이 정맥과 모세혈관 안에서 증가한 상태를 말한다. 국소적으로나 전신적으로 발생할 수 있다.

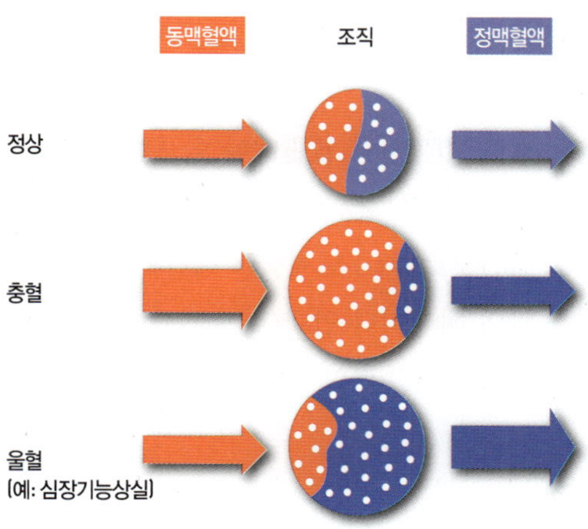

그림 5-2. 충혈과 울혈

국소울혈의 원인은 혈전이나 색전에 의한 정맥 속 공간의 폐색, 종양(폐암으로 인한 위대정맥증후군 등)이나 탈장 등에 의한 정맥의 압박 등이 있다.

전신울혈의 대표적인 원인으로는 오른심장기능상실이 있다. 오른심실의 기능이 약하기 때문에 폐로 혈액을 충분히 보낼 수 없게 되고 이로 인해 모든 장기에서 정맥혈액이 정체되어 간, 지라, 콩팥 등에서 울혈성 비대가 발생하고 가슴막삼출액이나 복수 등 체강액이 고이게 된다. 이러한 상태를 **울혈심장기능상실**이라고 한다. 장기 수준에서는 간에서 소엽중심성에 정맥혈액이 정체되면 소엽중심부가 암적색으로, 그 주변부가 노란색으로 보인다. 그 측면이 육안으로 육두구처럼 보이기 때문에 "육두구간 nutmeg liver"이라고도 불린다. 또한 간울혈이 만성화되면 간세포가 파괴, 소실되고 섬유화가 일어나기 때문에 울혈간경화증이 된다.

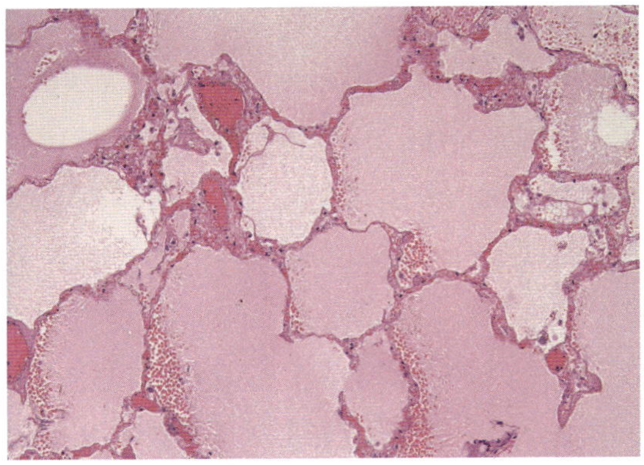

그림 5-3. **폐부종**
꽈리공간 안에 액체 성분이 고이는 동시에, 출혈이나 울혈이 나타난다.

폐에 울혈을 일으키는 병태로는 심근경색증, 대동맥판막증, 심장기형 등의 왼심장기능상실이 있다. 왼심장기능상실이 발생하면 폐에서 나온 혈액을 온몸으로 운반할 수 없기 때문에 폐혈관에 혈액이 정체되는 상태가 되는데, 이것을 **폐울혈**이라고한다.

폐울혈은 혈액이 폐 혈관내에 정체함으로써 폐의 혈관 내압이 상승하여 혈관 밖으로 혈액의 혈장성분이 새어 나가서 허파꽈리 안에 고이거나(**폐부종** 혹은 부종이라고 한다) 출혈 등이 일어난다(그림 5-3).

부종

부종 edema 이란 혈관이나 림프관 등 혈관 바깥에 있는 조직으로 액체성분이 과도하게 누출된 상태(폐부종, 림프부종 등)를 말한다.

원인으로는 ① 모세혈관 내압의 항진으로 인한 울혈(심장성부종 등), ② 림프관의 폐색이나 압박(림프부종), ③ 혈장교질 삼투압 저하(기아부종, 콩팥증후군에 의한 콩팥성부종), ④ 모세혈관의 투과성 항진(염증성부종) 등이 있다.

출혈

출혈의 종류

출혈 hemorrhage 이란 혈관 안에 있는 혈액 성분이 혈관 바깥으로 유출되는 것을 말한다. 그 메커니즘은 혈관이나 심장벽이 찢어져서 발생하는 출혈(파열성출혈)과 혈관의 파열 없이 모세혈관으로부터 새어 나오는 출혈(누출성출혈)이 있다(그림 5-4).

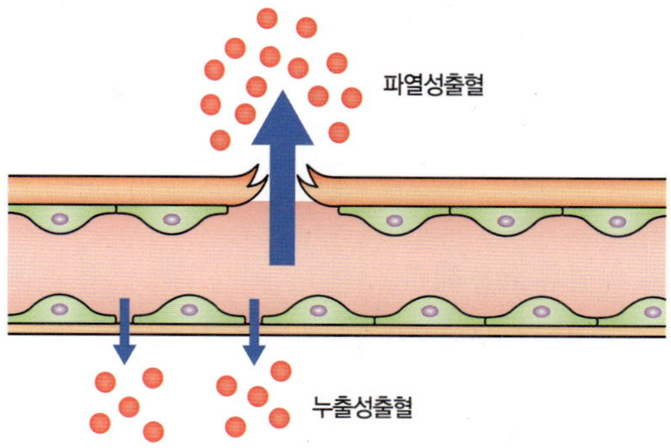

그림 5-4. 파열성출혈과 누출성출혈
혈관벽이 찢어져서 발생하는 출혈(파열성출혈)과 혈관의 파열 없이 모세혈관에서 새어 나오는 출혈(누출성출혈)이 있다.

파열성출혈

파열성출혈은 외상이나 수술 등의 외력에 의한 경우와, 동맥경화나 동맥자루 등 혈관벽의 이상이나 심근경색증에 따른 심근벽의 쇠약으로 인한 경우 등이 있다.

누출성출혈

누출성출혈은 뚜렷한 혈관벽의 파열 없이 일어나는 출혈로 염증이나 울혈(모세혈관 내압의 상승), 감염이나 중독(혈관내피세포의 장애), 또는 파종혈관내응고(혈액응고 이상) 등이 있다.

이에 더해 혈관의 종류(동맥출혈, 정맥출혈, 모세혈관출혈), 출혈의 형태(점출혈, 자반, 혈종 등), 신체내외(내출혈, 외출혈), 부위(피하출혈, 뇌출혈 등) 등 다양한 명칭으로 불리며 그 외에도 토혈(소화관출혈), 객혈(기도출혈) 등도 있다.

혈액응고, 섬유소용해

혈액에는 피를 굳히는 작용(응고)과, 그 굳어진 혈액을 용해하는 작용(섬유소용해)이 있다. 응고는 혈소판과 함께 작용해서 출혈을 막는 기능을 수행한다. 이에 반해 섬유소용해는 혈관 안에서 혈액이 과도하게 응고되는 것을 방지하는 기능을 수행한다.

혈액응고

혈액의 응고는 다수의 응고인자가 연쇄반응을 일으키며 작동한다. 응고인자는 제I인자부터 제XIII인자까지 알려져 있으며, 내인자계열과 외인자계열로 나뉜다.

외인자계열은 혈관손상 등으로 인해 조직트롬보플라스틴과 제VII인자가 결합함으로써 시작되며, 내인자계열은 혈액 안에 혼입된 여러 종류의 물질에 의해 제XII인자가 활성화됨으로써 시작되고, 이들이 도중에 합류해서 트롬빈이 생성된다. 트롬빈은 혈소판을 활성화하는 동시에 혈장 안에 존재하는 섬유소원을 불용성섬유소로 바꿔서 혈액이 응고되도록 한다(그림 5-5).

섬유소용해

내인자계의 제XII인자가 활성화되면 섬유소원이나 섬유소를 분해하는 작용을 가지고 있는 플라스민이 유리된다. 섬유소용해가 활성화되면 섬유소원분해산물 FgDP 이나 섬유소분해산물 FDP 이 혈액 안에서 증가한다. 또한 파종혈관내응고 DIC 가 발생하면 섬유소용해가 항진되기 때문에 FgDP나 FDP가 현저히 증가한다.

출혈경향

매우 가벼운 외상으로도 쉽게 출혈이 일어나고 지혈이 쉽게 되지 않는 상태를 출혈경향이라고 한다. 그 원인은 혈액응고나 섬유소용해의 이상, 혈소판의 이상, 혈관벽의 이상으로 크게 나뉜다.

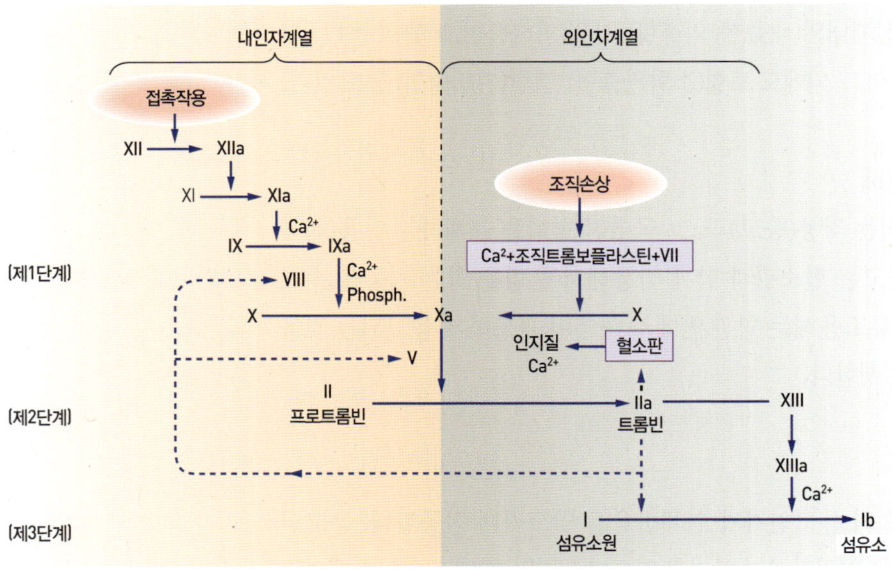

그림 5-5. 혈액응고 메커니즘
로마 숫자는 응고인자, a는 활성형, b는 안정형, phosph.는 phospholipid (혈소판 제III인자), 점선은 트롬빈의 자가촉매반응에 의한 활성화

혈액응고 이상

대표적인 질환으로 X연관열성유전을 나타내는 혈우병 hemophilia 이 있다. 제VIII인자의 결핍으로 인한 혈우병A와 제IX인자의 결핍으로 인한 혈우병B가 있다. 모두 증상은 동일하다. 가벼운 충격으로도 관절출혈이나 피하출혈이 쉽게 일어나고 유아기부터 계속 반복된다.

섬유소용해 항진

섬유소용해가 항진되면 플라스민이 형성되고 이것이 섬유소, 섬유소원, 제V인자, 제VIII인자 등을 용해해서 혈액 안에 분해산물인 섬유소원분해산물 FgDP 이나 섬유소분해산물 FDP 이 증가한다. 특히 FDP는 항트롬빈작용, 혈소판 응집 및 점착을 억지하는 작용을 하기 때문에 출혈이 발생하기 쉬운 상태가 된다. 파종혈관내응고, 악성종양, 패혈증, 간질환 등에서 나타난다.

혈소판의 이상

혈소판 platelet 은 지혈에서 가장 중요한 역할을 하는데 혈소판의 양적인 감소 혹은 질적인 이상은 출혈경향이 된다.

혈소판의 양적인 감소를 나타내는 질병으로는 특발저혈소판자색반병 ITP, 백혈병, 재생불량빈혈 등이 있다. 질적인 이상으로는 혈소판기능저하증(유전성혈소판기능장애) 등이 있다.

혈관벽의 이상

비타민C결핍증(괴혈병)은 모세혈관벽이 취약해져서 혈관투과성이 증가하게 되고, 누출성출혈로 인해 피부나 입안점막의 출혈을 불러일으킨다. 패혈증이나 IgA혈관염 역시 비슷한 출혈을 일으킨다.

혈전증

보통 혈관이나 심장 안에서는 혈액응고가 일어나지 않지만 특정 조건에서 응고되는 경우가 있다. 이렇게 응고된 혈액을 혈전 thrombus 이라고 하며, 이러한 병적인 현상을 혈전증 thrombosis 이라고 한다.

혈전 형성의 원인

혈전의 형성과 관련 있는 원인으로는 혈관벽의 손상(혈관내피세포의 손상), 혈류 이상, 혈액성분의 변화의 3가지가 있다(표 5-1).

혈관벽 손상

혈관내피세포에는 혈액의 응고를 억제하는 작용이 있지만 내피세포가 손상을 입으면 그 표면에 혈소판의 점착과 응집이 일어난다. 이어서 혈액응고계가 작용해서 혈전이 형성된다. 혈관내피세포가 손상을 입는 질환으로는 동맥경화증(그림 5-6, 7)이나 감염심내막염(그림 5-8) 등이 있으며 종종 혈전이 형성된다.

표 5-1. 혈전 형성의 3대 원인

1. **혈관벽의 손상**
   동맥경화, 감염심내막염 등
2. **혈류의 이상**
   동맥자루, 정맥류, 이코노미클래스증후군 등
3. **혈액성분의 변화**
   당뇨병, 고단백혈증, 탈수, 혈소판증가, 응고계 이상 등

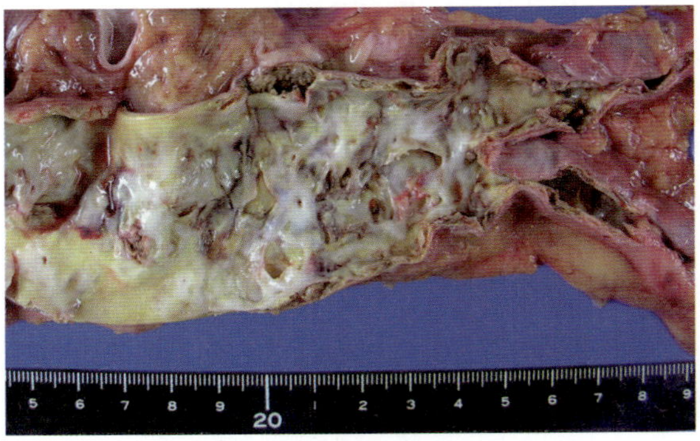

그림 5-6. 동맥경화증(대동맥죽경화증)
혈관의 탄력성은 사라지고 고도의 석회화나 궤양이 형성된다. 궤양부위에 혈전이 보인다.

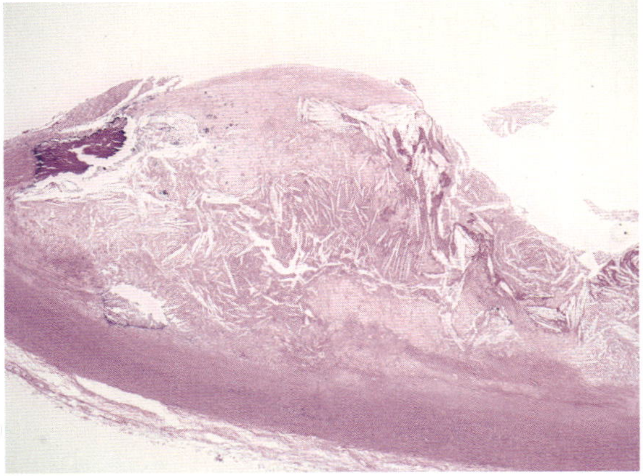

그림 5-7. 동맥경화증(대동맥죽경화증)
내막의 비후와 함께 콜레스테롤 틈새 및 석회화가 형성된 것을 볼 수 있다.

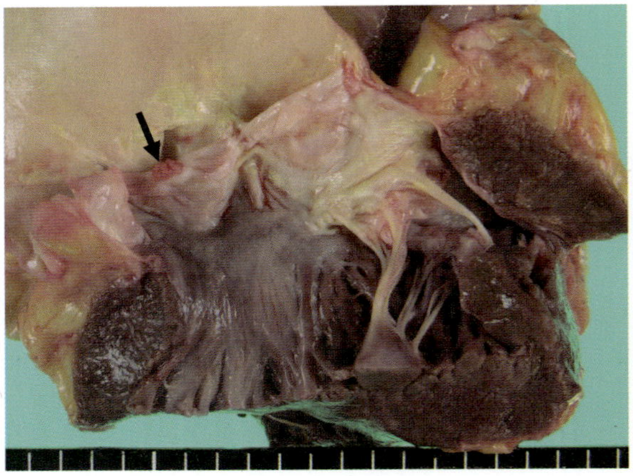

그림 5-8. 감염심내막염
대동맥판에 돌기가 나 있는 것이 보인다.

혈류의 이상

혈액의 흐름에 변화(천천히 흐름, 정체, 난루 등)가 발생하면 내피세포에 혈소판의 점착과 응집이 일어나서 혈액이 응고되고 혈전이 형성된다. 혈류의 이상을 일으키는 질환으로는 동맥자루나 정맥류 등이 있다. 또한 이코노미클래스증후군은 장시간 같은 자세로 앉아 있을 때 넙다리정맥의 혈류에 변화가 생겨 혈전이 형성된다.

혈액성분 변화

당뇨병이나 고단백 등으로 혈액의 점도가 높아진 상태, 탈수 등으로 혈액이 농축된 상태, 응고인자가 증가한 상태(감염증, 중독 등), 또는 다혈증이나 백혈병 등으로 혈소판이 증가한 상태에서는 응고계가 활성화되어 혈전이 발생하기 쉬운 상태가 된다.

혈전의 종류

혈전은 육안으로 관찰했을 때 백색혈전, 적색혈전 그리고 혼합혈전의 3종류로 분류된다.

백색혈전

동맥혈액을 주체토 하는 혈전(동맥혈전)은 혈소판과 섬유소를 주성분으로 하기 때문에 육안으로 보았을 때 백색을 띠고 있어서(그림 5-9), 백색혈전이라고 불린다. 백색혈전은 동맥경화 혈관벽이나 감염심내막염, 판막증, 심근경색증, 심방세동 등이 발생한 심장 안에서 잘 형성된다.

적색혈전

혈류의 속도가 완만한 정맥혈액에서 형성되는 경우가 많다. 혈액응고계가 작용함으로써 형성되며(정맥혈전), 적혈구와 섬유소가 주성분이다. 육안으로 보았을 때 적색을 띠고 있기 때문에 적색혈전이라 불린다. 다리나 골반 내부의 정맥에서 발생하기 쉽다. 이코노미클래스증후군의 혈전 역시 적색혈전이다.

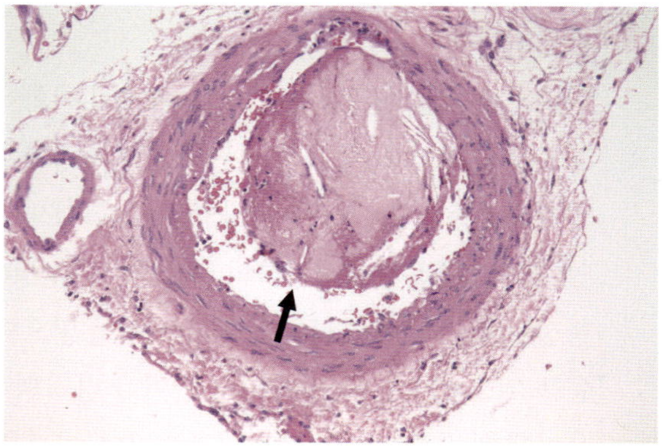

그림 5-9. **백색혈전**
혈관 안에 섬유소의 침전반응과 콜레스테롤 틈새로 이루어진 혈전이 보인다.

혼합혈전

백색혈전과 적색혈전이 뒤섞인 혈전이다. 백색혈전이 진행되어 혈관의 속공간을 협착해 혈류를 방해하게 되면 혈류가 감소한 부분에서 응고계가 작동하게 되고, 적색혈전도 형성되어 혼합혈전이 된다. 혈전의 대부분은 혼합혈전이다.

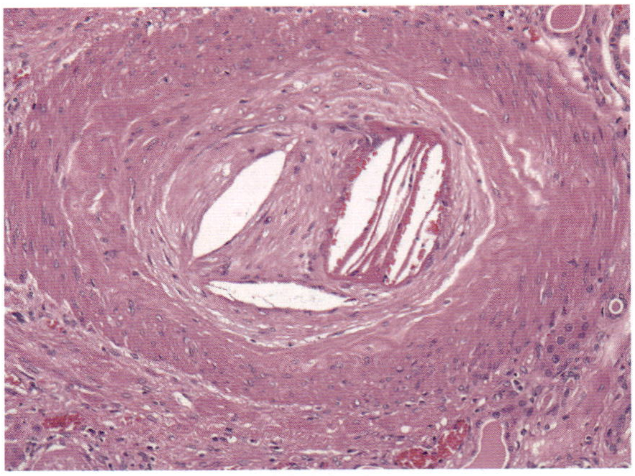

그림 5-10. 모세혈관에 의한 재소통을 보는 기질화 혈전
혈관은 기질화 혈전으로 막혀 있으나 모세혈관에 의한 재소통이 나타난다.

혈전의 운명

형성된 혈전이 비교적 새롭고 작은 것이면 섬유소용해 등에 의해 용해되지만 용해되지 않고 남아 있는 경우에는 부착된 부분의 혈관내피세포가 혈전 내부로 유입되어 모세혈관의 증식이 일어나게 되고 섬유모세포나 큰포식세포와 함께 육아조직을 형성한다. 이 육아조직은 최종적으로 치밀섬유결합조직으로 전환되는데, 이를 **기질화**라고 한다. 혈관 속공간을 폐쇄하는 혈전에서는 육아조직의 모세혈관을 통해 혈류가 재개(재소통)된다(그림 5-10). 그 밖에 혈전이 박리되어 혈류를 타고 흘러가다가 좁은 혈관을 막아서 나중에 설명하게 될 혈전색전증을 일으킨다.

색전증

혈관 안으로 흘러 들어온 비수용성 이물질에 의해 혈관이 막힌 상태를 색전증 embolism 이라고 하며, 이와 같이 혈관을 폐쇄하는 이물질을 색전 embolus 이라고 한다.

색전증의 종류

혈전색전증

비교적 새로운 혈전은 혈압이나 혈류의 변화에 의해 쉽게 박리된다. 박리된 혈전은 색전이 되어 가는 혈관에 도달해서 혈관을 폐쇄한다. 이러한 상태를 혈전색전증 thromboembolism 이라고 한다. 혈전색전증은 동맥색전과 정맥색전이 있다. 동맥색전은 동맥경화의 혈관벽이나 심장(특히 왼심방이나 왼심실)에서 형성된 혈전이 유리되어 발생하는 것이 많으며 뇌경색, 지라경색, 콩팥경색 등을 일으킨다. 정맥색전은 골반이나 다리의 정맥에서 형성된 정맥혈전의 유리에 의해 일어나는 것이 대부분이다. 이것은 폐동맥색전증 pulmonary embolism (이코노미클래스증후군 등)의 원인이 되며 색전이 큰 경우에는 죽음에 이르는 경우도 많다.

공기색전증

공기색전증 air embolism 은 수술이나 주사 등으로 인해 정맥으로 공기가 들어가 이 기포가 색전이 되어 폐동맥가지를 폐쇄하여 색전증을 일으키는 것이다. 잠수 작업이나 스쿠버다이빙 등과 같이 장시간 고기압에 노출된 상태에서 급격하게 부상해서 기압이 낮은 상태가 되면 혈액 안에 용해되어 있던 질소가스가 기포화되고, 이것이 색전이 되어 색전증을 일으킬 수 있다. 대표적인 예가 잠함병이다.

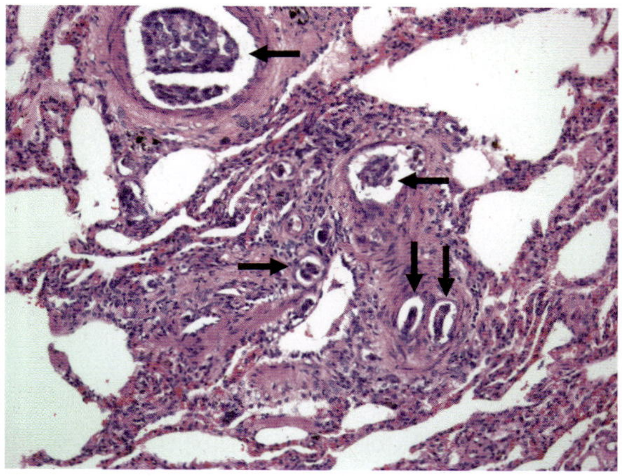

그림 5-11. 종양색전
폐의 혈관 안에 유방암세포에 의한 종양색전이 다수 보인다.

지방색전증

외상이나 심장마사지 등으로 인한 골절에서 골수 안의 지방조직이 손상된 정맥 혈관 내부로 들어가고, 이 지방이 색전이 되어 색전증을 일으키는 것이 지방색전증 fat embolism 이다. 피하지방조직의 광범위한 으깸손상(예를 들어 지방흡인 등)에 의해서도 발생할 수 있다.

종양색전증

암이나 육종 등의 악성종양이 나타나면 종양세포가 혈관 안에 침윤해서 이것이 색전이 되고, 이로 인해 종양색전증 tumor embolism 이 발생하는 경우가 있다(그림 5-11).

허혈과 경색

허혈

허혈 ischemia 은 생체의 일정 부위에 유입되는 동맥혈액이 감소한 상태(국소의 빈혈)이며, 이로 인해 조직의 산소나 영양이 부족해지고 조직이 창백해진다. 원인으로는 혈전증, 색전증, 동맥경화 등이 있으며, 이로 인해 동맥 속공간에 협착이나 폐색이 일어나 심근경색증이나 뇌경색 등이 발생한다. 또한 외부에서 가해진 압박 등으로 인해 동맥의 협착이나 폐색 때문에 나타나는 것을 압박허혈 pressure ischemia 이라고 하는데, 그 대표적인 것이 욕창 decubitus ulcer 이다. 혈관의 과도한 수축(연축)에 의해서도 발생한다(수축성 혹은 신경성허혈). 한랭자극, 정신적인 충격, 통증 등으로 반사적으로 교감신경을 자극하여 혈관의 수축을 일으킨다. **레이노현상** Raynaud's phenomenon 은 대칭성으로 팔다리 말단의 동맥수축으로 인해 창백, 체온저하, 통증 등을 야기한다.

경색

허혈이 발생하면 혈류량이 감소하기 때문에 조직의 산소와 영양이 부족해진다. 특히 완전 폐색에 가까운 상태에서는 산소와 영양의 공급이 차단되기 때문에 부분적으로 조직이나 세포의 괴사가 발생하는데, 이를 경색 infarction 이라고 한다. 특히 관상동맥과 같이 연결이 없는 동맥(끝동맥)에서는 경색이 일어나기 쉽고, 창자간막이나 피부 등과 같이 연결이 많은 동맥에서는 경색이 잘 일어나지 않는다. 또한 산소 소비량이 많은 뇌나 심근에서 경색이 잘 발생한다.
경색은 형태학적으로 다음과 같이 두 종류로 분류된다.

빈혈경색(백색경색)

뇌, 심장, 콩팥 등과 같이 끝동맥에 의해 영양을 제공받는 장기에서는 동맥이 갑자기 막혀버리면 그 말초영역의 조직이 허혈(빈혈)로 인해 괴사해 버리기 때문에 빈혈경색 anemic infarct 이라 부른다. 또한 이 경색병터는 혈액이 감소해서 백색을 띠게 되는데, 이 때문에 백색경색이라고도 불린다.

출혈경색(적색경색)

폐나 간처럼 기능혈관과 영양혈관이 유입되는(**혈관의 이중지배**를 받고 있는) 장기에서는 이들 두 종류의 혈관이 말초부위에서 연결되어 하나가 된다. 이로 인해 한쪽 혈관이 막히더라도 다른 쪽 혈관으로 혈액이 유입되기 때문에 경색이 잘 일어나지 않는다. 그러나 울혈로 인해 정맥압이 상승해 있을 때에는 경색이 발생하게 되고, 다른 한쪽 혈관에서 혈액이 유입되기 때문에 그 경색병터에 출혈이 발생해서 육안으로 보았을 때 적색을 띠는 것처럼 보인다. 이 때문에 출혈경색 hemorrhagic infarct 혹은 적색경색으로 불린다. 간의 출혈경색은 잔 Zahn 경색이라고도 부른다.

전신순환장애

고혈압

혈압이란 혈액이 동맥을 흐를 때 혈관벽에 가해지는 압력이며, 수축기혈압(심장이 수축했을 때의 혈압으로, 심장에서 혈액이 뿜어져 나온 상태)과 확장기혈압(심장이 확장했을 때의 혈압으로, 온몸을 순환하는 혈액이 폐정맥에서 심장으로 되돌아온 상태)으로 나뉜다.

고혈압 hypertension 이란 수축기혈압이 140 mmHg 이상이거나 확장기혈압이 90 mmHg 이상인 경우를 말하며(표 5-2), 원인불명의 본태고혈압과 기초질환을 가진 이차고혈압(속발성고혈압)으로 분류된다.

본태고혈압

고혈압의 90% 이상은 본태고혈압 essential hypertension 이며, 발병 원인으로는 유전인자나 염분의 과잉섭취, 음주, 흡연, 스트레스, 비만 등의 환경인자 등이 관련되어 있다.

고혈압이 지속되면 왼심실에 부하가 가해져서 심근세포의 비대로 인해 왼심실비대가 나타난다. 또한 동맥압의 상승은 혈관내피에 손상을 주어서 동맥경화증의 발생률을 현저하게 높인다. 동맥경화증이 발생하면 뇌동맥에서는 뇌경색이나 뇌출혈이, 심장의 관상동맥에서는 협심증이나 심근경색증이, 콩팥동맥에서는 콩팥위축 등이 발생할 확률이 높아진다.

표 5-2. 혈압의 분류

혈압분류	수축기혈압(mmHg)		확장기혈압(mmHg)
정상혈압	<120	그리고	<80
주의혈압	120~129	그리고	<80
고혈압전단계	130~139	또는	80~89
고혈압 1기	140~159	또는	90~99
고혈압 2기	≥160	또는	≥120
수축기단독고혈압	≥140	그리고	<90

(2018 고혈압진료지침. 대한고혈압학회. 2018.)

이차고혈압(속발성고혈압)

혈압상승의 원인이 되는 기초질환이 뚜렷한 것을 이차고혈압 secondary hypertension 이라고 하며, 대표적인 것으로 콩팥고혈압, 내분비성고혈압, 혈관고혈압, 신경성고혈압 등이 있다(그림 5-12).

콩팥고혈압

콩팥고혈압 renal hypertension 은 이차고혈압 중에서 가장 발생빈도가 높고, 콩팥실질성질환에서 발생하는 것과 콩팥혈관성질환에서 발생하는 것으로 크게 나뉜다.

콩팥혈관성질환에서 발생한 고혈압은 동맥경화증 등에 의해 콩팥동맥이 협착되고 콩팥의 혈액량이 감소한다. 이로 인해 토리혈관의 혈압이 떨어지면 토리의 혈관끝 쪽에 존재하는 토리곁장치(그림 5-13)에서 레닌이라고 불리는 효소의 일종이 분비되어 레닌-앤지오텐신-알도스테론계의 작용으로 혈압이 상승한다(그림 5-14).

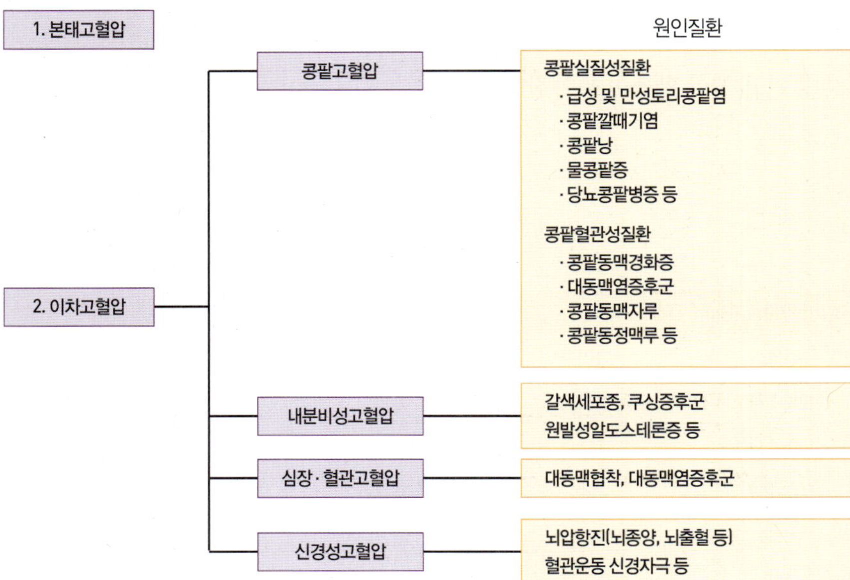

그림 5-12. 이차고혈압의 분류

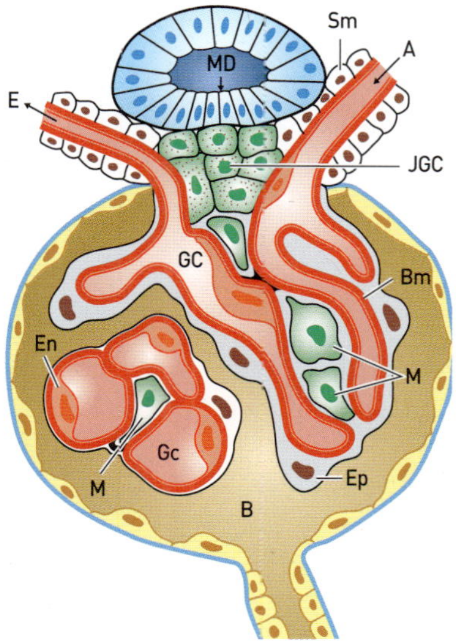

그림 5-13. 토리곁장치

A: afferent arteriole (들세동맥), E: efferent arteriole (날세동맥), Sm: smooth muscle cell (민무늬근세포), JGC: juxtaglomerular cell (토리곁세포), MD: macula densa (치밀질), GC: glomerular capillary (토리모세혈관), En: endothelial cell (내피세포), Ep: epithelial cell (상피세포), M: mesangial cell (혈관사이세포), Bm: basement membrane (바닥막). B: Bowman capsule(보우만주머니)

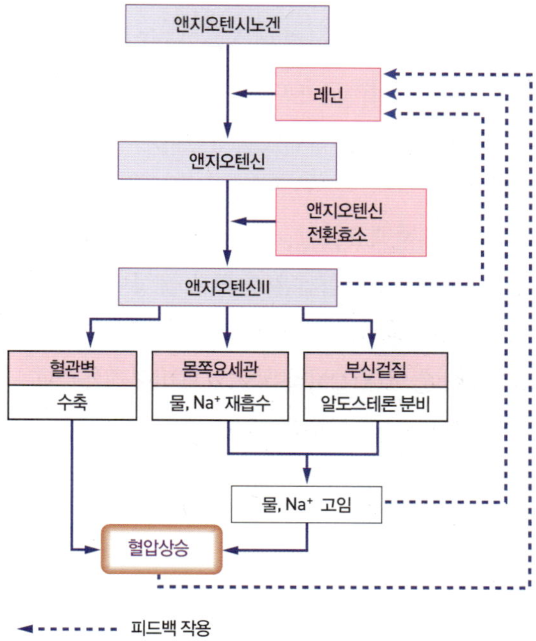

그림 5-14. 레닌-앤지오텐신-알드스테론계

내분비성고혈압

고혈압을 유발하는 내분비계통질환으로는 부신속질의 갈색세포종(카테콜아민 생산), 쿠싱병 Cushing's disease (뇌하수체샘종의 ACTH 과잉생산으로 인한 부신겉질호르몬 과다분비), 쿠싱증후군(쿠싱병 이외의 원인에 의한 부신겉질호르몬 과다분비), 원발성알도스테론증(부신겉질샘종) 등이 있다.

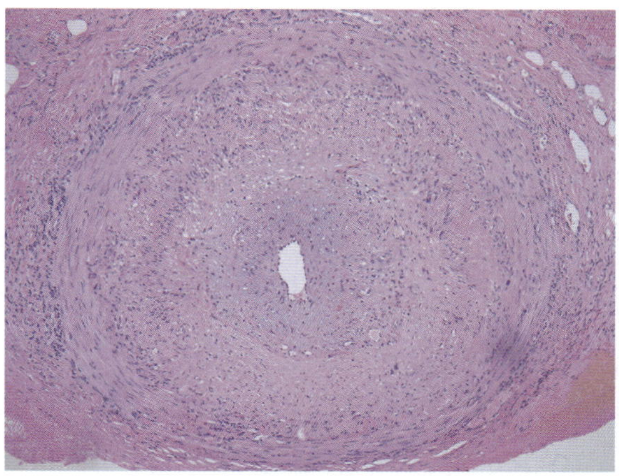

그림 5-15. 동맥염에 의한 혈관협착

혈관벽의 염증으로 인해 속공간이 고도로 협착되어 있다.

혈관고혈압

혈관의 이상으로 인한 고혈압으로는 동맥경화나 염증 등에 의한 혈관협착이 있다(그림 5-15).

신경성고혈압

뇌종양이나 뇌혈관장애(뇌출혈) 등의 뇌질환으로 인한 뇌압 항진과 스트레스나 긴장 등으로 인해 혈압이 상승하는 것이 있다.

폐동맥고혈압

어떤 원인으로 인해 폐순환의 혈압이 증가하는 경우를 폐동맥고혈압 pulmonary hypertension 이라고 한다. 이는 급성과 만성이 있으며 폐동맥고혈압 상태가 장기화되면 우심실비대가 일어난다.

급성폐동맥고혈압

급성폐동맥고혈압은 대부분 급성폐색전증에 의해 발생한다. 수술이나 출산 등으로 인해 생긴 정맥성 혈전이 폐동맥을 막으면서 생긴다. 장시간 비행기 여행에 의해 일어나는 이코노미클래스증후군도 급성폐색전증이다.
임상적으로 급격한 가슴통증, 호흡곤란, 쇼크, 청색증, 혈압저하 등이 나타나며, 비교적 굵은 폐동맥이 폐쇄된 경우에는 치사율이 매우 높다.

만성폐동맥고혈압

폐동맥성 폐동맥고혈압 PAH, 만성혈전색전성 폐동맥고혈압 및 폐질환으로 인해 발생하는 폐동맥고혈압의 세 가지로 크게 구분된다. 임상 증상으로는 운동 중의 호흡곤란 등이 강하게 나타나는 것을 특징으로 한다.
폐동맥성 폐동맥고혈압 pulmonary arterial hypertension; PAH 은 모세혈관에 이르기 바로 전의 폐세동맥에서 혈관내피세포가 손상되는 것으로 인해 혈관 속공간이 좁아지며, 결국에는 혈관이 위축된다.
만성혈전색전성 폐동맥고혈압은 기질화된 혈전으로 인해 폐동맥의 만성적인 폐쇄가 발생하고 이로 인해 폐동맥고혈압이 발생한다.
폐질환으로 인해 발생하는 폐동맥고혈압은 만성폐쇄폐질환 COPD 이나 폐섬유증 등 폐실질의 변화로 인해 발생한다.

문맥고혈압

어떠한 원인으로 인해 문맥압이 상승하는 경우를 문맥고혈압 portal hypertension 이라고 한다.
가장 대표적인 원인질환으로 간경화증이 있다. 간경화증은 정상 간조직의 파괴와 섬유화로 인해 간이 딱딱해지고 간 내부를 통과하는 문맥이 압박을 받아 혈액의 흐름이 나빠진다. 그 때문에 문맥 내부에서 혈액이 정체되고 문맥내압의 상승이 일어난다. 따라서 문맥고혈압에서는 문맥혈이 간을 우회하여 흐르는 루트(바이패스)를 형성한다. 이를 **곁순환**이라고 한다(그림 5-16).

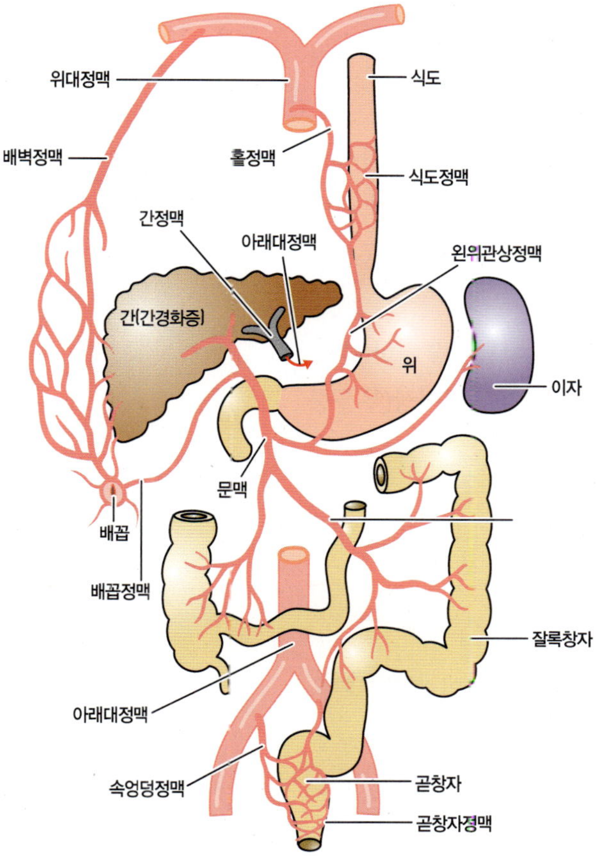

그림 5-16. 간경화증 환자에게 나타나는 곁순환
간경화에 의해 문맥압이 항진하면서 곁순환로가 형성되고 문맥을 우회해서 정맥혈액이 흐른다.

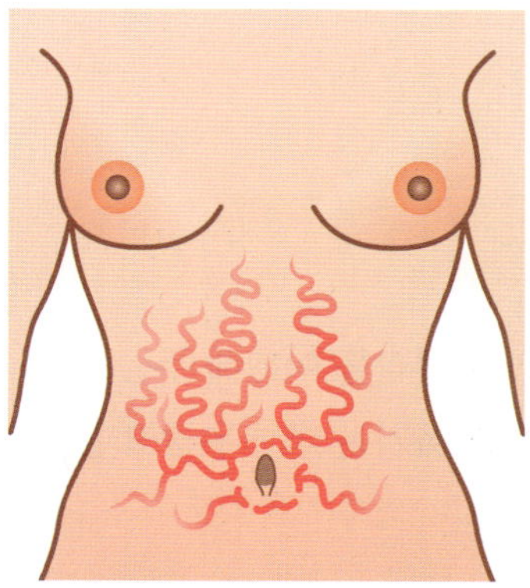

그림 5-17. 메두사머리
문맥압의 항진으로 인해 배벽정맥에 충혈이 일어났을 때 그리스 신화의 괴물 메두사의 머리를 닮았다고 해서 이렇게 불린다.

곁순환로가 배벽정맥에 이르렀을 경우 위쪽 배부위에 정맥의 충혈이 나타난다. 이것을 **메두사머리**라고 부른다(그림 5-17).

그 밖에 문맥고혈압을 일으키는 질환으로는 간정맥색전(버드-키아리증후군 Budd-Chiari syndrome), 일본주혈흡충증, 문맥혈전증, 원인불명의 특발성 문맥고혈압(반티증후군 Banti syndrome) 등이 있다.

저혈압

일반적으로 수축기혈압이 100 mmHg 미만이거나 확장기혈압이 60 mmHg 미만인 경우를 저혈압 hypotension 이라고 한다. 임상적으로 전혀 증상이 없는 사람부터 일어섰을 때에 느끼는 어지러움, 현기증, 실신, 전신 권태감 등의 증세가 동반되는 것까지 다양하게 나타난다.

저혈압은 본태저혈압과 증후성저혈압으로 나뉜다.

본태저혈압 essential hypotension 은 뚜렷한 원인이 발견되지 않은 저혈압으로, 유전이나 환경적인 요인이 관련되어 있는 것으로 생각된다.

증후성저혈압 symptomatic hypotension 은 다시 급성증후성저혈압(쇼크)과 만성증후성저혈압으로 나뉜다. 급성증후성저혈압은 중증외상 등으로 인한 대량 출혈, 중증화상, 중증감염병, 신경자극 등으로 인한 급격한 혈압저하 등으로 발생된다.

만성증후성저혈압의 원인은 만성적인 심장기능저하, 순환혈액량 저하(출혈, 탈수 등), 내분비계통질환(애디슨병, 시한증후군 등) 자율신경이상(우울증 등) 등이 있다.

임상에서는…

순환장애의 병태생리를 이해해 두는 것은 심장 및 호흡기관의 재활계획을 세우거나 실행에 옮기는 데 매우 중요한 역할을 한다.

복습 포인트

- 충혈과 울혈의 차이를 이해한다.
- 세포내액, 세포바깥액과 함께 부종의 발생 메커니즘을 이해한다.
- 출혈의 종류와 출혈경향에 대해 이해한다.
- 혈전의 형성 메커니즘과 그 종류를 이해한다.
- 색전증이란 무엇인가, 또 그 원인이 되는 것은 무엇인지 이해한다.
- 허혈과 경색의 차이와 경색에는 어떤 것들이 있는지 이해한다.
- 전신순환장애에는 어떤 것이 있고 각각의 원인에 대해서도 이해한다.

제6장

면역

학습목표

- 면역이 어떤 생체반응인지 이해한다.
- 일반적으로 흔히 말하는 알레르기가 어떤 것인지 구체적으로 이해한다.
- 이식과 면역반응의 관계를 이해한다.

면역의 개념

생체에 세균 등의 이물질이 침입했을 때 생체를 보호하기 위해 이른바 생체방어반응이 일어난다. 이 반응에 의해 질병에 걸리지 않게 된다. '전염병을 막는다.'는 의미에서 면역 immunity 이라고 하며, 생체방어반응으로서 중요한 역할을 한다. 면역에는 선천면역과 후천면역의 두 가지가 있는데, 이러한 면역을 담당하는 세포로는 여러 종류의 혈액세포가 있다. 면역반응은 생체방어의 기본이며 경우에 따라서는 자신에게 손상을 가할 수도 있는데, 그 대표적인 것이 알레르기질환이다.

선천면역

선천면역 innate immunity 은 하등동물에서 고등동물에 이르기까지 이물질에 맞서 자신을 지키기 위해 선천적으로 갖추고 있는 생체방어기구이다. 선천면역을 담당하는 세포로는 순환 혈액 중에 존재하는 중성구 외에 피부와 점막에 존재하는 큰포식세포나 비만세포 mast cell 등을 들 수 있다. 이들 세포는 침입한 세균 등의 이물질에 반응해서 이들을 직접 포식하거나 파괴해 생체를 보호한다. 또한 혈청 안에 존재하는 보체 성분도 선천면역의 일부를 담당하고 있다. 보체는 여러 종류의 당단백질로 이루어져 있으며 세균성분(세균의 세포막에 존재하는 당단백질 등)에 의해 활성화되고 단백질분해효소 등에 의해 세균을 공격해서 생체를 보호한다.

후천면역

생체는 외적의 침입에 대한 최초의 염증반응이 끝난 후 같은 외적이 다음에 다시 침입했을 때 즉시 대응할 수 있도록 준비가 되어 있다. 다시 말해 외적이 두 번째 침입해 왔을 때에는 생체가 이것을 미연에 막아 병에 걸리지 않도록 한다. 일반적으로 「면역」이라고 했을 때는 이 후천면역을 의미하는 경우가 많다. 후천면역 acquired immunity (이하 면역)은 체내에서 림프구를 중심으로 일어나는 세포의 연속반응에 의해 성립된다. 면역이 성립되면 항체가 만들어지고 이것이 두 번째의 외적 침입으로부터 생체를 보호한다.

항체 antibody 는 면역글로불린이라고 하는 당단백질이다. 이 항체가 외적의 세포를 손상시킨다. 때로는 보체가 관여하는 경우도 있다.

면역에 관여하는 인자와 세포

항원

생체에 면역반응을 일으킬 수 있는 것을 항원 antigen 이라고 한다. 단백질, 다당류, 당단백질이 있다. 항원과 비슷한 것으로 그 자체가 항원으로 직접 작용하지는 않지만, 운반단백질과 결합해서 면역원성을 발생시키는 화학물질이 있는데, 이를 불완전항원 hapten 이라 한다.

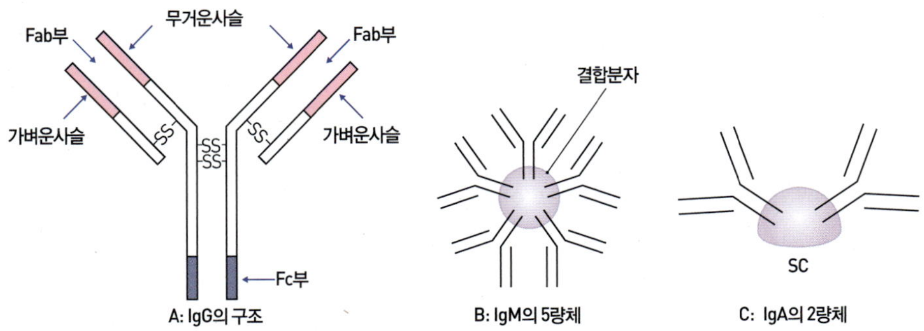

그림 6-1. 면역글로불린의 구조와 종류

A: IgG의 구조. Y형태를 하고 있다. 2개의 무거운사슬(γ)과 2개의 가벼운사슬(κ 혹은 γ)로 이루어진다. 무거운사슬과 가벼운사슬이 겹치는 부분에서 Fab부를 구성한다. 무거운사슬끼리 대면하고 있는 부분을 Fc부라고 한다. Fab부에서 항원과 결합하고, Fc부에서 세포표면에 있는 Fc수용체와 결합한다. 이 기본구조는 모든 면역글로불린에 공통적이다. 분홍색이 항원결합부위이고 파란색은 Fc수용체와의 결합부위이다.

B: IgM의 5량체. Fc부에서 결합사슬(J사슬)이라고 하는 단백질을 통해 5개의 IgM이 결합되어 있다.

C: IgA의 2량체. 결합사슬(J사슬)을 통해 2개의 IaA가 결합한 후 점막상피에서 만들어지는 분비분자(SC)와 결합해서 점막 표면으로 나온다. SC와의 결합은 소화효소에 의한 IgA분해를 저지한다.

항체(체액항체)

항체 antibody 는 항원에 반응해서 생체 안에서 만들어지는 당단백질이며 항원과 결합해서 항원을 변성시키거나 대사하기 쉽도록 한다. 형질세포 및 그 성숙 전 단계에 있는 B림프구를 통해 생성되며 혈청 안이나 점막 표면에서 당단백질로 분비된다. 면역반응에 의한 생체방어의 주역이다.

항체는 면역글로불린 immunoglobulin; Ig 이라고 불리며, 구조상 2개의 무거운사슬($\mu\mu$, $\gamma\gamma$, $\alpha\alpha$, $\varepsilon\varepsilon$, $\delta\delta$)과 2개의 가벼운사슬($\kappa\kappa$, $\lambda\lambda$)이 SS결합으로 하나의 면역글로불린분자를 형성한다(그림 6-1). 면역글로불린에는 다음의 다섯 종류가 알려져 있다.

IgG-$\gamma\gamma$ ($\kappa\kappa$) 또는 $\gamma\gamma$ ($\lambda\lambda$)

혈청 중에 가장 많이 존재하는 Ig이며 면역에서 가장 중요한 Ig이다. 주로 형질세포에서 생산되며 태반을 통과한다(그림 6-1A).

IgM-$\mu\mu$ ($\kappa\kappa$) 또는 $\mu\mu$ ($\lambda\lambda$)

면역반응에서 최초로 생성되는 Ig. 보통 혈청 안에서는 Fc부에서 다섯 개의 IgM분자가 결합해서 5량체로 존재한다(그림 6-1B).

IgA-$\alpha\alpha$ ($\kappa\kappa$) 또는 $\alpha\alpha$ ($\lambda\lambda$)

혈청 내부가 아니라 위창자관 점막표면이나 젖샘 안에서 분비되는 중요한 분비형 Ig이다. 분만 후의 초유에 다량 함유되어 있다. 유아는 생후 약 6개월 동안 스스로 항체를 합성할 수 없기 때문에 모친의 모유를 통해 얻는 IgA 항체는 유아에게 매우 중요하다. 창자나 젖샘상피에서 합성되는 분비분자 SC 와 결합해서 일반적으로 2분자가 결합한 2량체로 분비된다(그림 6-1C).

IgE-$\varepsilon\varepsilon$ ($\kappa\kappa$) 또는 $\varepsilon\varepsilon$ ($\lambda\lambda$)

혈액 안에서는 극소량만 있다. 분자구조가 다른 면역글로불린과는 약간 다른데, 무거운사슬이 길다. 이처럼 긴 무거운사슬의 Fc부에서 피부나 위창자관 점막, 기도 점막에 존재하는 비만세포 mast cell 와 미리 결합되어 있다. 항원이 침입해 와서 이 IgE항체와 결합하면 비만세포는 세포질과립에 포함되는 여러 종류의 화학매개체(히스타민 등)를 방출(탈과립이라고 한다)하고 주위에 염증반응을 일으킨다. 이 반응은 생체에 대해 나쁜 방향으로 작용하는(여러 종류의 알레르기 증상의 원인이 되는) 경우가 많기 때문에 일반적으로 IgE는 적은 편이 좋지만, 기생충 감염에서는 기생충을 제거하는 데 유효한 기능을 한다.

IgD-*δδ (κκ)* 또는 *δδ (λλ)*

혈액 안에는 거의 존재하지 않으며 기능이 불분명한 점이 많다.

인터루킨

인터루킨 interleukin; IL 은 림프구, 큰포식세포 등이 생성하는 항체 이외의 당단백질이며 시토카인의 일종이다. 인터루킨은 림프구나 큰포식세포 등 세포 표면에 있는 특이적 수용체와 결합해서 그 세포의 분화, 증식, 활성화 기능을 제어한다. IL-1, 2, 3, 4, 5, 6, …18이 있다.

보체

보체 complement; C 는 세균의 세포막 위에 존재하는 당단백질 등을 감지하고 C1q → C1r → C1s → C4 → C2 → C3 → C567 → C89순으로 반응해서 세포 손상을 일으키는 효소의 한 그룹이다. 이때 C3를 활성화하는 것이 가장 중요한데, C3가 활성화되면 이후의 반응은 자연스럽게 진행된다. 마지막으로 막침습복합체 C56789가 생기면 세포막에 구멍이 뚫려서 세포가 죽게 된다. 보체 활성화 중에 생긴 C3a, C5a 등의 저분자보체조각(아나필라톡신)은 혈관이나 민무늬근에 직접 작용해서 혈관투과성을 증진시킨다. 이로 인해 조직액을 증가시키고 백혈구를 확산해서 국소염증반응을 일으킨다. 또한 대량으로 생산함으로써 온몸의 비만세포를 활성화시켜 전신순환부전(아나필락시스쇼크)을 일으키다.

고전경로

고전경로 classical pathway 는 C1q에서 반응이 시작된다. 이 C1q를 활성화하기 위해 Ig의 다량체가 필요하다. 세포에 결합된 IgM이나 IgG에 보체가 결합하면 세포손상을 일으킨다.

제2경로

제2경로 alternative pathway 는 활성화되어 있는 혈장 가운데 C3에 의해 유도된다.

건강한 세포의 막표면에서는 활성화된 C3가 비활성화되지만 외부에서 들어온 세균의 막이나 허혈, 바이러스감염, 항체로 인해 손상을 입은 숙주세포 표면에서는 비활성화되지 않고 반응이 진행되어 막침습복합체 C56789를 형성해서 세균이나 병적세포를 파괴한다.

림프구

림프구 lymphocyte는 T세포와 B세포의 두 계통으로 분류된다.

T세포

가슴샘유래세포 thymus-derived cell; T cell이다. T도움세포 helper T cell; Th, 살해T세포 killer T cell, 조절T세포 regulatory T cell 등이 있다. 살해T세포는 스스로가 항원을 공격한다(이 반응을 세포면역이라고 부른다). 반면 T도움세포는 세포면역과 체액면역 조절에서 중추적인 역할을 한다.

항원의 자극을 받기 전에 T도움세포(Th0)가 항원과 만나면 그 종류에 따라 Th1과 Th2 두 가지로 분화한다. Th1은 살해T세포를 자극해서 세포면역을 조절하며, Th2는 B세포를 자극해서 체액면역(체액항체 생성)을 조절한다. 조절T세포는 Th세포를 억제적으로 조절한다. Th1과 Th2는 서로를 억제한다. 따라서 항원의 종류에 따라 체액면역이 주로 반응하는 경우와 세포면역이 주로 반응하는 경우가 있기 때문에 이 둘의 균형이 중요하다. 이 균형이 무너지면 뒤에서 설명하게 될 자가면역질환이 되는 것으로 알려져 있다.

B세포

항체생성 능력이 있는 림프구이며 세포 표면에 면역글로불린을 발현하고 있다. 성인의 경우 지라나 림프절에 많이 존재하며, 항원항체반응 등의 면역학적 메커니즘에 의해 온몸의 모든 장기와 조직 내부로 이동한다.

원래는 골수계열의 조혈간세포의 후손이며, 여러 분화 단계를 거쳐 최종적으로 항체를 효율적으로 생산하는 세포가 된다. 이 최종분화를 이룬 세포를 형질세포 plasma cell라 부른다. B세포 B cell와는 달리 분비형 면역글로불린을 생성, 분비한다. 세포의 형태는 특징적이다. 세포의 형태는 전체적으로 타원형이며 림프구로서는 넓은 세포질을 가지고 있다. 핵은 차축처럼 보이며 타원의 한쪽에 치우쳐서 존재하고 있다. 이러한 형태적 특징 때문에 다른 혈구와 쉽게 구별할 수 있다.

큰포식세포

큰포식세포 macrophage 는 포식작용을 하기 때문에 대식세포나 포식세포로도 불린다. 포식작용을 바탕으로 조직의 회복이나 선천면역에서 중요한 역할을 한다. 또한 큰포식세포는 한번 포식한 항원을 다시 자신의 세포막표면에 제시할 수 있다. 이 능력을 항원제시라고 하는데, 이것을 T도움세포가 받아들임으로써 위에서 설명한 다양한 면역반응이 일어나게 된다. 그런 의미에서 큰포식세포는 후천면역에서 최초로 작용하는 세포인 동시에 포식작용 자체는 원시적인 세포기능이기 때문에 선천면역을 담당하는 세포이기도 하다.
큰포식세포는 혈액 안에 존재할 때에는 단핵구라고 하고, 말초조직에서는 조직구라고도 한다. 피부의 랑게르한스 Langerhans 세포는 큰포식세포의 특수한 형태로 여겨진다.

자연살해세포

자연살해세포 natural killer cell 는 NK세포라고 불리기도 한다. 세포의 유래는 림프구계라고 알려져 있다. 이름에서 알 수 있듯이 세포독성반응을 가지나 항원특이성이 아니라, 바이러스감염 등에서 항원을 공격한다. 생체 안에서의 작용은 약한 것으로 알려져 있었지만 최근 악성종양에 대한 세포독성반응(암면역)에서 중요한 역할을 하고 있을 가능성이 주목받고 있다.

비만세포

림프구나 중성구는 염증이나 면역반응이 일어날 때 국소적으로 침윤해 오는데 반해 비만세포 mast cell 는 생리적으로 피부와 위창자관 점막이나 기도 점막에 존재하고 있다. 세포 표면에 있는 수용체가 IgE항체와 결합되어 있다. 그 IgE와 결합한 항원이 침입해 오면 비만세포는 세포질에 가지고 있던 과립을 방출(탈과립)해서 주위에 염증반응(부종이나 혈관투과성증가 등)을 일으킨다. 이 반응은 즉시알레르기의 병태를 가지고 있어서 IgE와 결합하는 항원은 일반적으로 알레르기항원 allergen 이라고 불린다.

면역의 성립

면역반응

외적의 침입에 대해 생체는 어떻게 반응하며 면역력을 획득하는가? 일반적으로 면역반응이라고 하는, 림프구를 주체로 하는 일련의 반응이 일어난다(그림 6-2).

면역반응에서 각종 세포 사이에는 인터루킨 IL 이라고 불리는 다양한 시토카인이 서로 작용함으로써 세포 사이의 정보전달 역할을 담당한다. 면역반응 결과 최종적으로 각종 항체가 생성되어 체액면역의 주역을 담당하게 된다. 항체는 항원 특이성이 강해서 원칙적으로 다른 항원과는 교차반응하지 않는다. 따라서 홍역의 면역항체가 생기더라도 그것은 백일해 등에는 효과가 없다. 겨울에 유행하는 인플루엔자바이러스에 대한 면역도 바이러스의 종류가 바뀌면 효과가 없다. 인플루엔자 백신접종이 항상 효과가 있지 않은 것은 이러한 이유 때문이다.

항체가 생길 때까지의 시간 경과

최초로 항원이 침입(세균, 바이러스 등 최초 감염)하면 처음에 IgM항체가 생기고, 그것이 감소할 무렵이 되면 IgG항체가 대량으로 만들어진다(일차

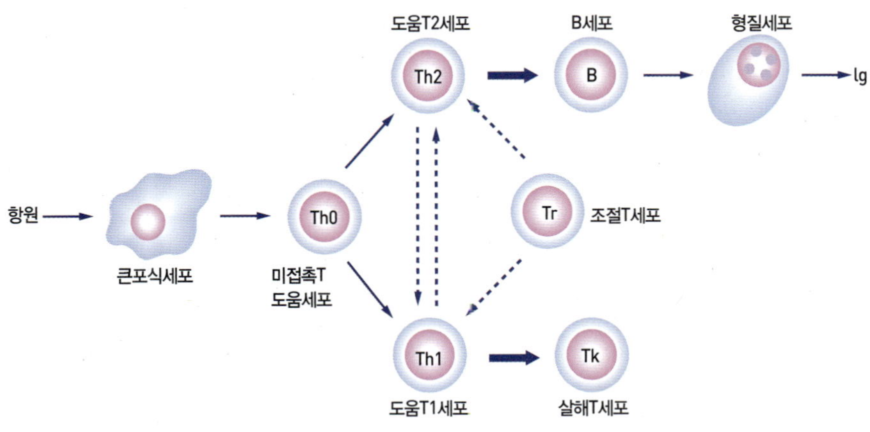

그림 6-2. 면역반응

조절T세포는 Th세포를 억제적으로 조절한다. 굵은 실선 화살표는 활성화를 촉진하는 방향으로 작용하고, 점선 화살표는 억제적으로 활동하는 것을 나타낸다.

반응). 일차반응을 마친 상태를 그 항원에 대한 민감화상태라고 한다. 동일한 항원이 두 번째로 침입한 경우에는 처음부터 IgG항체가 만들어지고 그 양은 일차반응 때보다 훨씬 많은 양이 만들어진다(이차반응). 따라서 이차반응의 항체량이 감소해도 다시 항원의 침입이 있으면 항체는 대량으로 만들어진다(그림 6-3).

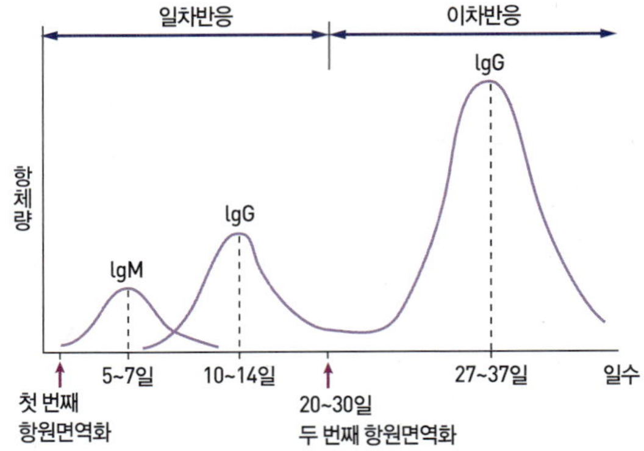

그림 6-3. 항원이 체내에 들어와 항체가 생길 때까지의 시간 경과

면역반응이 가져오는 손상과 질환

알레르기성 조직손상

면역반응이 일어나면서 생체에 유해한 증상이 나타날 수 있는데 이를 알레르기성 조직손상이라고 한다. Th1과 Th2의 균형이 무너졌기 때문이라는 등의 원인이 고려되고 있다. 이러한 반응은 다음과 같이 크게 다섯 가지 종류로 나뉜다.

I형(즉시형, 아나필락시스형)

IgE항체가 조직내의 비만세포와 결합하고 있는 부위에 그 IgE와 결합할 수 있는 항원(알레르기항원 allergen)이 침입해 비만세포 표면에서 IgE 결합하면 비만세포는 탈과립해서 각종 염증을 일으키는 물질(히스타민 등)을 방출한다. 국소에 부종이나 혈관투과성의 증가 등 급격한 염증반응이 나타난다(그림 6-4). 아나필락시스쇼크, 기관지천식, 두드러기 등이 이에 해당한다.

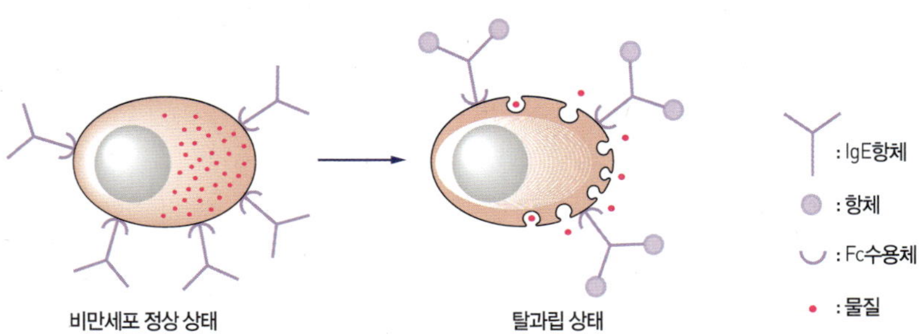

그림 6-4. 알레르기 I형 반응
탈과립 현상이 발생하면 그 안에 포함된 염증을 일으키는 물질로 인해 그 주위에 염증이 발생한다.

II형(세포손상형)

세포에 대한 항체로 인해 세포손상이 일어나는 반응이다. 세포표면의 항원에 체액항체가 결합하고 그것에 보체가 작용해서 세포를 파괴한다(그림 6-5). 부적합수혈 시의 용혈, 자가면역성 용혈빈혈, 하시모토병 등이 이에 해당한다.

III형(면역복합형)

항원과 항체가 결합하면 면역복합체 immune complex; IC 가 형성된다. 항원량이 적으면 다량의 항체가 항원에 결합해서 비가용성 복합체가 생긴다. 이는 국소의 큰포식세포 등에 의해 포식 처리된다. 그런데 항원량이 많은 경우에는 항원에 결합하는 항체량이 상대적으로 적어지게 되어 면역복합체는 가용성이 된다. 즉 면역복합체는 혈액 안으로 흘러 들어가서 여러 장기에 침착하고 그 부위에서 염증반응을 일으켜 조직을 손상시킨다(그림 6-6). 토리콩팥염, 전신홍반루푸스, 관절류머티즘, 혈관염 등이 이에 해당한다.

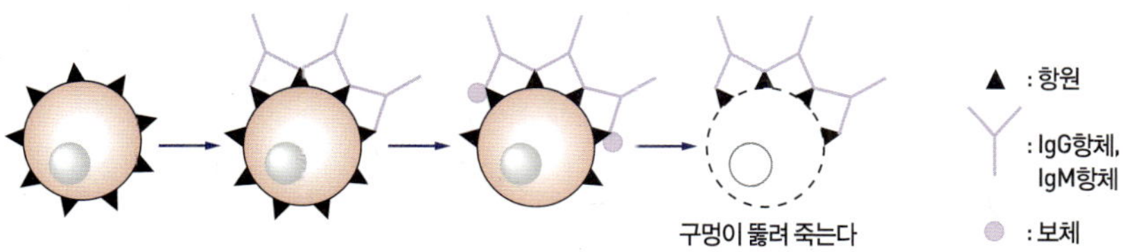

그림 6-5. 알레르기 II형 반응
세포표면의 항원에 항체가 결합하면 그곳에 보체가 반응해서 세포막에 구멍이 뚫리고 세포는 죽는다.

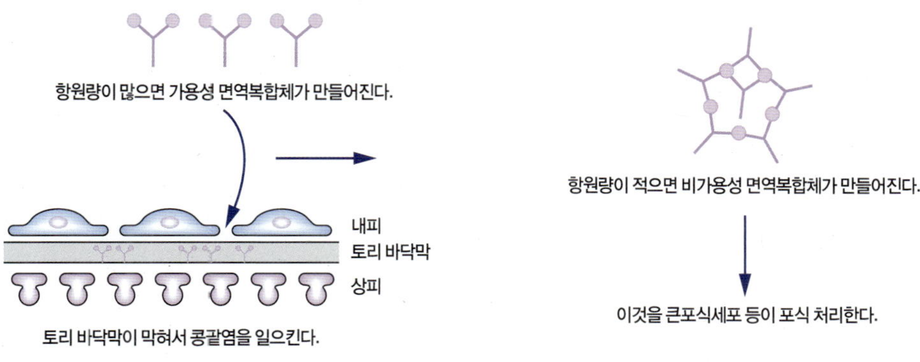

그림 6-6. 면역복합체의 형성과 알레르기 III형 반응
가용성 면역복합체는 토리 바닥막에 침착해서 주위에 염증반응을 일으킨다.

IV형(지연형, 투베르쿨린형)

항원 특이적인 T세포의 출현을 매개로 한 세포면역에 의한 조직손상이다, 항원이 체내에 들어간 후 48시간이 경과한 후 반응이 나타난다. 항원에 의해 활성화된 T세포에서 방출되는 여러 가지 시토카인에 의해 큰포식세포와 림프구가 자극을 받아 항원 침입부위로 모여서 육아종 등의 염증병터를 형성한다. 투베르쿨린반응, 결핵, 접촉성피부염 등이 이에 해당한다.

V형

자가항체와의 반응에 의해 장기, 조직, 세포의 기능 항진이 야기되는 반응이다. 예를 들어 세포 표면에 있는 수용체에 항체가 결합해서 그 수용체를 활성화하는 경우 등이 있다. 호르몬수용체를 항체가 자극하면 호르몬과잉이 아닌데도 호르몬이 과도하게 분비되는 증상이 나타난다(그림 6-7). 바제도병 Basedow's goiter 에서는 IgG분획에 포함되는 갑상샘자극호르몬 TSH 유사물질이 알려져 있다.

자가면역질환과 콜라겐병

자신의 성분(단백질, 당단백질 등 자가항원)을 인식하는 항체나 손상을 가하는 림프구가 병적으로 출현하게 되었을 때 증상이 나타나거나, 혹은 그와 동시에 발병하는 질환을 자가면역질환 autoimmune disease 이라고 한다. T도움세포의 Th1과 Th2의 균형이 무너지는 것 등이 원인으로 주목받고 있다. 그러나 각

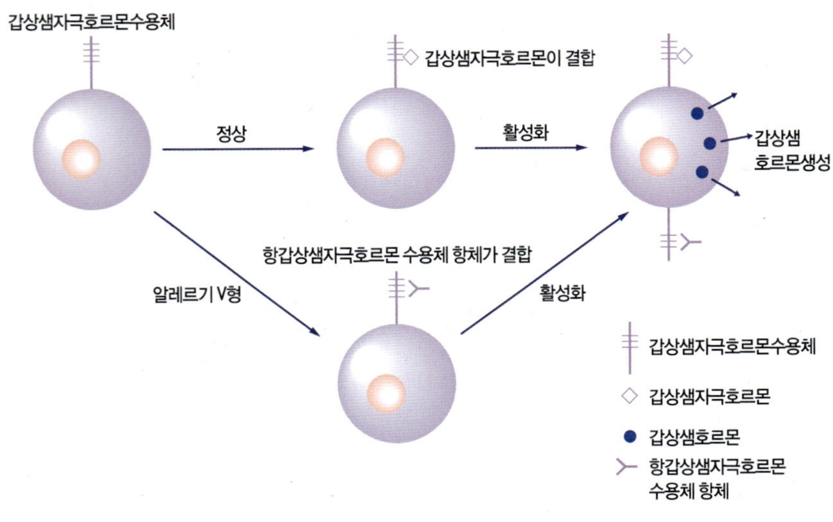

그림 6-7. 알레르기 V형 반응
항호르몬수용체 항체가 결합하면 마치 호르몬이 결합한 것 같은 반응이 일어나 세포가 활성화된다.

질환의 발생 메커니즘은 여전히 불분명하다. 자가항원의 일부는 규정되어 있지만 대부분은 아직 정의되지 않고 있다.

자가항체가 만들어지는 메커니즘은 다음과 같은 것을 생각할 수 있다.

① 보통 면역계통으로부터 격리되어 있는 단백질이 어떤 병적 상태에서 면역계통에 노출되면 항체가 생긴다. 수정체, 포도막 등

② 자신의 단백질이 바이러스감염 등으로 인해 변화하고, 그에 대한 항체가 생긴다.

③ 항원성이 비슷하기 때문에 항체가 교차반응을 일으켜서 자가항체가 된다.

자가면역질환과 관련된 질환군으로 콜라겐병 collagendisease 이 있다. 콜라겐병이란 혈관, 결합조직, 관절에서 주로 일어나는 질환군으로 발생배경에 면역이상, 특히 자가면역이 관련되어 있는 것으로 생각되며 발생 메커니즘의 상세한 내용은 명확하지 않다. 조직학적 특징은 혈관이나 아교섬유에 괴사가 나타나는 것이며, 면역학적 특징은 여성에게 많이 발생한다는 것이다.

전신홍반루푸스

전신홍반루푸스 systemic lupus erythematosus; SLE 는 많은 자가항원에 대해 자가항체의 생산과 면역복합체의 형성을 통해 발생하는 전신성 자가면역질환이다. 면역학적으로는 가임 연령에 든 젊은 여성에게 많이 발생한다. 관절염, 피부발진, 콩팥염의 세 가지 징후가 나타나는데, 관절증상은 거의 항상 나타나며 다발성이다. 피부에서는 얼굴의 뺨에 특징적인 나비형 홍반이 나타난다(절반 이상에서). 콩팥에서는 토리에 와이어루프 wire-loop 라고 불리는 변화가 나타나며 토리콩팥염이 발생한다. 발생 메커니즘으로 면역복합체의 형성이 중요하다고 여겨지며 자가항체의 일종인 항핵항체 antinuclear antibody; ANA 가 양성이다. 발병의 원인으로는 유전적인 소인이나 환경인자(자외선, 흡연 등) 등이 중요하다.

관절류머티즘

관절류머티즘 articular rheumatism 에서는 무릎관절이나 손가락의 MP관절 등에 관절염증이 나타나며, 관해와 재발을 반복하면서 만성인 동시에 진행성으로 나타나며 관절변형, 관절경직에 이른다. 병터는 주로 관절윤활막에서 나타나며 윤활막의 섬모모양증식, 육아형성, 관절연골에서의 파누스 pannus 형성이 나타난다. 혈액에서 관절류머티즘인자(항인간IgG항체)가 검출된다. 관절류머티즘은 드물게(1% 이하) 발열과 말초신경염, 창자간막동맥혈전 등의

전신증상이 함께 일어난다. 이것은 온몸에 혈관염이 병행해서 나타나기 때문이며 이 상태를 악성관절류머티즘이라고 한다.

토리콩팥염의 일부

토리콩팥염 glomerulonephritis 은 면역복합체가 토리바닥막 등에 침착하거나 결합하면서 발생하는데, 그중 일부는 토리바닥막이나 메산지움세포 표면의 단백질이 항원이 되는 자가면역 메커니즘이 관여하고 있다. 계속 진행되면 단백뇨나 저단백혈증을 일으키는 콩팥증후군 nephrotic syndrome 이 나타난다. 최근에는 IgA를 포함한 면역복합체(자가면역 메커니즘이 관여하는지는 명확하지 않다)가 토리에 침착됨으로써 생기는 토리콩팥염이 늘어나고 있으며 이를 IgA콩팥증이라고 부른다.

결절다발동맥염

혈관염(동맥염, 정맥염)은 혈관계통을 하나의 장기로 보고 그곳에 특이적 염증이 나타나는 질환이다. 혈관의 중간막이 변성, 괴사되어 섬유소와 같은 물질이 침착된다(섬유소모양괴사). 혈관 자체에 궤양이나 동맥자루가 생기는 것 이외에 혈류의 지배영역에서 순환부전에 따른 증상(콩팥증상, 신경증상, 소화기증상, 피부증상 등)을 야기한다. 결절다발동맥염 polyarteritis nodosa; PN 은 콩팥, 심장, 간, 위창자관, 창자간막 등의 동맥이 손상을 입게 된다.

류마티스열

류마티스열 rheumatic fever; RF 은 유소년기의 A군β용혈사슬알균 감염이 원인으로 여겨지고 있다. 이 균에 대한 항체가 심근에 대해 교차반응성을 가지기 때문에 사춘기 이후에 심장판막협착이나 폐쇄부전(류마티스성 판막성심장병)을 일으킨다. 조직학적으로는 판막이나 심근 안에 아쇼프 Aschoff 결절이라고 불리는 병터가 보이는 경우가 있다. 류마티스열은 항균제의 발달로 인해 급격히 감소하였다.

진행전신경화증 또는 피부경화증

피지샘이나 땀샘 등 피부부속기관이 감소하고 진피섬유화가 진행됨에 따라 피부가 건조해지고 경화가 나타나는 것을 피부경화증 scleroderma 이라고 한다. 추위에 노출되었을 때 피부가 하얗게 변하고 손가락을 움직일 수 없게 되면서

(레이노현상) 발견되는 경우가 많다. 폐섬유증이나 심장기능상실, 다발관절통 등 전신증상이 나타나는 경우를 진행전신경화증 progressive systemic sclerosis; PSS 이라 불린다.

쇼그렌 증후군

쇼그렌증후군 Sjögren syndrome 은 눈물샘과 침샘 안에 림프구가 자가면역 메커니즘에 의해 다수 침윤되어 분비능력이 떨어지게 되는 질환이다. 각막건조, 입안건조, 침샘염이 나타나며 관절류머티즘이 동시에 발병하는 경우가 많다.

혼합결합조직병

콜라겐병은 각각의 질환이 반드시 명확하게 구별되지 않으며 서로 유사한 증상을 보이는 경우가 종종 있다. 혼합결합조직병 mixed connective tissue disease; MCTD 은 SLE이나 PSS 등 각각의 증상을 조금씩 가지고 있는 병태를 말한다.

면역결핍증후군

면역결핍증후군 immunodeficiency syndrome; IDS 은 선천성 congenital IDS; CIDS 과 후천성 acquired IDS; AIDS 이 있다.

선천성면역결핍증

선천적으로 림프구나 큰포식세포와 같이 면역담당세포라고 불리는 세포에서 기능이상이 발생하면 면역글로불린 생산에 이상이 생겨 감염증에 쉽게 걸리게 된다. 다음은 선천성면역결핍증 질환의 예이다. 모두 희귀한 질환에 속한다.

① **무γ-글로불린혈증**: 전B세포에서 B세포로 성숙하지 못해 분비형 항체가 만들어지지 않는다. 따라서 태반에서 발생한 면역글로불린이 없어지는 생후 6개월 무렵부터 감염증에 걸리기 쉽다.

② **선택적 IgA결손**: 가장 발생빈도가 높은 선천성면역결핍증이다. 유전자이상으로 인해 IgA가 만들어지지 않는다. 환자 대부분은 무증상이지만 점막의 면역기능 저하로 인해 설사나 점막의 감염증에 걸리기 쉽다.

후천면역결핍증후군

AIDS는 사람면역결핍바이러스 human immunodeciency virus; HIV 감염증으로 유명하다. T도움세포에 HIV가 감염되어 그 기능이 저하되면 면역이 성립하지 않게 된다. 이외에도 방사선조사나 면역억제제 투여 등으로 인해 골수에서 조혈장애가 발생하면 면역결핍이 되어 정상 상태라면 감염되지 않는 세균이나 진균 등에 감염될 수 있게 된다. 이것을 기회감염이라고 한다.

이식

장기이식

인간의 장기이식 organ transplantation 은 자신의 조직을 이식하는 경우와 타인의 조직을 이식하는 경우가 있다. 자신의 조직을 이식하는 것은 비교적 쉽다. 대표적인 예는 화상으로 인한 피부병터를 치료하기 위해 건강한 부위의 피부를 유경피부이식이나 유리피판전이술을 통해 화상부위에 이식하는 것이다. 타인의 조직을 이식하는 경우에는 현재의 의료수준에서도 가끔씩 문제가 발생한다. 즉 다른 사람의 조직은 자신의 것이 아니므로 생체는 이를 이물질로 인식해서 면역반응이 시작된다. 이것이 이른바 거부반응이다. 이를 방지하기 위해서는 가능한 한 조직적합항원이 일치하는 사람에게서 이식조직을 받는 것이 좋다. 이와 동시에 거부반응이 발생하는 것을 사전에 막을 목적으로 이식 전에 면역억제제를 투여한다.

덧붙여서 장기를 제공하는 사람을 기증자 donor, 이식을 받는 사람을 수용자 recipient 또는 호스트(숙주 host)라고 하고 이식되는 장기는 이식편 graft 이라고 한다. 현재 자주 시행되고 있는 이식은, 콩팥이식, 각막이식, 골수이식, 간이식 등이며, 사례는 적지만 심장이식이나 폐이식, 작은창자이식도 시행되고 있다. 수혈도 일종의 이식이며, 이 경우에는 ABO식 혈액형 및 Rh식 혈액형이 일치하면 거부반응이 일어나지 않는다.

이식편대숙주병

골수이식 시에는 이식한 골수의 림프구 등이 수용자(호스트)에 대한 면역반응으로 간, 피부, 위창자관 점막 등을 공격해서 치명적인 상황을 만들 수도 있다. 이를 이식편대숙주병 graft versus host disease; GVHD 이라 한다. 이식을 받는 수용자의 면역력이 약한 경우에는 골수이식 이외에도 이식편의 림프구가 수용자를 공격해서 이식편대숙주병이 발생하는 경우도 있다.

주조직적합복합체

거부반응 여부를 규정하기 위한 연구가 진행되는 과정에서, 세포막 표면에 존재하는 한 무리의 단백질에 주목하게 되었다. 그 단백질은 주요조직적합항원이나 이식항원이라 불리며 이들 항원을 코드화하는 유전자 그룹을 주조직적합복합체 major histocompatibility complex; MHC 라고 한다. MHC유전자영역은 각 개인별로 특유의 구조를 취하고 있어서 비록 형제자매라도 그 구성은 일반적으로 다르다. 일란성쌍둥이는 동일하다. 장기이식을 하려면 기증자와 수용자 사이에 MHC유형이 상세하게 비교 검토되어야 한다.

인간백혈구항원

MHC는 각 동물종에 하나씩 존재한다. 인간의 MHC를 인간백혈구항원 human lymphocyte antigen; HLA 이라고 하고, 쥐는 H-2라고 한다. HLA에는 I항원(분자)과 II항원(분자)이 있다. I항원은 거의 모든 세포에서 발현되며, II항원은 주로 혈액세포(큰포식세포나 림프구)에서 발현된다. HLA유형분류는 장기이식의 성공 여부와 직결될 뿐만 아니라 여러 종류의 콜라겐병(관절류머티즘, 강직척추염 등)에 대한 감수성 susceptibility 과 상관관계가 있는 것으로 알려져 있다.

자기와 비자기

면역은 생체를 외적으로부터 보호하는 반응으로 여겨져 왔다. 그런데 자가면역질환이나 이식거부반응 등에서 외적이란 무엇인가라는 문제가 대두되었다. 이것은 자기 self 와 비자기 not-self 를 어떻게 구별하는가 하는 문제인데, 이것은 면역학에서 큰 명제이며 아직도 불명확한 점이 많다. 자기와 비자기의 식별이 MHC항원의 다형성만으로 가능한지, 만약 그것이 가능하다면 림프구가 어떠한 방법으로 자신의 MHC항원과 그 이외의 것을 식별하는지 등에 대한 향후 많은 과제를 안고 있다.

임상에서는…

관절장애 중에서 관절류머티즘은 자가면역질환으로 인한 것이다. 또한 의수나 의족, 보조기구의 재질에 따라 피부에 알레르기 반응을 일으킬 수도 있는데, 면역은 이러한 질환과 현상을 이해하는 데 기초가 된다.

복습 포인트

- 면역담당세포에는 어떤 것이 있으며 각각 어떤 기능을 하는지 구체적으로 이해한다.
- 면역반응은 본래 생체를 지키기 위한 장치이지만 이 시스템이 각종 질환의 직접적인 원인이 되기도 한다는 점을 이해한다. 대표적인 병태와 질환은 알레르기반응과 자가면역질환이다. 어떤 면역반응이상이 병을 일으키는지 구체적으로 이해한다.
- 장기이식의 문제점과 그에 대한 대처에 대해 잘 이해한다.

제7장

염증, 감염증

학습목표

- 염증이 무엇인지 이해한다.
- 염증의 원인을 이해한다.
- 염증과 관련된 세포와 체액성 인자를 이해한다.
- 염증의 경과적 변화를 이해한다.
- 감염증의 성립과 관련된 미생물과 숙주의 관계를 이해한다.
- 병원미생물의 종류와 그로 인해 일어나는 질환에 대해 이해한다.
- 기회감염에 대해 이해한다.

염증

염증이란

인간은 끊임없이 다양한 외부의 자극에 노출되어 있으며 그 자극에 대해 건강한 상태를 유지하기 위해 다양한 방법으로 방어하고 있다. **염증** inflammation 은 중요한 생체방어반응이다. 염증 증상은 말 그대로 불꽃 flame 과 같은 성질을 지니고 있다. 고대 로마의 의사 켈수스는 염증의 네 가지 징후로 **발적**, **종창**, **발열**, **통증**을 들었으며 나중에 갈레누스가 **기능장애**를 더해 **염증의 5징후**가 되었다. 빨갛고, 뜨겁고, 손을 대면 아픈 불꽃에 대한 이미지로부터 염증, 특히 급성염증의 징후를 정확하게 표현한 것으로 지금도 충분히 통용되는 보편성을 갖는다.

염증질환은 누구나 언제든지 걸릴 수 있는 일반적인 질병이다. 몸의 어느 장기나 조직의 이름 뒤에「염」을 붙이면 대개 실제 병명이 된다. 피부염, 폐렴, 위염, 간염 등, 예를 들 필요조차 없을 정도이다. 그뿐만 아니라 염증은 골절 등의 외상이나 위궤양 등 다양한 질환의 주요 증상이며, 암과 같은 염증 이외의 주요 질병에 동반되는 경우도 종종 있다.

표 7-1. 염증의 원인

물리적 원인	외상, 수술 등의 침습치료, 방사선, 열, 저온, 햇빛, 전기
화학적 원인	산, 알칼리, 알코올 등의 유기물, 약물
생물학적 원인	미생물(바이러스, 세균, 진균, 기생충, 그 외), 생물유래물질(화분 등)
그 외	이물질(외인성: 진폐, 내인성: 쓸개돌, 침돌), 알레르기, 자가면역질환
원인불명	

염증의 원인

외부나 체내에서 발생한 물질을 포함해 다양한 물질이나 현상이 염증의 원인이 된다. 이러한 것들은 모두 세포와 조직을 손상시켜서 괴사시킬 수 있다. 염증의 원인은 대략적으로 물리적 원인, 화학적 원인, 생물학적 원인, 그 외의 것으로 분류된다(표 7-1).

염증과 관련된 세포와 체액인자

염증과 관련된 세포

염증에는 여러 세포가 관련되어 있는데 특히 백혈구가 중요한 역할을 담당한다. 백혈구는 대개 과립구(중성구, 호산구, 호염기구), 단핵구, 림프구로 분류된다. 이들은 골수, 림프절, 가슴샘, 지라 등의 조혈기관에서 공급된다. 중간엽세포인 혈관내피세포나 섬유모세포 역시 염증으로부터 회복되는 데 꼭 필요한 세포들이다.

중성구

중성구 neutrophil 는 급성염증이 발생했을 때 중심적으로 활동하는 세포이다. 조직의 손상부위에 최초로 나타나며 침입물의 종류에 상관없이 포식하고 소화한다. 세포질에 중성호성의 과립을 가진다.

호산구, 호염기구

중성구와 비슷하나 수는 더 적다. 호산구 eosinophil 는 알레르기질환이나 기생충으로 인한 염증에서 잘 나타난다. 호염기구 basophil 는 기관지천식 등의 즉시 알레르기의 발생과 관련이 있다.

단핵구, 큰포식세포

중성구보다 나중에 출현하며 주로 죽은 세포나 미생물 등의 잔해를 포식하고 염증 부위를 청소하는 역할을 하는 세포이다. 또 각종 시토카인을 분비해 염증 과정을 진행한다. 보통은 혈액 안에 있던 단핵구 monocyte 가 조직으로 옮겨가서 큰포식세포 macrophage 가 되지만 원래 조직 안에 존재하는 큰포식세포도 있다.

림프구

림프구 lymphocyte 는 일반적으로 만성염증에 많이 나타나는 세포이다. 이전에 감염된 적이 있는 미생물 등을 기억하고 있으며, 그것들이 다시 침입해 왔을 때 특이적 반응을 통해 그것들을 격퇴한다. 또한 시토카인을 분비해서 다른 염증세포를 활성화하는 등 염증의 여러 단계에서 다양한 역할을 한다. 항체 생산 등의 체액면역에 관여하는 B림프구, 항체생산을 돕거나 세포면역에 관여하는 T림프구 등의 종류가 있다.

혈관내피세포

복구 단계에서 염증으로 인해 결손된 조직을 메운다. 육아조직의 주요 구성 세포이다.

섬유모세포

섬유모세포 fibroblast 는 육아조직의 한 요소로 출현해서 아교섬유를 생산하고 최종적으로 흉터조직을 형성한다.

염증과 관련된 체액인자

염증과 관련해서는 혈액 안에 존재하는 면역글로불린이나 섬유소원 등의 단백질과 큰포식세포나 림프구 등에서 분비되는 화학매개체(화학전달물질) 등 다양한 물질이 중요한 역할을 하고 있다. 대표적인 것으로는 다음과 같은 것이 있다.

면역글로불린

면역글로불린 immunoglobulin 은 B림프구가 생성 분비하는 단백질이다. 침입해 온 미생물 등과 특이적 결합을 해서 비활성화한다.

섬유소원

섬유소원 fibrinogen 은 혈관 내부에서 염증부위로 이동, 침전해서 섬유소가 되며 미생물의 확산을 막는 등의 역할을 한다.

화학매개체(화학전달물질)

혈관확장이나 투과성 항진작용이 있는 히스타민, 세로토닌과 백혈구 확산 작용이 있는 보체, 류코트리엔 그리고 급성기 반응물질인 인터루킨-1 IL-1, 종양괴사인자 TNF 등이 있다. 이 중 일부는 시토카인이라고 불리며, 염증 과정에서 세포 사이의 복잡한 정보 전달을 담당한다.

염증의 경과적 변화

염증이라는 현상에는 몇 가지 단계가 있으며 각각 특징적인 변화가 관찰된다. 각 단계는 완결된 후에 다음 단계로 넘어가는 것이 아니고 연속적으로 진행된다. 또 부위에 따라 진행 상황이 달라지며 전반적으로 다양한 모습이 혼재하는 경우도 드물지 않다(그림 7-1).

조직, 세포의 손상, 괴사

미생물 등의 염증자극이 가해지면 조직 및 세포가 괴사된다. 이를 계기로 생체는 즉시 방어반응을 시작한다.

충혈과 부종, 삼출

염증자극으로 인한 조직손상에 대응해서 충혈이 일어난다. 염증의 주역인 백혈구나 면역글로불린 등을 포함한 혈액이 병터 부근에서 증가하는 것이다. 이어서 혈관벽의 투과성이 항진되면서 액체성분이 염증 부위로 이동해서 부종을 일으킨다. 이와 동시에 액체성분에 포함되어 있는 면역글로불린이 미생물을 직접 불활성화하고, 섬유소원은 혈관 밖으로 나온 후 섬유소가 되어 미생물의 확산을 막는다.

염증세포 침윤

체액인자에 이어 혈액 안에서 백혈구가 병터로 이동한다. 먼저 중성구가 혈관 내피세포에 접착하고 세포 사이를 통과해서 염증 국소로 이동한다. 해당 부위에서 미생물 등의 침입물을 포식하고 세포질의 소화효소에 의해 소화한다.

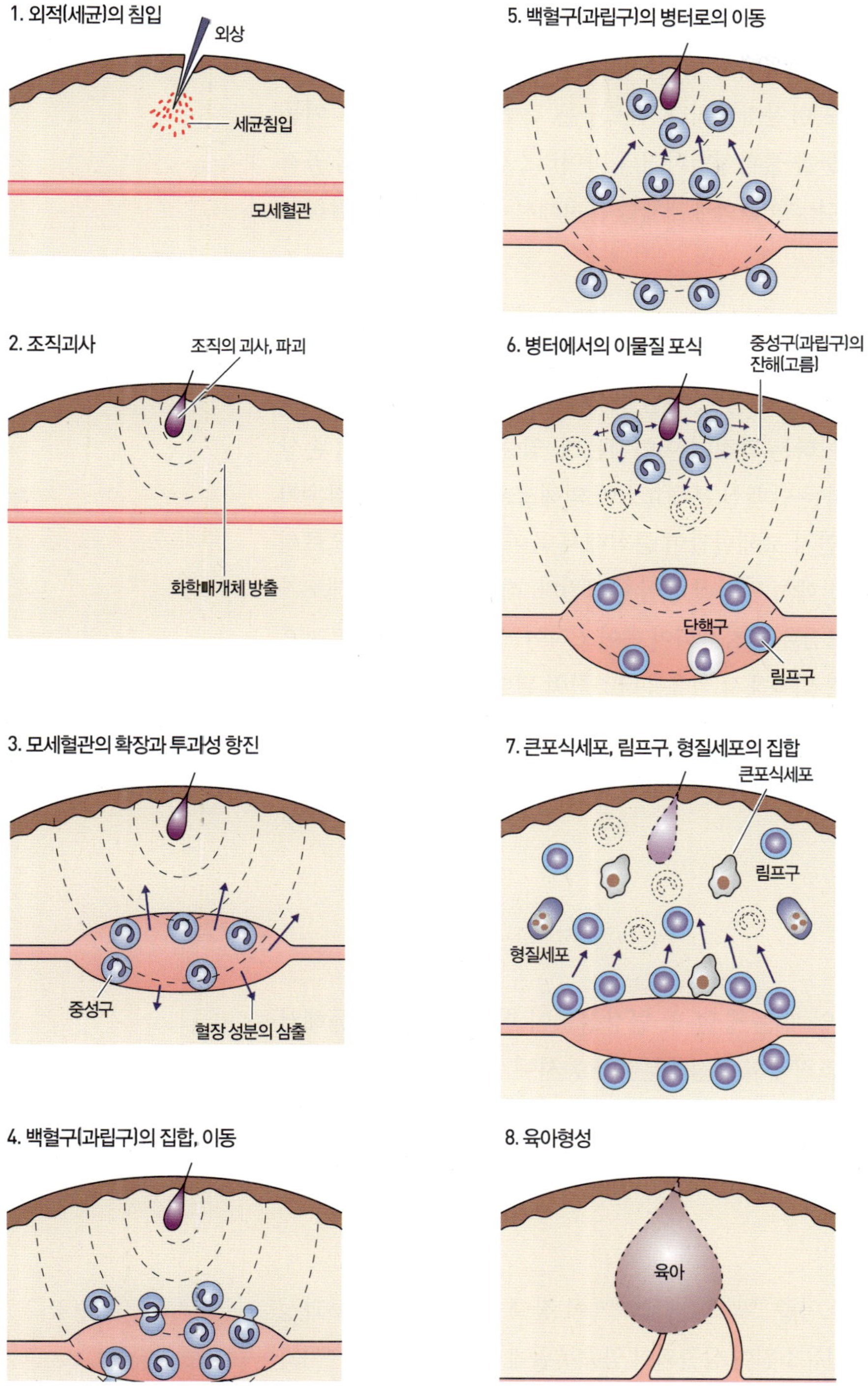

그림 7-1. 염증반응의 과정

이어서 혈액 안에서 단핵구가 이동해서 염증 과정에서 죽은 중성구 등의 잔해물이나 미생물 등을 포식해서 병터를 청소한다. 원래부터 조직에 정주하고 있던 큰포식세포도 마찬가지이다. 림프구는 뒤늦게 염증 부위로 이동해서 항체를 통해 미생물을 불활성화하거나 바이러스감염세포를 직접 공격한다. 이 염증세포들은 다양한 화학매개체를 분비해서 서로 정보를 전달하며 염증의 진행을 통제한다.

육아조직과 섬유흉터화

염증의 결과는 뒤에서 설명하는 것처럼 다양하게 나타난다. 일반적으로 염증이 일어나면 회복이라는 과정이 이어지는데, 염증은 미생물 등의 손상인자나 중성구가 분비하는 단백질 분해효소에 의해 조직이 파괴되고 결손이 발생한다. 결손부위는 먼저 모세혈관이 증식해서 육아조직이 형성됨으로써 메워지는 동시에 혈액 안에서 단백질 등이 공급된다. 계속해서 섬유모세포가 증식해서 생산하는 아교섬유가 침착되어 육아조직이 조금씩 경화된다. 그 후에는 모세혈관이 조금씩 퇴축해서 섬유흉터조직이 된다. 염증병터가 피부나 점막 등과 같이 표면인 경우에는 육아조직과 섬유흉터조직이 형성됨과 동시에 남아있던 상피조직이 재생해서 표면을 덮는다.

염증의 종류

장액염증(카타르염증)

급성염증 초기나 경증일 때는 충혈 및 혈장성분이 혈관 외부로 이동해서 부종이 나타난다. 점막조직에서는 점액분비가 동시에 증가하는데 이를 장액염증 serous inflammation (카타르염증 catarrhal inflammation)이라고 한다.

예) 알레르기비염

섬유소염증

급성염증에서는 섬유소염증 fibrinous inflammation 이 장액염증보다 혈관투과성 항진이 강하기 때문에 섬유소원이 삼출되어 염증부위에 섬유소(피브린 fibrin)가 침전된다.

예) 섬유심장막

고름염증

고름염증 suppurative inflammation 은 급성염증에서 체액성분의 삼출과 함께 중성구가 다수를 차지하는 세포의 침윤으로 인해 변화된 상태를 말한다. 침윤된 중성구가 조직의 파괴로 인해 생긴 속공간에 가득 찬 것을 고름이라고 한다.

예) 급성연조직염막창자꼬리염

출혈염증

심한 염증으로 혈관이 파열되거나 체질적인 출혈경향에 의해 출혈이 발생하는 것을 출혈염증이라고 한다.

예) 창자관출혈성 대장균감염

괴사염증(궤양염증)

괴사염증 necrotizing inflammation 은 염증에 의해 심각한 조직의 괴사가 동반되는 경우를 괴사염증이라고 한다. 여기에 부패균의 감염이 겹치면 궤양염증이 된다.

예) 괴사폐렴

증식염증

만성염증이나 급성염증의 회복과정에서는 육아조직 및 섬유화가 주된 증상이다. 일반적으로 림프구, 형질세포, 조직구의 침윤을 동반한다. 육아조직에서 모세혈관과 섬유모세포가 활발히 증식하므로 증식염증 productive inflammation 이라고 한다.

예) 간경화증

육아종염증

육아종염증 granulomatous inflammation 은 만성염증의 특수한 형태로 육아종이 형성되는 특징이 있다. 육아종은 모두 조직구에서 유래하는 상피모양세포나 다핵거대세포로 형성된다. 림프구 등의 침윤을 동반하는 경우가 많다.

예) 결핵

염증이 전신에 미치는 영향

염증질환, 특히 급성염증에서는 다음과 같은 몇 가지 증상 및 검사 소견이 공통적으로 나타난다.

발열

급성염증이 나타난 부위에는 발적 및 종창과 함께 화끈감이 나타난다. 온몸의 발열도 종종 나타난다. 그 메커니즘은 큰포식세포나 림프구가 분비하는 IL-1, 인터페론 등의 시토카인이 염증부위에서 직접 작용하는 것과 함께 시상하부의 체온조절중추에 작용해서 전신발열을 일으키기 때문이다.

백혈구 증가

급성염증이 발생하면 염증부위에서는 림프구 등이 분비한 시토카인에 반응해서 순환혈액 안에 백혈구, 특히 중성구가 증가한다. 그 일부는 염증부위에서 혈관 밖으로 계속 이동한다. 알레르기염증에서는 호산구가 증가하는 경우가 많다.

적혈구침강속도의 증진, CRP의 상승

염증질환에서는 혈장단백질의 변화로 인한 적혈구침강속도의 항진 및 급성기 반응물질 중 하나인 C반응단백질 CRP 이 상승하는 것을 일반적으로 볼 수 있다. 염증 유무나 정도의 기준이 되는 검사로 자주 이용된다.

염증의 결과

염증의 결과는 다음과 같이 다양하다. 이는 염증원인의 종류나 정도 등의 손상인자와 이에 대응하는 생체의 면역상태 등 생체측 인자와의 상호관계에 따라 염증과정이 다양하게 변화하기 때문이다.

치유

생체방어기구가 잘 기능해서 회복과정을 통해 염증부위가 원래의 정상조직으로 회복되는 것을 말한다.

흉터화

염증으로 인해 조직이 파괴된 경우에는 그 부분이 육아조직이나 섬유흉터조직으로 치환되어 원래대로는 아니지만 안정된 상태로 회복하는 것을 말한다.

고름형성

고름염증에서는 침윤된 중성구가 조직이 파괴된 부위에 모여서 고름이 고여 있는 속공간을 형성한다.

만성화

급성염증의 손상자극이 완전히 제거되지 않아서 치유나 흉터화가 일어나지 않고 염증이 지속되는 것을 말한다. 염증세포는 중성구가 주를 이루던 상태에서 림프구나 큰포식세포로 이행한다. 급성염증을 거치지 않고 처음부터 만성염증인 경우도 있다.

재연

재연 recrudescence 이란 염증이 일단 진정된 후에 다시 활성화하는 것을 말한다.

확산

염증이 계속 다른 부위로 확산되는 것을 말한다. 그 결과 사망에 이를 수도 있다.

감염증

감염증이란

감염증을 간단하게 정의하면 미생물이 사람의 몸 안에서 일으키는 병이다. 감염증은 어느 연령대에나 널리 존재하며 인간의 질환 중에서도 빈도나 종류 모두 가장 많은 것 중 하나이다. 또한 상기도의 바이러스감염증인 감기와 같이 경증이거나 적절한 치료방법으로 완치되는 경우도 많다. 반면 감염증 가운데 폐렴은 사망원인 가운데 상위를 차지하고 있다. 세계적으로도 감염증이 가장 큰 사망원인인 국가가 다수 있다는 사실에서도 알 수 있듯이 의료 측면에서 여전히 중요한 질환군임에는 틀림없다.

감염증의 성립

미생물의 병원성

미생물이 체내에 존재해도 숙주에게 악영향이 없으면 발병하지 않는다. 감염증은 미생물이 체내에 침입해서 세포와 조직에 손상을 입힘으로써 발생한다. 미생물은 직접 세포를 손상시키거나 독소 등의 병적 활성물질을 분비해서 세포에 손상을 입힌다. 미생물 자체는 침입하지 않고 독소만으로 발병하는 것으로는 보툴리누스균에 의한 식중독 등이 알려져 있다.

체내에 침입한 미생물은 처음에는 소수에 불과하더라도 증식을 통해 감염이 지속적으로 확산된다. 미생물은 우선 침입부위의 조직을 손상시켜 염증 등의 증상을 일으킨다. 그 후 조직 사이를 연속적으로 침범하거나 기도, 소화관이나 속공간으로 침범해서 확산되어 간다. 또한 혈관이나 림프관 안으로 침입하면 혈액이나 림프액의 흐름을 타고 온몸으로 퍼져 나가서 다른 장기에도 질병을 일으킨다.

숙주의 요인

병원성이 있는 미생물이 사람의 체내에 침입했다고 해서 감염증이 발병한다고는 볼 수 없다. 또한 동일한 미생물에 의한 감염증이라도 경증으로 금방 치유되는 경우가 있는 반면 중증으로 악화되어 사망에 이르는 경우도 있다. 이는 감염증의 원인과 결과가 미생물의 병원성뿐만 아니라 숙주의 생체방어기구 상태에 크게 영향을 받는다는 것을 알 수 있다. 넓은 의미에서 숙주의 생체방어기구를 규정하는 요인으로는 다음과 같은 것이 있다.

연령

미생물에 따라서는 숙주의 피침습성이나 증상이 연령에 따라서 현저하게 다르다. 예를 들어 풍진바이러스는 소아나 성인에게 감염되면 며칠 안에 치유되는 감기증상이나 발진이 나타나지만 임신 초기에 모친으로부터 태아에게 감염되면 심각한 선천기형을 일으킨다. 또한 결핵균은 영유아기 감염에서는 즉시 증상이 나타나는 경우가 있지만 소아기 이후에 감염되면 원발복합체만 남기고 성인기에 잠복해 있다가 고령이 되면 발병하는 경우가 많다. 일반적으로 세균성폐렴은 청장년기에는 발병하는 경우가 드물고 치유되는 경우가 많다. 그러나 고령자에서는 사망원인의 상위를 차지한다.

유전적 경향

몇 가지 감염증은 인종에 따라 발생빈도가 현저하게 다르다는 것이 알려져 있다. 이는 미생물이 결합하는 숙주의 세포 표면에 있는 수용체의 차이로 인한 것이다.

행동양식

후천면역결핍증후군(에이즈) 등의 성감염증후군에서는 여러 파트너와의 성관계 등과 같은 성생활 습관이 감염 위험에 크게 관여한다. 비둘기로부터의 크립토코쿠스 감염, 고양이로부터의 톡소플라스마 감염 등과 같이 생활환경이나 직업상 특정 동물과의 접촉이 감염의 기회가 되기도 한다.

면역기구의 장애

선천면역결핍증후군은 종류도 다양하며, 각각 특정 감염증이 높은 빈도로 발생하는 것으로 알려져 있다. 또한 AIDS, 스테로이드나 면역억제제 등의 투여, 혈액질환, 악성종양 등으로 면역기능이 저하되면 병원성이 낮은 미생물에 의해서도 병에 잘 걸리게 되는데, 이것을 기회감염이라고 한다. 외상, 화상, 당뇨병 등도 전형적인 기회감염 상태를 불러온다.

또한 이러한 병적인 면역결핍 상태가 아니어도 건강한 상태에서도 스트레스, 수면 부족, 영양 불량 등 다양한 요인으로 인해 감염증에 쉽게 걸리거나 치유가 늦어질 수 있다. 이는 감염증에서 숙주의 상태가 큰 영향을 미친다는 점을 시사한다.

미생물의 감염경로와 양식

미생물은 표 7-2에 나타낸 것처럼 인간이 외부와 접촉하는 모든 부위에서 여러 방식으로 침입한다. 주요 침입부위 가운데 피부 등에서는 미생물이 존재하는 환자, 의료진, 의료기기, 그 외에 주변환경에 있는 다양한 물건을 만지면서 **접촉감염**이 일어난다. 기도에서는 공기 중에 비말 등의 형태로 존재하는 미생물이 들숨을 통해 침입해서 **기도감염**이 일어난다. 소화관에서는 미생물이 포함된 음식 등을 섭취하는 것으로 인해 **입안감염**이 일어난다. 또한 요도에서는 역행성으로 미생물이 침입하는 **요로감염**이 일어난다. 넓은 의미에서는 접촉감염이지만 성행위로 인해 일어나는 **성감염**도 대표적인 감염 방식의 하나이다. 이 외에도 외상이나 수술 등을 통해 손상부위에서 일어나는

표 7-2. 미생물의 감염경로와 감염양식

감염경로	감염양식	병원체(질환)의 예
피부감염	접촉감염	황색포도알균(전염성 고름)
기도감염	공기감염, 비말감염	인플루엔자바이러스(독감), 결핵균(결핵)
입안감염	음식물을 통한 감염	살모넬라균(식중독), 노로바이러스(장염)
요로감염	요로의 역행성 감염	대장균, 임균(방광염, 방광깔때기콩팥염)
성감염	성행위에 의한 감염(접촉간염)	HIV (AIDS), 스피로헤타(매독)
상처감염	외상 및 수술로 인한 상처 부위 감염	각종 세균
태반감염	혈행감염	풍진바이러스(선천기형)
산도감염	분만 시 모친의 혈액을 통한 감염	HBV (간염, 간경화증, 간암), HIV (AIDS)
그 외	수혈 등에 의한 혈액감염	HBV, HCV (간염, 간경화증, 간암), HIV (AIDS)
	곤충매개감염	말라리아원충, 일본뇌염바이러스

상처감염, 수혈이나 주사기를 공동으로 사용함으로써 발생하는 감염, 모친으로부터 태아에게 태반을 통해 일어나는 태반감염이나 출생 시의 산도감염 등이 있다.

미생물은 공기, 음식물, 혈액 등에 섞인 상태로 직접 체내에 침입하는 경우와 모기, 진드기 등과 같은 작은 생물에 물렸을 때 침입하는 경우가 있다.

생체의 감염방어기구

인간의 몸에는 미생물의 감염에 대한 방어체계가 갖추어져 있다. 생체방어기구의 전반적인 내용은 면역 항목에 상세히 기술되어 있으므로 여기에서는 미생물의 침입부터 감염성립과 관련된 방어기구에 대해 살펴본다. 인간의 감염방어구조는 다음과 같다.

상피세포 등에 의한 물리적 보호

사람의 피부 표면이나 모든 장기의 안쪽 면은 상피세포로 덮여 있어서 미생물의 침입을 막는 물리적 장벽 역할을 한다. 이에 더해 점막상피에서 분비되는 점액도 점막의 표면을 보호하고 있다.

섬모상피에 의한 능동적인 미생물 제거

기도 등에서는 상피 표면에 있는 섬모가 침입해 들어온 미생물을 능동적으로 제거한다.

분비물에 의한 미생물 불활성화

입안, 소화관 등에서는 침, 소화액 등에 포함된 소화효소, 위산, 담즙산 혹은 분비형 면역글로불린인 IgA가 침입해 들어온 미생물을 소화하거나 비활성화한다.

림프조직

입안이나 인두에는 면역장치인 편도조직이 속공간을 에워싸듯이 다수 존재하고 있어서 미생물의 침입에 대비하고 있다. 또한 미생물이 체내로 들어온 후에도 소화관이나 폐 등에 존재하는 점막연관림프조직 mucosa-associated lymphoid tissue; MALT 이 이를 방어하고 있다.

토박이균무리와의 경합

입안, 위창자관 등 다양한 장기에 있는 토박이균은 새로 침입해 들어온 미생물과 경합해서 그것들에 의해 감염되기 어려운 환경을 조성하고 있다. 따라서 치료 등으로 인해 토박이균이 죽거나 감소한 상태에서는 병원미생물이 증가해서 감염되기 쉬워지는 환경이 만들어진다.

병원미생물의 종류와 질환

다양한 미생물이 사람에게 감염을 일으킨다. 이것들은 크게 바이러스, 세균, 진균, 원충, 기생충으로 분류된다. 넓은 의미에서 세균에는 클라미디아, 리케차, 미코플라스마, 스피로헤타, 미코박테륨 등이 포함된다. 또한 미생물의 정의를 충족시킬 수 있을지 논란은 있지만 프라이온도 감염성 병원체이다.

바이러스

바이러스 virus 는 프라이온을 제외하면 가장 작은 미생물로, DNA나 RNA 중 어느 한쪽만 가진다. 바이러스는 감염된 숙주의 세포 안에서만 증식하며 생존과 증식을 위해 숙주세포의 대사계를 이용한다. 따라서 특정 세포와 친화성이 강해서 바이러스 자체는 혈류를 타고 전신을 순환하지만, 손상을 일으키는 것은 특정 세포와 조직인 경우가 많다(표 7-3).

바이러스감염에서는 감염세포 괴사 등의 변화에 의해 주로 림프구의 염증반응이 발생하는 염증질환이 일반적이다. 감염세포에는 세포의 비대, 다핵화, 핵포함체나 세포질포함체 등의 특징적 변화가 나타난다. 바이러스감염에는 일반적인 염증질환 이외에 에이즈나 아급성경화범뇌염 등과 같이 감염 후 오랜 잠복기를 거쳐 발병하는 슬로우바이러스감염증도 알려져 있다.
또 염증 이외에도 종양 발생, 장기 기형의 원인이 되는 바이러스도 있다.

세균

세균 bacteria 은 광학현미경으로 관찰이 가능하며 DNA와 RNA를 모두 가지고 있으며, 일부를 제외하면 세포 밖에서도 증식한다. 핵과 세포질의 구별이

표 7-3. 주요 바이러스 감염증

주요 대상 장기	주요 바이러스	주요 질환
호흡기관	독감바이러스 RS바이러스 아데노바이러스 홍역바이러스 사이토메갈로바이러스	기관지염, 세기관지염, 폐렴, 광범위 허파꽈리손상
위창자관	로타바이러스 노로바이러스	급성위장염
간	A형 간염바이러스(HAV)	급성간염
	B형 간염 바이러스(HBV) C형간염바이러스(HCV)	급성간염, 만성간염, 간경화증, 간세포암
중추신경	일본뇌염바이러스	일본뇌염
	단순헤르페스바이러스	헤르페스뇌염
	홍역바이러스	아급성경화범뇌염
	JC바이러스	진행다소성백질뇌증
혈액, 림프계통	사람면역결핍바이러스(HIV)	후천면역결핍증후군(AIDS)
	사람T세포림프친화바이러스 (HTLV)	성인T세포백혈병(ATL)
	Epstein-Barr (엡스타인-바)바이러스(EBV)	전염성단핵구증, 악성림프종, 코인두암종 등
피부	수두, 대상포진바이러스	수두, 대상포진
	홍역바이러스	홍역
	풍진바이러스	풍진
	사람유두종바이러스(HPV)	사마귀
침샘, 중추신경, 고환	볼거리바이러스	유행귀밑샘염, 수막염, 고환염
자궁목	사람유두종바이러스(HPV)	자궁경부암
태아	풍진바이러스	선천기형

없는 원핵세포이다. 세균의 종류는 다양하지만 대략적으로 그람염색에 의한 염색성과 균의 형태(구형이거나 막대형)에 따라 그람양성알균, 또는 그람음성간균 등으로 나눈다(표 7-4).

세균감염은 주로 중성구의 침윤을 특징으로 한 고름염증이 유발되며, 바이러스에 비해 일반적으로 조직의 파괴성이 강하며 농양이 형성되는 경우도 종종 있다. 또한 균에 따라서는 생산하는 독소에 의해 내독소쇼크 등 여러 가지 세포조직의 손상이 일어나는 것도 특징이다. 다른 항목에서 기술된 결핵균과 같이 육아종염증을 주로 일으키는 세균도 있다. 또한 위나선균 *Helicobacter pylori* 과 같이 급성이나 만성염증뿐만 아니라 악성림프종이나 위암 등의 종양 발생에 관련이 있는 것도 있다.

클라미디아

클라미디아 *Chlamydia* 는 세균에 속하지만 일반세균보다 약간 작으며, 감염된 세포 안에서만 증식한다(편성세포내 기생성). 트라코마(결막염), 성병(요도염, 부고환염, 자궁목염 등), 비정형폐렴 등의 원인이 된다.

표 7-4. 주요 세균 감염증(특수한 세균 제외)

분류	주요 세균	주요 질환
그람양성알균	황색포도알균 *메티실린내성황색포도알균 MRSA)	전염성 농가진, 골수염, 폐렴, 심내막염, 식중독 *기회감염
	화농성사슬알균	편도염
그람음성알균	수막염균	수막염
	임균	성병, 요로감염증
그람양성간균	디프테리아균	디프테리아
	파상풍균	파상풍
	웰치균	가스괴저
그람음성간균	인플루엔자균	폐렴, 수막염
	클레브시엘라균(폐렴막대균)	폐렴
	녹농균	폐렴
	콜레라균	콜레라
	출혈성 대장균 (O-157)	출혈성장염, 용혈요독증후군
	위나선균	급성위염, 만성위염, 위궤양, 위악성림프종, 위암

리케차

리케차 *Rickettsia* 도 세균에 속한다. 이 역시 일반세균보다 약간 작으며, 감염된 세포 안에서만 증식한다(편성세포내 기생성). 진드기나 이와 같은 절족동물에 의해 매개되어 감염된다. 발진티푸스, 로키산홍반열, 츠츠가무시병 등이 대표적인 질환이다.

미코플라스마

미코플라스마 *Mycoplasma* 도 세균에 속하지만 세포벽이 없다. 세포 바깥에서 증식 가능한 가장 작은 미생물이다. 기관지염이나 세기관지염 등 비교적 경증 폐렴을 일으킨다.

스피로헤타

스피로헤타 *Spirochaeta* 는 가늘고 긴 나선형태의 세균이며 매독의 원인균인 매독균 *Treponema pallidum* 이 대표적이다. 성감염증인 매독은 만성으로 진행되면서 전신의 여러 장기에 심각한 장애를 초래하는 질환이다. 경과는 일반적으로 다음과 같이 3기로 나뉜다.

제1기: 감염 후 약 3주 동안 외음부나 음경에는 무통성 경화나 궤양(굳은궤양)이 발생하며 샅고랑림프절 부기(무통성 가래톳)가 지속된다. 모두 혈관내피의 증식을 수반하는 만성염증이다.

제2기: 감염 후 약 3개월 후에는 병원체가 전신으로 퍼져 온몸에 피부병변(장미진)이나 림프절 부기 등이 발생한다. 병리학적으로는 1기와 마찬가지로 혈관내피의 증식을 수반하는 만성염증이다.

제3기: 감염 후 약 3년이 지나 제2기 매독이 종식된 이후에 잠복기를 거쳐 발병한다. 전신에 퍼진 병원체가 여러 장기에 병변을 형성한다. 매독동맥염(위대동맥자루)이나 신경매독이 대표적이다. 병리학적으로는 고무종이라고 불리는 육아종성 병변이 특징적이다.

미코박테륨(결핵균 등)

미코박테륨 *Mycobacterium* 은 다소 가늘고 긴 세균이다. 이 균에 대한 염색법으로 염산에 의한 탈색에 저항하는 성질이 있어 항산균이라 불린다. 결핵균, 비결핵성항산균(비정형항산균), 나병균 등이 있다.

이 중 결핵균 *Mycobacterium tuberculosis* 은 치즈괴사를 동반하는 상피모양육아종을 특징으로 하는 병터를 형성한다. 공기감염으로 폐에 병변을 형성하는 폐결핵이 압도적으로 많으며 임상적으로 중요하다. 그 외에도 창자나 뼈 등 온몸의 모든 장기에 발병할 수 있다. 결핵 증상에 대한 자세한 내용은 「각론 제2장 호흡계통」(→ 213쪽)에서 기술한다.

비결핵성항산균(비정형항산균)은 결핵균과 비슷한 세균이며 많은 종류가 있다. 그 중에서 사람에게 감염되는 빈도가 높은 것은 미코박테륨아비움복합체 *Mycobacterium avium* complex 이다. 결핵균보다 독성이 약해서 기회감염의 주요한 병원체이며 결핵과 유사한 병리학적 변화를 보여준다.

나병균은 주로 피부와 말초신경에서 육아종성 병변이 형성되는 한센병 Hansen's disease 의 원인균이다.

진균

진균 fungus 에는 매우 많은 종류가 있고 형태도 다양하다. 형태는 크게 나누면 가늘고 긴 실 모양의 형태(균사형)와 타원형의 포자 모양의 형태(효모형)가 있다. 또한 병변이 피부와 점막의 표층에 국한되는 표재성진균증과 피부밑조직에서 여러 장기에 병변을 형성하는 심재성진균증이 있다. 사람에게 병원성이 있는 진균 중에서 중요한 것을 표 7-5에 나타냈다.

진균 감염에서는 숙주의 면역상태에 따라 다양한 병변이 생기는데 일반적으로 면역결핍 상태에서 기회감염으로 발병하는 경우가 많은데, 이 경우에는 광범위한 조직침습성이 강한 병변이 된다. 한편 건전한 면역상태에서는 발병빈도가 낮고 병변은 육아종성이 되는 경우가 많다. 또한 균에 따라서는 알레르기항원으로 작용하며 과민성 폐장염과 같은 알레르기질환을 유발하기도 한다.

표 7-5. 주요 진균 감염증

병변부위	주요 진균	주요 질환
표재성진균증	피부사상균(백선균)	백선증(이른바 무좀)
	칸디다	피부점막칸디다증
심재성진균증	칸디다	내장칸디다증, 칸디다혈증
	아스페르길루스	침습아스페르길루스증. 아스페르길로마, 알레르기기관지폐아스페르길루스증
	털곰팡이	폐털곰팡이증, 파종털곰팡이증
	크립토코쿠스	폐크립토코쿠스증, 수막염

또한 기존에 쥐폐포자충 *Pneumocystis carinii* 이라는 명칭의 원충으로 분류되었던 병원체는 현재 유전자 배열의 해석 등에 의해 진균으로 분류되며 명칭도 사람폐포자충 *Pneumocystis jirovecii* 으로 변경되었다.

원충

원충 protozoa 은 핵을 가진 단세포 생물이며 원생동물로도 불린다. 숙주의 세포 바깥에서 자라는 것이 많지만 말라리아원충처럼 적혈구 안에서만 자라는 편성기생충도 있다. 이질아메바, 질편모충, 톡소플라스마 등도 사람에게 감염되는 대표적인 원충이다.

기생충

기생충 parasite 은 사람이나 다른 동물의 체내나 체표에 기생하는 동물이다. 앞서 기술한 단세포 원충을 포함하는 경우도 있지만 일반적으로 다세포인 것을 기생충이라고 한다. 회충, 요충, 주혈흡충, 사상충 등 여러 종류의 기생충이 사람에게 감염된다.

프라이온

프라이온 prion 은 전염성 단백질이며 핵산이 없음에도 불구하고 자기 복제 능력이 있다. 또한 건강한 사람에게는 정상 프라이온이 존재하는데, 그것이 변이를 일으켜 비정상 프라이온이 됨으로써 감염성을 획득한다는 것이 알려졌다. 프라이온의 감염은 오로지 중추신경계통의 장애만을 일으킨다. 인간의 크로이츠펠트-야콥병 Creutzfeldt-Jakob disease; CJD 이나 소해면상뇌증이 대표적인 프라이온병이다.

감염증의 병리학적 특징

미생물의 감염으로 생기는 증상 중에서 압도적 다수를 차지하는 것은 **염증** inflammation 이다. 한편 염증의 원인은 미생물에 감염되는 것 외에도 여러 가지가 있지만, 감염증이 대부분을 차지하는 것이 사실이다. 감염증에서 염증의 성질이나 정도는 병원체의 종류나 감염방식에 따라 다르게 나타난다.

일반적으로 바이러스나 세균에 의해 나타나는 경증 감염증으로는 **카타르염증**이나 **섬유소염증** 등이 있으며, 중증 세균감염에서는 **고름염증**을 일으키는 경우가 많다. 이 염증은 경과에 따라 완전히 회복되기도 하고 **만성염증** 상태로 지속되는 경우도 있다. 또한 미생물에 따라서는 처음부터 만성염증으로 발생하는 경우도 있다.

결핵균이나 일부 진균 등에서는 **육아종**의 형성을 수반하는 염증이 특징적이다. 또한 바이러스 감염에서는 **핵포함체**, **세포질포함체**, **다핵화** 등 감염된 세포에 특징적인 변화가 나타날 수 있다.

미생물의 감염에서 염증보다 빈도는 훨씬 적지만 중요한 질환이 발생하기도 한다. 앞서 설명한 바와 같이 사람유두종바이러스 HPV 나 엡스타인-바바이러스 Epstein-Barr virus; EBV 등 몇 가지 바이러스가 **종양바이러스**라는 점은 잘 알려져 있다. 또 풍진바이러스나 톡소플라즈마 등은 염증 이외에 태아감염으로 **기형**을 일으키는 것으로 알려져 있다. 또한 사람면역결핍바이러스 HIV 와 같이 **면역결핍** 상태에서 기회감염이나 종양을 일으키는 것도 있다.

기회감염

기회감염 opportunistic infection 은 정상인에게는 병원성이 없는 미생물이 면역능력이 저하된 개체에게 감염증을 발생시키는 것이다. 앞에서 설명한 바와 같이 감염증의 성립 여부는 미생물의 병원성과 숙주의 생체방어반응의 역학관계에 달려있지만, 기회감염은 숙주의 면역능력이 크게 저하된 상태에서 발생한다(표 7-6).

면역력이 저하된 숙주 중에서 상당수는 악성종양 등과 같이 다른 기저질환이 있거나 그에 대한 치료를 하고 있는 환자, 즉 입원하고 있는 사람이 많다. 따라서 기회감염과 원내감염은 크게 겹치게 된다. 더욱이 병원 안에서 이루어지는 기회감염의 특징은 병원성이 약하더라도 다양한 항균물질에 내성을 가지는

표 7-6. 면역능력이 저하된 상태

A	악성종양 등의 소모성 질환
B	선천성면역결핍증후군
C	후천면역결핍증후군(AIDS)
D	면역억제제, 스테로이드
E	노화
F	외상, 수술
G	대사이상(당뇨병 등)

표 7-7. 기회감염을 일으키는 병원체

A	바이러스(CMV, HSV 등)
B	원충(톡소플라스마 등)
C	진균(칸디다, 아스페르길루스, 사람폐포자충 등)
D	비결핵성(비정형)항산균, 결핵균
E	그 외의 세균(녹농균, 살모넬라, 캄필로박터 등)

경우가 많다는 것이다. 그렇기 때문에 환자의 면역능력이 저하되면서 약에 대한 내성 문제가 더해져 치료에 많은 어려움이 발생한다. 기회감염의 주요 병원체를 표 7-7에 나타냈다.

임상에서는…

염증이나 감염증은 치료에서 직접적인 대상질환인 경우가 많고, 또 그 이외의 질환에서도 이차적으로 염증이나 감염증이 나타나는 경우가 자주 있다. 따라서 의료종사자는 염증이나 감염증의 원인, 경과, 결과 등에 대해 확실한 지식과 이해가 필수적이다. 또한 의료종사자 중에서도 물리치료사나 작업치료사는 의사나 간호사와 마찬가지로 환자를 직접 대면하는 경우가 많은 직종이기 때문에 특히 감염증에 유의해야 한다. 건강한 의료종사자 본인은 괜찮지만 저항력이 저하된 환자는 쉽게 병에 걸릴 수 있기 때문에 기회감염이 발생하지 않도록 감염 방지를 위해 충분히 조심할 필요가 있으며 이를 위해서 병리학적 이해가 매우 중요하다.

복습 포인트

- 염증의 5징후에 대해 설명할 수 있도록 한다.
- 염증의 물리적 원인, 화학적 원인, 생물학적 원인의 주요한 것들을 설명할 수 있도록 한다.
- 염증과 관련된 주요 세포와 체액인자에 대해 설명할 수 있도록 한다.
- 염증의 경과 변화에 대해 설명할 수 있도록 한다.
- 감염증의 성립과 관련된 미생물 측의 요인과 숙주 측의 요인에 대해 설명할 수 있도록 한다.
- 주요 병원미생물과 그로 인해 발생하는 질환에 대해 설명할 수 있도록 한다.
- 기회감염이 무엇인지 설명할 수 있도록 한다.

제8장

종양

학습목표

- 종양의 정의, 명명법, 그 생물학적 특성을 이해한다.
- 종양의 육안 및 조직형태의 특징과 그 성립을 이해하는 동시에, 비정형성, 분화도, 전이형식에 대해 학습한다.
- 암이 어떠한 원인에 의해서 발생하는지를, 환경인자나 바이러스 등의 외인과 유전성종양 등의 내인으로 나누어 학습한다. 발암의 메커니즘을 학습함과 동시에 치료와의 관련성을 이해한다.

종양이란

정의

종양 neoplasm or tumor (신생물이라고 부르기드 한다)은 생체에서 발생한 세포가 과도하게 증식한 상태를 말하며 육안으로 보았을 때는 일반적으로 종양 tumor 으로 간주한다. 종양은 증식 방식에 따라 양성종양 benign neoplasia 과 악성종양 malignant neoplasia 으로 크게 나뉜다(표 8-1).

양성종양은 발생한 부위(국소)에서만 한정적으로 증식하고 발육은 완만하며, 보통은 숙주를 죽음에 이르게 하지는 않는다. 종양세포는 발생부위의 세포 및 조직과 매우 유사한 형태, 구조, 기능을 가진다.

이에 비해 악성종양은 증식이 빠르며 발생부위에만 머무르지 않고 주위 조직에 침윤해서 혈관이나 림프관을 통해 원격장기나 림프절로 전이된다. 종양세포의 증식은 무한하게 이루어져서 결국 숙주의 죽음을 야기한다.

생물학적 특징

양성종양세포의 성질은 과잉증식을 하지만 정상세포와 유사하고 수명도 유한한 반면 악성종양세포(암세포 cancer cell)는 정상세포와는 다른 다양한 생물학적 특징을 가지고 있다(표 8-2).

표 8-1. 양성종양과 악성종양의 특징

	특성	양성종양	악성종양
육안적 특징	발육속도	늦음	빠름
	발육형식	팽창성	침습성
	주위와의 경계	명료	불명료
	형태	정형	비정형
	주위와의 유착	없음	있는 경우가 많음
	색조	일정	다채
	전이	없음	있는 경우가 많음
	재발	적음	있는 경우가 많음
조직학적 특징	세포밀도	낮음	높음
	세포비정형성	경도	고도
	구조비정형성	경도	고도
	핵분열	적음	많음
	출혈, 괴사	거의 없음	있는 경우가 많음

표 8-2. 암세포의 생물학적 특징

- 자율증식
- 세포사로부터의 회피
- 지속적인 혈관신생능력
- 에너지대사의 변화
- 성숙, 분화의 장애
- 억제 신호에 불응
- 무제한의 분열능력, 세포의 불사화
- 침윤능력, 전이능력
- 숙주의 면역기구로부터의 회피

자율증식

자율증식이란 외부의 자극이 없어도 세포가 계속 증식하는 것을 말한다. 여기에는 세포의 증식을 담당하는 종양유전자가 변이 등으로 활성화되는 것과 암세포 자체가 자신의 증식을 촉진하는 분자(자기증식인자)를 생산, 분비하고 그에 대한 수용체도 동시에 발현하는 것과 큰 관련이 있다.

또한 암세포는 정상세포와는 달리 증식 억제에 관한 세포의 신호에 대해 불응성인데, 여기에는 주로 종양억제유전자의 결여나 변이가 관여하고 있다. 정상세포는 불필요해진 세포를 계획적인 죽음으로 이끄는(세포예정사 programmed cell death, 세포자멸사 apoptosis 라고도 함) 시스템을 가지고 있지만 암세포는 세포예정사를 피할 수 있다. 또한 정상세포는 일정 수준 세포분열을 하고 나면 더 이상 분열할 수 없게 되어 결국 사멸하게 된다. 하지만 암세포는 뒤에서 설명하는 끝분절효소의 활성화 등에 의해 무제한 분열이 가능해서 영원히 살아갈 수 있게 된다(세포의 불사화).

암세포 역시 정상세포와 마찬가지로 증식하기 위해서는 영양소 및 산소의 공급과 노폐물의 폐기가 필요하다. 이 때문에 암세포는 새로운 혈관을 만드는 능력(혈관신생능력)을 가지고 있다. 암세포는 주위의 조직에 침윤한 후 다시 혈관이나 림프관 안으로 침입해서 그 흐름을 타고 림프절이나 다른 장기로 전이된다. 신생혈관이 그 경로가 되기도 한다.

한편 암세포는 유산소하에서도 미토콘드리아의 산화인산화보다는 해당과정의 에너지원이 되는 ATP를 생산한다. 생체에서 암세포의 환경은 저산소인 것으로 알려져 있는데, 그러한 조건에서도 에너지의 생산이 이루어지며 증식이 가능하다.

생체에는 비정상적인 항원을 제시하는 세포를 인식하고 제거하는 면역기구가 갖추어져 있다. 하지만 암세포가 발생한 환경에서는 이러한 숙주의 면역기구가 작동하지 않는 상태가 된다.

그 외에도 암세포는 발판의존성증식(연한천배양에 부유시켜도 증식해서 집락을 형성한다), 이식가능성(면역을 담당하는 T세포가 없는 누드마우스에 이식할 수 있다), 접촉저지현상의 상실(정상세포는 옆에 있는 세포와 접촉하면 운동의 방향을 바꾸고 증식을 중지하지만 암세포는 그대로 증식한다) 등의 성질이 있다.

탈분화

정상세포는 줄기세포에서 기원하여, 각각의 세포가 담당해야 하는 기능이 발휘되어 성숙한 세포 형태를 나타내게 된다. 이를 분화differentiation라고 부르는데, 암세포는 이러한 과정에 장애가 발생한다(탈분화dedifferentiation 혹은 성숙장애). 암세포는 발생모세포가 가지고 있는 정상기능이 저하되고 형태학적으로도 모세포의 그것과는 동떨어져 있다. 또한 이분화disdifferentiation라고 해서, 발생모세포와는 다르게 분화되거나 태아기의 세포형질이 발현되기도 한다.

종양의 명명과 분류

종양은 발생모조직이 상피성인지 비상피성인지에 따라 크게 나뉘고 각각의 생물학적 특성을 통해 양성과 악성으로 분류한다.

악성종양을 총칭해서 암 cancer 이라고 한다. 악성상피종양은 암종 carcinoma 이라고 하고, 악성비상피종양은 육종 sarcoma 이라고 한다.

암종의 경우 흔히 '종'은 생략되고 '암'으로만 표현하며, 그 앞에 발생모세포에서 유래된 조직명 혹은 장기 이름을 붙인다(예를 들어 편평상피암종, 위암). 육종은 발생모조직의 명칭을 앞에 붙인다(예를 들어 지방육종, 뼈육종). 이것들은 고형종양에 붙여진 명칭이며 혈구계열 세포의 악성종양인 경우에는 백혈병이라고 부른다.

양성종양은 상피성이나 비상피성 모두, 발생모세포 혹은 모조직의 명칭 뒤에 단순히 '종'을 붙이는 것이 일반적이지만(예를 들어 대장샘종, 평활근종) 종양의 형태를 따른 이름도 있다(예를 들어 유두종).

대표적인 양성, 악성종양의 이름과 발생모조직과의 관계를 표 8-3에 표시했다.

표 8-3. 종양의 분류

	모조직	양성종양	악성종양(cancer)	분류
상피성	편평상피	(편평상피)유두종	편평상피암종	암종(carcinoma)
	샘상피	샘종	샘암종	
	요로상피	(요로상피)유두종	요로상피세포암종	
비상피성	섬유조직	섬유종	섬유육종	육종(sarcoma)
	지방조직	지방종	지방육종	
	민무늬근육	평활근종	평활근육종	
	가로무늬근육	가로무늬근종	가로무늬근육종	
	연골	연골종	연골육종	
	뼈	뼈종	뼈육종	
	혈관	혈관종	혈관육종	
그 외	배아조직	성숙기형종	미숙기형종 콩팥모세포종 간모세포종	

양성상피종양

상피조직은 신체의 표면, 위창자관, 비뇨기관의 속공간, 여러 종류의 분비샘 등에 존재하며 크게 편평상피, 샘상피, 요로상피로 나뉜다.

유두종

유두종 papilloma 은 조직 표면에서 위쪽으로 돌출해 유두형으로 발육, 증식하는 것을 말한다. 피부나 식도의 편평상피, 콩팥깔때기나 방광의 요로상피 등에 발생한다.

샘종

샘종 adenoma 은 주로 위나 큰창자 등과 같은 소화관에서 발생하며 폴립과 같은 융기성 병변을 형성한다. 발생모조직인 샘조직을 모방한 형태를 하고 있으며 샘관 형성이 명료하고 기능적으로도 분비능력을 유지하고 있다.

악성상피종양

상피조직에서 유래한 악성종양으로 성인 악성종양의 90%를 차지한다. 위암, 대장암, 폐암, 간암, 유방암, 자궁암 등이 높은 빈도로 발생한다. 주위의 조직을 파괴하면서 침윤, 증식하고 원격장기로도 전이된다. 대표적인 암은 아래와 같다.

편평상피암종

편평상피암종 squamous cell carcinoma 은 피부, 입안, 식도, 자궁목 등의 중층편평상피가 존재하는 장기에서 발생한다. 암세포가 얇은 널빤지 형태로 빽빽하게 증식해서 편평상피의 분화형질인 각화를 나타내는 것이 특징이다(그림 8-1A). 기관지나 쓸개 등에도 편평상피화생이 일어난 부위에서 편평상피암종이 발생한다.

샘암종

샘암종 adenocarcinoma 은 위창자관, 폐, 이자, 자궁내막 등에 발생한다. 암세포는 샘상피의 형태나 기능은 유지하면서도 핵 비정형이 두드러지고 핵분열도 많이 일어나며 샘관 구조도 불규칙하다(그림 8-1B).

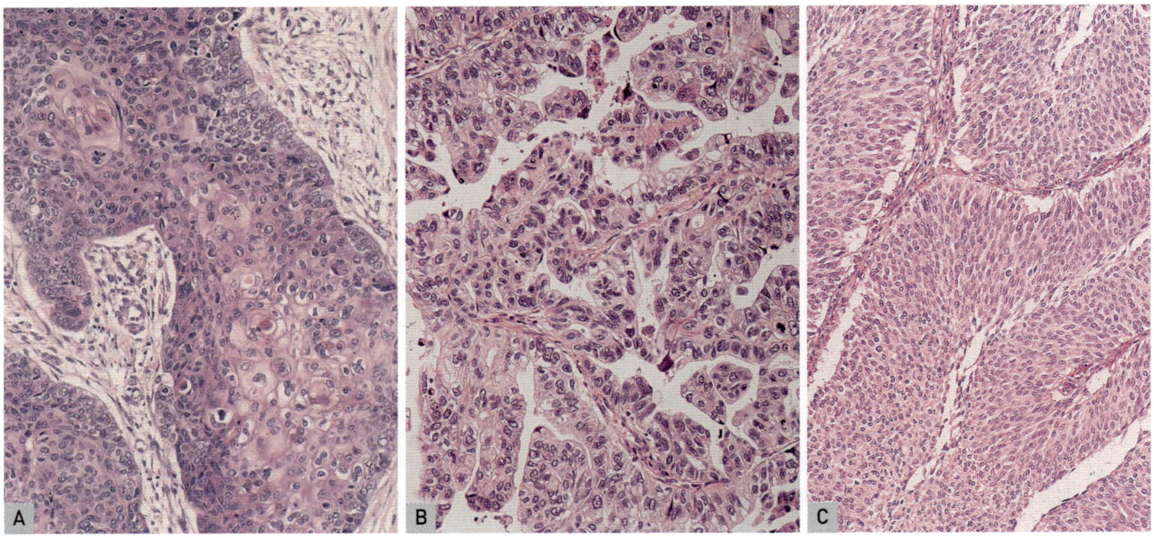

그림 8-1. **상피성악성종양**

A: 편평상피암종(식도). 암세포는 얇은 널빤지 형태로 빽빽하게 증식하여, 층 형태의 각질화(암진주)가 일부에서 나타난다.
B: 샘암종(쓸개). 비정형 샘관 구조를 띠면서 증식한다.
C: 요로상피암(방광). 요로상피와 유사한 암세포가 중층화되어 증식한다.

요로상피암종

요로상피암종 urothelial carcinoma 은 콩팥깔때기, 요관, 방광 등 요로의 요로상피(이행상피)에서 발생하며 요로상피와 유사한 암세포가 유두 형태의 융기성 병변을 형성하며 증식하는 것이 많다. 이행상피암이라고도 한다(그림 8-1C).

미분화암

미분화암 undifferentiated carcinoma 이란 상피세포의 형질이 남아있긴 하지만 탈분화가 현저하여 형태학적으로나 기능적으로 발생모조직을 특정할 수 없는 암이다. 보통 세포질이 부족하고 핵염색질이 풍부한 비정형 핵을 가진 암세포이며, 확실한 꽈리나 샘관 구조를 가지지 않고 빽빽하게 증식한다.

그 외

간세포에서 발생하는 암을 간세포암종 hepatocellular carcinoma 라고 하고, 콩팥의 요세관에서 발생하는 암을 콩팥세포암종 renal cell carcinoma 혹은 그래비츠 Grawitz 종양이라고 한다.

양성비상피종양

비상피조직, 즉 결합조직, 혈관, 힘줄 등의 말랑조직이나 뼈, 연골 등의 지지조직을 구성하는 세포에서 발생하는 양성종양으로 발생모조직의 형태 및 기능을 잘 유지하고 있다. 발생 부위에서 팽창하며 발육하고, 주위와의 경계가 명료하고 전이는 없다.

지방종

지방종 lipoma 은 자주 발생하는 양성종양으로 피하지방조직에서 잘 발생한다. 성숙한 지방세포의 증식으로 육안으로도 정상적인 지방조직과 동일한 노란색을 띤다. 주위로의 침윤이 없기 때문에 종양의 가동성은 양호하다.

평활근종

평활근종 leiomyoma 은 자궁근육층에서 많이 발생하며 여성의 양성종양 가운데 대장샘종에 이어 빈도가 높다.

방추형의 민무늬근육과 흡사한 종양세포가 다발을 이루며 증식해서 회백색의 탄성이 있고 단단한 종양을 형성한다(그림 8-2A). 혈관의 민무늬근에서 발생하는 것들도 있다.

기타

섬유종, 혈관종, 림프관종, 뼈종, 연골종 등 다양한 비상피조직에서 발생한다.

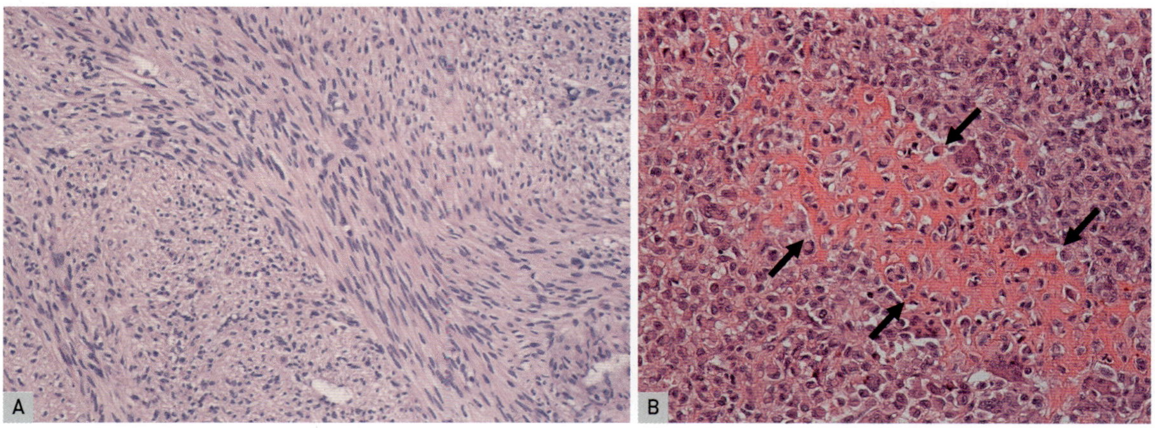

그림 8-2. 비상피종양

A: 평활근종(자궁). 방추형의 민무늬근과 비슷한 종양세포가 다발을 이루며 증식하고 있다.
B: 뼈육종. 비정형이거나 짧은 방추형의 종양세포가 증식해서, 뼈모양(화살표) 형태를 함께 이루고 있다.

악성비상피종양

성인은 암종이 대부분을 차지하는 반면, 소아의 악성종양은 대부분 육종이다. 발생모세포와 비슷한 형태를 취하는 것부터 미분화인 것까지 다양하다.

뼈육종

뼈육종 asteosarcoma 은 10대에 발생하는 대표적인 육종으로, 넙다리뼈, 정강뼈 몸쪽부위, 위팔뼈 몸쪽부위에서 자주 발생한다. 비정형이면서 짧은 방추형의 종양세포가 풋뼈나 뼈형성을 나타내면서 빽빽하게 증식한다(그림 8-2B). 다핵거대세포가 출현하는 경우도 많다.

지방육종

지방육종 liposarcoma 은 중년에서 노년에 빈도가 높은 육종으로 다리, 엉덩이, 후복막강 등에서 발생한다. 성숙한 지방세포와 유사한 것, 점액종 모양의 사이질을 가지고 있는 것, 종양세포가 다형성인 것 등 다양한 형태를 보인다.

기타

연골육종, 섬유육종, 평활근육종, 혈관육종 등이 있다.

그 외의 종양

구성성분이 상피성과 비상피성을 모두를 가지고 있는 것을 혼합종양 mixed tumor 이라고 한다. 태아성조직을 발생지로 하는 콩팥모세포종(Wams 바이러스 종양), 간모세포종 hepatoblastoma, 기형종 teratoma 등의 태아성종양이 이에 해당한다. 기형종은 종자세포에서 발생한 종양으로 내배엽, 중배엽, 외배엽의 모든 조직성분을 형성하는 것이며, 미숙한 성분으로 침윤과 전이가 나타나는 악성형(미숙기형종)과 양성의 성숙형이 있다. 태아성종양은 아니지만 젖샘의 섬유샘종 fibroadenoma 이나 침샘의 여러형태샘종 pleomorphic adenoma 은 혼합종양의 대표적인 예이다.

종양의 형태

육안형태

종양은 육안으로 관찰했을 때 발생부위, 종양의 양성 · 악성 여부, 발생모조직의 종류 등에 따라 다양하다.

발생부위

피부나 소화관 내면에서 발생한 것은 융기성 병변을 만드는 것이 많아 폴립(위나 큰창자의 샘종 등)을 형성하고 있으며, 유두 모양(유두종)이나 콜리플라워 모양(자궁경부암 등)을 띠고 있다. 실질장기 안에서 발생한 것 중에서 양성은 주위와의 경계가 명료하고 정돈된 종양으로 나타나는 반면 악성은 경계가 불명료해지고 비정형성 종양이 된다(그림 8-3A).

종양이 커지면 악성종양은 괴사나 출혈로 다양한 형태를 보이게 된다. 발생부위의 조직 표면에서 발육하는 종양은 괴사로 인해 궤양이 형성된다(그림 8-3B). 백혈병은 종양으로 인해 뼈잔기둥이 파괴되어 골수가 진흙 모양이 된다.

색조

일반적으로 종양은 회백색이지만 그 세포의 성질(기능적 분화)에 따라 특유의 색조를 띤다. 예를 들어 색소모반이나 악성흑색종 등 멜라닌을 생성하는 종

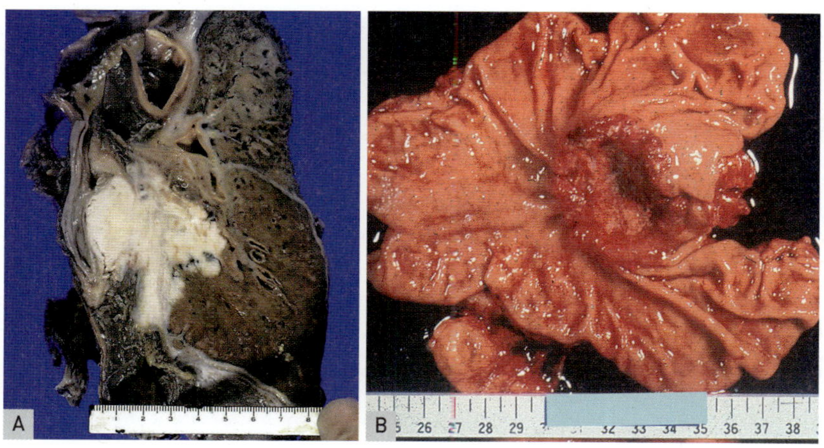

그림 8-3. 악성종양의 육안상
A: 폐암(편평상피암종). 폐문부에서 비정형의 회백색 종양을 형성하며, 침습으로 인해 경계 일부가 불명료하다(포르말린 고정 후). B: 위암(샘암종). 종양의 중심부는 괴사로 인해 궤양이 형성된다.

양은 검은색이고, 지방종이나 부신겉질의 종양은 그 지방성분에 따라 황색을 띤다. 또한 간암은 생산되는 담즙에 따라 황갈색을 띠고, 점액 생산이 많은 종양이나 점액종 모양의 사이질을 가진 것은 투명감을 가진 젤라틴 모양이 된다.

경도

종양의 경도는 종양세포 자체의 성질과 함께 관련 성분의 질과 양에 따라 다르다. 높은 밀도로 증식하는 종양의 경우 탄력성이 있고 다소 물렁한 것이 일반적이다. 종양의 성질에 따라 평활근종이나 뼈, 연골을 생성하는 종양은 단단하고 점액암종이나 지방종은 물렁하다. 반면 위나 젖샘에서 발생하는 사이질의 섬유결합조직이 풍부한 굳은암종 scirrhous carcinoma 은 매우 단단한 종양이다.

조직형태

종양의 조직구축

실질과 사이질

종양조직은 종양세포로 구성된 실질 parenchyma 과 그 주위의 지지조직인 사이질 interstitium 로 구성되어 있다. 종양실질은 미분화한 것을 제외하고 발생모세포와 유사성을 갖는 종양세포로 이루어져 있으며, 악성종양의 경우에는 세포밀도가 높은 것이 특징이다. 또한 구조 자체도 발생모조직과의 유사성을 띠고 있으며 샘종이나 샘암종은 관 형태나 유두관 형태의 구조를 가진다.
사이질은 섬유모세포와 콜라겐 및 섬유결합소 등의 세포바깥바탕질로 이루어진 섬유결합조직과 모세혈관, 림프구, 큰포식세포 등으로 구성된다. 섬유결합조직의 양은 종양의 종류에 따라 다양하며 속질암종 medullary carcinoma 에서는 별로 많지 않다.

증식인자와 시토카인

종양의 조직구축은 종양세포와 사이질세포의 긴밀한 상호작용으로 이루어진다. 상호작용의 주된 역할을 하는 것은 종양세포 및 사이질세포에서 생성되고 분비되는 다양한 증식인자 growth factor (세포의 증식과 분화를 유도하는 폴리펩티드이며, 세포 표면의 특이수용체를 통해 작용을 일으킨다)와 시토카인 cytokine 이다.

그 예로 그림 8-4에서는 굳은암종의 조직 구축 형식을 나타낸다. 암세포는 여러 증식인자와 시토카인을 생성하는 동시에 그에 대한 수용체도 가지고 있기 때문에 만들어진 증식인자나 시토카인은 암세포 자체의 증식을 촉진시킨다. 나아가 인터루킨1α interleukin-1α; IL-1α 나 전환성장인자β transforming growth factor β; TGFβ 등은 섬유모세포에 작용해서 증식과 콜라겐합성을 촉진한다. 또한 그것들은 사이질세포에서 HGF hepatocyte growth factor 의 생산을 증진시켜 암세포의 운동성을 높이고 광범위한 침윤을 야기한다.

한편 암세포에서 분비되는 혈관신생인자는 암 주위의 모세혈관을 증식시키고 유도하는 데 기여한다. 이 신생혈관은 암세포를 위해 혈류를 매개로 산소 및 영양을 공급할 뿐만 아니라 혈관을 통한 전이 루트를 제공한다.

비정형성

비정형성 atypia 이란 종양이 정상세포나 조직과의 다른 정도를 나타내며, 다른 정도가 낮은 것을 저비정형성, 높은 것을 고비정형성이라고 한다. 비정형성이 약하다, 비정형성이 강하다 등으로 표현한다. 양성종양은 발생모조직과의 유사성이 높기 때문에 비정형성이 낮고 악성종양의 경우에는 다른 정도가

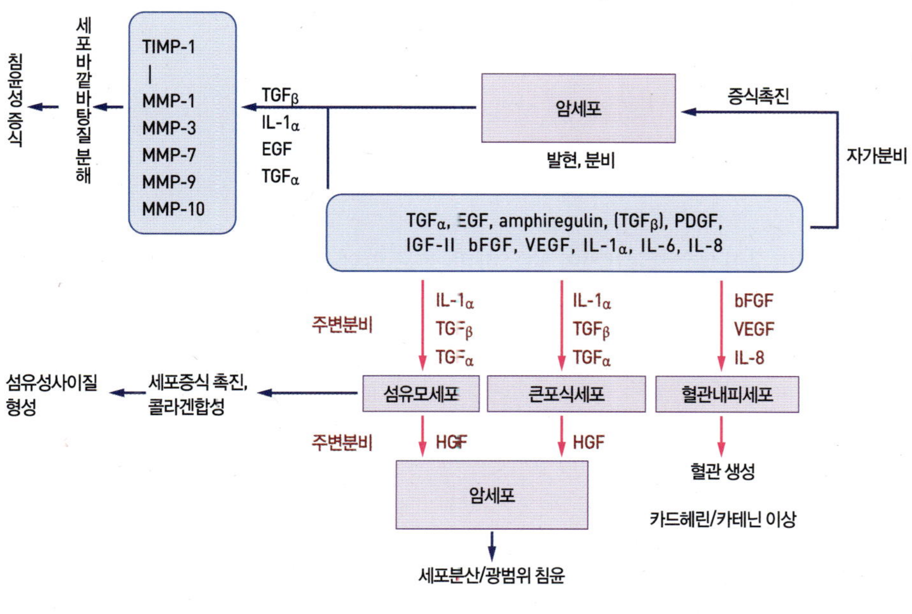

그림 8-4. 굳은암종의 조직구축과 관련된 종양세포와 사이질세포의 상호작용
종양세포와 사이질세포에서 분비되는 증식인자, 시토카인을 통해 서로에게 영향을 주면서, 증식, 침윤, 섬유성사이질형성, 혈관신생 등이 일어난다.

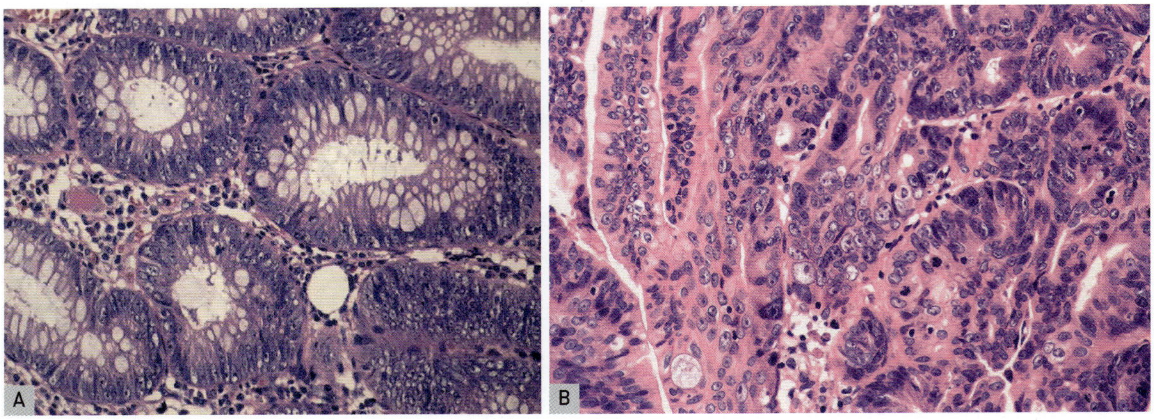

그림 8-5. 종양의 비정형성
A: 저비정형성 종양(대장샘종). 발생모조직인 대장점막과 매우 유사하며 점액생산(술잔세포)도 유지된다.
B: 고비정형성 종양(대장샘암종). 핵비정형성이나 핵분열이 두드러지고 샘관 구조도 불명료하다.

낮은 것부터 높은 것까지 존재한다(그림 8-5). 비정형성은 세포 형태에 대한 세포비정형성과 조직구축에 대한 구조비정형성의 두 가지로 이루어진다.

세포비정형성

세포비정형성 cellular atypia 의 판단기준은
① 세포 또는 핵의 크기, 비정형성의 정도 및 다형성 pleomorphism
② 세포질에서 핵이 차지하는 비율(N/C비 nucleus-cytoplasm ratio) 증가
③ 핵염색질의 증량과 맞장구화
④ 핵소체의 증대와 증가
⑤ 핵분열의 증가와 이상핵분열의 출현
등이다.

특히 핵에 대한 비정형성(핵비정형성 nuclear atypia)이 중요하며 세포 안에서의 핵 위치 이상(극성 소실), 부정한 핵 형태, 핵막의 비후 등은 악성종양의 특징이다. 또한 다극분열도 관찰되지만 악성종양에서 염색체 수의 이상(홀배수성 aneuploidy)이 많이 보인다.

구조비정형성

구조비정형성 structural atypia 에 관해서는 발생모조직의 조직 구축을 잘 모방하고 있는 것을 저비정형성, 크게 동떨어져 있는 것을 고비정형성이라고 한다. 따라서, 샘종이나 샘암종에서 관상구조가 명료하고 비교적 정돈된 샘관이

나타나는 것은 저비정형성으로, 불규칙한 분기 分岐 나 융합을 나타내는 샘관의 형성은 조직구조비정형성이 높은 것이 된다.

악성도

악성도 malignancy 는 종양의 생물학적 상태에 대한 표현으로, ① 증식, 발육속도, ② 침윤, 전이, 재발 여부, ③ 환자의 예후 등을 종합해서 판정한다. 일반적으로 악성종양의 경우 비정형성과 악성도는 상관관계가 있어서 고비정형성 종양은 악성도가 높은 것이 많다.

분화도

종양의 조직 형태에서 분화도 degree of differentiation 란 종양 세포 또는 종양 조직의 형태가 그 발생 모지가 되는 세포 또는 조직에 가까운지, 또는 먼지의 정도로 나타낸다. 발생모조직의 특징과 가까운 것을 고분화(분화도가 높다)라고 하며, 먼 것을 저분화(분화도가 낮다)라고 한다(그림 8-6). 따라서 분화도와 비정형성 사이에는 어느 정도의 상관 관계가 성립된다. 탈분화 dedifferentiation 나 역형성 anaplasia 은 분화가 두드러지고 손상을 받은 상태이며 발생모세포나

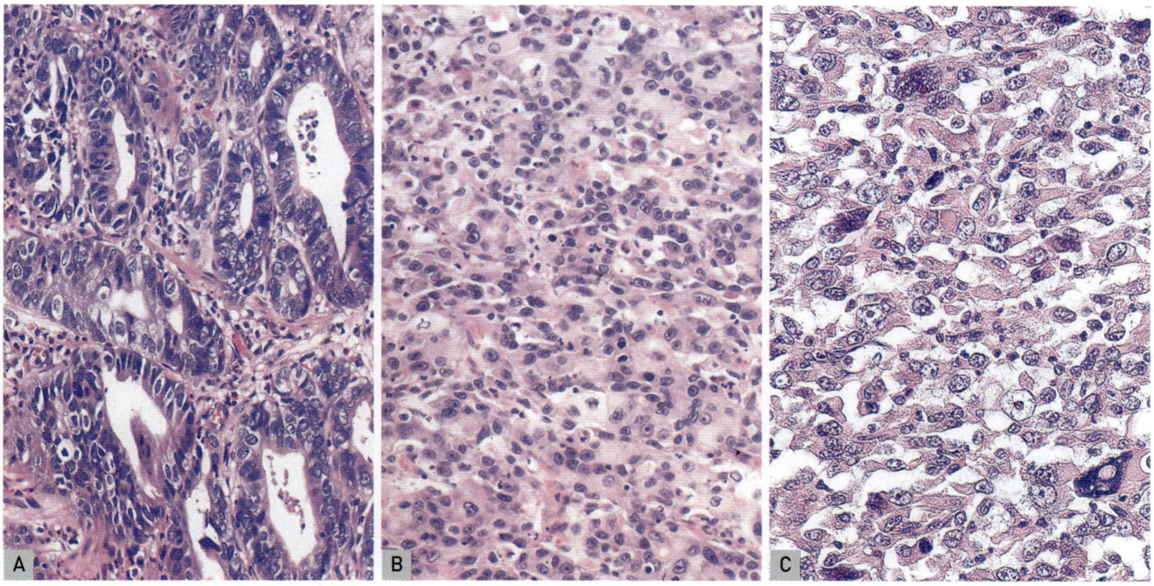

그림 8-6. 종양의 분화도

A: 분화도가 높은 암(위고분화샘암종). 종양세포는 비정형이지만 명료한 샘관을 형성하여 증식하고 있다.
B: 분화도가 낮은 암(위저분화샘암종). 소수의 종양세포는 점액생산을 하지만 샘관구조는 나타나지 않고 충실한 증식 패턴을 띠고 있다.
C: 역형성 종양(갑상샘). 분화가 현저하게 장애를 받은 비정형의 강한 종양세포의 증식이며 발생모조직을 발견하기가 어렵다.

모조직의 특징을 거의 상실해서 판별하기가 어렵다.

악성종양의 전이

악성종양의 특징은 발생부위(원발병터)에서의 증식 및 주위 조직에 대한 국소침윤 local invasion 과 직접침윤 direct invasion 으로 원격장기를 향해 다양한 경로로 퍼져 나간다는 것이다. 종양세포가 원발병터를 떠나 원격부위에 도달해서 재증식하는 것을 전이 metastasis 라고 하는데 그 종양을 전이암이라고 부른다. 암 환자가 목숨을 잃는 원인은 전이 때문이며 예후를 결정하는 가장 중요한 요인이다.

림프성전이

림프성전이는 종양세포가 근방의 림프관 안으로 침입해서 림프관을 타고 림프절로 퍼져 나간 후 그곳에서 다시 증식하는 것을 말한다(그림 8-7A). 림프성전이는 육종보다 암종에서 많이 발생한다. 여러 장기의 각 부위를 지배하는 림프관은 해부학적으로 정해져 있다. 일단 림프절이라고 불리는 원발병터의 국소림프절로 전이되고, 계속 진행되면서 차례로 원격림프절로 전이병터를 형성하게 된다. 입안암이나 갑상샘암종 등의 머리목부분의 암은 목림프절에서, 유방암은 겨드랑림프절에서 시작하여 전이된다. 위암은 먼저 위 주위의 림프절로 전이되고, 진행된 증례에서는 비르효 Virchow 전이라고 불

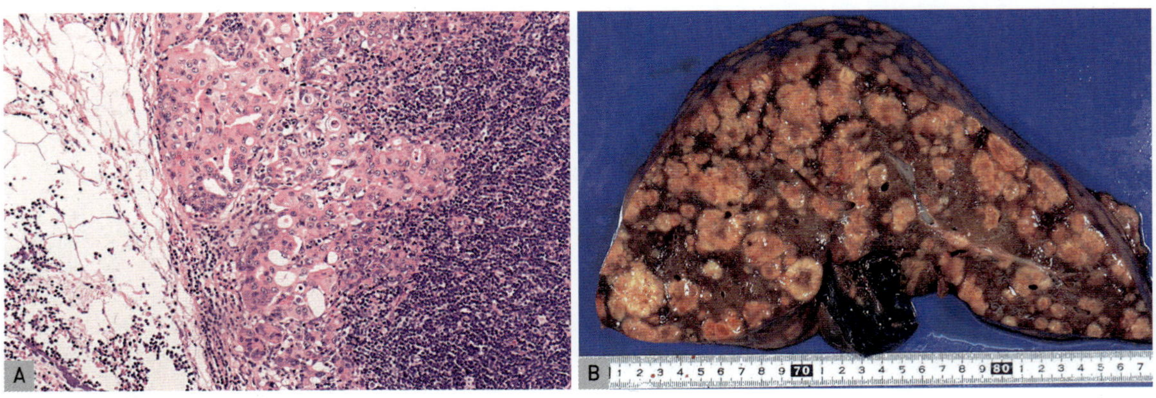

그림 8-7. 악성종양의 전이
A: 림프절전이(위암). 림프절의 가장자리굴에서 실질에 걸쳐 전이된 암세포가 증식하고 있다.
B: 간전이(방광암). 혈행전이를 통해 다발성 백색종양이 형성되고 대부분이 중심부에서 괴사를 동반한다.

리는 왼빗장위오목림프절에서 전이병터를 형성한다. 감시 sentinel 림프절은 '전초림프절'이라고도 하며, 암세포가 림프류를 타고 최초로 도달하는 림프절을 말한다. 이 림프절의 생검을 통해 전이 상황을 거의 정확하게 알 수 있으며 적절한 치료방법을 선택할 수 있게 된다.

특수한 림프성전이로 암종림프관염 carcinomatous lymphangiosis 을 들 수 있다. 이는 폐와 같은 장기 내의 림프관 안에서 증식한 종양세포가 촘촘히 연속적으로 나타나는 상태이다.

크루켄버그종양 Krukenberg's tumor 은 주로 난소로 전이되는 림프성전이이다. 원발병터로는 위의 반지세포암종이 가장 많으며 큰창자나 젖샘의 점액암종도 있다. 양쪽 난소가 원형을 유지한 상태로 붓는다.

혈행전이

종양세포가 모세혈관이나 세정맥에 침입해서 혈류를 타고 원격장기에 도달한 후 전이병터를 형성하는 것을 혈행전이 hematogenous metastasis 라고 한다. 육종은 혈행전이가 발생하는 경우가 많으며 암종은 저분화보다 고분화인 것이 혈행전이를 잘 일으킨다. 또한 종양의 특성으로 콩팥암이나 전립샘암, 융모막암종 등이 혈행전이가 잘 일어난다. 종양세포는 일반적으로 정맥계나 문맥계에 침입해서 혈류를 타기 때문에 종양세포가 처음 만나는 모세혈관망을 가지는 장기(폐나 간 등)에 전이병터를 형성하는 것이 많다. 따라서 대정맥영역의 종양은 폐로 전이되고, 위암, 대장암, 방광암 등 문맥영역의 종양은 간으로 전이된다(그림 8-7B). 하지만 이러한 원칙은 모든 영역에 해당되는 것은 아니며, 각각의 종양에 따라 전이되는 장기의 친화성은 서로 상이하다고 알려져 있다. 예를 들어 전립샘암이나 유방암은 뼈로 전이되는 경우가 많다.

파종성전이

배안이나 가슴안에 위치한 위, 쓸개, 폐 등의 장기에서 발생한 암이 복막이나 가슴막에 노출된 경우 거기서부터 암세포가 유리되어 마치 씨를 뿌린 것처럼 복막이나 가슴막의 다른 부위에 전이병터를 만드는 것을 파종성전이 dissemination metastasis 라고 하거나 단순히 파종 dissemination 이라고 한다. 파종이 고도로 진행되면 암세포를 포함한 혈성복수나 가슴막삼출액이 고여서 암종복막염 carcinomatous peritonitis 혹은 암종흉막염 carcinomatous pleuritis 상태가 된다. 직장

자궁오목 Douglas pouch (남성은 직장방광오목)으로 전이된 파종성전이는 곧창자를 검진하는 과정에서 단단하게 굳은 종양으로 발견되는데, 이를 슈니츨러 Schnitzler 전이라고 한다. 뇌실 근처에서 발생한 종양이 뇌척수액을 타고 뇌척수강 안으로 파종되는 경우도 있다.

전이의 메커니즘

원발병터에서 증식하는 암세포가 표적장기에 도달해서 전이병터를 형성하기 위해서는 다음과 같은 많은 단계를 거친다(그림 8-8).

① 원발병터로부터 암세포의 이탈과 국소 사이질로의 침윤
② 림프관, 혈관으로의 침입
③ 림프관, 혈관 안에서 생존
④ 표적장기에서 림프관이나 혈관의 내피에 접착
⑤ 림프관, 혈관의 바깥으로 침윤
⑥ 재증식

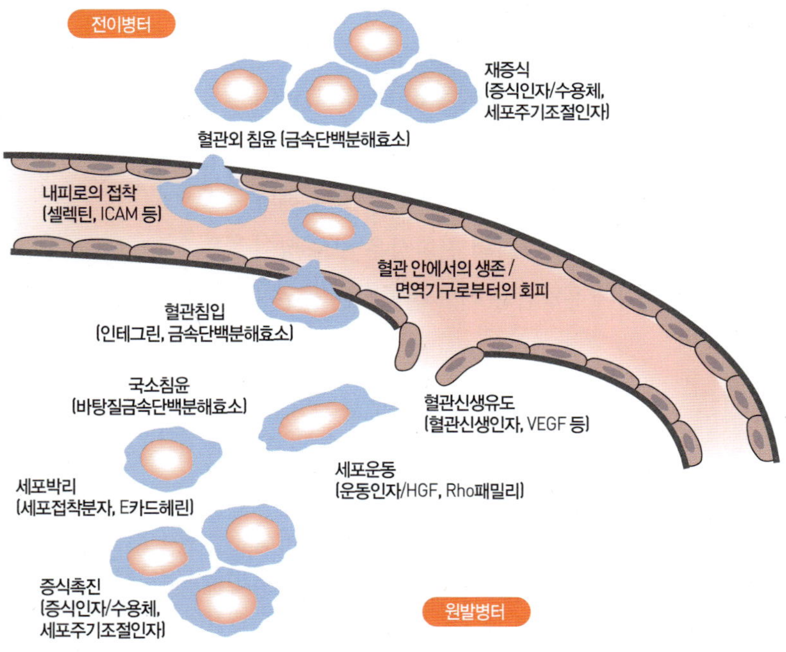

그림 8-8. 암의 혈행전이 과정과 그와 관련된 다양한 분자

암전이가 성립되기 위해서는 원발병터에서 이탈해서 사이질 침윤, 혈관 침입, 혈관 내 생존, 표적 장기에서의 혈관내피 접착, 혈관외 침윤, 재증식 등의 과정이 필요하다.

등이다. 종양혈관이라 불리는 신생혈관은 종양세포의 증식과 전이경로에서 전이를 촉진하는 작용을 하고 있다.

상피종양의 경우에는 암세포 원발병터에서 이탈하기 위해서는 세포접착분자 E카드헤린 E-cadherin 의 불활성화가 필요하다. 암세포의 침윤에는 암 주위에 존재하는 콜라겐이나 섬유결합소 fibronectin 등 세포바깥바탕질의 분해가 필요하며, 이 때문에 암세포는 다양한 바탕질금속단백분해효소 matrix metalloprotease; MMP 를 분비하지 않으면 안 된다. 암세포가 바탕질 내부에서 이동하기 위해서는 큰포식세포나 섬유모세포에서 생산되는 HGF를 이용한다. 주위로부터 자극을 받아서 암세포가 상피세포에서 중간엽세포의 성질로 변화하는(상피중간엽전환 epithelial mesenchymal transition; EMT) 것도 침윤에 관여한다. 혈관으로 침입하는 데에는 세포바깥바탕질수용체인 여러 종류의 인테그린 integrin 과 MMP가 관여한다.

다음으로 비생리적 환경의 혈관 속에서 살아남은 암세포는, 당쇄항원인 시아릴 Le^{x}나 시아릴 Le^{a}와 혈관내피세포 표면에 있는 E셀렉틴 E-selectin 을 매개로 표적장기에 착상한다. 그곳에서 혈관 밖으로 나와 새로운 장소에서 재증식을 하려면 인테그린, MMP, 각종 증식인자가 필요하다. 이러한 모든 조건을 충족시키는 암세포만 전이가 되는 것이다.

악성종양 진행도

전신 진행도 분류

악성종양의 진행도는 환자의 예후를 규정하는 중요한 인자이며, 다양한 지표를 이용하여 진행도 혹은 병기 stage 가 분류된다.

TNM 분류는 병변의 해부학적 확대에 따라 암의 진행도를 분류하는 것으로 국제암통제연합 UICC 이 중심이 되어 각 장기의 암마다 정한 국제적 분류법이다.

- T (primary tumor): 원발병터의 크기나 주위 조직에 대한 침윤 정도이며, T0~T4까지의 5단계로 나타낸다.
- N (regional lymph node metastasis): 소속 림프절로의 전이 정도에 따라 N0~N3로 나타낸다.
- M (distant metastasis): 원격장기의 전이 유무에 따라, 없으면 M0로 하고,

있으면 M1으로 분류한다.

이들 3요소를 조합해서 병기를 I~IV의 4기로 나눈다. 병기의 정의는 각 장기의 암에 따라 약간 다르지만 대략적으로 기술하면 다음과 같다.

- 병기I은 원발병터에 국한된 암이며 전이가 없다.
- 병기II는 원발병터 주위에 침윤하지만 전이는 없거나, 또는 소수의 소속 림프절에만 전이가 있다.
- 병기III은 대부분의 소속 림프절에 전이가 있다.
- 병기IV는 원격전이가 있다.

이 분류는 예후와도 관련이 있는데, 병기가 진행됨에 따라 예후는 나빠진다. 위암, 대장암, 폐암, 유방암, 방광암, 췌장암을 비롯한 주요 장기의 암에 대해 규약을 정해 진행도를 분류하고 있다. 이러한 분류법은 진단법이나 치료법의 발전에 따라 주기적으로 재검토되며, 치료효과의 판정에도 이용된다.

국소적인 진행 정도

암의 국소적인 진행 정도에 대해서는 다양한 표현이 사용된다.

상피내암종

상피내암종 carcinoma *in situ* 은 암세포의 증식이 상피층에만 머무르고 있으며 사이질로 침윤하지 않는 것을 말한다. 주로 자궁목이나 피부 등의 편평상피암종에서 발견된다. 미세침윤암종 microinvasive carcinoma 이란 암이 바닥막을 넘어 사이질에 아주 약간(3~5 mm 이내) 침윤하는 것을 말한다.

점막암종

점막암종 mucosal carcinoma 이란 점막상피층에서 발생한 암의 침윤이 점막고유층 안에 머무르고 있는 것이다. 비침윤암종 non-invasive carcinoma 이라는 표현도 사용되는데 이는 암의 증식이 젖샘관이나 이자관 등의 속공간에 한정되어 있는 것을 말한다.

조기암

조기암 early carcinoma 은 암이 일반적으로 작고 전이도 거의 없는 것으로 적절한 치료를 통해 거의 완전히 치유된다. 앞서 설명한 상피내암종이나 점막암종 등은 여기에 포함된다. 그러나 조기암의 정의는 각 장기의 암에 따라 다르다.

예를 들어 위암이나 대장암은 림프절전이의 유무에 관계없이 점막밑층까지만 침윤이 있으면 조기암이라고 하는데 반해, 식도암은 점막고유층까지만 침습이 머무르고 있는 것을 조기암이라고 한다.

잠복암종, 잠재암종, 우연암종

잠복암종 latent carcinoma 은 미세한 암이며 임상증상을 전혀 나타내지 않는다. 수술표본이나 병리부검 조직에서 우연히 발견된다.

잠재암종 occult carcinoma 은 전이는 있지만 원발병터가 불분명한 것에 대한 후속 검사에 의해 처음으로 발견되는 미세한 원발종양이다.

우연암종 incidental carcinoma 은 비악성종양성질환으로 절제된 조직 안에서 병리조직학적 검사에 의해 우연히 발견되는 암이다.

갑상샘암종이나 전립샘암은 잠복암종, 잠재암종, 우연암종의 형태를 가지는 것이 많다.

종양 발생의 원인

종양의 발생에 영향을 미치는 요인으로는 생체가 외부로부터 받는 외인과 생체가 내재적으로 가지고 있는 내인이 있다. 외인은 화학적 인자, 물리적 인자, 생물학적 인자로 크게 나눌 수 있다. 내인은 유전성종양으로 대표되는데, 다형유전자에 의한 유전적 요인도 중요하다.

외인

화학적 인자

우리가 살고 있는 환경에는 많은 화학발암물질이 있다. 그것들은 대부분 DNA에 결합하여 DNA를 손상시키거나 점돌연변이를 일으킨다.

특정 직업에 오래 종사하면서 화학발암물질에 계속 노출되면 암이 높은 비율로 발생하게 되는데, 이를 직업암이라고 한다. 1775년 영국에서 굴뚝청소부의 음낭에 피부암이 발생한 것이 처음 보고된 이래 역학적, 화학적 연구를 통해 다양한 직업암 및 생활환경 속에 존재하는 화학발암물질을 알 수 있게 되었다(표 8-4).

표 8-4. 대표적인 발암의 외인

	요인	요인의 소재	발생하는 암
화학적 인자	벤즈피렌(타르)	직업(공업 종사자)	피부암
	아닐린	직업(공업 종사자)	방광암
	니트로소아민	음식물	여러 종류의 암
	석면	직업(공업 종사자)	흉막중피종
	아플라톡신	음식물(곰팡이)	간암
	머스터드 가스	직업(독가스 제조)	폐암
	비소	직업(구리, 주석 제련공)	피부암
물리적 인자	방사선	의료 / 사고 등	백혈병, 갑상샘암종
	방사선(코발트, 라듐)	직업(공업 종사자)	폐암
	자외선	환경	피부암

벤즈피렌 benzpyrene 이나 디벤즈안트라센 dibenzanthracene 등의 다환성방향족탄화수소는 굴뚝청소부의 음낭암의 원인이 된 물질로 타르 안에 포함되어 있다. 또 담배연기와 자동차 배기가스에도 포함되어 있다. 방향족아민은 아닐린 공장의 종사자에게서 많이 발생하는 방광암의 원인물질이다. N-니트로소화합물 N-nitroso compound 은 그 종류에 따라 다양한 동물에게 장기특이적인 암을 발생시킨다. 니트로소아민 nitrosoamine 은 음식물 속에 존재할 뿐만 아니라 여러 가지 음식물에 포함된 2급 아민과 아질산의 화학반응으로 위장 안에서도 만들어진다.

자연계에도 발암물질은 존재한다. 땅콩 등에는 아플라톡신 aflatoxin 을 만드는 곰팡이가 생길 수 있으며 강한 발암성을 나타낸다.

물리적 인자

방사선 자극은 중요한 물리적 발암인자이다. 방사선에 의해 DNA손상이 일어나고 돌연변이나 염색체이상이 발생한다. 원폭 피폭자는 백혈병, 다발골수종, 갑상샘암종 등의 발생률이 높다. 1986년의 체르노빌 원전 사고 주변에서는 소아의 갑상샘암종이 빈발했다.

자외선도 정도의 차이는 있지만 방사선과 마찬가지로 DNA장애를 일으킨다. 햇빛에 노출될 기회가 많은 노동자나 햇빛에 과민한 백인에게 피부의 편평세포암종이나 악성흑색종이 잘 발생한다.

기계적인 반복 자극에 의해서도 암이 발생할 수 있다. 썩은니(충치)나 부적합한 보철물(틀니)로 인한 설암, 파이프 애호가에서 나타나는 입술암종, 쓸개돌증에 동반되는 쓸개암 등을 들 수 있다.

생물학적 인자

바이러스로 인한 발암이 가장 중요하지만, 위나선균 *Helicobacter pylori* 감염이나 위암처럼 세균에 의한 것도 있다.

바이러스 발암

바이러스로 인한 발암은 동물의 종양으르 종종 나타난다. 발암성이 있는 바이러스를 종양바이러스 oncovirus 라고 한다. 인간에서 바이러스로 인해 발생하는 암의 종류가 많지는 않다. 다음은 그 대표적인 예이다.

성인T세포백혈병: HTLV-1 human T lymphotropic virus type1 의 수직감염(부모에서 자녀에게) 및 수평감염(개체에서 개체로)에 의해 발생한다. 클로버 모양의 핵을 가진 비정형림프구의 증식으로 자주 피부에 침윤한다. 발생지역은 집적성이 있어서 일본의 큐슈, 시코쿠, 킨키 등 태평양과 접해 있는 지역에서 많이 발생한다.

버킷 Burkitt 림프종: DNA바이러스인 엡스타인-바바이러스 Epstein-Barr virus; EBV 에 의해 발생한다. B세포에 바이러스가 감염되어 다클론성 증식이 일어나고, 그것이 발단이 되어 염색체이상(8:14 상호 자리옮김)이 발생한다. EBV는 코인두암종이나 일부 위암의 발생에도 관여하고 있다. 아프리카의 소아에게 잘 발생한다.

HPV human papilloma virus: DNA바이러스인 HPV는 70종류 이상의 존재가 알려져 있지만, 특히 HPV-16, -18, -45, -56의 감염과 자궁경부암과의 관련성이 강하다. HPV의 유전자 산물이 종양억제유전자를 불활성화해서 암발생에 관여한다.

B형간염바이러스, C형간염바이러스: B형간염바이러스 hepatitis B virus; HBV 나 C형간염바이러스 hepatitis C virus; HCV 는 만성간염에서 간경화를 일으킨다. 이 과정에서 간세포의 파괴와 재생이 지속되는 동안 간암이 발생한다.

종양유전자를 지닌 종양바이러스

바이러스가 원인이 되어 발생하는 동물의 종양은 많다. RNA종양바이러스는 역전사효소를 가지고 있어서 레트로바이러스 reverse transcriptase containing oncogenic

표 8-5. 대표적 종양바이러스와 종양유전자

종양바이러스	종양유전자	유전자 산물의 기능에 의한 분류
원숭이육종바이러스	*sis*	증식인자
Rous육종바이러스	*src*	비수용체형
조류육종바이러스	*yes*	티로신키나아제
마우스백혈병바이러스	*abl*	
고양이육종바이러스	*fms*	증식인자수용체
조류적혈모구증바이러스	*erbB*	
Harvey육종바이러스	*Ha-ras*	신호전달
Kirsten육종바이러스	*Ki-ras*	
마우스백혈병바이러스,	*raf*	세린트레오닌키나아제
조류골수세포증가바이러스	*myc*	전사인자
조류골수모세포증가바이러스	*myb*	
쥐뼈육종바이러스	*fos*	

virus; retrovirus 라고도 불리는데, 대부분은 이런 종류의 바이러스에 의한 것이다. 이들은 바이러스종양유전자 viral oncogene 를 가진 것이 많아 직접 암발생에 관여한다(표 8-5).

닭에게 다양한 백혈병을 일으키는 조류적혈모구증바이러스 avian erythroblastosis virus, 조류골수세포증가바이러스 avian myelocytosis virus 는 각각 v-*erb*B, v-*myc*라는 수용체형 티로신키나아제나 전사조절 기능을 가진 종양유전자를 포함하고 있다. 쥐에 육종을 일으키는 하비 Harvey 육종바이러스 및 커스틴 Kirsten 육종바이러스에는 세포내 신호 전달을 담당하는 v-Ha-*ras* 및 v-Ki-*ras*라는 종양유전자가 있다.

인간의 정상세포에도 각각의 바이러스 암유자에 대응하는 매우 비슷한 유전자가 있는데, 이것을 풋종양유전자 protooncogene 라고 한다. 풋종양유전자는 제어된 세포의 증식, 기능, 분화를 담당하고 있으나 점돌연변이나 유전자증폭 등에 의해 활성화됨으로써 암을 일으킨다

사회적 인자

사회적인 외인은 자연환경, 생물학적 환경, 문명 혹은 기술적 환경의 세 가지 환경에서 유래한 것으로 구분할 수 있다.

자연적 환경인자에는 온도, 자외선, 방사선, 기상, 기후, 풍토 등이 포함된다. 생물학적 환경인자는 음식, 영양, 기호품, 병원미생물을 말한다. 문명 또는 기술적 환경으로는 대기오염, 화학적 작용, 공해병, 직업병, 의인병을 들 수 있다. 내분비교란물질(환경호르몬)도 이 중 하나이다.

내인

내인은 유전적 요인과 소인으로 나뉜다. 유전적 요인은 유전성 암이 전형적이며 선천적으로 발암 관련 유전자이상이 있으면 높은 비율로 암이 발생한다(「유전성종양」(→ 148쪽) 참조).

또한 인간 게놈은 개인마다 약간의 염기서열의 차이가 있다고 알려져 있다. 그 대표적인 것이 단일뉴클레오티드다형체 single nucleotide polymorphism; SNP 이며, 1,000염기에 1개의 비율로 존재한다. 이것이 발암에 관련된 유전자영역 내에 존재하면 유전자 산물의 기능에 영향을 미쳐 발암 리스크를 변화시키는 것이 다양한 암에서 나타나고 있다. 예를 들면, 위산분비를 제어하는 시토카인 IL-1β유전자의 SNP와 위암의 발생 사이에는 상관관계가 있어서, 특정 SNP를 가진 사람이 다른 사람에 비해 위암에 걸리기 쉽다. SNP는 암발생 리스크뿐만 아니라 약제 감수성이나 유해 현상의 출현에도 영향을 줄 수 있다. 다형유전자는 암을 비롯한 많은 질환의 감수성을 규정하고 있기 때문에 그 정보를 상세하게 해석하여 유전자의 개별적 특성에 기초한 개별화된 예방활동의 전개가 앞으로 기대되고 있다.

한편 소인은 발암과의 직접적인 관계는 없지만 암발생의 내적 요인이 되는 것을 말한다. 다양한 역학적 데이터로부터 소인이 나타나는 경우에도 환경인자를 포함한 외인과의 구별이 명확하지 않을 때도 많다.

예를 들어 성별에 따라 발생하는 빈도가 확실하게 차이나는 암이 있다. 폐암이나 식도암은 남성에게 많이 나타나고 갑상샘암종이나 쓸개암은 여성에게 많이 나타난다. 이 경우 흡연이나 음주 등의 외인의 관여는 무시할 수 없다. 젖샘, 난소, 전립샘 등 생식기관의 암은 호르몬의존성 종양이며, 이들 암의 발생과 진행에 관해서는 호르몬환경을 소인으로 받아들일 수 있다.

면역력의 저하는 명백히 발암의 소인이다. 자가면역질환이나 면역결핍증후군 등은 암의 합병 빈도를 높이며 노화에 따라 암발생이 증가하는 요인으로 면역능력을 포함한 생체방어기구의 저하가 관여하고 있다.

발암의 메커니즘

유전자의 병으로서의 암

통상적으로 암은 어느 정도의 소인에 환경으로부터 가해지는 외인이 더해져서 발생한다. 암은 이와 같은 오랜 경과 속에서 여러 가지 유전자이상이 축적됨에 따라 다단계적으로 발생해서 계속 증식하는 유전자병이다. 이러한 유전자이상으로는 종양유전자의 활성화, 종양억제유전자의 비활성화, 증식인자수용체, 세포주기조절인자, 세포접착분자의 이상, 세포사 관련 유전자의 이상 등이다. 특히 세포의 암발생에 직접 관여하는 유전자변이를 드라이버변이 driver mutation 라고 부른다.

유전자배열에 변화가 없음에도 불구하고 표현형에 변화가 생기는 것을 후성이상이라고 하며, 그 안에서 DNA메틸화로 인한 염색질의 구조변화와 함께 일어나는 전사단계에서의 유전자발현이상이 중요하며 종양억제유전자의 비활성화와 관계가 있다. 또한 단백질을 코드화하지 않는 20~24염기 정도의 작은 RNA microRNA 가 다양한 유전자의 발현제어를 통해 암의 발생과 진행에 관여한다는 사실이 밝혀지고 있다.

종양유전자

종양유전자 oncogene 는 활성화에 의해 과잉기능을 나타냄으로써 암의 발생과 진행에 관여한다. 유전자이상에 의한 활성화는 다음 세가지가 있다. 그중 하나는 *ras*유전자처럼 DNA1염기가 치환되는 것(점돌연변이)에 의해 코드화하는 유전자산물의 기능이 현저히 항진되는 것이다. 또한 c-*myc* (전사인자), c-*erb*B2/Her2 (수용체형 티로신키나아제) 등에서는 유전자 복사수가 늘어나는 것(유전자 증폭)으로 인해 과잉 유전자 산물이 만들어진다(그림 8-9A). 또 하나는 염색체가 자리옮김하는 것에 의해 절단점에 존재하는 유전자에 이상이 생기는 경우이며, 백혈병이나 연부종양 등에서 자주 나타난다.

종양억제유전자

종양억제유전자 tumor suppressor gene 는 유전자이상으로 인해 유전자산물이 기능을 상실해서 암을 발생시키는 유전자이다. 그 대부분은 유전성종양 연구에서 발견되었다(표 8-6). 종양억제유전자의 불활성화 메커니즘에서는 맞섬유전

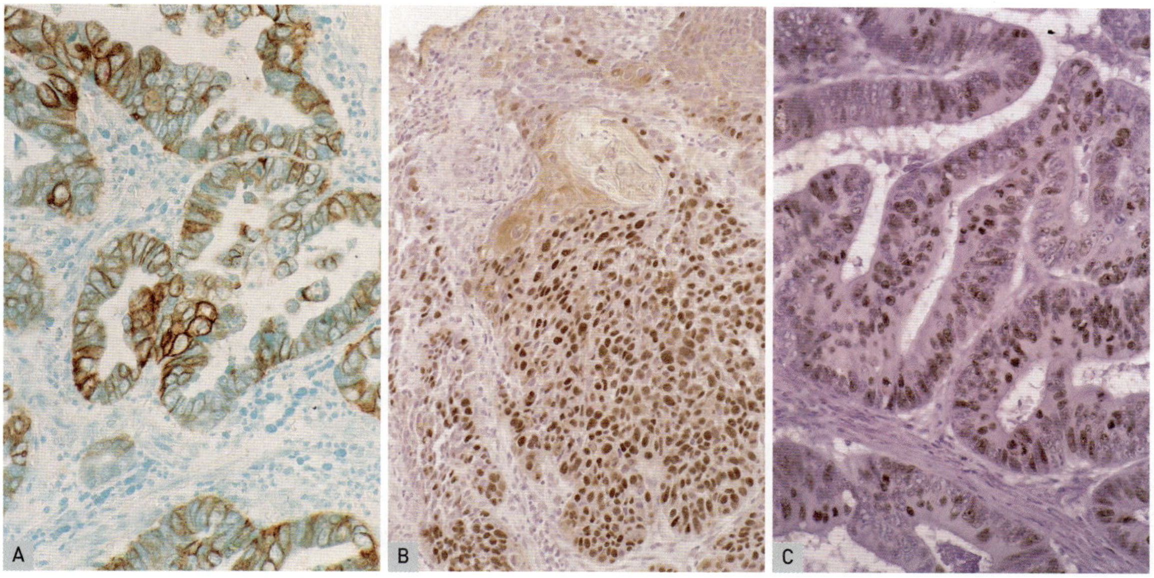

그림 8-9. 종양유전자, 종양억제유전자이상

A: 종양유전자 c-*erb*B2/Her2의 증폭에 의해 유전자산물이 세포막에 과잉 발현하고 있다(위암). B: 종양억제유전자 *p53*의 점돌연변이에 의해 변이단백질이 핵에 이상축적되고 있다(식도암). C: 암세포의 대부분은 증식기에 있다(Ki-67염색)(대장암).

표 8-6. 유전성종양과 그 원인유전자

	원인유전자	유전자 종양, 질환	유전자산물의 기능
종양억제유전자	*RB*	유전성망막모세포종	세포주기제어
	TP53	Li-Fraumeni증후군	전사인자, 세포주기
	WT1	유전성Wilms종양	전사인자
	NF1	신경섬유종증1형	신호전달
	APC	가족성샘종폴립증	신호전달
	VHL	von Hippel-Lindau병	전사조절
	p16/CDKN2A	가족성흑색종	세포주기제어
	BRCA1, BRCA2	가족성유방암, 난소암	DNA절단 복구
	PTCH1	가족성바닥세포암종증후군	신호전달
	CDH1	가족성위암	세포사이접착
	PTEN	Cowden병	신호전달
종양유전자	*RET*	다발내분비샘종양2형	수용체형 티로신키나아제
DNA복구유전자	*MLH1, MSH2, PMS* 등	유전성비폴립잘록곧창자암	DNA불일치 복구
	*XP*유전자군	색소성건피증	DNA손상 복구

자의 결여, 변이, DNA메틸화에 의한 발현억제가 중요하다.

종양억제유전자이상은 유전성종양 발생뿐만 아니라 일반적인 암(자연발생암)에서도 암발생에 관여하고 있다. *TP53*유전자가 코드화하는 단백질은 세포 스트레스에 반응해서 세포주기, DNA회복, 세포자멸사 등을 조절하는 유전자의 발현을 제어하고 있으며, 그 불활성화는 세포주기의 진행, DNA회복의 붕괴, 세포자멸사의 억제, 이상증식 등을 통해 암발생을 일으킨다. *TP53*유전자의 이상은 알려진 유전자이상 가운데 가장 빈도가 높으며 인간의 악성종양 가운데 약 절반에서 확인되었다(그림 8-9B).

APC adenomatous polyposis coli 유전자는 가족성샘종폴립증 familial adenomatous polyposis; FAP 의 원인유전자로 알려져 있으며, 이 유전자의 이상으로 인해 수백 개의 대장샘종이 발생하고 경과에 따라 대장암으로 진행된다. *RB* retinoblastoma 유전자는 정상적으로는 세포증식을 억제하는 작용의 단백질을 코드화하지만, 비활성화로 인해 세포에 이상증식이 일어나는 것이 암발생과 관련된다.

세포주기조절인자

세포는 G1기, S기(DNA합성기), G2기, M기(분열기)라는 4가지 단계를 반복하면서 증식하고 있으며 이를 세포주기라고 한다. 이러한 세포주기의 진행은 플러스 인자인 다양한 종류의 사이클린 cyclin 및 사이클린의존활성효소 cyclin-dependent kinase; CDK 와 마이너스 인자인 CDK억제인자에 의해 제어되고 있다. 이러한 제어가 붕괴되면 암세포의 과잉증식이 일어난다(그림 8-9C).

사이클린D1이나 사이클린E는 많은 식도암이나 위암에서 유전자를 증폭해서 과도한 증식능력을 불러온다. CDK억제인자를 코드화하는 *p16/CDKN2* 유전자는 식도암이나 악성흑색종에서 유전자결함이 발견되고 있다.

유전불안정

유전자 DNA손상은 다양한 외인에 의해 유발되고 또한 세포분열 시에도 DNA복제의 실수가 일어난다. 정상세포에는 이러한 이상을 회복하는 메커니즘이 작동하고 있어서 유전자이상이 정착되는 경우는 거의 없다. 이러한 회복 활동이 약해져서 유전자이상이 쉽게 남아 있는 상태를 유전불안정 genetic instability 이라고 한다. 다발암의 대부분은 유전불안정이 존재한다. 유전불안정의 원인은 *hMSH2*, *hMLH1* 등의 DNA불일치를 회복하는 계열의 유전자이상으로 알려져 있다.

다단계분자발암기구

다양한 유전자나 분자의 이상축적에 의해 암이 발생하고 진행되는 과정은 큰창자의 정상점막이 샘종을 거쳐 대장암에 이르는 경로 adenoma-carcinoma sequence 에서 잘 나타난다(그림8-10).

먼저 *APC*나 *β*카테닌유전자의 이상으로 인한 불활성화로 관샘종이 발생하고, 여기에 *KRAS*유전자의 점돌연변이가 가해져 비정형성이 강한 샘종이 되어 간다. 이 시기에 끝분절효소가 활성화되어 세포가 불사화로 인도된다. 여기에 *TP53*이나 *SMADA*유전자의 결여와 변이가 겹쳐져서 대장암이 발생한다. 여기에 많은 수의 유전자, 세포주기조절인자, 증식인자, 수용체 등의 이상축적이 더해져 암은 주위로 침윤해서 전이가 발생하게 된다. 이 모든 단계에서 유전불안정이 관여하고 있어서 유전자이상의 축적을 촉진하고 있다. 과다형성폴립, 톱니모양샘종을 거쳐 대장암이 발생하는 경로도 있는데, *BRAF*변이, *CDX2*의 불활성화가 관여하는 것으로 여겨지고 있다. 대장암이라도 전암성병변(샘종)을 거치지 않는 것도 있다(*de novo*암). 그러한 경우에는 이들 변이의 순서가 다르거나, 또는 한꺼번에 일어나는 것이 원인이라고 생각된다.

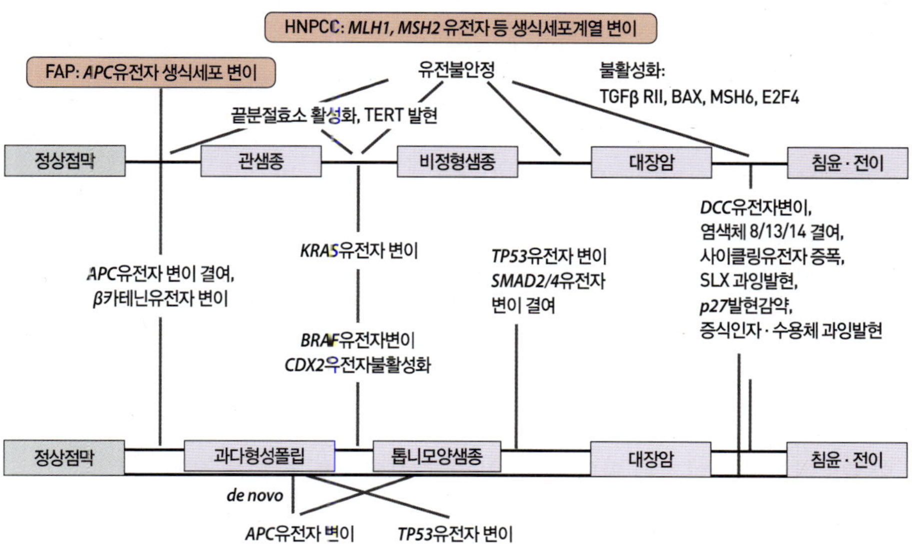

그림 8-10. 대장암의 다단계 발생, 진전의 분자기구

종양억제유전자의 비활성화, 종양유전자 활성화, 끝분절효소에 의한 세포불사화 등이 겹쳐져서 대장암이 발생하며, 유전불안정은 유전자이상의 축적을 촉진하고 있다.

유전성종양

표 8-6에 나타난 바와 같이 유전성종양hereditary cancer의 원인유전자의 대부분은 종양억제유전자이다. 종양억제유전자가 비활성화되려면 한 쌍의 유전자 양쪽에 이상이 있어야 한다. 유전성종양은 한쪽 부모로부터 물려받은 유전자에 이상이 있어도 그 시점에서는 암이 발생하지 않으며, 다음 단계에서 새롭게 다른 쪽에 변이나 결여가 생겨야 비로소 암이 발생한다(누드슨Knudson의 Two hit theory). 즉 유전성종양의 가계에서는 1/2 확률로 이미 원히트가 걸린 상태에 있다. 따라서 개체에서 이러한 유전자이상을 계승하는 것이 가장 확실한 암 발생의 내인이다. 또한 계승된 유전자변이는 생식세포에도 존재하기 때문에 생식세포계열변이germline mutation라고 불린다.

가족성샘종폴립증FAP은 보통염색체우성 유전형식을 취하고 있으며 *APC* 유전자 한쪽에 이상이 있으면 그로 인해 큰창자에 수백~수천 개의 폴립이 생기고, 거의 100% 확률로 그중 몇몇 폴립은 암으로 발전한다. 그 외에도 종양억제유전자의 생식세포계열변이로 인한 유전성종양으로는 *RB*유전자에 의한 유전성망막모세포종, *WT1*유전자에 의한 Wilms종양, *p16*/CDKN2 유전자에 의한 가족성흑색종, *BRCA1*나 *BRCA2* 유전자에 의한 가족성 유방암과 난소암 등이 있다.

유전성비폴립잘록곧창자암hereditary nonpolyposis colorectal cancer; HNPCC의 가계에서는 2세대에 걸쳐 3명 이상 대장암이 발생하며, 그중 1명은 50세 이하이다. 이는 *hMSH2*, *hMLH1* 등의 DNA불일치회복계유전자의 생식세포계열변이에 따른 유전불안정이 원인이며, 대장암 이외에도 자궁내막암이나 위암 등이 많이 발생한다. 한편 종양유전자변이로 일어나는 유전성종양은 적다. 증식인자수용체를 코드화하는 *RET*유전자의 생식세포계열변이는 갑상샘 속질암종, 부신 크롬친화세포종, 부갑상샘 샘종 등이 나타나는 다발내분비샘종양2형multiple endocrine neoplasia type 2; MEN 2의 원인이 된다.

분자표적치료

암에 대한 치료에는 수술적 절제, 약물요법, 방사선치료 등이 있다. 분자표적치료는 약물요법의 일종이지만 암의 증식, 침윤, 전이의 열쇠가 되는 유전자나 분자를 타깃으로 해서 그 표적분자에 대한 억제제나 항체약을 이용해 암을 치료하는 것이다. 통상적인 항암제는 정상세포 중에서도 활발히 증식, 분열하는 세포에 영향을 미쳐서 탈모나 백혈구 감소 등의 유해현상(부작용)이

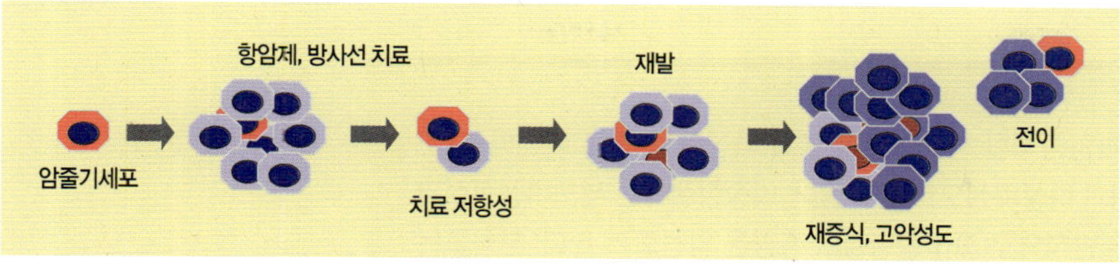

그림 8-11. 암줄기세포와 치료 저항성
암줄기세포는 암세포 집단의 일부를 차지하는데 불과하지만 항암제나 방사선 치료에 저항성이 있어서 재발과 전이의 원인이 된다.

발생하기 쉽다. 분자표적약은 암세포에 특징적으로 존재하는 유전자나 분자에 대한 약제이며 특이성이 높다. 항HER2항체약인 트라스투주맙 Trastuzumab 을 HER2양성 유방암이나 위암 치료에 사용하거나, 티로신키나아제의 억제제인 이매티닙 Imatinib 을 만성골수백혈병이나 위창자기질종양 gastrointestinal stromal tumor; GIST 치료에 사용하는 것이 대표적이다.

암줄기세포와 치료저항성

암조직을 구성하는 암세포는 균일하지 않으며 일부에 "줄기세포적"인 성질을 가진 암세포(암 줄기세포)가 존재한다. 암줄기세포 cancer stem cell 는 자기복제능력, 다변화능력, 비대칭성분열 등의 능력을 가진다. 항암제를 세포 바깥으로 배출하는 능력, 저산소 환경에서의 생존능력, 활성산소 제거능력, DNA회복능력, 세포자멸사 회피능력이 높아 항암제 및 방사선 치료에 저항성이 있고 재발의 원인이 된다. 또한 전이능력이 높은 것으로 알려져 있다(그림 8-11). 따라서 모든 암세포를 제거하고 완전치유를 이끌어 내려면 암줄기세포를 치료의 표적으로 삼을 필요가 있으며, 현재 이에 대한 연구가 진행되고 있다.

임상에서는…

온몸에 있는 모든 장기에서 다양한 종양이 발생한다. 정형외과영역의 악성종양 때문에 사지 절제술을 받은 환자, 폐암 수술 뒤에 물리치료를 받는 환자, 뇌종양 수술 이후에 작업치료를 받는 환자를 대상으로 발생한 종양의 종류나 악성도를 충분히 이해해 두어야 한다. 의사보다 환자를 더 오래 대하는 간호사, 물리치료사, 작업치료사에게는 질환의 재발이나 합병증의 발병을 감지하는 역할이 기대되며, 이를 위해서는 종양에 관한 병리학적 이해가 필요하다.

복습 포인트

- 종양은 생체유래세포가 과잉증식한 상태이며 양성과 악성으로 크게 나뉜다. 또한 발생모조직에 따라 상피성과 비상피성으로 분류된다. 비정형성에는 세포비정형성과 구조비정형성이 있으며, 일반적으로 고비정형성의 종양은 악성도가 높다. 분화도는 종양의 형태나 기능이 발생모세포에 가까운지, 또는 먼지의 정도를 말한다.
- 암의 전이방식은 직접침윤과 3종류(림프성, 혈행, 파종)의 전이가 있다.
- 종양발생원인은 외인과 내인으로 분류된다. 외인에는 생활환경 중에 있는 화학발암물질, 방사선, 자외선 등이 중요하다.
- 암은 다양한 종양유전자, 종양억제유전자, 세포주기조절인자 등의 유전자이상의 축적에 의해 다단계적으로 발생하고 진행된다. 유전성종양은 암발생과 관련된 유전자에 생식세포계열변이가 일어나기 때문에 높은 빈도로 암이 발생한다.
- 암의 발생과 진행의 메커니즘에 기초한 분자표적치료는 특이성이 높다. 암줄기세포는 치료저항성을 가지고 있어서 재발의 원인이 된다.

제9장

노화

학습목표

- 노화, 나이, 수명의 개념을 이해한다.
- 노화가 일어나는 원인에 대해 이해한다.
- 노화에 따른 생리학적 변화를 학습한다.
- 노화에 따라 증가하는 질환에 대해 학습한다.

생리적 노화와 수명

평균수명

노화는 평균수명(0세의 평균여명)이 급격히 늘어난 오늘날 큰 문제 중 하나이며, 고령자가 증가함에 따라 어떠한 일이 일어날 것인지를 파악하는 것은 의학이나 보건학뿐만 아니라 사회학적으로도 매우 중요하다. 고대에는 평균수명이 지금보다 훨씬 짧았기 때문에 노화가 문제가 되는 경우는 드물었다(그림 9-1). 1800년대부터 세계적으로 평균수명이 급격히 늘어나기 시작하였으며, 세계 최장수 국가인 일본의 평균수경이 2014년에 83.7세가 되었다.

전 세계에서 빈번히 발생하였던 전쟁은 평균수명을 저하시키는 요인 중 하나였다. 이처럼 피할 수 있는 인명피해를 제외하면 감염증이 젊은 사람의 사망원인 1위를 차지하고 있었다. 1950년대 이후에 영양상태나 위생상태의 개선과 항생제의 개발은 감염증으로 인한 젊은 세대의 사망률을 극적으로 감소시켜서 평균수명이 늘어나는 데 기여했다. 최근에는 고연령층의 사망률이 더욱 낮아져서 수명이 늘어나는 데 기여하고 있다.

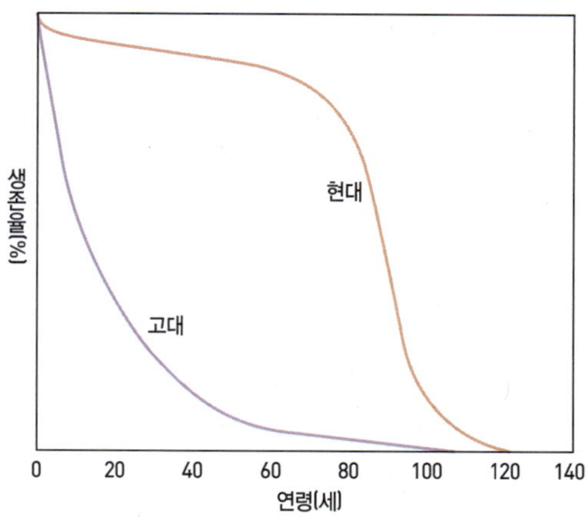

그림 9-1. 고대와 현대의 연령 분포

현대에는 젊은 나이에 사망하는 사람이 적고, 노인이 되어 사망하는 사람이 급격히 늘어났다. 고대에도 극소수의 사람은 장수하였으며 최고령의 나이는 크게 변하지 않았다.

지금보다 평균수명이 훨씬 짧았던 시대에도 장수했던 사람은 존재했다. 사실을 정확하게 기록하는 수단이 없었던 이전 시대의 수명에 대해서는 정확한 사실을 파악하기 어렵지만, 공적 문서에 사망연령 기록이 남아있는 약 1,000년 전에도 소수의 사람이 80세를 넘긴 것은 분명해 보이고, 100세를 넘겼다는 기록도 아마 사실일 것이다. 정확한 기록으로 여겨지는 최근 우리나라 최고령자가 124세이기 때문에 최고수명은 그다지 큰 차이가 없는 것처럼 보인다.

수명의 남녀 차이

또한 수명은 남녀 차이가 있으며, 일반적으로 여성은 남성보다 장수한다. 2018년 우리나라 사람의 평균수명은 남성이 79.7세, 여성이 85.7세로 여자가 남자보다 6년 더 오래 산다. 그러나 태어났을 때의 남녀 출산 비율은 105:100로 남성의 출생 수가 더 많다. 이러한 경향은 55세까지 이어져서 같은 연령대의 인원수는 남자가 더 많지만 그 이후로 역전되어 75~80세의 남녀비율은 2 대 3까지 내려간다.

여성이 장수하는 것은 동물 세계에서 일반적이지만 그 이유는 명확하게 밝혀진 바가 없다. 인간의 경우에는 혈관질환, 암, 호흡기질환, 간경화증 등이 고령의 남성에게 많이 발생하고 알코올 소비량과 흡연율이 남성에서 높은 것이 원인일 수도 있다. 이러한 요인이 없다면 큰 차이는 없을지도 모른다.

노인과 수명

나이가 들면서 발생하는 생리적 노화는 나이가 들면서 증가하는 질병과는 구별하는 것이 좋다. 고령자는 각각의 연령에서 가장 커다란 사망원인인 질병을 극복하고 살아남아서 생리적인 노화만으로 최고령 기록과 거의 같은 정도의 나이에 도달하는 것으로 생각된다. 노화와 질병을 혼동해서는 안 되지만 나이가 들수록 발병하기 쉬운 질병은 수명과 큰 관련이 있다.

세포의 수명과 끝분절

세포 차원에서의 노화이론

노화의 원인으로 세포 차원에서는 유전적 세포수명, 변이축적설, 산화물질 축적설 등 여러 가설이 제기되어 왔다. 1961년에 미국의 Hay Flick에 의해 샬레(페트리접시)에서 배양되는 섬유모세포의 수명이 있음이 밝혀졌는데, 이것은 수명이 유전적으로 정해져 있다는 증거의 하나로 여겨져 왔다.

세포종과 분열횟수의 관계

세포배양에서, 세포는 분열, 증식하여 샬레 위를 가득 채우기 때문에 세포배양을 새로운 샬레에서 다시 시작해야 하지만 그 승계 횟수에 한도가 있다. 대략 50세대는 유지할 수 있지만 그 후에는 분열이 정지되어 세포가 사멸하게 된다. 그러나 표피 등의 체내에서 항상 분열을 반복하고 있는 세포에서는 이러한 세포의 수명에 관한 현상이 나타나지 않는다. 이러한 세포종과 분열횟수의 상관관계에 관한 연구가 진행되고 있으며, 최근에는 끝분절과 끝분절효소의 관점에서 설명이 이루어지고 있다.

끝분절과 끝분절효소

염색체 끝에 있는 끝분절 telomere 이라고 불리우는 유전자 성분은 염기의 짧은 배열 TTAGG의 반복이며, 사람 염색체로는 길이가 2,000 염기 정도이다. 끝분절은 각각의 세포분열 때마다 짧아지다가 어느 정도 짧아지면 세포는 더 이상 분열하지 않게 된다(그림 9-2).

항상 분열을 반복하는 세포는 **끝분절효소** telomerase 라고 하는 효소를 이용해서 TTAGGG의 반복배열을 합성함으로써 끝분절이 짧아지지 않도록 하고 있다. 암세포와 같은 불사화세포는 끝분절효소의 활성이 강하게 작용한다.

그러나 대부분의 세포는 끝분절효소가 활성화되지 않고 끝분절의 단축이 진행된다. 따라서 끝분절은 수명을 예고하는 분자 시계로써 작동한다.

또한 조로증과 같이 조기에 노화가 나타나는 환자에게서 얻은 세포를 이용한 연구에서도 명확히 분열횟수가 줄어들었기 때문에 끝분절효소가 노화에 관여하고 있는 것은 사실이다. 그러나 신경세포나 심근세포와 같이 일반적으로 생체 안에서는 분열을 하지 않는 세포에서도, 노화로 인한 기능저하가 나타나기

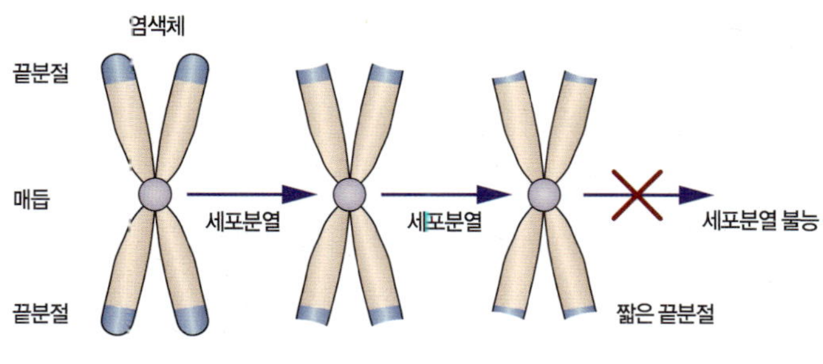

그림 9-2. **끝분절의 단소화와 세포의 수명**
염색체 끝에 있는 끝분절은 세포분열로 인해 짧아진다. 어느 정도의 길이가 되면 더 이상 분열할 수 없게 된다.

때문에 끝분절효소만으로는 생체뿐만 아니라 세포의 노화를 설명하기가 힘들다.

조로증후군

이러한 현상을 강하게 시사하는 조기에 노화를 일으키는 몇 가지 증후군이 있으며 그 해석에서 노화와 유전자가 관련이 있음을 시사하고 있다. 이와 같은 질환은 노화에 따른 변화의 진행이 빨라진다.

허친슨-길포드 Hutchinson-Gilford **형조로증(유전조로증)**은 수명이 10세 정도이며 그 사이에 노화가 매우 빨리 진행된다. 이 증후군의 원인은 핵막의 성분인 라민A의 결손 때문이다. 다른 형의 조로증 가운데 하나인 **베르너증후군** Werner syndrome 은 보통염색체열성질환이며, 초기에 백내장, 피부 위축, 골다공증 등이 일어나고 여러 종류의 암이 발생한다. 이러한 증후군에서는 DNA헬리케이스 DNA helicase 가 결손되어 있어서 게놈의 안정성이 저하된다. 두 증후군 모두 게놈의 안정성과 관련이 있으며 유전자나 염색체의 이상이 빈번하게 일어나고 있는 것으로 알려져 있다.

이러한 사실로 미루어 보았을 때 노화는 진행성유전변이와 그 결과로 나타나는 단백질의 기능장애에 의한 것이라는 것을 알 수 있다.

과산화물질의 세포내 축적

초과산화물이나 히드록실라디칼처럼 강한 산화능력을 가진 **활성산소**는 세포를 손상시키는 산화물질을 생산한다. 이러한 **지속적인 산화스트레스**는 세포막지질을 산화시켜 불용성 과산화물질을 축적시킨다. 이로 인해 DNA의 화학구조가 변화하면서 단백질을 산화시켜 세포의 노화를 유발한다고 여겨진다.

활성산소의 양은 신체의 크기와 관련이 있어서 대형 동물은 소형 동물보다 긴 수명을 가지는 것과 관계가 있다고 생각된다. 또한 노화에 따른 진행성 세포막지질의 산화로 인해 뇌, 심장, 간과 같이 분열되지 않는 세포의 용해소체 안에 불용성 불포화지방산의 과산화물인 지방갈색소(라이포푸신)가 축적된다. 90세가 넘는 고령자의 심장이나 간은 현저한 위축이 나타나는데, 지방갈색소과립의 세포내 침착으로 인해 육안으로 보았을 때 갈색을 띠므로 노화와 관련해서 **갈색위축**이라는 용어가 자주 사용된다.

유전자 변이의 축적

DNA변화는 DNA회복효소의 작용으로 계속해서 회복되고 있다. 그러나 변이가 일어나면 더 이상 원래 상태로 돌아가지 않게 되므로 눈에 띄는 세포의 기능이상으로 이어지는 변화가 아니더라도 오랜 세월에 걸친 변이의 축적은 세포의 기능을 저하시켜서 세포의 노화로 이어진다고 알려져 있다. 산화스트레스로 인한 DNA의 구조변화는 이처럼 유전자변이의 축적속도를 증가시킨다. 또한 노화로 인해 DNA의 회복능력이 저하되는데, 그 원인과 상관없이 유전자 변이의 축적을 진행시켜서 노화를 촉진한다고 알려져 있다. 이러한 노화에 따른 핵DNA의 변이는 사람의 경우에는 밝혀지지 않았지만, 고령자의 세포에서는 미토콘드리아 DNA에 종종 큰 이상이 발견된다. 이러한 미토콘드리아는 산화인산화에 이상을 일으켜서 느화에 일정한 역할을 하는 것으로 알려져 있다.

이들 설명들은 단 하나의 가설로 모든 현상을 설명할 수 없기 때문에 이 모든 것이 복합적으로 작용한다고 볼 수 있다.

나이에 따른 생리적 노화

생리적인 노화는 건강한 인간에게서 서서히 나타나며 여러 세포의 기능이 저하된다. 각종 생리적 기능을 검사해 보면 신경전달속도, 심근수축률, 폐활량 등이 저하되는 것을 알 수 있다. 분자 레벨에서는 세포 사이에 침착하는 콜라겐의 분자 간 가교가 증가하고 콜라겐의 가용성은 저하되어 복잡한 분자 내부 및 분자 사이의 가교가 형성된 불용성 콜라겐이 축적된다.

여러 세포의 기능은 저하되지만 그것은 세포에 따라 다르다. 예를 들어 피부 섬유모세포의 콜라겐 생산능력이 저하되기 때문에 피부의 상처치유가 늦어진다. 이에 비해 대장수술 후 치유과정에는 변화가 없다. 혈관 주위 섬유모세포의 콜라겐 생산능력은 저하되고, 혈관은 취약해지며 피부에 출혈반이 나타나기 쉽다. 이러한 출혈을 때때로 노인출혈반이라고 한다.

노안은 많은 사람에게서 나타난다. 나이가 듦에 따라 수정체(렌즈 lens)의 탄성이 떨어져서 경화되기 때문에 수정체의 두께를 조절해서 초점을 자유롭게 바꾸는 힘이 저하된다. 이로 인해 일어나는 변화로는 특히 가까운 것을 볼 수 없게 되는 현상이 나타난다. 노력해서 볼 수 있는 가장 가까운 거리를 근점

거리라고 부르는데, 근점거리는 나이가 들기 시작하면서 길어진다. 20~30세에는 10~15 cm 정도지만, 40세에는 22 cm가 되고, 50세에는 100 cm로 급격히 조절력이 떨어진다. 개인 차이는 비교적 적다. 그러나 60세 정도가 되면 진행이 정지된다.

고령자는 청각과 관련이 있는 속귀의 달팽이세포의 위축으로 인해 청력이 저하된다. 60세 이상이 되면 청력이 떨어져서 대화가 불편해지기 시작한다. 나이가 들어 발생하는 이러한 청각장애를 노년난청이라고 하는데 노안과는 달리 개인 차이가 매우 크다.

노화에 따라 증가하는 전신질환

노화라는 현상의 의미를 엄밀히 생각해볼 때, 앞서 설명한 노화 그 자체와 노화에 따라 증가하는 질환을 혼동해서는 안 된다. 그러나 현실은 많은 고령자가 나이가 들면서 증가하는 질환으로 인해 사망하기 때문에 노화에 따라 증가하는 질환을 아는 것이 중요하다. 전신질환과 각 장기 특유의 질병이 있다(그림 9-3).

감염증

고령자에게는 호흡기, 피부, 요로의 세균감염증이 많이 발생한다. 동일한 감염이라도 고령자에서는 경과가 좋지 않다. 바이러스감염증은 빈도와 중증도가 함께 증가한다. 예를 들어 미국에서는 인플루엔자바이러스와 관련된 사망의 90%가 노인에게서 발생하고 있다.

호흡기에서는 섬모운동의 저하가 감염기회를 높이는 것으로 추정되는데, 림프구의 B세포의 기능이나 T세포의 기능이 저하되기 때문에 면역력이 떨어지는 결과로 이어진다. 또한 면역력이 저하될 뿐만 아니라 면역기구의 균형이 무너져서 만성염증과 자가면역질환이 증가한다.

죽경화증

죽경화증 atherosclerosis 에 가장 큰 영향을 미치는 인자는 나이이다. 예를 들어 관상동맥 죽경화증의 결과로 나타나는 허혈심장병은 보통 40~60세 정도부터 시작되며 그에 따른 사망률은 나이가 들수록 증가한다. 또한 고지질혈증이나

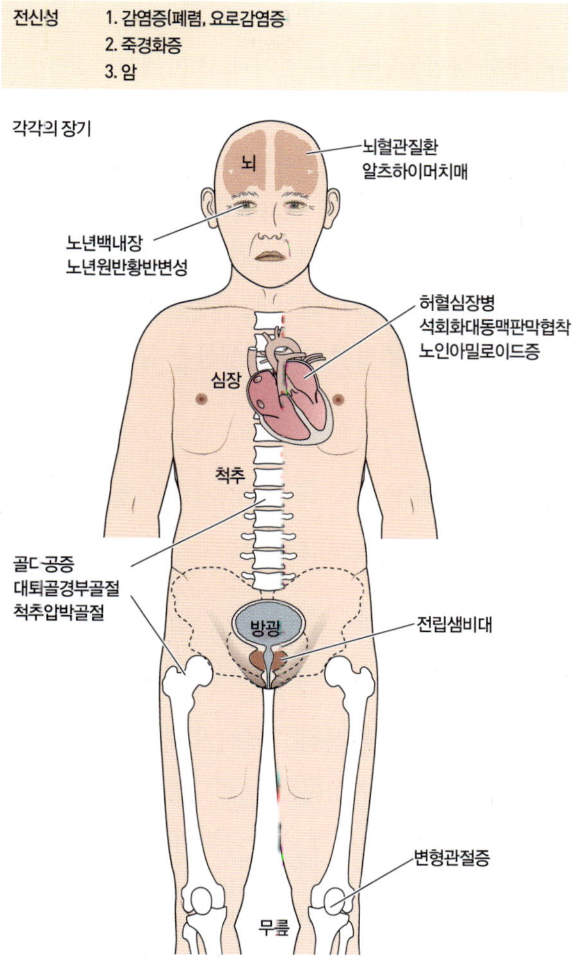

그림 9-3. 노화에 따라 증가하는 질환

고혈압, 당뇨병이 있으면 죽경화증이 비교적 젊은 나이부터 진행된다. 죽경화증이 연령과 함께 진행되어 동맥 속공간의 협착이 진행되면 장기는 허혈로 위축되고 완전폐쇄로 인해 크고 작은 경삭이 발생한다.

이처럼 노화에 따른 장기의 위축은 생리적으로 일어나는 경우와 허혈로 인해 일어나는 경우가 있다. 죽경화증은 뇌혈관장애의 발생이나 허혈심장병의 발생과 깊은 관계가 있으며 노인 사망원인의 큰 부분을 차지한다.

암

악성종양으로 인한 사망은 우리나라에서 사망원인의 1순위이다. 소아에서 많이 나타나는 특수한 육종 등을 제외하면 대다수 악성종양의 발생률은 나이가 들수록 증가한다. 최근 암이 사망률 1위를 차지한 이유는 수명이 늘어났기 때문이다. 악성종양의 발생률은 노화가 진행됨에 따라 증가한다. 2007년 통계에 따르면, 40~89세에서 사망원인 1위는 악성신생물이다. 90세 이상에서는 다른 질환으로 인한 사망률이 악성신생물을 앞서게 되는데, 심장질환이 최대 사망원인이 된다. 95세 이상에서는 노쇠가 1위이며, 악성신생물은 심장질환이나 뇌혈관질환에 이어 4위이다.

노화에 따라 증가하는 각 장기의 질환

골다공증

나이가 들수록 뼈모세포의 증식능력 및 콜라겐 생산활성이 저하되기 때문에 고령자에서는 골다공증 osteoporosis 이 쉽게 발생한다. 여성은 특히 골다공증이 잘 발생하는데, 이는 여성이 노화와는 별개로 폐경 후에 뼈생산과 파괴의 균형에 관여하는 에스트로겐의 분비가 저하되기 때문이다. 이러한 이유로 뼈의 뼈밀도가 낮아져서 골절이 쉽게 일어나게 된다.

또한 골절이 발생하면 치유되기 어렵고 넙다리뼈 정강이 부위의 골절 등과 같이 부위에 따라서는 불가피하게 장기간 누워지내야 하기 때문에 골절은 고령자에게 종종 심각한 사태를 초래한다.

변형관절증

변형관절증 arthrosis deformans 은 서서히 진행되는 관절변형이며 하중 부담이 가는 대형 관절에서 흔히 볼 수 있다. 나이가 들수록 장애의 범위와 정도가 강해진다. 그러나 발병에는 나이 이외에도 유전적 요인이나 비만과 관련이 있다. 무릎관절 등 하중을 많이 받는 부위의 관절연골이 닳아서 심해지면 뼈가 관절면에 노출된다. 이렇게 되면 관절의 가동성이 제한되고 변형이 매우 심하게 일어나서 보행이 어려워진다. 극히 일부에서는 젊은 나이부터 발병하는 경우가 있지만, 노화에 따라 증가해서 70대 후반에 가장 많아진다.

노년원반황반변성

노년원반황반변성 senile disciform macular degeneration 은 안저 중심부 부근에 있는 황반의 망막세포가 나이가 들면서 위축되어 발생한다. 또한 삼출성 변화가 동반되어 모세혈관이 증식하면서 시력이 심하게 저하된다. 서양에서는 가장 큰 고령자의 실명원인이다. 이전에는 동양인의 발병률은 낮았지만, 최근 동양에서도 증가 추세가 현저하다.

발병인자 중에서 가장 깊은 관련이 있는 것은 연령이지만, 그 밖에 흡연이나 동맥경화 등이 관련이 있는 것으로 보인다

노년백내장

백내장은 눈의 수정체 투과성이 저하되는 질환이다. 원인은 다양하지만 노인에서는 다른 기저질환이 없어도 백내장이 발생하는 경우가 있는데, 이를 노년백내장 senile cataract 이라고 한다.

노화에 따른 백내장은 수정체에 갈색 색소가 침착되어, 빛의 투과성이 낮아진다. 초점은 맞지만 시야가 하얗게 아지랑이가 낀 것처럼 보이며, 최종적으로는 수정체가 백색으로 탁해진다.

뇌혈관질환

뇌혈관질환은 55~79세에서 사망원인 3위를 차지한다. 여러 가지 질환이 포함되는 뇌혈관 질환 중에서 노화에 따라 증가하는 것은 뇌내 동맥의 죽경화증 기반의 혈전증으로 인한 뇌경색과 고혈압에 동반되는 뇌출혈이다. 노화에 따라 진행되는 죽경화증으로 인해 뇌의 혈관이 협착되며, 이에 더해 죽경화증으로 생긴 혈전에 의해 혈관이 폐색되어 크고 작은 뇌경색이 발생한다.

뇌출혈은 중년부터 시작하여 60세가 되면 절정에 이른다. 대부분이 고혈압을 지니고 있다. 고혈압은 죽경화증을 촉진시키는 동시에 세동맥벽을 손상시키고 고혈압으로 인해 취약해진 혈관벽에 압력이 가해지면 출혈이 발생한다.

치매

나이가 들면 일반적으로 기억력이 저하되지만 노인에게는 때때로 병적으로 지적 기능이 저하되는 인지장애가 나타나기도 한다. 치매 dementia 는 원인에 따라 혈관치매, 알츠하이머 Alzheimer 치매, 레비 Lewy 소체치매로 나뉜다.

지금까지 구미에서는 알츠하이머치매가 많고 동양에서는 혈관치매가 많다고

알려져 왔다. 혈관치매는 다발성뇌경색증에 의한 것이지만, 그 원인은 명확하지가 않고 두 치매의 정확한 비율도 분명치 않았다. 현재에는 동양에서도 알츠하이머치매가 더 많이 발생하고 있다.

알츠하이머치매(**알츠하이머병**)는 때때로 50세 전의 비교적 젊은 나이에서 발병하기도 하지만, 보통은 60세가 넘어서 발병하고 나이가 들수록 증가한다. 대뇌겉질 전체가 위축되어 대뇌고랑이 넓어진다. 조직학적으로는 대뇌겉질에 노인성반점이라 불리는 미세구조가 다수 보이며, 신경세포 안에는 알츠하이머 신경원섬유의 변화가 나타난다. 노인성반점의 중심에는 Aβ단백질로 구성된 아밀로이드가 침착되어 있기 때문에 알츠하이머병의 발생과 관련지어서 이 단백질의 기능이 자세히 연구되고 있다.

허혈심장병

90세 이상에서는 심장질환으로 인한 사망이 악성종양보다 많고 90~95세에는 사망원인 1위를 차지한다. 이 심장질환에는 죽경화증의 악화와 관련된 심장질환, 고혈압성 심장비대에 따른 만성심장기능상실, 대동맥협착증으로 인한 심장기능상실 등이 포함되는데 허혈심장병 ischemic heart disease 이 심장질환으로 인한 사망원인의 큰 부분을 차지한다.

허혈심장병은 관상동맥의 죽경화증으로 인한 협착을 기반으로 한 심근의 허혈로 인한 질환군이며, 그중 사망원인이 되는 것은 심근경색증이나 만성울혈심장기능상실이다. 관상동맥의 협착이 진행되고 이에 더해 혈전이 관상동맥을 막으면 심근경색증이 된다. 또한 관상동맥의 협착으로 인해 오랜 기간에 걸쳐 심근에 허혈이 계속되면 왼심실에 광범위한 섬유화가 일어나 수축력이 저하되고 울혈심장기능상실 상태가 진행된다. 모두 죽경화증을 기초로 해서 노화와 함께 증가하는 질환이다.

석회화대동맥판막협착(노인성대동맥판막협착)

판막의 이상 중에는 대동맥판막의 이상이 가장 많다. 석회화대동맥판막협착 calcific aortic stenosis 은 류마티스대동맥판막협착이 급격히 감소하는 대신 증가하고 있으며, 이는 평균수명의 증가와 관련이 있다.

노화에 따라 진행되는 대동맥판막의 석회화이며, 젊은 나이에는 판막에 이상이 없다가 70~80세 이상에서 발병한다. 젊은 나이에 대동맥판막에 이상이 있던 사람은 보다 빠른 시기에 발병한다. 노화에 따른 판막의 변성이나 죽경화증이 관련되어 있는 것으로 보인다.

노인아밀로이드증

전신아밀로이드증에도 심장의 아밀로이드 침착이 종종 동반되지만, 70세 이상에서는 심장에만 한정된 아밀로이드증이 나타나는데 이를 노인아밀로이드증 senile amyloidosis 이라고 한다. 이 경우 아밀로이드의 풋단백질은 트란스타이레틴이다. 심장은 무증상인 경우가 많지만 아밀로이드의 침착이 많으면 심장기능상실이 나타날 수 있다.

전립샘비대(결절과다형성)

남성에서 전립샘의 샘세포와 사이질세포의 과형성으로 만들어지는 작은 결절이 다수 형성되어서 전립샘이 전반적으로 비대해진다. 비대해진 전립샘은 요도를 협착해서 배뇨장애 증상이 나타나다. 70세가 넘으면 많은 노인에서이런 증상이 나타나게 되고 나이가 듦에 따라 더욱 증가해서 80세에서는 70~80%가 전립샘비대 prostatomegaly 를 앓게 된다.

이전에는 동양에서의 발병률이 서구에 비해 낮았지만 최근에는 식생활의 변화 때문인지 서구와 같은 정도로 되었다.

임상에서는…

환자의 대부분은 고령자이다. 따라서 노화에 따라 세포기능과 각 장기기능이 떨어진다는 것을 이해하여야 한다. 이와 동시에 나이가 듦에 따라 노인성 질병이 고령자 다수에게서 발생한다는 점을 이해할 필요가 있다.

복습 포인트

- 노화와 함께 증가하는 질환이 극복되면 수명은 늘어나는 것을 이해한다.
- 분열횟수가 정해져 있는 세포가 있지만 반영구적으로 분열하는 세포도 있다는 것을 이해한다.
- 노화는 유전자변이의 축적, 과산화된 단백질과 지질의 축적으로 인해 발생된다는 것을 이해한다.
- 고령자는 심장이나 뇌의 혈관질환, 또는 암으로 사망하는 경우가 많지만 90세가 가까워진 고령자에게는 암발생률이 줄어든다는 점을 이해한다.
- 노화로 인해 여러 가지 질병에 걸리기 쉬워진다는 점을 이해한다.

제10장

선천이상, 기형

학습목표

- 유전자이상에 의한 질환과 유전질환의 차이를 이해한다.
- 멘델법칙의 유전양식과 대표적인 질환에 대해 이해한다.
- 보통염색체이상과 성염색체이상의 차이와 대표적인 질환에 대해 이해한다.
- 기형의 발생요인에 대해 정리하고, 기관형성기에는 기형유발 외인에 대한 감수성이 가장 높다는 점을 이해한다.

선천이상, 기형이란

출생 시에 이미 존재하는 형태와 기능에 관한 이상을 선천이상congenital abnormality 이라고 한다. 신생아의 3~5%에서 나타난다. 생존과 관계되는 심각한 이상을 가지는 경우에는 출산에 실패하기 때문에, 실제 수정란이나 태아의 이상 발생 빈도는 이보다 더 높다. 선천이상의 원인으로는 유전적 배경이 되는 내인과, 바이러스감염이나 화학물질, 방사선피폭 등 태생기의 여러 가지 환경요인이 포함되는 외인을 들 수 있다. 유전적 배경을 가진 것으로는 유전자이상에 근거한 유전질환과 염색체이상이 있다.

유전자이상에 의한 질환과 유전성 질환

현재는 많은 질환이 어떤 유전자이상으로 인한 질환이라는 것을 알고 있다. 유전자이상으로 인한 질환의 대부분은 다음 세대에 전달되지 않지만, 일부 질환은 부모에서 자식으로 계승되는데 이를 유전질환이라 한다.

여러 악성종양으로 인해 유전자이상이 체세포에 발생하지만 이들 체세포 돌연변이는 다음 세대로 전달되지 않는다. 그러나 생식세포에 유전자이상이 생기면 자손에게 전달된다. 생식세포의 유전자이상인 종자세포변이에 의해 일어나는 것이 유전질환이다.

유전질환

단일유전자이상

단일유전자이상에 의해 발생하는 질환은 멘델의 법칙에 따라 유전된다. 멘델의 유전형질은 쌍을 이루는 두 개의 보통염색체의 같은 자리에 위치하는 맞섬유전자 allele 에 의해 결정된다. 동질의 맞섬유전자를 가진 경우를 동형접합체라고 하고, 이질적인 맞섬유전자를 가진 경우를 이형접합체라고 한다. 두 개의 보통염색체 중에서 적어도 한쪽의 맞섬유전자를 가진 이형접합체에서 발현하는 형질은 우성유전형질이고, 이형접합체에서는 발현하지 않고 보통염색체 양쪽에 맞섬유전자를 가진 동형접합체가 되어 처음으로 발현하는 형질은 열성유전형질이다(그림 10-1).

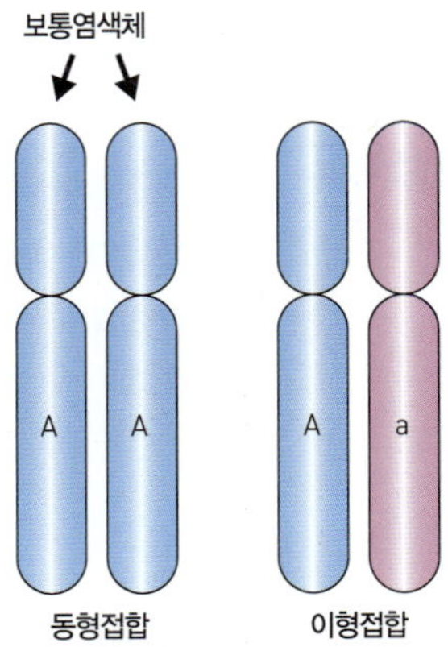

그림 10-1. 보통염색체와 맞섬유전자(allele)
A: 우성맞섬유전자, a: 열성맞섬유전자

단일유전자이상은 DNA의 염기치환, 결여나 삽입에 의한 단백질의 아미노산 배열의 변화, 프레임시프트 frame shift 나 스플라이싱 splicing 의 이상 등을 야기하며 단백질의 활성과 기능, 수명에 영향을 준다. 단일유전자이상에 의한 질환은 유전양식에 의해 보통염색체우성질환, 보통염색체열성질환, X연관우성유전, X연관열성유전으로 분류된다(표 10-1).

보통염색체우성질환 (그림 10-2)

이상유전자가 22개의 보통염색체 상에 존재하며 보통염색체의 한쪽에 변이를 가진 이형접합체로 증상이 나타난다. 환자의 아이는 1/2확률로 변이를 이어받아서 발병한다. 발병에 성별의 차이는 없다.

보통염색체우성질환의 원인유전자는 구조단백질이나 수용체를 코드화하고 있는 경우가 많으며 효소단백질을 코드화하는 경우가 많은 보통염색체열성질환과는 대조적이다. 또한 유전되는 종양성 질환의 대부분은 종양억제유전자의 이상으로 인해 일어나며 보통염색체우성질환을 나타내는 경우가 많다.

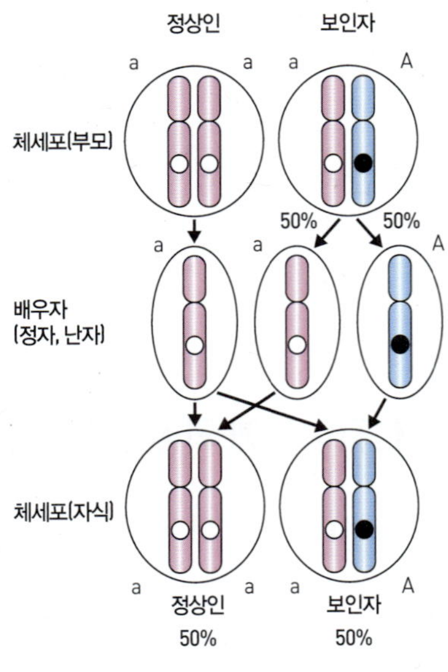

그림 10-2. 보통염색체우성질환
보인자와 정상인이 결혼한 경우 아이의 유전형질
O 정상맞섬유전자(a: 열성맞섬유전자),
● 변이맞섬유전자(A: 우성맞섬유전자)

표 10-1. 대표적인 유전질환과 발생빈도

	질환	빈도
보통염색체우성질환	가족성고콜레스테롤혈증	1/500
	다발내분비샘종양2형	1/30,000
	Ehlers-Danlos증후군 4형	1/5,000 (모든 병형을 포함한 빈도)
	Marfan증후군	1/5,000
	불완전뼈형성1형	1/20,000 (모든 병형을 포함한 빈도)
	가족성샘종폴립증	1/17,000
	신경섬유종증1형(von Recklinghausen병)	1/3,500
	가족성망막모세포종	1/15,000
	헌팅톤무도병	1/100,000
보통염색체열성질환	Gaucher병	1/70,000
	Niemann-Pick병	1/120,000
	페닐케톤뇨	1/80,000
	Wilson병	1/30,000
	색소성피부건조증	1/22,000
	글리코겐축적병II형(Pompe병)	1/400,000
X연관열성유전	여린X증후군	1/10,000
	Duchenne형, Becker형 근육디스트로피	1/3,500
	혈우병A	1/10,000
	혈우병B	1/50,000

마르팡증후군

마르팡증후군 Marfan syndrome 은 골격계의 이상을 나타내며 큰 키, 비정상적으로 긴 손과 다리, 관절의 젖힘 등을 일으키는 보통염색체우성질환이다. 구조 단백질 가운데 하나인 피브릴린을 코드화하는 *FBN1*유전자의 이상으로 인해 발생된다. 피브릴린은 탄력섬유의 구조를 유지하는 작용을 하며 변이 피브릴린 단백질의 존재로 인해 탄력섬유의 풍부한 결합조직에 이상을 초래해서 수정체의 탈구나 독특한 Marfan모양체 형태가 나타난다. 한편 대동맥 중간막의 이상으로 인해 대동맥박리를 초래하는 경우가 있다.

가족성고콜레스테롤혈증

가족성고콜레스테롤혈증 familial hypercholesterolemia 은 가족성으로 고LDL 콜레스테롤혈증을 나타내며, 젊은 나이에 죽경화증이 진행되어 허혈심장병이나 뇌혈관장애를 초래하는 보통염색체우성질환이다. 이 질환은 유전질환 중에서 가장 빈도가 높아서, 이형접합체는 일반 인구 500명당 1명이다. 원인유전자는 LDL수용체를 코드화하는 *LDLR*유전자이다. LDL수용체의 이상으로 인해 LDL의 세포 안으로의 운반과 대사에 장애를 받아 혈중 LDL콜레스테롤 수치가 상승하여 이상지질혈증이 발생한다.

가족성대장샘종폴립증

젊은 나이부터 대장 전체에 무수한 폴립이 출현하고, 방치하면 암을 일으키는 보통염색체우성질환이다. 원인유전자는 *APC*유전자로 종양억제유전자의 일종이다. 선천적으로 *APC*유전자의 한쪽 맞섬유전자에 변이를 가지며, 생후 다른 한쪽 맞섬유전자에도 유전자의 비활성화 및 변이가 일어나면 암이 발생하게 된다. 환자는 큰창자 점막에 양성종양인 폴립이 젊은 나이 때부터 다수 발생하며 해마다 그 수가 증가하고 결국 일부 폴립이 악성화되어 샘종이 된다.

불완전뼈형성

전신 뼈의 취약성에 의해 다발골절이 반복해서 일어나는 뼈변형을 초래하는 선천성 뼈계통질환이다. 불완전뼈형성의 원인유전자는 여러 개 발견되었는데, 가장 빈도가 높은 것은 I형콜라겐을 코드화하는 유전자 *COL1A1*, *COLIA2*의 변이로 전체의 90%를 차지한다. 보통염색체우성질환을 나타내는 것이 많지만 보통염색체열성질환을 나타내는 것도 있다. 콜라겐은 주요 구조단백질로서 많은 형태가 존재하며 체내에서 가장 많이 존재하는 I형콜라겐은 뼈나 피부, 인대에 특히 많이 포함되어 있다. I형콜라겐의 질적이상이나 양의 감소로 콜라겐의 강도가 약해져 여러 가지 증상을 초래한다. 불완전뼈형성은 임상 상태와 중증도에 의해 4가지 형태로 분류되는데 중증인 경우에는 자궁 안에서 다발골절을 일으킨다. 뼈대계통의 이상 외에도 결합조직의 이상으로 인해 성장장애, 청색공막, 난청, 치아형성부전 등 다양한 증상이 나타난다.

보통염색체열성질환 (그림 10-3)

멘델의 유전법칙을 따르는 유전병 중에서 가장 많이 발생한다. 이상유전자가 22개의 보통염색체상에 존재하며 보통염색체 양쪽에 변이가 있는 동형접합체가 되어 발병한다. 이형접합체는 변이를 가진 맞섬유전자가 1개가 있고

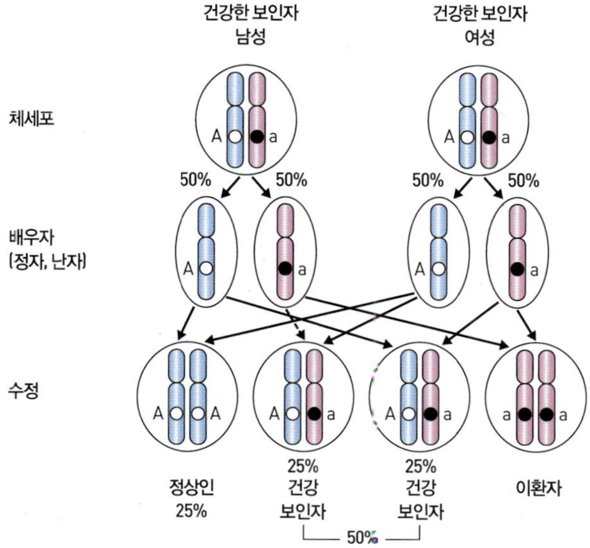

그림 10-3. **보통염색체열성질환**
보통염색체 열성보인자끼리 결혼한 경우 자녀의 유전형질
O 정상맞섬유전자(A: 우성맞섬유전자),
● 변이맞섬유전자(a: 열성맞섬유전자)

무증상이며, 보인자라고 불린다. 양쪽 모두 보인자인 부모의 자식은 1/4의 확률로 이상맞섬유전자를 부모로부터 하나씩 받아 동형접합체가 되어 증상이 나타난다. 보인자가 될 확률은 2/4이고, 이상맞섬유전자를 가지지 않은 건강한 아이가 될 확률은 1/4이다. 근친혼에서는 발생 확률이 높아진다. 효소단백질을 코드화하는 유전자변이로 인한 질환의 대부분이 보통염색체열성 유전형식을 취하는 것은 일반적으로 효소의 활성이 보통의 50% 정도이면 기능적으로 보상되기 때문에 이형접합체에서는 발병하지 않는 것으로 알려져 있다.

페닐케톤뇨

페닐케톤뇨 phenylketonuria; PKU 는 페닐알라닌수산화효소 유전자변이로 인한 효소결핍으로 페닐알라닌에서 티로신으로 변환이 이루어지지 않고 체내에 축적되며, 치료하지 않고 방치하면 정신발달지체가 나타나는 보통염색체 열성질환이다. 태아는 출생시에는 정상이지만 생후 고페닐알라닌혈증이 나타나고, 그 상태가 계속되면 결국 심각한 정신신경증상을 초래한다. 생후 조기에 진단을 받고 페닐알라닌 섭취량을 제한하면 정상적으로 성장하기 때문에 신생아를 대상으로 하는 선천대사이상증 선별검사의 대상질환에 포함되어 있다.

용해소체축적병(리소좀축적병)

용해소체 lysosome 는 노폐물을 분해하는 세포내소기관이며, 스핑고지질이나 점액다당류 등의 기질을 분해하는 다양한 가수분해효소를 가지고 있다. 유전자 이상으로 용해소체효소가 결손되면 기질의 분해가 불완전하게 이루어진 대사산물이 용해소체 안에 축적되어 여러 가지 증상이 발생하는데, 이러한 질환을 용해소체축적병 lysosomal storage disease 이라고 한다. 용해소체축적병의 대부분은 보통염색체열성질환을 나타낸다. 결손된 효소에 따라 다양한 질환이 나타나지만 공통적인 특징으로는 영유아기에 발생하며, 중간대사산물이 큰포식세포에 축적되기 때문에 간지라비대가 나타나고 중추신경증상을 동반한다. 아래에 대표적인 용해소체축적병을 몇 가지 소개한다.

고세병 Gaucher disease 은 글루코세레브로시다아제의 결손으로 인해 간, 지라, 골수, 뇌에 글루코세레브로사이드가 축적되어 간지라비대나 신경증상에 더해 빈혈, 골절, 뼈통증이 동반된다.

니만병 Niemann-Pick disease 은 산성스핑고미엘린분해효소의 결손으로 중추신경, 폐, 간에 스핑고미엘린이 축적되어 모든 장기의 비대와 중추신경증상을 초래하며 심각한 경우에는 생후 3년 이내에 사망한다.

글리코겐축적병의 하나인 폼페병 Pompe disease 은 글리코겐대사와 관련된 α-글루코사이드가 결손되어 글리코겐이 온몸의 장기에 축적된다. 심근에도 글리코겐이 축적되어 심폐기능부전을 초래한다.

점액다당류증도 대부분 보통염색체열성질환을 나타내며, 점액다당류의 분해와 관련된 효소의 결손으로 인해 주로 결합조직에 글리코사미노글리칸이 축적된다. 간지라비대, 정신발달 지체, 특징적인 얼굴 형태가 나타난다.

X연관우성유전질환

X연관우성유전을 나타내는 질환은 X염색체 유전성이며 X연관우성유전 형식은 매우 드물다. X염색체를 하나 밖에 가지고 있지 않은 남성은 물론 여성에서도 한쪽 X염색체에 그 형질의 유전자를 가지고 있으면 발현한다. 유전성 콩팥염과 난청을 나타내는 알포트증후군 Alport syndrome 의 일부가 이 유전양식을 나타내는 것으로 알려져 있다.

X연관열성유전질환 (그림 10-4)

이상유전자가 X염색체에 존재하는 열성유전질환이다. 여성은 X염색체를

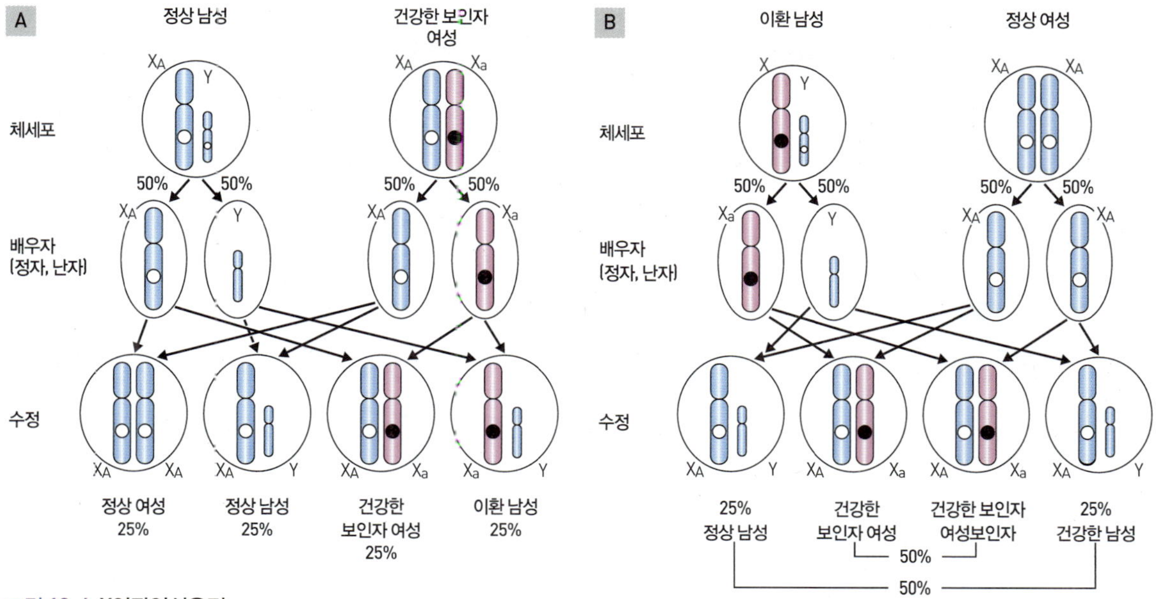

그림 10-4. X연관열성유전

A: 건장한 남성과 보인자 여성이 결혼한 경우 자식의 유전형질, B: 이환 남성과 정상 여성이 결혼한 경우 자식의 유전형질
O 정상맞섬유전자, ● 변이맞섬유전자
X염색체의 정상맞섬유전자 X_A (우성맞섬유전자), X염색체의 변이맞섬유전자 X_a (열성맞섬유전자)

2개 가지고 있어서 한쪽 X염색체에 변이맞섬유전자를 가지고 있을 경우 보인자가 되지만, 남성은 Y염색체 1개와 X염색체 1개를 가지고 있으므로 X염색체에 변이맞섬유전자가 있으며 발생한다. 즉 남성은 우성유전형질이어서 보인자가 되지 않는다. 여성이 변이맞섬유전자를 2개 가지고 있는 경우는 매우 드물다. 보통은 보인자 여성으로부터 자식에게 계승되는 것이 대부분이며 일반적으로 남아에게 발병한다.

혈우병

혈우병 hemophilia 은 선천적으로 응고 제VIII인자나 제IX인자 유전자에 변이가 있으며, 응고활성 저하로 출혈경향을 나타내는 X연관열성유전질환이다. 제VIII인자의 이상으로 인한 혈우병A와 제IX인자의 이상으로 인한 혈우병B로 나뉜다. 혈우병의 발생빈도는 신생아 1만 명당 1명꼴로 비교적 높다. 혈우병A가 혈우병B의 5배 정도 많이 발생하고 증상은 혈우병A나 혈우병B 모두 동일하다. 혈액응고시간이 길어지며 관절이나 근육내출혈이 반복되고 관절의 부기나 통증이 함께 진행되면 관절변형이 발생한다.

표 10-2. 근육디스트로피의 대표적인 병형

병형	유전형식	임상증상
Duchenne형, Becker형	X연관열성	몸쪽근육 우위, 심전도 장애, 호흡근 장애
팔다리이음근육	보통염색체우성, 보통염색체열성	몸쪽근육 우위, 한 살 이후 발증
선천성	보통염색체우성, 보통염색체열성	몸쪽근육 우위, 한 살 미만 발증
얼굴 어깨 위팔형	보통염색체우성	어깨이음근육 · 얼굴근육 우위
근육긴장성	보통염색체우성	먼쪽근육 · 씹기근육 · 목빗근 우위, 근육긴장 현상

뒤시엔느근육디스트로피

뒤시엔느근육디스트로피 Duchenne's muscular dystrophy 는 디스트로피유전자의 변이로 인해 근육세포의 세포막과 액틴을 결합하여 안정화시키는 데 중요한 역할을 하는 디스트로피단백질이 결손되고 근육세포가 변성해서 근력저하가 나타나는 진행성 질환이다. 발생빈도는 남자 신생아 3,500명 중 1명으로 근육디스트로피 중에서 가장 빈도가 높다. 소아기에 보행의 이상으로 발견되는 경우가 많다. 몸쪽근육 우위의 근력저하가 나타나기 때문에 종아리근육에 거짓비대가 나타나서 일어설 때 무릎에 손을 받치면서 몸을 일으키는 가워스 Gowers 징후가 발생한다. 근력저하가 서서히 진행되어 보행불능이 되고, 호흡이나 심근에도 장애가 오면 호흡기능상실이나 심장기능상실로 젊은 나이에 사망하게 된다.

베커 Becker 근육디스트로피는 뒤시엔느근육디스트로피와 같은 디스트로피유전자의 변이에 의해 발생하는데, 베커디스트로피단백질의 발현이 완전히 결손되어 있는 것이 아니기 때문에 뒤시엔느형보다 증상이 느리고 완만하게 나타난다(NOTE 1).

> **NOTE 1**
>
> **근육디스트로피**
>
> 근육디스트로피란 뼈대근육에 변성, 괴사, 탈락과 재생이 발생하는 유전질환의 총칭이다. 임상이나 유전형식으로 분류되며 최근에는 원인유전자의 분류가 진행되어 병태를 알 수 있게 되었다(표 10-2). X연관열성유전을 나타내는 뒤시엔느근육디스트로피, 베커근육디스트로피, 보통염색체우성질환을 나타내는 근육긴장디스트로피가 포함된다. 근육긴장디스트로피의 원인유전자는 DMPK (dystrophia myotonica-protein kinase)를 코드화하며, 환자는 이 유전자의 3′ 비번역영역에서 CTG의 3염기 반복배열이 비정상적으로 늘어난다. 근육긴장디스트로피는 세염기증폭질환에 포함된다.

세염기증폭질환 (그림 10-5)

유전자배열의 일부에서 CAG 등의 3염기가 CAGCAGCAGCAG…와 같이 연속해서 반복 배열되는 경우는 정상인에서도 존재하며 사람마다 그 반복 횟수가 다르다. 그러나 이러한 3염기 반복배열이 정상범위를 넘어 비정상적으로 늘어나면 신경장애가 일어나는데, 이러한 질환들을 세염기증폭질환이라고 한다. 대표적인 세염기증폭질환으로는 헌팅톤무도병이 있다. 헌팅톤무도병은 원인유전자인 헌팅톤유전자의 번역영역에서 CAG의 반복배열이 비정상적으로

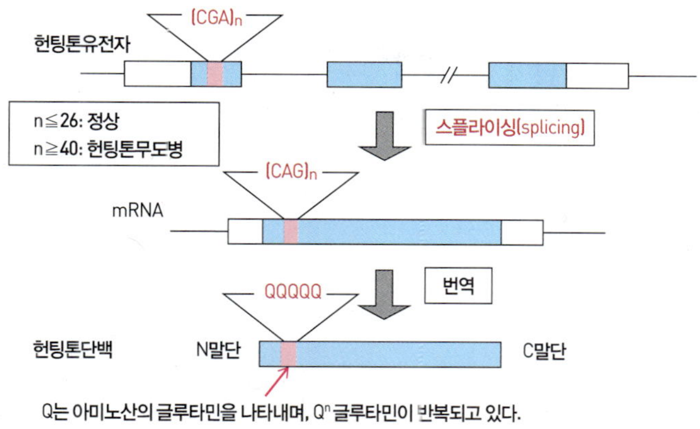

그림 10-5. 세염기증폭질환의 3염기 반복배열
헌팅톤무도병을 예르 들었다.

늘어난다. 번역영역에서 변이가 일어나기 때문에 단백질의 아미노산 배열에서는 CAG가 코드화하는 글루타민이 비정상적으로 오래 지속되어서 폴리글루타민병 가운데 하나에 포함된다. 헌팅톤무도병 환자는 중년에 발병하며 진행성으로 춤을 추는 것 같은 불수의운동인 무도운동과 치매가 나타난다.

미토콘드리아유전자이상

미토콘드리아유전자는 지금까지 설명했던 핵의 염색체에 포함된 핵유전자와는 달리 고리모양의 이중사슬DNA로 존재한다. 이 미토콘드리아유전자의 변이에 의해 일어나는 미토콘드리아병은 독특한 유전형식인 모계유전을 나타낸다. 미토콘드리아는 난자의 세포질에 풍부하게 존재하는 반면, 정자에는 미토콘드리아가 매우 적기 때문에 수정란에 계승되는 미토콘드리아유전자는 모두 난자에서 유래한 것이다. 즉 모친에게서 나온 것이다. 미토콘드리아는 산화인산화에 의한 에너지 생산을 하고 있어서 근육, 심장, 뇌신경계통 등 에너지 수요가 큰 조직에서 많이 발달해 있다. 미토콘드리아유전자에 이상이 생기면 이들 장기에 장애를 일으키는 질환이 많이 나타나는데, 정신운동발달지연, 경련이나 근력저하, 심장전도장애 등의 증상을 나타난다.

복합다인자질환

많은 질환이 어떤 유전자이상으로 인해 발생하지만, 그 원인을 하나의 유전자나 유전적인 요인으로만 설명할 수 없는 질환이 매우 많다. 여러 유전자의 이상이나 유전자 아형, 그리고 환경인자가 서로 밀접하게 상호작용하며 관여하는 것으로 생각되지만 아직 분명치 않은 점도 많아 앞으로의 연구에 기대해 볼 수밖에 없다. 사람의 정상적인 유전형질인 머리나 눈의 색깔, 키, 체중, 지능의 개인차는 여러 인자의 관여로 결정되며, 생활습관병인 당뇨병, 고혈압, 동맥경화증 등은 복합다인자질환에 포함되다.

염색체이상

인간은 정상인 경우 44개의 보통염색체와 2개의 성염색체를 갖는데, 이 염색체의 수나 구조의 이상으로 인해 발생하는 질환이다. 출생아 중에 0.5~1%에서 염색체이상이 나타나지만 염색체이상을 가진 개체의 대부분은 출생에 이르지 못한다. 임신 초기에 유산되는 태아의 약 절반이 염색체이상을 가진 것으로 여겨진다. 염색체수의 이상은 반수체(23개)를 정수배한 염색체 수를 가진 배수체나, 감수분열 시 염색체의 분리가 일어나지 않아서 염색체 수가 1개 더 많거나 혹은 1개가 더 적은 염색체이상이 나타난다. 구조의 이상으로는 염색체 일부의 결여, 또는 자리옮김 등을 들 수 있다.

염색체이상은 배우자 형성단계의 이상으로 인해 발생하는 것이 많으며, 대부분은 신규로 발생하는 것으로 유전되지 않지만 유전성을 나타내는 경우도 극히 예외적으로 존재한다. 가족성다운증후군은 염색체자리옮김이 일어나고, 바뀐 염색체가 자손에게 전해지면서 유전되는 것으로 알려져 있다.

보통염색체이상

염색체이상 중에서 가장 많은 것은 염색체가 하나 더 많은 세염색체 trisomy 이다. 가장 빈도가 높은 것은 21번 염색체가 하나 더 많은 21세염색체이며, 이를 다운 증후군이라고 부른다. 이외에도 18세염색체와 13세염색체 등이 존재하는데, 이들 모두 다발기형과 정신발달지체가 나타난다. 또한 염색체가 1개 더 적은 홑염색체 monosomy 도 있다. 보통염색체의 홑염색체는 심각한 결과를 보이기 때문에 염색체의 일부에서 하나가 결여된 경우에는 출생하는 경우도 있지만 대부분 태생기에 사망한다.

다운증후군 (그림 10-6)

다운증후군 Down syndrome 은 21번 염색체가 3개가 있는 21세염색체이며, 특징적인 얼굴, 정신발달지체, 선천심장질환이 동시에 나타난다. 염색체 수는 47개다. 출생아에게서 볼 수 있는 염색체이상 가운데 발생빈도가 가장 높아서 신생아 1,000명당 1명꼴로 나타난다. 난자세포의 감수분열 시 염색체의 분리이상이 원인이 되어 나타나는 경우가 많다. 모친의 나이가 염색체 불분리와 관련이 있기 때문에 고령출산의 경우 리스크가 증가하는 것으로 알려져 있다. 독특하게 평평한 얼굴 모양, 치켜 올라간 눈꼬리, 평평한 코, 귓바퀴의 변형, 눈구석주름(위눈꺼풀이 눈구석을 덮는다), 원숭이 손금, 그리고 심방사이막결손 등의 선천심장기형이 동시에 나타난다. 앞서 설명한 가족성다운증후군과 같이 염색체자리옮김으로 인한 것은 전체 다운증후군의 약 4%를 차지하는 것에 불과하다.

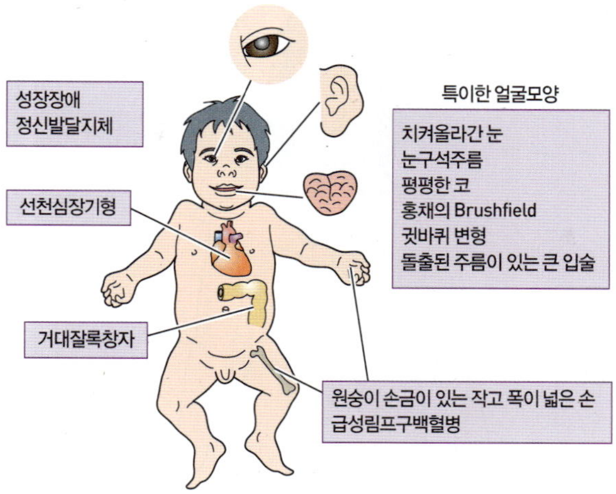

그림 10-6. 다운증후군 임상증상

성염색체이상

보통염색체의 이상에 비해 성염색체의 이상은 유산이 될 만큼 심각하지 않은 경우가 많고 염색체의 이상패턴도 다양하다. 인간의 경우 성의 결정은 Y염색체상의 성결정영역에 의존하고 있으며 Y염색체가 하나 존재하면 표현형은 남성이 된다.

터너증후군 (그림 10-7)

터너증후군 Turner's syndrome 은 X염색체가 하나 결손(홑염색체 monosomy)되어 있고 외관은 여성형이나 난소기능의 저하로 인한 증상과 성장장애가 나타난다. 전형적인 핵형은 (45, XO)로 신생 여아 3,000명당 1명의 발생빈도로 나타난다. 난소의 저형성으로 인해 바깥생식기관은 소아 단계의 형태를 띠고 있으며 유방의 발달도 제대로 이루어지지 않는다. 이 이외에도 외견상 저신장, 물갈퀴목, 외반사가 나타나며 심장혈관계통기형이 동시에 발생한다. 지능은 일반적으로 정상이다.

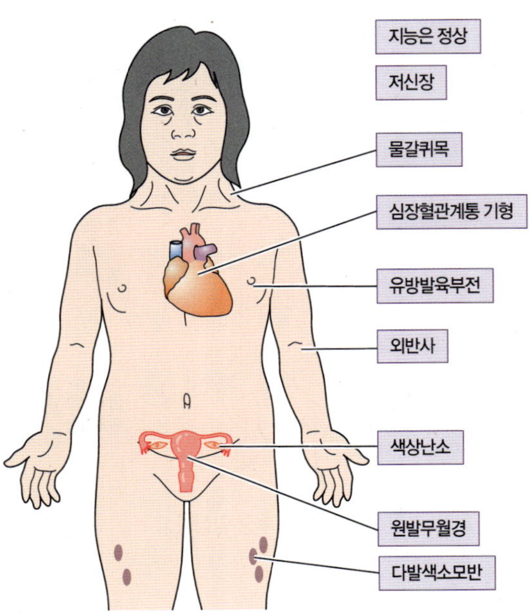

그림 10-7. 터너증후군의 임상증상

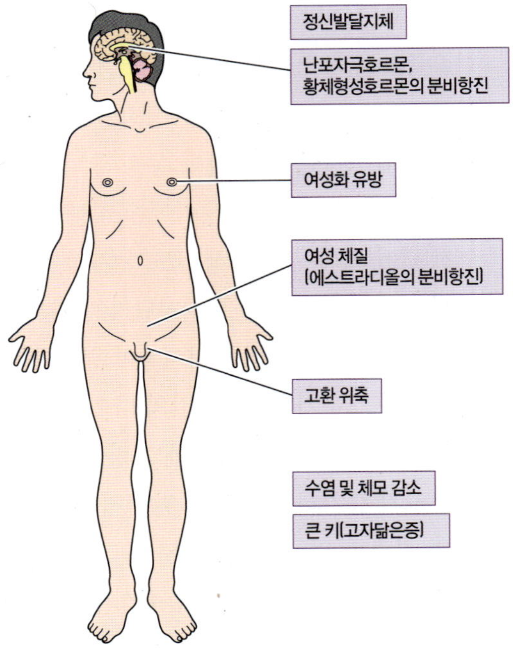

그림 10-8. 클라인펠터증후군의 임상증상

클라인펠터증후군 (그림 10-8)

클라인펠터증후군 Klinefelter's syndrome 은 Y염색체와 2개 이상의 X염색체를 가지고 있으며, 바깥생식기관은 남성형이지만 여성의 체형을 가진다. 전형적인 핵형은 (47, XXY)이며 감수분열 시 성염색체의 분리이상이 원인으로 여겨진다. 발생빈도는 신생 남아 1,000명 중 1명이다. 고환은 작고 무정자증이기 때문에 남성불임을 야기한다. 겉보기에는 큰 키에 수염이나 체모가 거의 없고 여성화 유방이 나타난다. 정신발달지체가 나타나는 예도 있지만, 지능장애 수준은 경미한 경우가 많다.

기형

기형 malformation 은 태생기부터 존재하는 형성 및 형태 이상이며, 원인으로 유전적 요인, 환경요인, 다인자요인을 들 수 있다. 여러 환경요인과 다인자요인의 상호작용에 의해 기형이 발생한다고 알려져 있기는 하지만 약 절반 정도의 증례는 원인불명이다. 인간의 발생과정에서 태생기의 다양한 환경요인 가운데 외인이 작용하는 시기는 기형의 발생과 깊은 관계가 있다. 수정 후 3~10주의 기관형성기에는 기형을 유발하는 외인에 대한 감수성이 가장 높기 때문에 이 시기에 장애를 받으면 기형이 발생하기 쉽다. 태생 후기에는 자궁 내부의 기계적 요인으로 인해 변형이나 파괴 등의 형태이상이 발생하는 경우가 있다.

기형의 원인

기관형성 과정에서 발생하는 기형이나 태생 초기에는 정상적 발달을 해온 기관 및 조직이 태생 후기에 기계적 요인에 의해 이차적으로 발생하는 기형을 원인별로 분류하고 자세히 기술하였다.

유전적 요인에 의한 기형

염색체이상

염색체이상에 대해서는 앞서 언급한 보통염색체의 이상인 다운 Down 증후군이나 18세염색체에서는 기관이 작아지는 기형이 나타나고, 성염색체 이상인 터너 Turner 증후군이나 클라인펠터 Kinefelter 증후군에서는 성분화의 이상이 많이 나타난다.

유전자이상으로 인한 기형

보통염색체우성질환을 나타내는 불완전뼈형성, 가락과다증, 다낭신장병, 아페르증후군 Apert syndrome 등이 있다.

보통염색체열성질환을 나타내는 소두증, 남성거짓남녀한몸 male pseudohermaphroditism 등을 들 수 있다.

환경요인에 의한 기형

약제, 화학물질

탈리도미드는 1960년대 초에 수면제로 사용되었으나 임신부가 복용했을 때 매우 높은 확률로 사지의 기형을 나타내는 바다표범손발증이 발생했다.

니코틴이 기형유발인자라는 근거는 아직 명확하지 않으나 자연유산, 조기진통, 태반이상을 초래하고 저체중아가 태어나기 쉬운 것으로 알려져 있다.

한편 알코올은 중요한 기형유발인자이며, 발육지연, 지능장애, 소두증, 안면기형 등의 원인이 되고 태아알코올증후군이라 불린다.

감염증

기형의 원인이 되는 감염증은 바이러스감염이 가장 문제가 되고, 다음으로 톡소포자충증이나 매독 등을 들 수 있다. 모체의 증상은 가볍지만 태아에서 심각한 장애를 나타내는 이들 질환군의 머리글자를 따서 TORCH (T: toxoplasma 톡소포자충증, O: others 매독 등 기타, R: rubella 풍진, C: cytomegalovirus 거대세포바이러스, H: herpes virus 헤르페스바이러스) 증후군이라고 불린다.

임신 초기의 풍진바이러스 감염은 신생아에게 난청, 백내장, 선천심장기형, 지능장애 등을 일으켜서 선천풍진증후군을 발생시킨다. 풍진은 백신접종으로 예방이 가능하고 의료의 발달로 인해 선천풍진증후군 환자는 감소하였으나, 2012년부터 풍진이 다시 유행함에 따라 환자 수가 증가하여 문제가 되고 있다. 풍진이 유행하게 된 배경으로 임산부의 배우자인 20~40대 남성에서 풍진항체를 가지고 있지 않은 비율이 높았던 것이 지적되면서 백신접종의 중요성이 재인식되고 있다.

영양장애

임신 초기에 모친의 영양섭취가 부족해서 태아에게 선천기형이 나타나는 대표적인 영양소로는 비타민A와 엽산이 있다. 비타민A가 결핍되면 눈, 생식계통, 심장혈관계통, 가로막, 폐 등 여러 장기에 걸쳐 기형이 나타난다. 엽산이 결핍되면 중추신경계통의 기형인 무뇌증이나 척추갈림증, 선천심장기형을 발생시킨다. 또한 비타민A는 임산부가 과다섭취하면 태아기형을 초래하는 대표적인 영양소로도 알려져 있다. 비타민A 과잉은 신생아에게 중추신경계통이나 심장혈관계통의 이상 외에 얼굴의 이상인 입술갈림증이나 입천장갈림증이 생길 수도 있다.

호르몬

임신 초기에 여성호르몬을 투여하면 생식계통의 기형이 증가한다고 알려져 있다. 또한 우리나라에서는 문제가 되는 일이 거의 없었지만 세계적으로 먹는 음식으로 섭취하는 요오드가 부족한 지역에서 모체의 요오드 결핍으로 인해 발생하는 갑상샘저하증은 태아의 뇌 발달에 중대한 영향을 미친다고 알려져 있다.

방사선

방사선 피폭은 임신 기간 태아에게 심각한 영향을 미친다. 기형을 불러일으키는 것은 기관형성기에 피폭되었을 경우이며 이보다 이전에 피폭되면 유산되는 경우가 많다.

태생 후기의 물리적 요인에 의한 기형

변형

정상적인 기관형성기를 거쳐 형성된 기관이 이후의 태생기에 어떤 기계적 압박으로 인해 형태이상을 일으키는 것을 변형이라고 한다. 기계적 압박의 원인은 자궁으로 인한 경우가 가장 많은데, 자궁근종이나 왜소자궁, 두뿔자궁 등의 자궁기형이 원인으로 꼽히고 있다. 이 밖에 양수과소나 다태임신으로도 변형이 올 수 있다. 자궁에 의한 압박으로는 선천내반족 등의 사지변형이나 관절구축, 얼굴 모양의 이상이 발생한다. 또한 양수과소는 얼굴의 이상, 손발의 위치 이상, 고관절 탈구뿐만 아니라 폐의 저형성도 나타날 수 있다.

파괴

정상적으로 형성된 기관이나 조직이 태생기에 변형을 초래하는 것만으로 그치지 않고 더욱 강한 외적압박이 태아에게 가해져서 이차적으로 파괴되는 것을 말한다. 어떠한 이유로 파괴된 양막이 섬유단으로 변하고 이것이 태아 몸의 일부를 조임으로써 머리부분의 기형, 팔다리나 손가락 절단 등이 발생하는 양막띠증후군 등을 들 수 있다.

다발기형증후군 및 뼈계통질환

다발기형증후군

여러 기관이나 장기에 기형을 일으키는 질환군을 기형증후군이라고 하며, 그 대부분은 앞에서 서술한 염색체이상이나 유전자이상, 기형유발인자에 노출되는 것이 원인이 된다.

뼈계통질환

뼈와 연골 등 조직의 성장, 발달, 분화의 장애로 인해 뼈대계통의 형태나 구조에 기형을 초래하는 질환군이 뼈계통질환이다. 국제분류에 기록되어 있는 것만도

400가지 이상의 질환이 포함되어 있는데 대부분의 뼈계통질환은 유전성을 나타내며 최근 원인이 되는 유전자이상이 하나씩 밝혀지고 있다. 보통염색체우성질환 항목에서 언급한 불완전뼈형성은 대표적인 뼈계통질환이다. 이 외에도 섬유모세포성장인자수용체3형의 이상으로 인해 발생하는 연골무형성증은 연골세포의 분화가 장애를 받아 척추의 만곡과 팔다리의 변형으로 인해 단축이 나타나고 키가 현저하게 작다. 또한 유전다발뼈돌출증은 *EXT1* 및 *EXT2*유전자의 이상으로 인해 일어나는 보통염색체우성질환인데, 긴뼈의 성장선이 존재하는 뼈몸통끝 부위에 양성 뼈종양인 뼈연골종이 많이 발생한다.

기형의 발생 양식과 종류 (표 10-3)

발육억제

기관형성 과정에서 어떤 억제가 가해져서 기관형성이 불충분해지는 것을 억제라고 한다. 기관은 형성되지만 정상인 것과 비교해서 불충분한 것을 저형성이라고 하고, 기관이 형성되지 않고 결여되는 경우를 무형성이라고 한다(그림 10-9). 팔다리가 없는 팔다리없음증이나, 팔다리의 긴뼈가 없어서 손이나 발이 직접 몸통에 붙어있는 것처럼 보이는 바다표범손발증 등을 들 수 있다.

유합부전

발생 과정에서 본래는 복수의 원기 primordium 가 유합해서 형성되어야 할 기관의 조직이 적절하게 유합되지 않은 채 발생하는 경우를 유합부전이라고 한다. 얼굴의 유합부전은 입술갈림증이나 입천장갈림증이 있고, 신경관의 유합부전은 척추갈림증, 수막탈출증, 무뇌증(그림 10-10)의 원인이 된다.

표 10-3. 기형의 발생 양식과 주요 기형의 종류

발육억제	팔다리없음증, 바다표범손발증, 작은턱증, 식도폐쇄증, 항문막힘증
유합부전	무뇌증, 척추갈림증, 수막탈출증, 입술갈림증, 입천장갈림증, 가로막탈장, 심실사이막결손증, 복부피열, 두뿔자궁, 요도밑열림증 등
이상유합, 분리억제	가락붙음증, 말굽콩팥, 붙은쌍둥이, 외눈증 등 억제 이상
위치이상	좌우바뀜증, 딴곳이자, 오른심장증 등
잔존	열린요막관, 열린타원구멍, 동맥관열림증, 갑상혀관잔류 등
과잉형성	가락과다증, 정수이상치아, 덧유방

이상유합, 분리억제

태생기에 본래 유합되지 말아야 하는 인접 기관의 원기와 유합되거나, 본래는 분리되어야 할 기관이 분리되지 않은 분리억제에 의해 발생한다. 좌우의 콩팥이 유합된 말굽콩팥과 손가락의 분리가 불완전한 손발가락붙음증(그림 10-11) 등을 들 수 있다.

위치이상

장기의 위치이상과 조직성분의 위치이상이 있다. 장기의 위치이상은 원래 왼쪽에 있어야 할 심장이 오른쪽에 위치한 우심증이나, 내장 전체의 좌우가 반대로 있는 좌우바뀜증이 있다. 또한 조직이 본래 있어야 할 위치가 아닌 다른 조직으로 섞여 들어가는 위치이상을 미입이라고 부른다. 이자조직이 위조직으로 들어가는 증상을 미입이자 혹은 딴곳이자라고 한다.

잔존

태생기의 구조물로 본래는 생후에 퇴화, 소실되어야 할 것이 계속 남아있는 것을 잔존이라고 한다. 태아순환의 잔존에는 열린타원구멍이나 동맥관열림증이 있다. 목 중간에 발생하는 낭포인 정중목낭포는 갑상혀관이 계속 남아 있어서 발생하며, 태생기에 탯줄(제대)과 방광을 연결했던 요막관이 남겨지면 열린요막관이나 요막관낭종이라고 불린다.

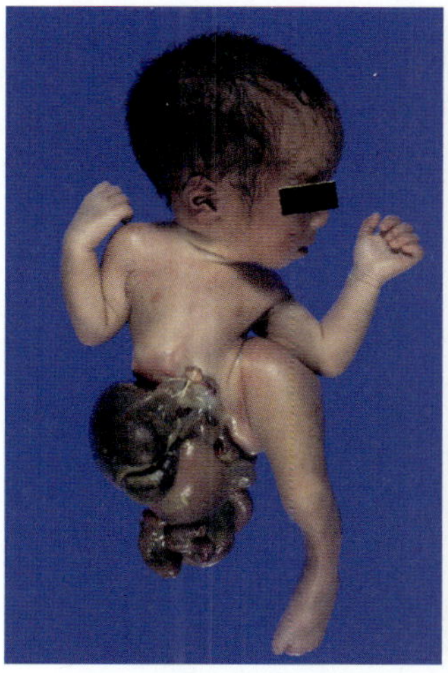

그림 10-9. 오른다리 무형성증과 복벽 형성부전

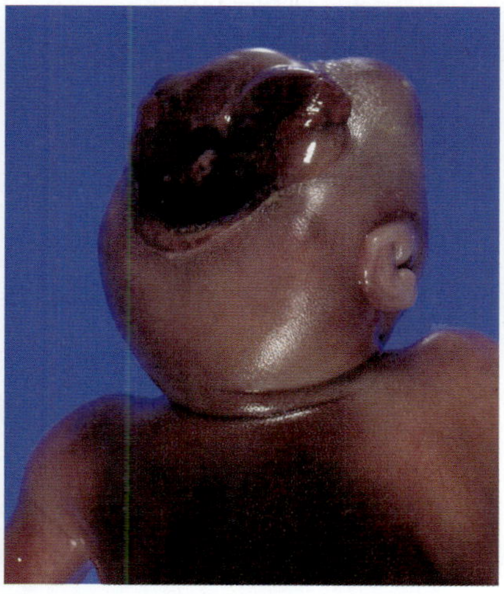

그림 10-10. 무뇌증

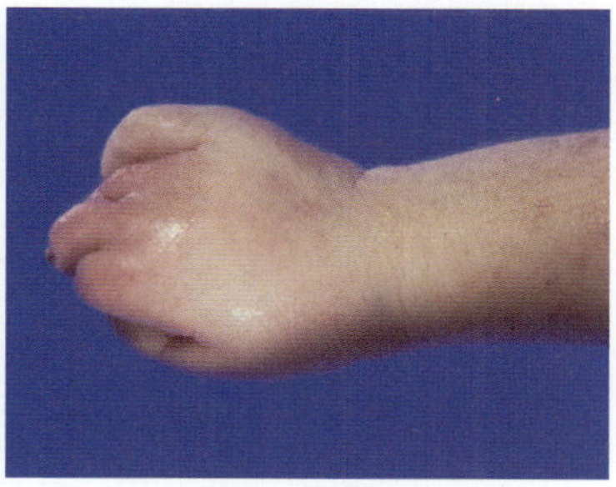

그림 10-11. 손발가락붙음증

과잉형성

정상적인 수준을 넘어서 기관이 과도하게 형성될 수 있는데, 가락과다증이나 정수이상치아, 덧유방 등이 그 예이다.

임상에서는…

뼈대이상, 근육질환, 신경질환이나 기형은 유전요인이나 염색체이상에 기초한 선천이상질환이 많이 포함된다. 이러한 환자를 효과적으로 지원하기 위해서는 질환의 원인과 병태에 대한 올바른 이해가 필요하다. 질환의 진행성이나 다음 세대로의 유전과 같이 환자가 안고 있는 불안을 염두에 두고 치료를 실시하는 것이 특히 중요하다.

복습 포인트

- 유전자이상으로 인한 질환 중에서 생식세포에서 볼 수 있는 유전자이상인 종자세포 변이가 다음 세대로 전달되는 유전질환이라고 하는 것에 대해 이해한다.
- 멘델의 법칙인 보통염색체우성질환, 보통염색체열성질환, X연관열성유전의 3가지 유전방식에 대하여 이해하고 각각의 대표적인 질환에 대해 정리한다.
- 보통염색체이상에서는 다발기형과 정신발달지체가 나타난다는 것을 염두에 두고, 가장 빈도가 높은 21세염색체에 의해 발생하는 다운증후군에 대해 학습한다.
- 성염색체이상은 핵형태의 패턴이 다양하며 Y염색체가 하나 존재하면 표현형이 남성이 된다는 것을 이해하고 대표적인 질환에 대해 학습한다.
- 기형의 발생요인에는 유전적요인, 환경요인, 다인자요인이 있으며 이들의 상호작용에 의해 발생하거나 원인불명인 것도 많다는 것을 이해한다. 수정 후 3~10주의 기관형성기에는 기형유발 외인에 대한 감수성이 가장 높다는 점을 학습한다
- 선천이상에는 뼈대이상이나 외부기관의 기형 등 재활의 대상이 되는 질환이 다수 포함되어 있으므로 원인이나 유전성 유무에 대한 정확한 이해가 중요하다.

각론

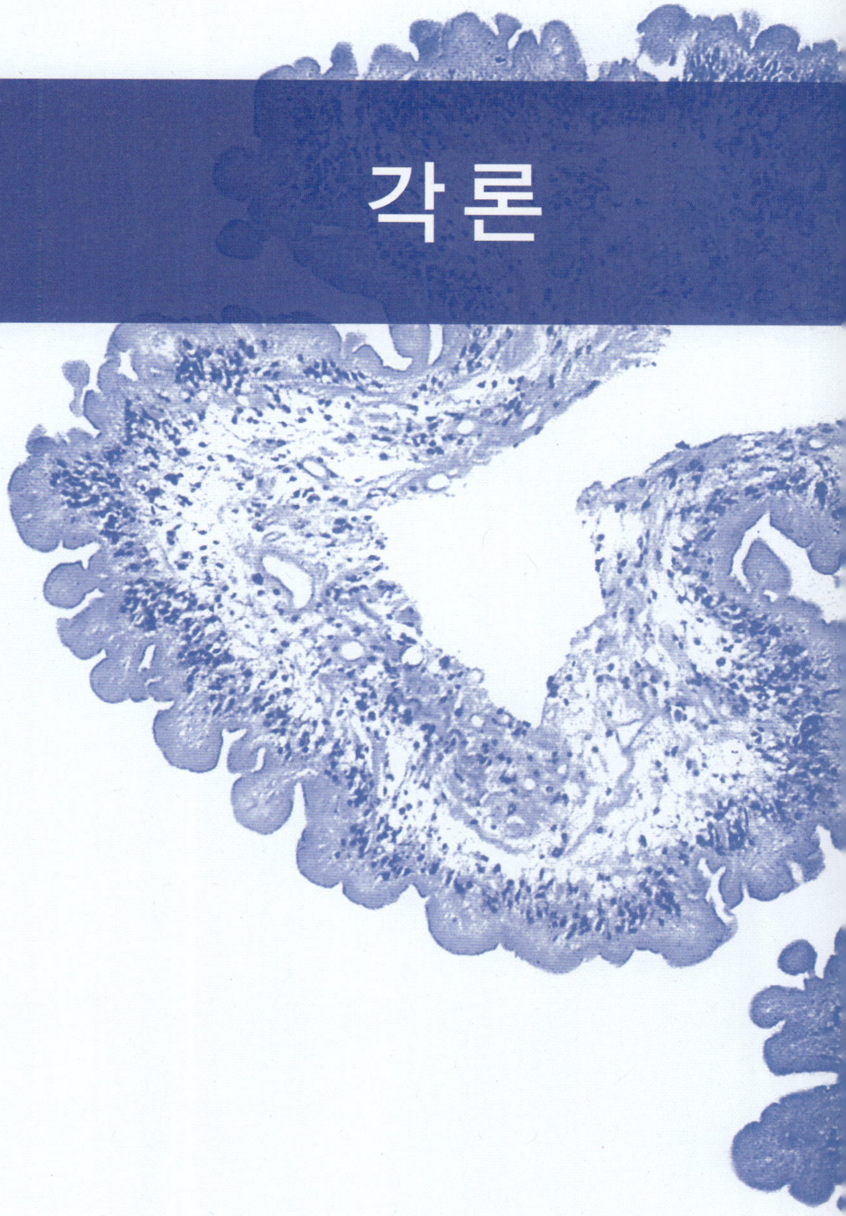

제1장

순환계통

학습목표

1. 심장

- 선천심장질환을 청색증 발병의 유무로 분류하고, 각각의 혈액 상태와 병태를 이해한다.
- 허혈심장병의 발생메커니즘을 이해하고 협심증과 심근경색증의 병리학적 차이를 확인한다.
- 허혈심장병은 관상동맥의 폐색 부위에 따라 발병 부위가 다르다는 것을 이해한다.
- 세균심내막염과 바이러스성심근염의 원인과 병태를 이해한다.
- 심장근육병증의 3가지 주요 병형에 대해 그 원인, 병태 및 예후의 차이에 대해 이해한다.
- 판막성심장병을 분류하고, 그 원인과 판막조직의 변화와 병태에 대해 이해한다.

2. 혈관

- 동맥경화증 가운데 임상적으로 가장 중요한 죽경화증의 병태에 대해 이해한다.
- 동맥자루의 분류에 대해 정리하고 발생부위별로 특유한 증상에 대해 이해한다.
- 혈관염을 침범당하는 혈관의 굵기에 따라 정리하고 대표적인 질환에 대해 이해한다.
- 폐쇄동맥경화증과 버거병의 병터와 병태의 차이에 대해 이해한다.
- 혈전정맥염이나 깊은정맥혈전증의 병태와 이코노미클래스증후군 발병과의 관련성에 대해 이해한다.

심장

심장혈관계통의 발생과 태아순환 (그림 1-1)

사람의 심장은 중배엽이 분화되어 형성된 심장전구세포에서 발생하며, 통 모양의 원시심장이 된다. 태생 3주 말엽에는 원시심장이 박동을 시작한다. 발육이 진행되면서 심장을 좌우로 가르는 사이막이 형성된다. 태아기의 심방사이막에는 타원구멍이라고 하는 구멍이 뚫려 있어서 오른심방에서 왼심방으로 폐를 경유하지 않고 혈액이 흐를 수 있다. 태아기의 순환계는 출생 후와는 달리 간이나 폐를 경유하지 않기 때문에 지름길이 타원구멍 이외에도 몇 개 존재한다. 태반으로 모친의 혈액을 통해 들어온 산소를 받아들이고, 다시 산소를 가득 실은 혈액이 태반에서 배꼽정맥을 통해 태아에게 들어간다. 배꼽정맥의 혈액 가운데 약 절반은 간으로 들어가고 나머지 절반은 정맥관을 통해 간을 거치지 않고 직접 아래대정맥으로 유입된다. 아래대정맥에서 오른심방으로 흘러 들어간 대부분의 혈액은 타원구멍을 통해 왼심방으로 들어간 후 왼심실에서 온몸으로 보내진다. 오른심방에서 오른심실로 운반된 혈액은 폐동맥을 통해 극히 일부가 폐로 보내지고 대부분의 혈액은 동맥관을 통해 대동맥으로 유입된다. 온몸을 순환한 정맥혈액은 배꼽동맥을 통해 태반으로 운반되고 다시 태반에서 가스교환이 이루어진다. 출생 후에는 폐순환이 시작되어 가스교환이 폐에서 진행되기 때문에 타원구멍, 동맥관, 정맥관은 얼마 안 있어 폐쇄된다.

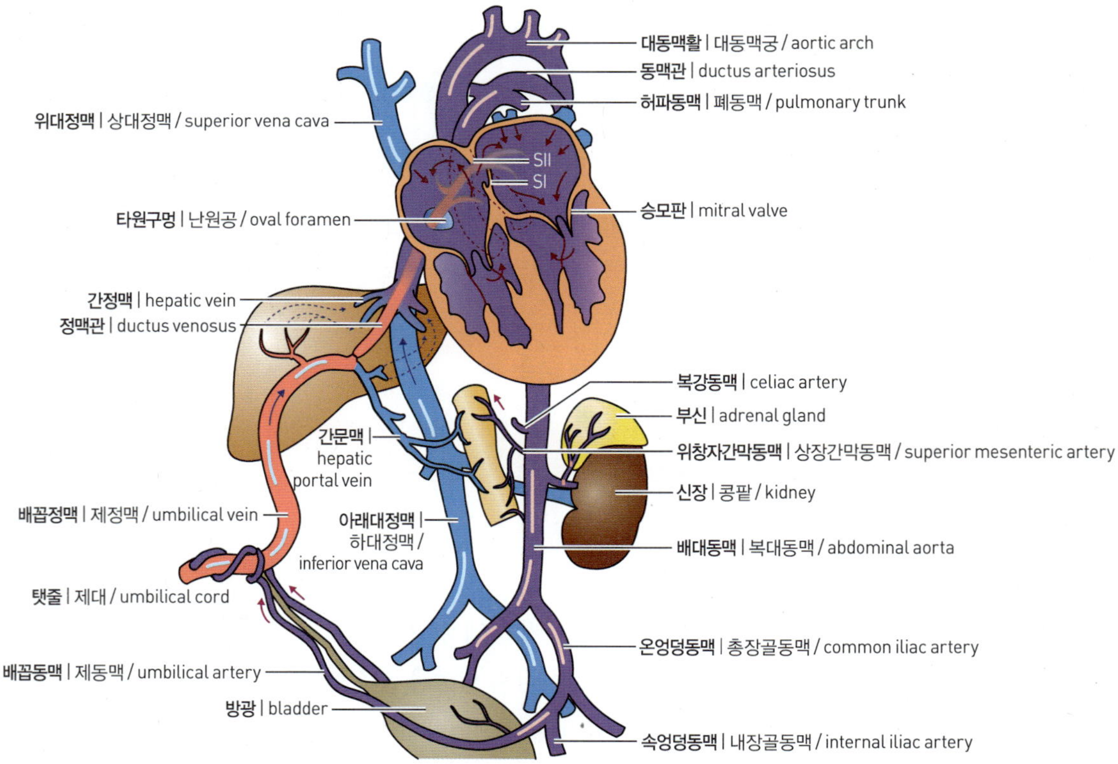

그림 1-1. 태아의 혈액순환

구조와 기능

육안해부 (그림 1-2)

사람의 심장은 무게가 250~300 g이고 성인의 주먹 크기만한 장기이며 심장막으로 둘러싸여 있다. 심장막은 심장과 대혈관의 시작부위를 감싸는 주머니 모양의 조직으로 표면이 한 층의 중피세포로 덮여 있다. 심장의 바깥 표면에는 장막심장막이 유착되어 있으며 대혈관의 시작부위에서 뒤집혀서 벽쪽심장막이 된다. 장막심장막과 벽쪽심장막 사이는 심장막안(심낭)이라고 하며 일반적으로 20~50 mL의 심장막액(심낭삼출액)이 저장되어 있다(그림 1-3). 인간은 좌우 심방과 좌우 심실로 이루어진 2심방 2심실로 구성되어 있으며, 좌우 심방 사이엔 심방사이막이 있고 좌우 심실 사이엔 심실사이막이 있으며, 온몸순환과 폐순환이 완전히 나뉘어져 있다. 온몸에서 되돌아온 혈액은 위대정맥과 아래대정맥에서 오른심방으로 유입되고, 삼첨판을 통해 오른심실로 운반된다. 이어서 오른심실에서 폐동맥판을 거쳐 폐동맥에 의해 폐로 보내지고 그곳에서 가스교환이 이루어진다. 폐에서는 산소를 풍부하게 실은 동맥혈액이 폐정맥을 거쳐 왼심방으로 유입된 후 승모판을 통해 왼심실로 운반된다. 이어서 왼심실에서는 대동맥판을 거쳐 대동맥에 의해 온몸으로 운반된다(그림 1-4).

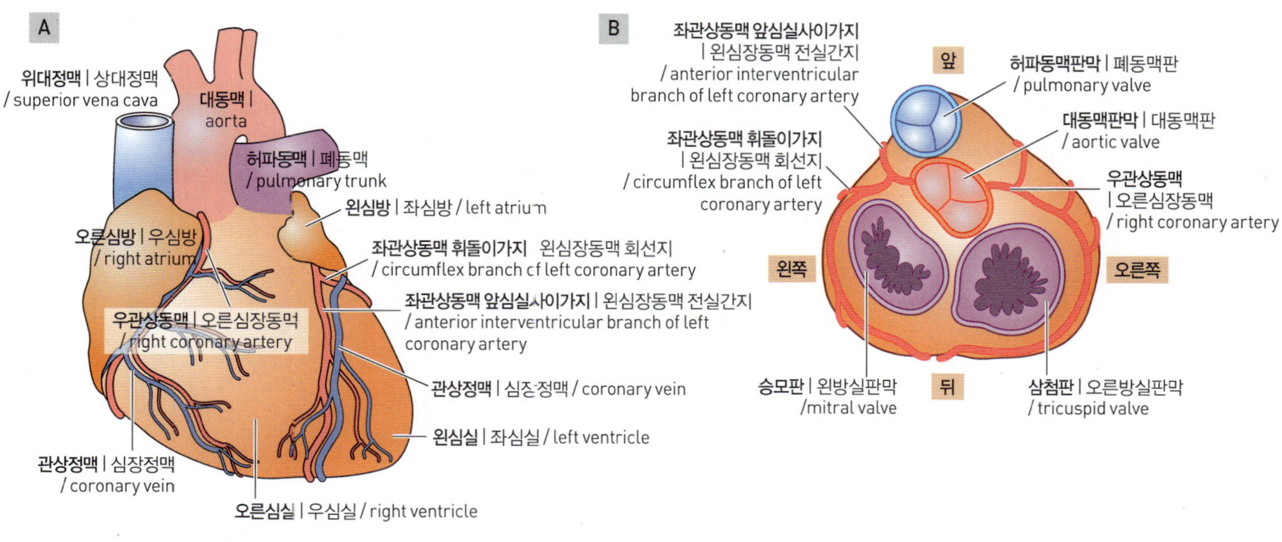

그림 1-2. 정상성인의 심장 외관
A: 전면에서, B: 판막의 단면

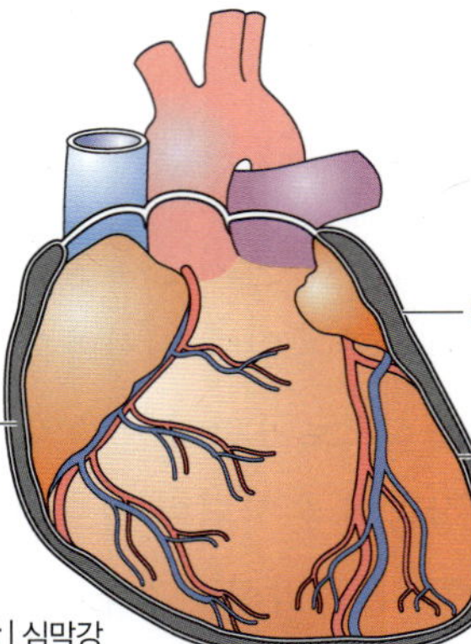

그림 1-3. 심낭의 구조

심장에 영양을 공급하는 혈관계통은 관상동맥과 관상정맥으로 불리며 대동맥 시작부위에서 좌우로 관상동맥이 하나씩 나온다. 왼관상동맥은 짧은 왼관상동맥의 중심줄기를 거친 후 분기해서 앞내림가지와 회돌이가지가 된다. 앞내림가지는 앞벽, 위심실사이막, 오른심실앞벽 일부로 흘러 들어가고, 회돌이가지는 왼심실가쪽벽, 뒤벽에 영양을 공급한다. 오른관상동맥은 오른심실, 왼심실아래벽, 뒤벽, 아래심실사이막을 관류한다.

심장의 방실이 협조적으로 수축해서 효율적으로 혈액을 분출할 수 있도록 심근에 자극을 전도하는 것이 자극전도계이다(그림 1-5). 심장수축은 굴심방결절에 존재하는 특수한 세포의 흥분으로 시작되며 이 자극이 방실결절로 전해진다. 굴심방결절은 심장박동의 리듬을 조절하는 페이스메이커 기능을 가지고 있으며, 방실결절은 굴심방결절로부터 받은 자극을 히스다발로, 그리고 다시 푸르킨예섬유로 전달해서 양쪽 심실로 수축의 흥분이 전달된다. 굴심방결절과 방실결절은 일반적으로 오른관상동맥에서 영양을 공급받는다.

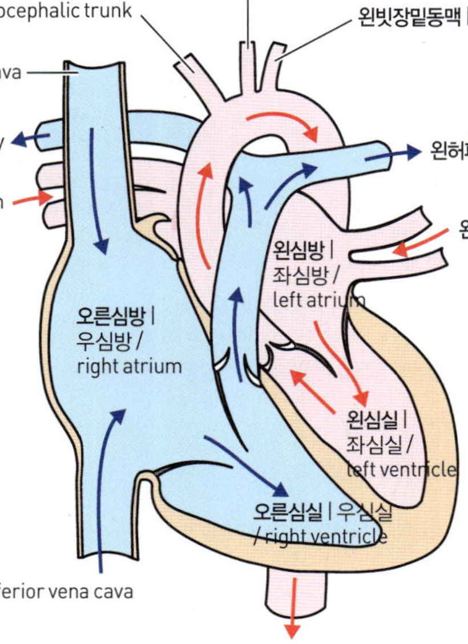

그림 1-4. 정상적인 혈행상태

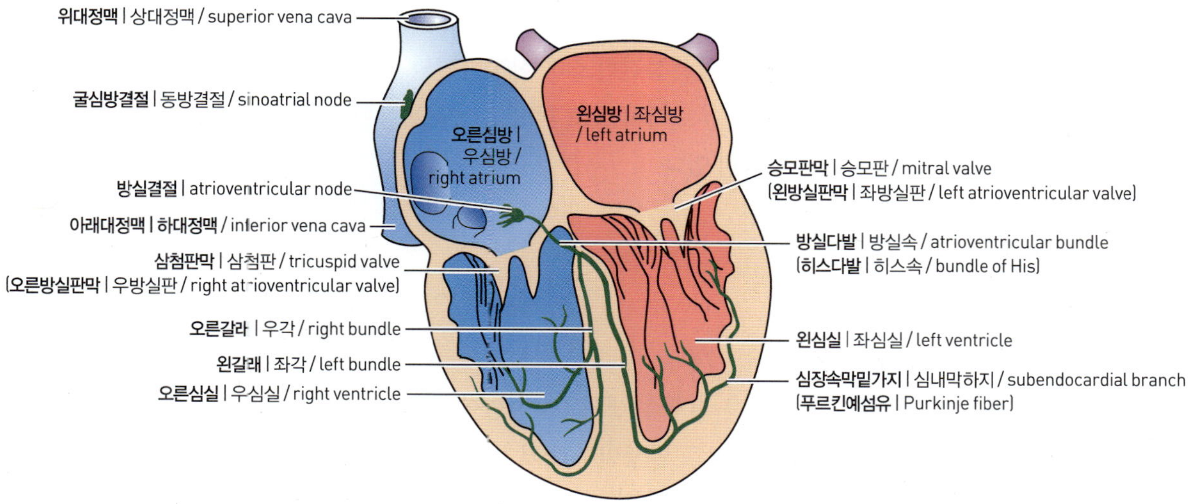

그림 1-5. 심장의 자극전도계

조직학적 구조

심장벽은 안쪽부터 심장속막, 심장근육층, 심장바깥막의 3층 구조로 이루어져 있다. 판막은 표면이 단층의 내피세포로 덮여 있는 결합조직으로 이루어져 있다.

심장속막

심장속막 endocardium 은 얇은 가장 안쪽층을 한 층의 내피세포가 덮고 있고 그 밑에 아교섬유, 탄력섬유나 민무늬근육섬유로 이루어진 결합조직이 있다. 자극전도계의 특수심근섬유는 심장속막 심층에 존재한다.

심장근육층

심장벽의 대부분을 차지하는 것이 심장근육층 myocardium 이다. 심근세포는 가로무늬를 갖고 있지만 불수의근이며, 핵은 세포질 중앙에 존재한다. 지속적인 수축운동을 하기 때문에 미토콘드리아가 발달해서 미오글로빈이 풍부하게 존재한다. 심근세포는 사이원반을 통해 세포가 서로 결합되어 있어서 기능적 융합체로서 수축이 가능해진다. 또한 심근세포의 재생능력은 매우 낮아서 심근허혈 등으로 괴사한 심근은 재생되지 않는다.

심장바깥막

심장근육층 바깥쪽에 존재하는 얇은 섬유성결합조직 심장바깥막 epicardium 이며 관상동맥, 관상정맥, 신경계통이 분포되어 있고 지방조직도 포함된다. 가장 바깥층은 단층의 중피세포로 덮여 있다.

선천심장질환

개요

선천심장질환 congenital heart disease; CHD 은 전체 출생의 1% 미만에서 발생하나 선천성질환의 20~30%를 차지하므로 발생빈도가 낮지는 않다. 이 중에서 무려 90%가 원인을 알 수 없는 것이지만 그중 원인이 밝혀진 것으로는 감염증(선천풍진증후군)이나 염색체이상(18번, 21번 세염색체, 터너 Turner 증후군), 유전자이상(누난 Noonan 증후군), 알코올이나 화학물질에 의한 것이 있다.

선천심장질환은 임상에서 청색증을 일으키는 청색증심장질환과 비청색증심장질환으로 분류된다. 청색증은 혈중 환원혈색소의 증가로 피부나 점막이 암자색을 띠는 상태를 말한다. 선천심장질환 중에서도 환원혈색소가 많은 정맥혈액이 동맥혈액에 유입되는 것과 같은 혈액의 지름길이 보이는 질환은 청색증을 동반한다.

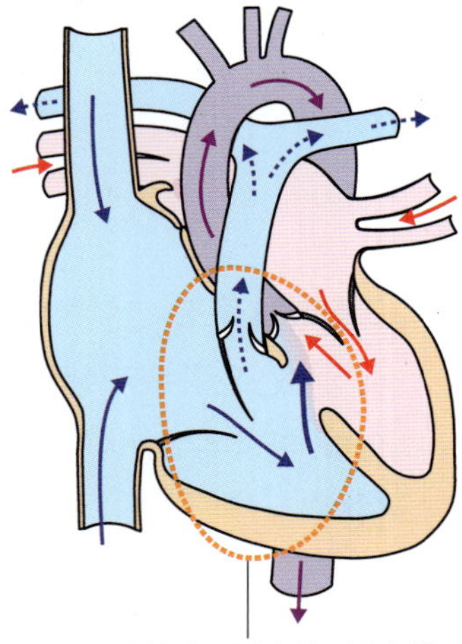

그림 1-6. 팔로네징후

청색증 심장질환

팔로네징후 (그림 1-6)

팔로네징후 tetralogy of Fallot; ToF 는 청색증성 선천심장질환 중에서 가장 발생빈도가 높으며 선천심장질환의 5%를 차지한다. 네 가지 징후가 함께 나타나는 질환으로 폐동맥협착, 심실사이막결손, 대동맥이 한쪽으로 치우쳐 있어서 발생하는 대동맥걸침, 오른심실비대가 있다. 생후 1개월 무렵부터 청색증이 나타난다.

완전대혈관전위증 (그림 1-7)

오른심실에서 폐동맥이, 왼심실에서 대동맥이 시작되는 정상적인 관계가 무너지고 오른심실에서 대동맥이, 왼심실에서 폐동맥이 시작되는 병태이다. 타원구멍이나 동맥관의 존속, 심방이나 심실사이막의 결손 등과

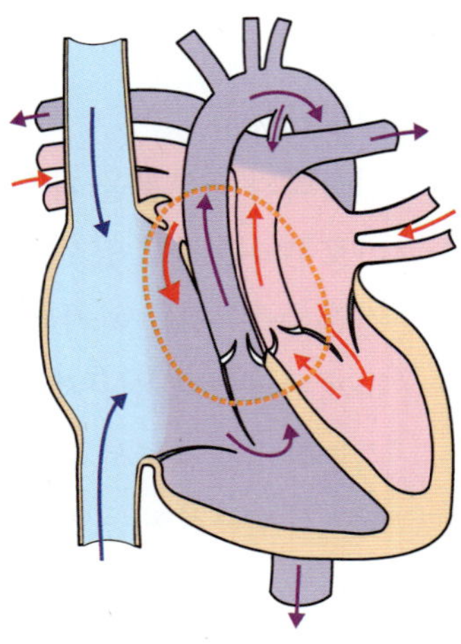

그림 1-7. 완전대혈관전위증

같은 동맥혈액과 정맥혈액의 지름길이 없으면 생존이 불가능하며 출생 직후부터 청색증이 나타난다.

비청색증심장질환

심방사이막결손증 (그림 1-8)

심방사이막결손증 atrial septal defect; ASD 은 심실사이막결손증에 이어서 많이 발생하는 선천심장질환이며 발생빈도는 전체 선천심장질환 가운데 10%이다. 좌우 심방을 가르는 심방사이막의 발육장애로 인해 심방 수준에서 좌우 지름길이 생긴다. 영유아기에는 거의 증상이 없고 유아기 이후에 진단되는 경우가 많다.

심실사이막결손증 (그림 1-9)

심실사이막결손증 ventricular septal defect; VSD 은 선천심장질환 중 가장 빈도가 높은 질환으로 50%를 차지한다. 좌우 심실을 막고 있는 심실사이막에 결손구멍이 있어 심실 수준에서 좌우 지름길이 생긴다. 구멍이 작은 것은 자연 폐쇄되는 경우가 많으며 대다수는 한 살 이전에 폐쇄된다.

동맥관열림증 (그림 1-10)

동맥관열림증 patent ductus arteriosus 은 태생기에 대동맥의 잘룩한 부위와 폐동맥 분기부위 사이에 있는 지름길로 보이는 동맥관이 출생 후에도 폐쇄되지 않고 열려 있는 병태로 대동맥 혈액이 일부 폐동맥으로 유입된다. 대부분은 무증상

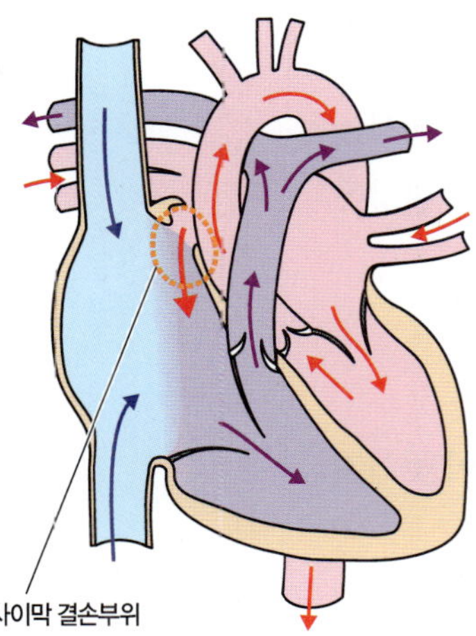

그림 1-8. 심방사이막결손증

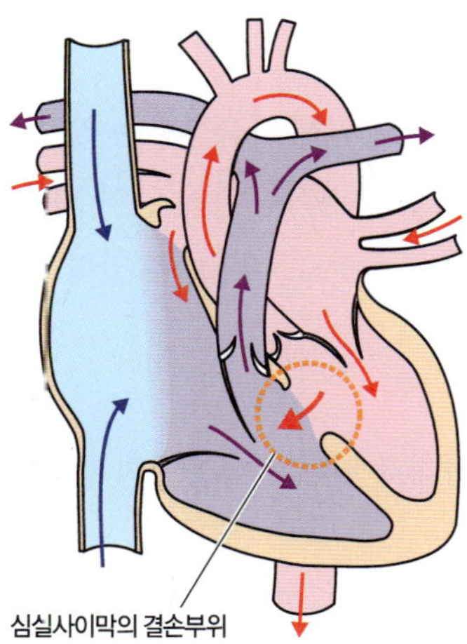

그림 1-9. 심실사이막결손증

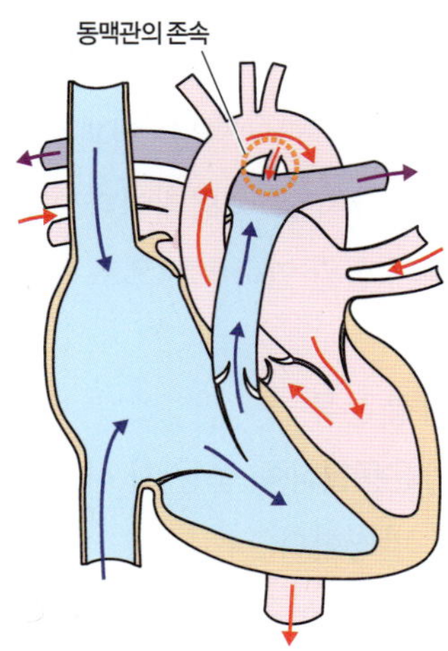

그림 1-10. 동맥관열림증

이지만 유입혈액량이 많은 경우에는 심장기능상실을 일으킬 수 있다. 5~10%를 차지한다.

폐동맥협착증

폐동맥협착증 pulmonary stenosis; PS 은 오른심실 유출로에서 폐동맥에 이르는 경로에 협착이 생겨서 오른심실에 압력부하가 걸리고 오른심실비대를 야기한다.

대동맥축착

대동맥축착 aortic coarctation 은 빗장밑동맥 분기부에서 동맥관 부착부 사이의 대동맥에 협착이 나타나는 병태이다. 다른 심장기형의 합병 유무에 따라 단순형과 복합형으로 분류되며, 협착부위의 해부학적 위치나 동맥관열림증의 합병 유무 등에 의해 관전형(유아형)과 관후형(성인형)으로 분류하기도 한다.

허혈심장병

개요

심장의 영양혈관인 관상동맥의 병변으로 인해 심근세포로의 혈액공급이 충분하지 않아서 심근허혈이 발생하며, 심장기능장애를 일으키는 질환군이다. 90% 이상의 증례에서 관상동맥의 죽경화증이 원인이며 대표적인 질환으로 협심증과 심근경색증을 들 수 있다.

협심증

정의

협심증 angina pectoris 은 일과성 심근허혈로 인해 가슴통증은 있지만 심근괴사는 나타나지 않은 병태이다. 관상동맥의 죽경화증이 원인이 되는 것과 관상동맥의 혈관 연축 spasm 으로 인해 발생하는 것으로 나뉠 수 있다.

병형 분류

① **운동협심증**: 운동 시 산소수요 증대로 인해 관상동맥의 혈액공급이 늦어져 발병한다.

② **와위협심증(혈관연축성협심증, 변이협심증)**: 안정 시, 주로 야간 또는 새벽에 발생하며 관상동맥의 연축으로 인해 심근허혈이 발생한다.

③ **안정협심증**: 협심증 중에서 발작의 빈도, 발현양식이나 증상이 안정되어 있는 것을 말한다.

④ **불안정협심증**: 협심증 발작의 빈도가 증가하고 적은 운동이나 안정 시에도 발작이 일어나는 병태로, 심근경색증으로 진행될 위험성이 높은 협심증이다.

● **임상소견**

협심증은 대부분 전형적인 증상을 바탕으로 진단이 가능하다. 협심증 발작은 가슴이 조여지고 압박받는 것 같은 통증이 나타나고 이따금 왼쪽 어깨부터 왼팔에서도 나타난다. 발작의 지속 시간은 보통은 짧다. 15분을 넘기는 경우는 중증이며 30분을 넘기지는 않는다. 심전도에서는 일과성의 ST저하가 나타나는 것이 일반적이지만 와위협심증에서는 ST가 상승한다. 운동협심증 진단에는 부하심전도가 이용되는데 이는 운동부하를 가해 심근허혈을 유도해서 심전도 변화를 보고 판정한다. 부하법으로는 트레드밀검사나 자전거 근육힘기록기, 마스터의 2단계 시험이 있다. 부하심전도에는 금기가 있는데, 허혈심장병 중에서도 불안정협심증이나 발병 초기의 심근경색증에서는 시행하면 안 된다. 이 밖에 중증판막증이나 제어 불량인 부정맥, 폐쇄비대심장근육병증, 대동맥박리 등에도 부하심전도를 시행해서는 안 된다.

● **병리소견**

운동협심증은 관상동맥에 주로 죽경화증에 의해 속공간 협착이 나타나며, 와위협심증에서도 관상동맥에 미약한 경화성 병변이 나타나는 경우가 많다.

심근경색증

정의

심근경색증 myocardial infarction 은 관상동맥의 폐쇄나 협착으로 인해 심근이 허혈에 빠져 괴사가 발생하는 병태이다. 급성심근경색증의 대부분은 관상동맥의 죽경화증을 배경으로 혈전이 형성되고 관상동맥의 연축이 일어나서 발생한다. 심근경색증은 발생으로부터 시간이 경과함에 따라 시시각각 병태와 조직의 반응이 변하는 질환이다. 발병 후 4주 이내를 급성심근경색증, 급성기를 지난 4주 이후의 것을 오래된심근경색증이라고 부른다. 또한 관상동맥은 심장바깥막쪽에서 심장벽으로 들어가 혈액을 공급하기 때문에 허혈이 발생하면 심장속막쪽이 가장 많은 영향을 받게 된다. 심근벽의 모든 층이 괴사에 빠지는 것은 전층경색이라고 하며, 심장근육층의 속막쪽 1/3에 한정적으로 괴사가 나타나는 심장내막밑경색증도 발생할 수 있다.

경색부위에 따른 분류 (그림 1-11)

심근경색증은 폐색된 책임관상동맥의 관류지역이나 굵기에 의해 심근이 괴사하는 부위가 결정된다.

① **왼심실앞벽 사이막경색**: 왼앞내림가지의 폐색으로 인해 발생한다. 심근경색증 중에서 발생빈도가 가장 높다.

② **왼심실가쪽벽경색**: 왼휘돌이가지의 폐색으로 발생한다.

③ **아래벽 · 뒤벽경색**: 오른관상동맥의 뒤내림가지나 왼관상동맥의 휘돌이가지의 폐색으로 생기는데, 관상동맥의 관류영역의 개체 차이에 따라 경색범위가 달라진다.

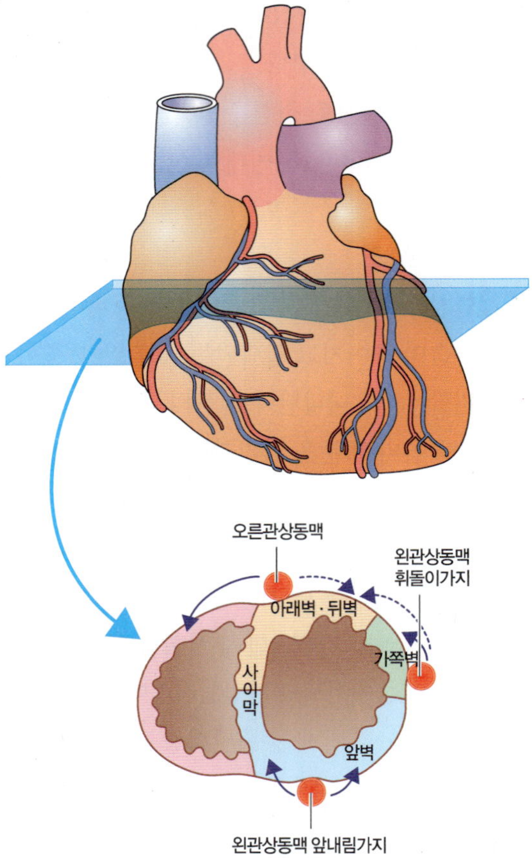

그림 1-11. 관상동맥 지배영역과 경색부위의 관계
심장을 위쪽 그림의 평면으로 횡단한 단면도가 아래 그림

● **임상소견**

갑자기 조이는 듯한 심한 가슴통증이 왼쪽 어깨와 팔로 확산되고 30분 이상 지속된다. 호흡곤란이나 발열 외에 메슥거림, 구토, 복통 등의 소화기증상을 수반하기도 한다. 심전도에서는 전형적인 경우 ST 상승, 이상Q파가 나타나고 T파는 발병 직후에는 증가하지만 며칠 후에는 음전해 관성 T파로 불린다. 심근괴사에 따라 심근세포 안에서 트로포닌 T나 크레아틴키나아제가 혈액 안으로 빠져나와서 혈중농도를 상승시킨다.

심근경색증의 합병증으로는 발병 직후 부정맥으로 인해 돌연사가 발생하는 것 이외에 심장기능상실, 꼭지근 파열로 인한 판막장애, 심장파열(그림 1-12), 심실사이막천공 등을 들 수 있다.

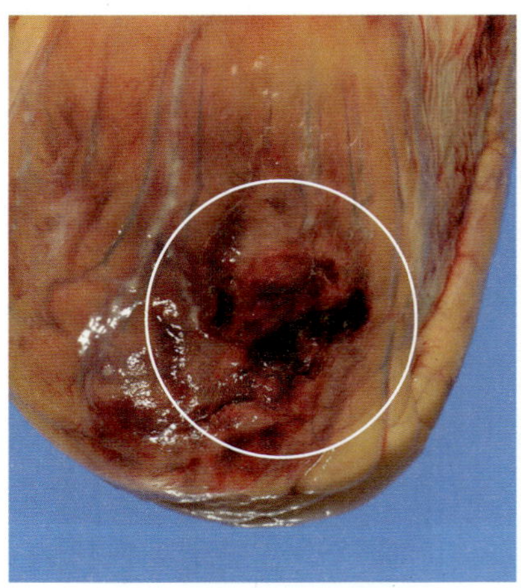

그림 1-12. 급성심근경색증으로 인한 심장파열
심장바깥막 표면에 검붉은 심장파열로 인한 열상이 보인다.

● **병리소견**

책임관상동맥벽에는 죽종이 형성되고 석회침착 등 죽경화증의 소견이 나타나서 속공간이 협착되고 그곳에서 혈전이 형성되는 경우가 많다(그림 1-13). 심근은 경색 발생 후 4~5시간까지는 육안적, 조직학적 변화가 나타나지 않지만, 6시간이 넘으면 우선 심근세포의 호산성이 증가해서 핵이나 가로무늬가 사라지는 응고괴사가 발생한다. 12~24시간 후에는 심근세포 사이에 중성구의 침윤이 확인되고 육안으로 보았을 때 경색부위가 적갈색를 띠게 된다(그림

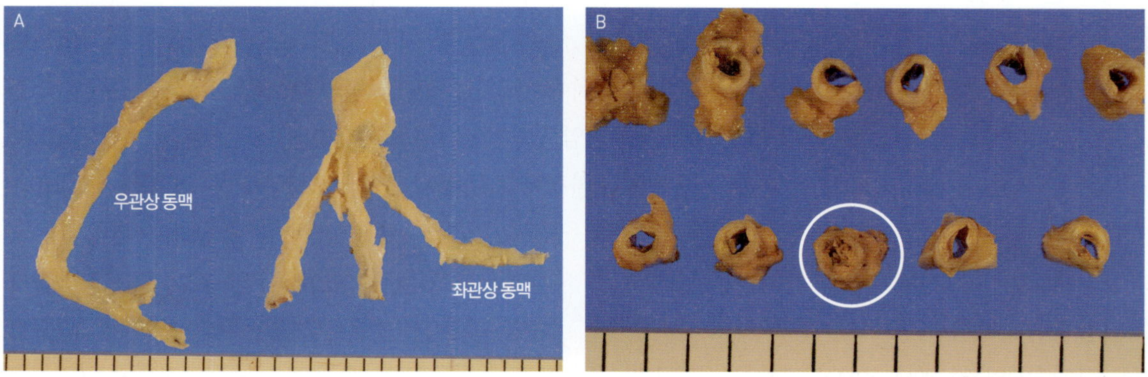

그림 1-13. 관상동맥혈전

A: 왼쪽이 오른관상동맥, 오른쪽이 왼관상동맥의 3갈래

B: 위쪽 그림의 오른관상동먹을 바닥부터 차례로 분할면을 늘어놓은 것이다. 하단 중앙에서는 동맥경화로 인한 90% 협착이 보인다.

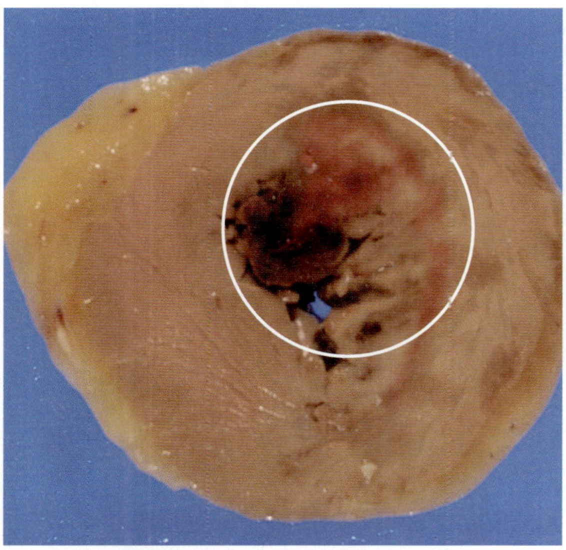

그림 1-14. 급성심근경색증

왼심실가쪽벽에서 뒤벽의 심장속막측에서 심근이 적갈색으로 변한 급성심근경색증의 병변이 보인다.

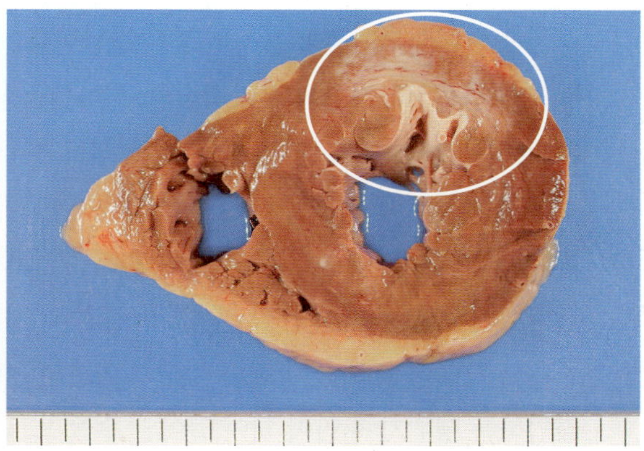

그림 1-15. 오래된심근경색증

왼심실 후벽의 심근이 얇아져 백색을 띠는 오래된심근경색증의 병변을 보인다.

1-14). 1주일 정도 지나면 육아조직이 형성된 것을 볼 수 있다. 이 후 서서히 섬유화가 진행되어 수개월 후에는 흉터가 되어 육안으로 보았을 때 백색의 오래된심근경색병터가 보인다(그림 1-15).

부정맥

허혈심장병 등 어떠한 원인에 의해 자극전도계에 변화가 생기거나 혹은 심근세포의 전기적 불안정으로 인해 부정맥 arrhythmia 이 일어난다. 지속성심실부정맥은 심장성 돌연사를 초래할 수 있다.

염증성심장질환

심장의 염증질환은 염증으로 인해 침범되는 부위에 따라 심내막염, 심근염, 심장막염으로 나뉜다. 또한 A군β용혈사슬알균 감염으로 발생하는 류마티스열 후에 나타나는 류마티스심장병은 다른 항목에서 설명한다.

심내막염

감염심내막염

감염심내막염 infective endocarditis; IE 은 심장속막이나 판막이 세균(매우 드물게 진균)에 감염되어 판막조직에 괴사가 발생하고 돌기(혈전이나 괴사조직, 미생물로 이루어진 침착물)가 형성된다(그림 1-16). 세균혈증과 심장기능 상실을 불러일으키는 위급성이 높은 질환이다.

배경에 선천심장질환이나 판막질환, 류마티스심장병 등 심장속막의 손상을 초래하는 질환이 있으면 손상 부위의 심장속막에 혈전이 형성되고 그곳에 세균이 달라붙어서 발병한다. 숙주에게 면역결핍과 같은 기초질환이 있으면 감염심내막염의 위험이 높아진다. 발치 등의 치과 처치나 카테터 조작 등과 같이 세균이 혈관 안으로 침입하는 행위가 원인이 되어 일어날 수 있으므로 주의를 요한다. 원인이 되는 미생물은 입안에 있는 토박이균이 대부분이다. 가장 많은 것은 스트렙토코쿠스비리단스 *Streptoccus viridans* (50~60%)이고 그 다음으로 많은 것은 황색포도알균 *Staphylococcus aureus* (10~20%)이다. 황색포도알균은 독성이 강해서

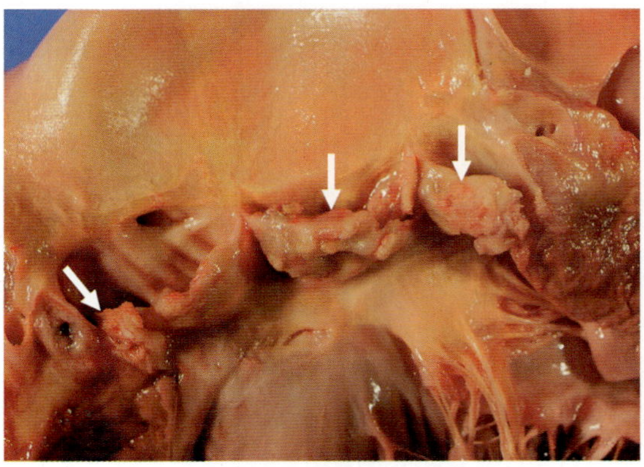

그림 1-16. 감염심내막염으로 나타난 돌기
대동맥판막 3개의 판막첨막에 적색 과립 형태의 돌기가 보인다.

급성으로 진행된다. 스트렙토코쿠스비리단스는 약한 병독성세균이어서 경과가 약간 느리게 나타나고 아급성으로 진행된다.

- **임상소견**

급성인 경우에는 발열이나 오한, 떨림과 같은 증상이 급격하게 나타난다. 권태감, 지라종 등이 발생하고 대부분의 환자에게서 심장잡음이 들린다. 미세한 색전에 의한 증상으로 결막이나 손발톱바탕질에 미세출혈이 나타나는 것 외에 손가락에 통증이 있는 결절(오슬러결절 Osler's nodes)이 발생한다. 진단은 임상증상에 더해 혈액 속의 균을 확인하고 심장초음파로 돌기를 확인한다. 감염심내막염의 합병증은 판막 파괴에 동반되는 판막폐쇄부전이 악화됨으로써 야기된다. 울혈심장기능상실, 심근내 농양 형성, 온몸의 모든 장기의 색전증 등을 들 수 있다.

- **병리소견**

승모판과 대동맥판에서 잘 발생하며 심장속막과 심장판막이 손상을 받는다. 판막에 섬유소나 혈소판, 중성구 등의 염증세포, 미생물 등으로 이루어진 돌기가 발생한다. 심장속막에는 부종이나 염증세포 침윤이 나타나고 더 진행되면 판조직이 변성되고 파괴되어서 괴사나 궤양형성을 동반한다.

비세균심내막염

① **비세균성혈전심내막염**: 소모성 질환이나 암 말기환자의 심장판막에 작은 무균성 혈전이 부착된다.

② **전신홍반루푸스에 따른 심내막염**: 리브만-삭스 Libman-Sacks 심내막염은 전신홍반루푸스 SLE 환자의 심장판막에 소형 무균성 돌기가 형성된다. 면역복합체의 침착에 의해 생기는 것으로 여겨진다.

심근염

심근염 myocarditis 은 심근에 염증성 병변을 초래하는 질환으로 이전에는 디프테리아균 감염이나 류마티스열에 의한 것이 많았으나, 현재 가장 많은 것은 바이러스성심근염이다. 이 밖에 화학물질, 방사선, 외상, 항암제 등의 약제가 원인이 될 수 있다.

바이러스성심근염

병인으로서 많은 것은 콕사키바이러스 B군 등의 엔테로바이러스이지만, 인플루엔자바이러스나 아데노바이러스가 원인인 경우도 있다. 상기도에 감염되어 증상이 나타나는 경우가 많으며, 심장기능상실이나 가슴통증, 부정맥 등이 발생하며 경증부터 치명적인 것까지 다양하다.

● **병리소견**

심근세포 사이에 림프구를 주체로 하는 염증세포 침윤이 나타나며, 심근세포의 변성과 괴사가 발생한다. 급성기가 지나면 심근괴사부위는 섬유화되고 흉터화된다.

비바이러스성심근염

병인에 의한 분류와 병인이 명확하지 않은 경우 특징적인 조직형태에 의해 나뉘는 조직 분류가 있다.

① **화학물질**: 안트라사이클린계 항암제인 아드리아마이신(독소루비신)에 의해 심근장애가 나타난다.

② **비바이러스성감염증**: 심근염이 트리파노소마, 톡소플라스마 감염증에 의해 나타난다.

③ **호산구성심근염**: 알레르기나 약제에 대한 과민증 등이 원인이 될 수도 있으나 원인을 알 수 없는 특발성인 경우도 많다. 스테로이드 투여가 효과가 있는 경우가 많으며 예후는 나쁘지 않다.

④ **거대세포심근염**: 알레르기나 자가면역과 관련이 있는 것으로 추정되며, 급격한 경과를 보이는 경우가 많다. 심근의 염증부위에 다핵거대세포가 출현해서 광범위한 괴사를 수반하는 경우가 많으며 예후는 불량하다.

심장막염

급성심장막염

급성심장막염 acute pericarditis 은 바이러스성심근염이나 결핵감염, 암의 전이에 따른 이차심장막염이 많고 심장막 안에 삼출액이 고이는 장액성 심장막

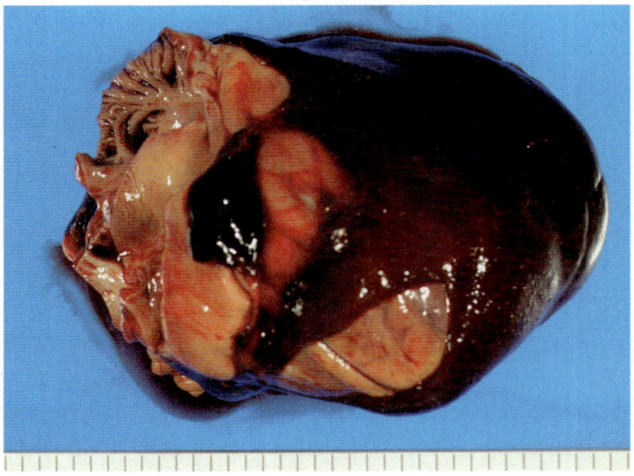

그림 1-17. 심장눌림증
심장파열로 사망한 환자의 심장을 열어보면 심장 표면에 검붉은 피덩이가 달라붙어서 심장막안을 가득 메우고 있다.

염이나 심장막 표면에 섬유소가 침전하는 섬유소성 심장막염 등이 있다.

심장눌림증 (그림 1-17)

심장눌림증 cardiac tamponade 은 심장막안 pericardial cavity 에 혈액 등의 액체가 고이는 것으로 인해 심실확장장애를 초래하고, 심장기능에 장애가 생긴 상태를 말한다.

만성심장막염

만성심장막염 chronic pericarditis 은 심장막 표면의 삼출물이 섬유화를 나타내며 심장막안은 유착되고 심장은 두꺼운 섬유화로 덮여서 기계적으로 확장장애가 나타난다. 원인이 명확하지 않은 특발성 증례가 많다.

류마티스심장병

A군β용혈사슬알균 감염 후 나타나는 염증질환이 류마티스열이다. 류마티스열은 젊은 층에서 많이 발생하며 관절, 심장, 피부 등에 염증반응이 나타난다. 이중에서 특히 중요한 것은 심장에서 나타나는 증상인데, 이를 류마티스심장병 rheumatic heart disease 이라고 한다. 우리나라에서는 진단 및 치료의 발전으로 그 발생빈도가 계속 감소하고 있다.

원인: A군β용혈사슬알균 감염에 의해 사슬알균에 대한 항체가 생성되고 이 항체가 숙주조직과 교차반응을 나타내면 자가면역반응이 발생하여 발병한다. 감염되면 초기증상으로 인두염이 나타나는 경우가 많으며, 그 후 1~5주의 잠복기를 거쳐 발열이나 전신권태감 등의 증상이 나타난다.

류마티스 심내막염

판막에 염증이 생기게 되면 판막조직의 부종이나 염증세포의 침윤, 섬유화 및 돌기가 형성된다. 급성기가 지나면 판막의 변형이나 협착, 폐쇄부전이 발생해서 류마티스심장판막증 상태가 된다.

류마티스 심근염

류마티스열 급성기에는 심근염이 나타난다. 심근 내부에서 림프구, 형질세포, 특징적 형태를 나타내는 활성화 큰포식세포인 아니치코프 Anichkov 세포, 섬유소모양괴사 등으로 인해 발생하는 아쇼프 Aschoff 소체라고 불리는 국소성 육아종 병변이 형성된다.

심장근육병증

심장기능장애를 동반하는 심근질환을 심장근육병이라고 부른다. 예전에는 원인이 불분명한 것이 대부분이었지만 유전자해석 등에 의해 최근에는 원인이 판명된 것들도 나타나기 시작했다. 분류 불가능한 것은 별도로 다음의 네 가지 종류로 분류된다.

확장심장근육병증 (그림 1-18)

확장심장근육병증 dilated cardiomyopathy 은 진행성으로 심장 속공간의 확장과 수축부전으로 인해 울혈심장기능상실이 나타난다. 원인은 특정되지 않는 경우도 많지만, 확장심장근육병증의 일부에는 유전적인 배경이 있으며 심근의 세포뼈대단백질 등에 유전자변이가 발견되는 증례가 있다. 유전성을 나타내는 대부분에서는 보통염색체우성질환을 나타낸다. 예후는 극히 나빠서 5년생존율이 50%이다.

- **병리소견**

심장은 육안으로 보았을 때 양쪽 심방과 심실의 속공간이 현저하게 확장되며(그림 1-18), 중량이 늘어서 심장의 벽이 얇아지는 경우가 많다. 조직학적으로는 확장심장근육병증에 특징적인 소견은 없지만 심근세포의 핵이 커지고 비대해지며 다양한 정도의 섬유화가 나타난다.

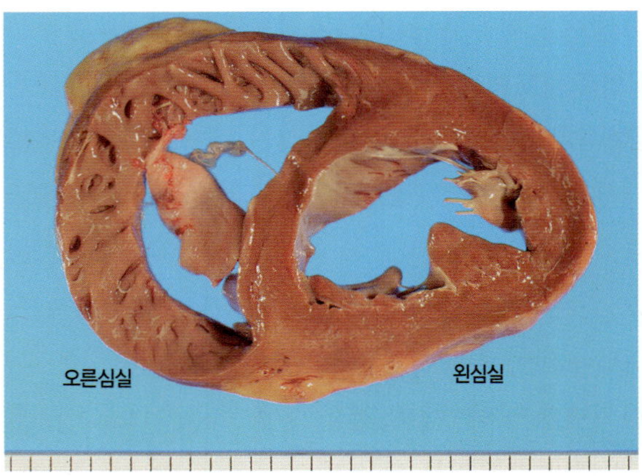

그림 1-18. 확장심장근육병증
오른심실과 왼심실 양쪽 심실이 두드러지게 확대되면서 심근벽이 얇아진다.

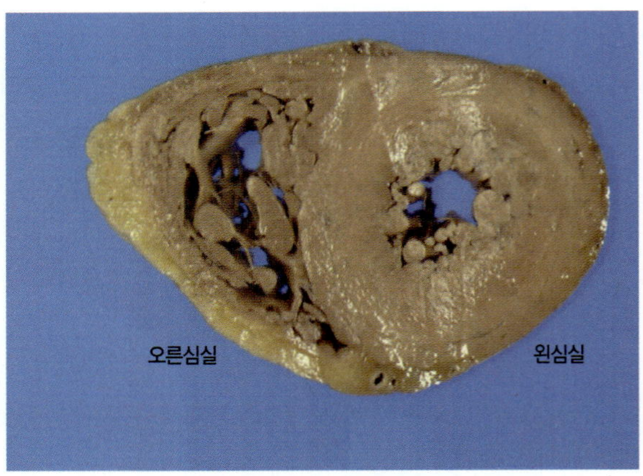

그림 1-19. 비대심장근육병증
심실사이막과 왼심실의 벽이 현저하게 두꺼워져 있다.

비대심장근육병증 (그림 1-19)

비대심장근육병증 hypertrophic cardiomyopathy 은 심실확장을 동반하지 않는 심근비대를 특징으로 하여 심장벽이 잘 늘어나지 않는 확장장애를 보인다. 대개는 심근을 구성하는 단백질의 유전자이상으로 인한 보통염색체우성질환이다. 운동 시 호흡곤란이나 협심통증, 현기증, 실신발작이 나타나지만 증상은 심장근육병증 중에서는 약한 편이다. 다만 비교적 경증으로도 돌연사가 발생할 수 있으므로 주의가 필요하다. 예후는 확장심장근육병증에 비해 훨씬 좋아서 10년생존율이 95%이다.

● 병리소견

전형적으로는 심실자유벽 ventricular free wall 과 비교해서 심실사이막이 현저하게 비후해지지만, 자유벽을 포함해서 왼심실벽이 비대해지는 구심성 비대를 나타내며 심실 속공간이 현저하게 협소해지는 증례도 있다(그림 1-19). 조직학적으로는 심근세포의 비대와 착종배열 disarray 이 나타나고, 사이질에는 섬유화가 나타난다. 비대해진 심실사이막의 팽창에 더해서 수축기의 승모판이 전방운동을 보임으로써 왼심실 유출로에 협착이 일어날 수 있는데, 이를 폐쇄비대심장근육병증이라고 부른다.

제한심장근육병증

제한심장근육병증 restrictive cardiomyopathy 은 왼심실 속공간의 확장이나 벽의 비후 현상은 나타나지 않고, 심실벽의 섬유경화증에 의해 심실의 확장장애가 발생한다. 특발성 외에 아밀로이드증, 사르코이드증, 선천대사이상, 방사선 조사 등과 함께 나타나는 경우가 있다.

부정맥유발오른심실심장근육병증

부정맥유발오른심실심장근육병증 arrhythmogenic right ventricular cardiomyopathy 은 오른심실 심근에 지방변성과 섬유화가 나타나서 오른심실벽이 현저하게 얇아지고 오른심실에서 발생한 심실부정맥과 심장기능상실, 돌연사가 나타난다. 가족성 발병이 나타나면서 원인유전자가 속속 밝혀지고 있다.

판막성심장병

판막 자체의 이상이나 판막지지조직의 변형에 의해 발생하는 판막협착이나 폐쇄부전을 판막성심장병이라고 한다.

① **협착증**: 판막의 비후, 석회화 등으로 인해 판막구멍이 협소해지고 판막이 완전히 열리지 않게 되어 혈액 유출이 저해되는 병태이다.

② **폐쇄부전증(역류증)**: 판막의 폐쇄가 불완전해서 혈액의 역류가 나타나는 병태이다.

승모판협착증

승모판협착증 mitral stenosis 은 승모판의 비후, 석회화와 힘줄끈의 유합 등에 의해 판막의 면적이 협소해져서 확장기에 왼심방에서 왼심실로 나가는 혈류에 지장이 생겨 왼심방에 압력부하가 걸리는 병태이다. 류마티스성이 대부분이며 최근에는 발생이 감소하고 있다.

승모판기능부전

승모판기능부전 mitral incompetence 은 승모판의 폐쇄가 불완전해져서 수축기에 왼심실에서 왼심방으로 혈액이 역류하고, 왼심방과 왼심실에 용량부하가 걸리는 병태이다. 류마티스성 판막의 이상에 의한 것은 줄어들었으며, 유두근 파열이나 감염심내막염, 승모판이 조직학적으로 점액종양에 의한 변성 등이 원인이 되는 경우가 많다.

대동맥판협착증

대동맥판협착증 aortic stenosis 은 동맥경화성이나 류마티스성 등으로 인해 대동맥판의 석회화가 나타나고 판막의 협착으로 인해 수축기에 왼심실에 압력부하가 걸린다. 계속 진행되면 왼심실의 비대가 나타난다.

대동맥판막기능부전

대동맥판막기능부전 aortic incompetence 은 대동맥판의 폐쇄가 불완전해서 확장기에 대동맥에서 왼심실로 혈액이 역류하여 왼심실에 용량부하가 걸리는 병태이다. 동맥경화성, 류마티스성 외에 감염심내막염, 대동맥박리 등이 원인이 되기도 한다.

종양

심장에서 발생하는 종양은 매우 드물지만 그 중에서 가장 발생빈도가 높은 것은 점액종 myxoma 이다. 그 외에는 매우 드물지만 양성종양인 섬유종, 가로무늬근종, 악성종양인 혈관육종 등이 나타난다. 심장의 종양 가운데 가장 많은 것은 전이종양으로 폐암, 악성림프종, 유방암, 백혈병, 악성흑색종, 간암, 대장암 등의 전이가 있다.

심장점액종

심장점액종 cardiac myxoma 은 심방, 특히 90%는 왼심방에 발생하는 양성종양이며 목있는폴립 pedunculated polyp 모양의 병변이 나타난다. 점액기질 속에는 방추형, 또는 별빛 모양의 점액종세포가 증식한다.

혈관

구조

혈관의 구조와 기능

동맥 (그림 1-20, 21)

동맥 artery 은 지름의 크기에 따라 분류되는데, 가장 큰 것은 탄력형동맥, 중간은 중형동맥, 작은 것은 소동맥 및 세동맥이다. 동맥벽은 속막, 중간막, 바깥막의 3층 구조로 이루어져 있으며 동맥의 굵기에 따라 그 구성이 달라진다. 혈액과 맞닿아 있는 속막의 가장 안쪽 층은 단층의 내피세포로 덮여 있다. 속막의 바깥쪽에는 탄력섬유가 층형태로 된 속탄력막(판)이 있어서 중간막과 사이를 구분하고 있다. 탄력형동맥의 중간막은 탄력섬유가 풍부하지만, 중형동맥은 탄력섬유가 부족하고 민무늬근섬유로 조밀하게 둘러싸여 있다. 중간막과 바깥막 사이는 바깥탄력막(판)으로 구분되는 경우도 있다. 세동맥의 중간막의 민무늬근섬유는 여러 층으로 이루어져 있다. 세동맥에서 속탄력막은 거의 찾아보기 힘들 정도이고 바깥탄력막은 없다. 굵은 동맥과 정맥의 바깥막에는 혈관벽에 영양을 공급해 주는 혈관이 존재한다.

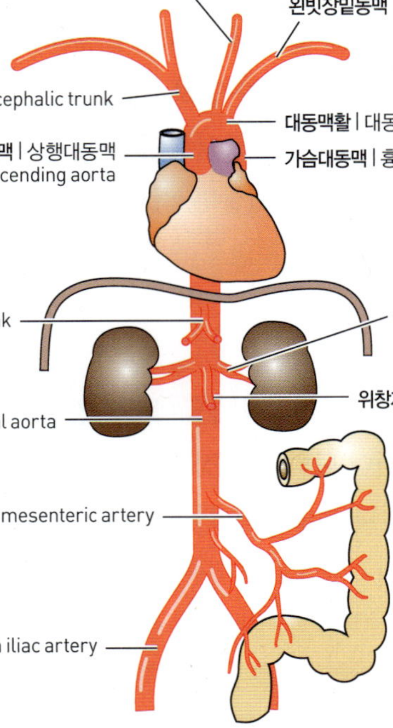

그림 1-20. 온몸의 동맥 분포도

정맥

정맥벽 역시 속막, 중간막, 바깥막의 3층 구조로 이루어져 있으며 동맥에 비해 벽이 얇다. 정맥 vein 도 그 지름의 크기에 따라 대형정맥, 중형정맥, 소정맥, 세정맥으로 분류된다. 정맥은 혈압이 낮으며, 혈액의 역류를 막기 위한 판막이 중형정맥과 소정맥에 존재한다.

모세혈관

모세혈관 capillary 은 총 길이가 수만 km에 달하며, 산소나 대사물질을 교환하는 장소이다. 단층의 내피세포와 바닥막으로 구성되어 있다.

림프관의 구조와 기능

림프관계는 순환계인 혈관계와는 달리 말초에서 중추로 체액을 한 방향으로만 나르는 환류 경로로 이루어져 있다. 림프관은 말초조직에서 여분의 조직액을 회수하고 림프절을 경유해서 최종적으로 빗장밑정맥과 속목정맥의 합류부에 있는 정맥 속으로 들어가 혈관계에 합류한다. 림프관벽은 얇고 속 공간은 내피세포로 덮여 있으며 정맥과 마찬가지로 판막이 존재한다.

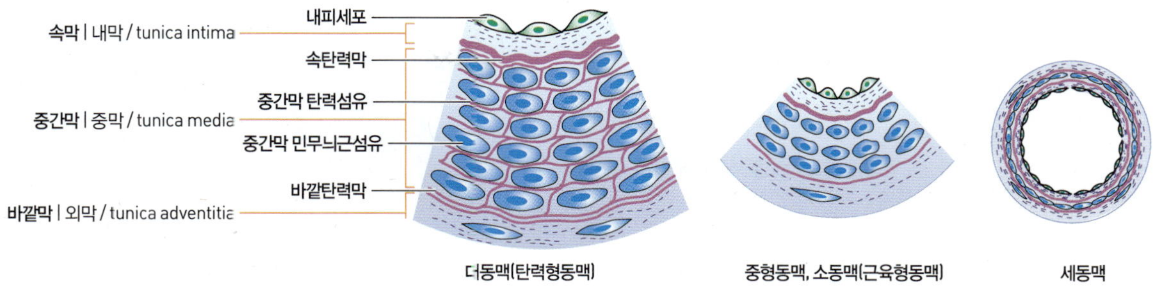

그림 1-21. 동맥벽의 구조

동맥질환

동맥경화증

동맥벽의 비후 및 경화로 인해 탄력성이 저하된 병태의 총칭이 동맥경화증 arteriosclerosis 이다. 위험인자는 다수 있지만 체질적, 유전적 요인과 환경요인이 모두 관여하고 있는 것으로 알려져 있다. 환경요인으로는 지질대사이상증, 고혈압, 흡연, 당뇨병, 비만, 운동부족, 스트레스 등 다수가 있으며, 이들 위험인자의 상승적 효과에 의해 동맥경화성 병변이 형성된다고 여겨진다. 유전적 요인으로는 지질대사이상을 초래하는 가족성고콜레스테롤혈증 외에 여러 인자의 관여나 여러 형태의 유전자가 관여하고 있는 것으로 여겨진다. 가족성 고콜레스테롤혈증은 멘델의 유전법칙에 따른 질환 중 가장 발생빈도가 높아서 이형접합체는 인구 500명당 1명이고 젊은 나이부터 동맥경화증이 나타나는 것으로 알려져 있다. 동맥경화증은 장애를 받는 동맥의 굵기에 따라 3개의 형태로 분류된다.

죽경화증 (그림 1-22)

대형 및 중형동맥에서 발생하며, 임상적으로 가장 문제가 되는 병형을 죽경화증 atherosclerosis 이라고 한다. 앞서 든 위험인자에 장기간 노출되면 동맥은 내피세포의 장애, 속막에 콜레스테롤 등의 지질, 혈액성분이나 칼슘이 침착되어 속막의 비후를 초래한다. 이어서 혈소판의 침착과 큰포식세포의 응집이 나타나고 이어서 즉종(죽경화성 플라크: 섬유피막으로 덮인 중심부에 지질과 괴사성 변성물의 코어를 가진 반상병변)이 형성된다. 더욱 진행되면 석회화, 궤양형성, 혈전형성 등을 동반하는 복합병변이 발생한다.

- **병리소견**

① **지방줄무늬**: 속막의 노란색 반점이 줄모양으로 이어진 것으로 초기 병변으로 여겨진다. 내피세포 아래에 지질을 포식한 포말 모양의 큰포식세포가 증식한 병변이다.

② **섬유지질성 플라크**: 속막에 지질침착과 포말모양의 큰포식세포가 응집한 병변이 섬유피막으로 덮인 회백색이나 황색을 띠는 속막의 반상융기이다.

③ **죽경화성 플라크**: 흰색~황색 속막의 융기성 병변으로 궤양이 형성되면 표면에 적갈색의 혈전이 붙어있는 것을 볼 수 있다. 조직학적으로는 괴사성 변성물의 코어 부분에 결정화된 콜레스테롤이 바늘 형태의 콜레스테롤틈새로 나타나며 주위에 포말 모양의 큰포식세포가 다수 보이는 경우가 많은데, 이것을 섬유피막이 덮고 있다.

멘케베르그형 동맥경화증

중형의 근육형동맥에서 나타나며 중간막에 고리 모양으로 석회화되는 특징이 있으며 속공간의 협착은 일어나지 않기 때문에 임상적으로 문제가 되는 일은 적다.

세동맥경화증

세동맥경화증 arteriolosclerosis 은 고혈압증과 상관관계가 깊은 병변이며 소동맥과 세동맥에 속막의 비후가 나타나고 속공간이 협착되어 허혈성 장애가 나타난다. 속막이 유리성 비후를 나타내는 형태와 층 모양으로 세동맥벽의 비후가 나타나는 형태 등이 있다.

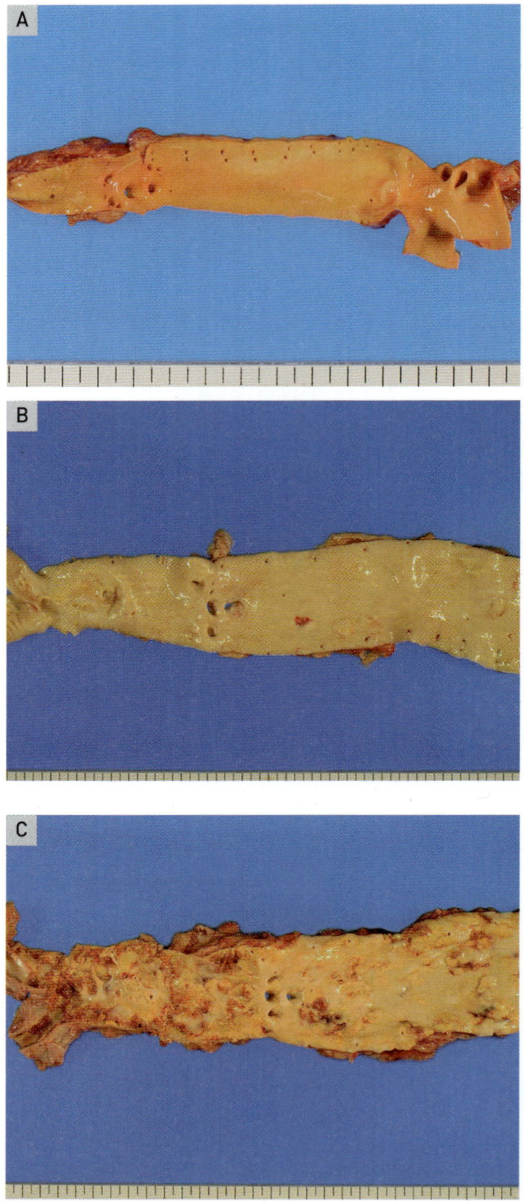

그림 1-22. 동맥경화증 육안 소견
A: 1세 경화 없음, B: 성인 경증 경화, C: 성인 중증 경화

동맥자루(동맥류)

동맥자루 aneurysm 는 동맥이 제한적으로 확장된 병태이다.

동맥자루의 벽 구성에 따른 분류

진성동맥자루는 동맥자루의 벽이 속막, 중간막, 바깥막의 3층 구조를 유지하고 있는 것을 말하며, 거짓동맥자루는 자루를 구성하는 동맥벽의 일부가 파괴됨에 따라 3층 구조가 사라지고 자루벽이 섬유결합조직, 바깥막, 혈종 등으로 이루어진 것을 말한다.

동맥자루의 형상에 따른 분류

동맥벽이 국소적으로 확장되어 주머니 모양으로 돌출된 것을 주머니동맥자루라고 하며, 혈관이 전체 주위로 확장된 것을 방추동맥자루라고 한다.

병인에 의한 분류

동맥경화성 동맥자루가 가장 많다. 이 밖에도 다카야스병 Takayasu's disease 이나 베체트병 Behçet disease 등의 혈관염에 따른 염증성동맥자루나 매독, 그람양성 구균 감염에 의한 감염동맥자루도 존재한다.

발생부위에 따른 분류

① **흉부대동맥자루**(그림 1-23): 동맥경화나 고혈압증, 선천결합조직 이상인 마르팡증후군에 의한 것이 많다. 매독성 동맥자루도 이전에는 위대동맥에서 잘 나타났지만 현재는 대부분 볼 수 없다. 병변이 대동맥 바닥부에 이르면 대동맥판륜이 확장되서 대동맥판폐쇄부전증이 합병된다.

② **복부대동맥자루**: 대부분이 동맥경화성이며 보통은 콩팥동맥 분기부보다 말초부위에서 발생한다. 복부의 박동성 자루로 발견되기도 하지만, 파열되기까지 무증상으로 눈치채지 못하는 경우도 많다. 대동맥자루의 파열은 대량출혈이 발생하기 때문에 파열 후 긴급수술 시 사망률은 50%이다.

③ **뇌동맥자루**: 거미막밑출혈의 원인으로 가장 빈도가 높은 것은 대뇌동맥고리 circle of Willis 에서 잘 발생하는 주머니동맥자루의 파열이다.

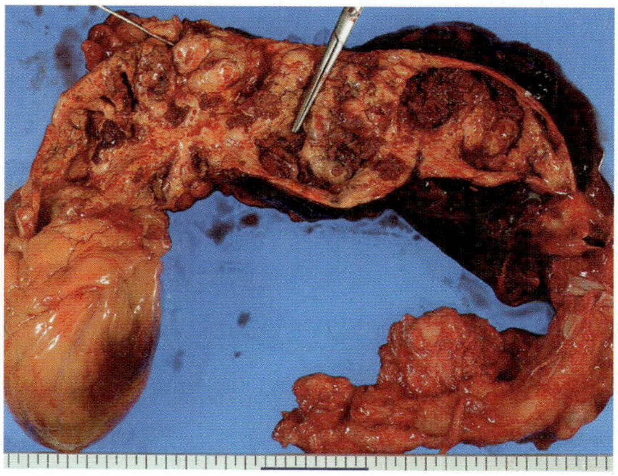

그림 1-23. **흉부대동맥자루 파열**
위대동맥에서 아래대동맥에 걸쳐 대동맥의 지름이 현저히 확대되어 동맥자루가 되었으며, 이것이 파열되어 있다.

대동맥박리(박리성대동맥자루)

대동맥의 속막에 균열이 생겨서 혈액이 균열부보다 동맥벽 안쪽으로 유입되면 벽이 안팎으로 찢어져 박리되고, 동맥벽 안으로 혈액이 흘러서 새로운 속공간(거짓속공간)을 형성하게 되는데 이러한 병태를 대동맥박리 aortic dissection 라고 한다. 거짓속공간이 자루 모양으로 확장된 것을 박리성대동맥자루라고 부른다. 원인으로는 고혈압증, 선천결합조직이상(마르팡증후군 등), 의원성(카테터 조작 시의 합병증 등)을 들 수 있다. 조직학적으로는 중간막의 민무늬근섬유가 드물어져서 탄력섬유의 소실과 함께 프로테오글리칸의 축적을 나타내는 주머니 모양의 중간막 괴사가 확인된다.

혈관염

혈관염 vasculitis 은 혈관 주위에 부분적인 염증이 나타나고 그 말초영역에 허혈성 장애를 초래하는 질환이다. 손상된 혈관의 굵기에 따라 분류된다.

대형혈관염

대동맥과 그 주요 분지가 주로 손상을 받는다.

① 다카야스병(대동맥염증후군): 대동맥활과 그 주요 분지가 주로 손상을 받는다. 원인불명인 동맥의 육아종성 염증질환이다. 남녀비율은 1:9로 젊은 여성에게 잘 발생한다. 속막에는 섬유성 비후와 속공간 협착이 나타나는 한편 혈관이 확장되는 경우도 있다. 동맥의 지배영역에는 고유의 증상이 나타나며 머리부위의 허혈증상으로 어지럼증, 두통, 실신발작 등이 나타난다.

중형혈관염

① 결절여러동맥염: 온몸의 중형~소형동맥을 침범하는 원인불명의 괴사혈관염이다. 항중성구세포질항체 antineutrophil cytoplasmic antibody; ANCA 는 음성이며 이것은 나중에 설명하게 될 현미경여러혈관염과 구분하는데 중요하다. 모든 장기의 주요 동맥을 손상시키기 때문에 동맥의 지배영역에 고유의 다양한 증상이 나타난다. 콩팥기능상실, 콩팥경색증, 고혈압, 뇌경색, 심근경색증 등을 일으킬 수 있다. 염증의 급성기에는 혈관벽에 섬유소모양 괴사가 나타난다.

② 가와사키병(소아급성열성피부점막림프절증후군): 영유아기에 잘 발생하는 급성열성질환이며 대형~중형동맥염을 동반한다. 발열, 발진, 입안점막의

홍반, 목림프절의 종창을 불러일으키고, 관상동맥이 침범되면 관상동맥 자루의 합병이나 혈전 형성으로 인해 젊은 나이에 급성심근경색증이 나타날 수 있다.

소형혈관염

면역복합체가 관여하는 것과 관여하지 않는 것으로 분류되며, 관여하지 않는 것 중에 ANCA 양성인 ANCA 관련 혈관염이 포함된다. ANCA는 중성구의 세포질과립에 존재하는 자가항원에 대한 자가항체이며, 항원 및 면역염색의 염색패턴에 따라 분류된다. 중성구 세포질이 염색되는 c-ANCA cytoplasmic ANCA 와 중성구 핵주변이 염색되는 p-ANCA perinuclear ANCA 가 있다. ANCA 관련 혈관염은 현미경여러혈관염과 여러혈관염성육아종(Wegener육아종증)이 대표적이다.

① **현미경여러혈관염**: 세동맥~모세혈관이 손상되는 괴사혈관염으로 결절여러동맥염과 유사한 증상을 보이는데, 혈액 중에 p-ANCA가 양성이다. 콩팥과 폐가 손상되기 쉬워서 급속진행성토리콩팥염이나 허파꽈리출혈, 간질폐렴이 나타나는 경우가 많다. 염증의 급성기에는 혈관벽에 섬유소모양 괴사가 일어난다. 결절여러동맥염에 의해 가느다란 혈관이 손상을 받기 때문에 육안으로 보이는 경색이 일어나는 경우는 드물다.

② **여러혈관염성육아종(Wegener 육아종증)**: 상기도 및 폐의 괴사성육아종과 콩팥의 초승달토리콩팥염, 온몸의 중형~소동맥의 괴사혈관염을 특징으로 하는 질환이다. 원인은 자세히 알 수는 없지만 혈중에 p-ANCA가 양성으로 나타난다. 임상적으로는 발열, 코피, 중이염 등의 상기도 증상으로 시작해서 혈담, 혈뇨, 단백뇨, 심장기능상실 등이 나타난다. 치료를 하지 않으면 1년 이내에 대부분 사망하며 예후가 나쁘지만 적절한 치료를 하면 생명의 예후는 상당히 개선된다.

레이노현상(레이노병)

팔다리의 말단, 특히 손발가락 말초의 소동맥이 발작적으로 수축해서 일어나는 피부의 색조변화를 레이노현상 Raynaud's phenomenon 이라고 한다. 혈류장애가 생기면 피부가 창백해지고 혈류가 재개되면 암자색으로 변하며 곧 원래의 색조로 돌아온다. 원인불명의 레이노현상이 나타나는 것을 레이노병이라고 하는데, 여성에게 많이 발생하고 손발가락 말단 등에 냉감각, 저림, 통증이 동반된다.

만성동맥폐색증

만성적으로 동맥의 협착과 폐색이 일어나고, 계속 진행되면 특징적인 증상으로 간헐절뚝거림을 일으키는 질환군이다. 간헐절뚝거림이란 보행을 계속하게 되면 다리에 통증과 피로를 느끼게 되고 몇 분 정도 보행을 멈추고 쉬면 증상이 개선되어 다시 보행이 가능해지는 상태를 말하며, 다리의 혈류장애로 인해 야기된다.

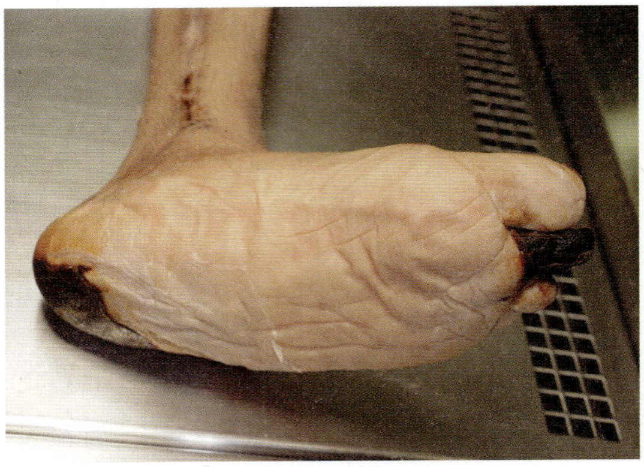

그림 1-24. **폐쇄동맥경화증**
왼발의 제2발가락 및 발뒤꿈치의 피부가 흑색을 띠며 괴사되어 있다.

① **폐쇄동맥경화증**: 배대동맥의 온엉덩동맥이나 다리의 동맥에서 죽경화증으로 인해 동맥의 협착과 폐색이 나타나는 질환이다. 중년이나 노년에 많이 나타나며 다리의 냉감각, 저림, 간헐절뚝거림이 발생한다. 허혈이 진행되면 팔다리 말단에 궤양이나 괴사가 발생한다(그림 1-24).

② **버거병(폐색성혈전염)**: 버거병 Buerger's disease 은 혈관염에 의해 속막의 섬유성 비후나 혈전형성이 나타나는 원인불명의 질환이지만 흡연과의 관계가 시사되고 있다. 젊은 남성의 팔다리 중형동맥부터 소형동맥 이하의 가느다란 동맥에서 잘 발생한다. 다리저림, 동통, 간헐절뚝거림 외에 말기에는 속공간의 협착과 폐색으로 인해 팔다리의 말초부위에 궤양이나 괴사를 일으키기도 한다.

정맥질환

정맥류

정맥류 varicose vein 는 주로 피부밑정맥이 비정상적으로 확장되거나 구불구불한 병태를 말한다. 정맥판막의 기능 부전을 수반하여 정맥혈액의 환류장애를 초래한다.

하지정맥류

넙다리와 종아리에서 여러 개의 확장되고 구불구불한 정맥이 육안으로 피부 위에서 관찰된다. 여성에게 많이 나타나며 임신이나 장시간 서서 하는 일 등이 원인이 된다.

식도정맥류

간경화증 등 문맥고혈압 환자에서는 문맥의 혈액이 위, 식도 접합부의 정맥으로 대량 유입되므로 식도 하부의 점막밑에 정대류(식도정맥류 esphageal varix)가 형성된다.

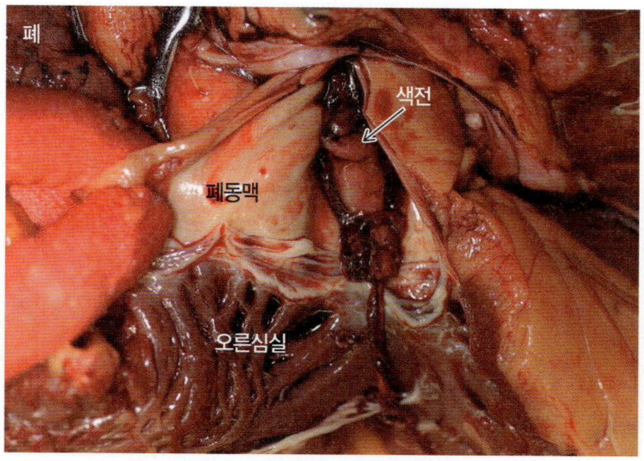

그림 1-25. 폐동맥을 완전폐쇄하는 색전

혈전정맥염, 깊은정맥혈전증

혈전정맥염 thrombophlebitis, 깊은정맥혈전증 deep vein thrombosis 은 정맥혈액의 정체, 혈관벽의 장애 및 혈액 응고의 항진 등의 요인으로 인해 주로 다리의 깊은 정맥에 혈전이 생기는 질환이다. 장시간 움직이지 않는 것이 최대의 위험 인자가 되므로 비행기로 장시간 이동할 때나 최근에는 재해 피난소에서 이코노미클래스증후군이 발생할 가능성이 높다. 이코노미클래스증후군은 깊은정맥에서 형성된 혈전이 그 후에 몸의 움직임으로 인해 형성 부위로부터 떨어져 나와 폐혈전색전증(그림 1-25)을 일으키는 질환이다.

혈관, 림프관의 종양

혈관종

양성종양

① 모세혈관종 capillary angioma: 피부, 피부밑조직, 입술 등에서 나타나는 빈도가 높은 종양이며 모세혈관의 증식으로 나타난다.

② 해면혈관종 cavernous angioma: 머리와 목 부위, 팔다리의 피부, 간, 지라에서 나타나며, 확장된 대형혈관의 속공간이 증식되면서 발생한다. 부위에 따라서는 외관상의 문제가 되기도 한다.

경계형 종양

① 혈관내피종 hemangioendothelioma: 머리나 얼굴 피부에 자주 발생하며 소혈관이 증식해서 발생한다. 국소침윤이 나타나고 드물게 전이가 되는 등, 양성과 악성의 중간적인 성질을 가진 종양이다.

② 카포시육종 Kaposi sarcoma: 카포시육종바이러스 Kaposi's sarcoma associated herpesvirus; KSHV (사람헤르페스바이러스 8형)감염으로 인해 일어나는 혈관종양이다.

불규칙한 혈관을 형성하고 방추세포가 침윤성 증식을 하므로 육종 모양의 조직형태가 나타난다. 현재는 에이즈환자나 장기를 이식받은 수용자에게 많이 발생하고 있다.

악성종양

① **혈관육종** angiosarcoma: 드문 종양으로 노인의 피부나 물렁조직, 유방, 간에서 많이 발생한다. 다양한 정도로 혈관내피세포로 분화되며, 혈관의 형성이 명료하고 비교적 분화도가 높은 종양부터 혈관 형성이 뚜렷하지 않고 미분화된 것까지 조직형태는 다양하게 나타난다.

림프관종

림프관종 lymphangioma 은 림프관의 증식으로 발생하는 양성종양이다. 단순성 림프관종, 해면림프관종 등이 있다.

임상에서는…

고령화가 진행되고 있는 현대사회에서 다양한 심혈관질환을 기초질환으로 가지고 있는 환자 비율이 늘어나고 있어서 이러한 환자에 대한 대응이 중요한 문제가 되고 있다. 심장질환 중에서도 심근경색증, 심근염, 심장근육병증, 중증판막증이나 부정맥 등 심장기능상실로 이행될 가능성이 높은 질환은 그 병태를 잘 이해할 필요가 있다. 특히 운동요법을 실시하는 데 있어서는 적응이나 위험 및 금기를 파악한 후에 실시하는 것이 중요하다.
또한 많은 심혈관질환의 원인이 되는 동맥경화 증상의 병태와 위험인자를 이해한 후에 치료를 시행하면 환자를 보다 효과적으로 지원할 수 있게 된다.

복습 포인트

1. 심장

- 선천심장질환에서의 혈행 동태를 정리하고 청색증을 초래하는 것과 그렇지 않은 것으로 나누어 그 병태를 이해한다.
- 허혈심장병은 관상동맥 병변에 의해 심근세포의 혈액공급이 부족해져서 나타나는 심근허혈로 인해 발생한다는 것을 이해하고, 협심증과 심근경색증의 병리학적 차이를 확인한다.
- 관상동맥의 3가지 주요 관류영역에 대하여 정리하고, 관상동맥의 폐색부위에 따라 심근경색증 발병부위가 다르다는 것을 이해한다.
- 심장의 염증질환에서 중요한 것은 세균심내막염과 바이러스성심근염이다. 이들 각각의 병태를 이해한다.
- 심장근육병증의 병형에 대해서 정리하고, 각각의 원인과 병태 및 예후의 차이에 대해 이해한다.
- 판막성심장병에 대해서 각각의 판막조직에 협착증이나 폐쇄부전증을 초래하는 원인과 판막조직의 변화, 병태를 이해한다.

2. 혈관

- 동맥경화증은 동맥벽의 비후와 경화로 인해 탄력성이 저하되는 병태이다. 임상적으로 가장 중요한 죽경화증의 위험인자와 조직학적 변화 및 죽종 형성까지의 과정에 대해 이해한다.
- 동맥자루는 동맥이 제한적으로 확장된 병태이다. 원인에 의한 분류와 발생부위에 따른 분류에 관해 정리하고 발생부위에 따른 특유의 증상을 이해한다.
- 혈관염은 침범되는 혈관의 굵기에 따라 분류된다. 대형, 중형, 소형 각각의 혈관염에 포함되는 질환에 대해서 정리한다. 또한 혈관염은 손상된 혈관의 지배영역에 따라 다른 증상을 초래한다는 것을 이해하고, 각각의 질환에서 볼 수 있는 증상에 대해서 정리한다.
- 만성동맥폐색증은 만성적으로 동맥의 협착과 폐색을 초래하고 간헐절뚝거림을 특징적 증상으로 볼 수 있다. 대표적 질환인 폐쇄동맥경화증과 버거병의 병변 위치와 병태의 차이에 대해 이해한다.
- 혈전정맥염, 깊은정맥혈전증은 정맥혈액의 정체, 혈관벽의 장애 및 혈액응고능력 항진 등의 요인에 의한 것이다. 병변 형성의 위험인자와 이코노미클래스증후군 발병과의 관련성에 대해 이해한다.

제2장

호흡계통

학습목표

- 호흡기감염증과 염증질환의 특징에 대해 이해한다.
- 폐순환의 생리적 특수성과 순환장애성 질환의 특징에 대해 이해한다.
- 폐석장애와 제한성장애의 차이와 각각의 대표적 질환에 대해 이해한다.
- 폐암의 주요 조직형에 대해 이해한다.

구조와 기능

호흡기의 주된 기능은 산소를 흡수하고 이산화탄소를 방출하는 가스교환에 있다. 외계로부터 가스교환이 이루어지는 폐의 말초까지의 공기통로를 기도라고 하며 코안, 코곁굴, 입안, 인후두, 기관, 기관지, 세기관지로 이루어져 있다. 이 중 코안에서 후두까지를 상기도, 기관에서 세기관지를 하기도라고 한다. 또한 입안과 인두는 소화기의 일부이기도 하다(그림 2-1).

기도는 환기를 담당하는데, 그 점막은 주로 거짓섬모원주상피로 덮여 있어서 섬모운동을 통해 들숨 도중 들어온 미생물 등의 이물질을 제거하고 점액분비로 점막면을 보호하는 등의 생체방어기구 역할도 담당한다.

한편 가스교환이 이루어지는 폐의 말초부분을 기강 또는 호흡대라고 하며, 허파꽈리관, 꽈리주머니, 허파꽈리로 이루어져 있다. 기강의 표면은 허파꽈리상피세포로 덮여 있으며 매우 얇은 세포질과 바닥막, 모세혈관벽을 통해 혈액과의 사이에서 가스교환이 이루어진다. 기도와 기강의 경계부를 호흡세기관지라고 하며

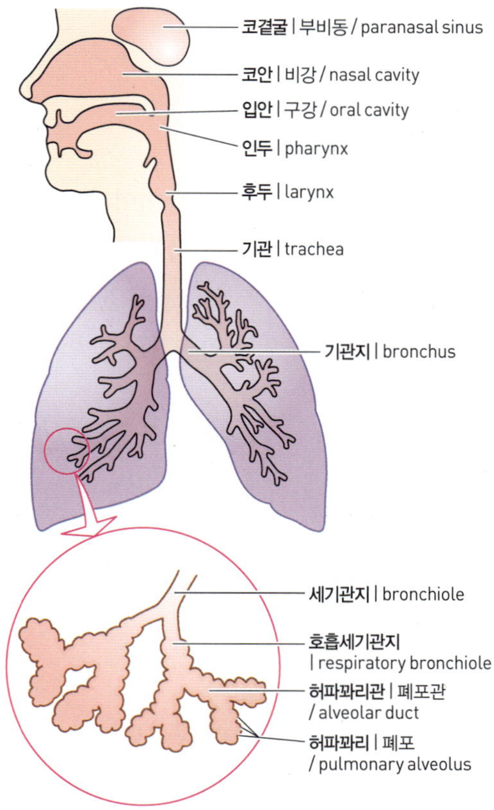

그림 2-1. 호흡기의 모식도

양쪽의 기능을 모두 갖는다. 허파꽈리 안에는 생리적으로 허파꽈리큰포식세포가 약간 존재한다.

폐는 좌우 가슴안에 있으며, 세로칸에 있는 기관이 좌우의 주기관지로 분기해서 각각의 폐로 들어간다. 오른허파는 위엽, 중간엽, 아래엽의 세개의 엽으로 이루어져 있고, 왼허파는 위엽(혀구역을 포함한다)과 아래엽의 두개의 엽으로 이루어져 있다. 각 엽은 2~4개의 구역으로 구성되며, 각 구역은 소엽사이막으로 구획된 다수의 소엽으로 이루어져 있다.

발생학적으로 기관지나 허파꽈리의 상피는 내배엽에서 발생하여 앞창자에 생긴 호흡기원기에서 발생한다. 한편 속면이 중피세포로 덮여 있는 가슴막안은 중배엽에서 발생한다.

상기도 질환

코안 · 코곁굴질환

코염 · 코곁굴염

질환개념: 코안과 그곳에서 이어지는 코곁굴은 기도의 입구이며, 다양한 미생물과 알레르기항원에 노출되어 점막에 급성이나 만성염증을 일으킨다.

병인, 병태: 코염 rhinitis, 코곁굴염 nasosinusitis 은 감염성과 알레르기성이 많다. 점막의 부종에 의한 속공간의 협착과 분비물이나 삼출물로 인해 코막힘이 생기고 콧물이 난다.

병리조직학적 소견: 코안이나 코곁굴의 점막은 부종 형태로 비후해져서 만성화되면 폴립처럼 돌출된다. 이를 코폴립이라고 한다. 또한 코곁굴에 고름이 고인 상태를 축농이라고 한다. 조직학적으로 점막에 부종, 중성구와 호산구를 포함한 염증세포 침윤, 점액샘의 확장이 나타난다.

코안 · 코곁굴암

질환개념: 코안이나 코곁굴에서 발생하는 암이다. 위턱굴에서 발생하는 빈도가 높아서 상악암이라는 호칭도 일반적으로 쓰이고 있다.

병인, 병태, 원인: 원인불명인 경우가 대부분이지만, 니켈의 노출과 관련이 있다는 증례의 보고가 있다. 저분화 편평상피암종의 특수형인 비인두암(림프상피종)은 Epstein-Barr바이러스 감염을 원인으로 한다.

병리조직학적 소견: 조직학적으로 편평상피암종이 대부분인 비인두암(림프상피종)에서는 미분화한 상피성 종양세포에 현저한 림프구 침윤을 동반한다.

인두 · 후두질환

만성편도염, 아데노이드

질환개념: 만성편도염 chronic tonsillitis, 아데노이드 adenoid 는 목구멍편도, 인두편도의 만성염증질환이다.

병인, 병태, 원인: A군β용혈사슬알균이나 황색포도알균 등의 반복적인 세균 감염이 원인으로 여겨진다.

병리조직학적 소견: 편도 비대, 림프조직의 과다형성, 세균뭉침을 동반한 움고름집 crypt abscess 이 나타난다.

후두결절

질환개념: 후두결절 larynx node 은 후두, 특히 성대에 생기는 양성결절성 병변이다.

병인, 병태, 원인: 성대의 혹사가 원인이 된다. 가수나 아나운서 등에게 많이 발생한다. 흡연도 관련이 있다.

병리조직학적 소견: 후두점막은 폴립으로 돌출되며, 조직학적으로 점막밑부종, 섬유소 침전, 혈관확장을 특징으로 한다.

후두암

질환개념: 후두암 laryngeal cancer 은 후두점막상피에서 발생하는 악성종양이다. 상기도의 악성종양 중에서 가장 많이 발생한다.

병인, 병태, 원인: 흡연자에게 특히 많이 발생한다. 향신료 등의 자극물이나 과도한 음주와도 관련이 있다.

병리조직학적 소견: 성대에서 가장 많이 나타나고 조직학적으로 편평상피암종이 대부분이다.

기관 · 기관지 · 폐질환

감염증과 기타 염증질환, 육아종성 질환

호흡기감염증은 발생빈도가 높고 사망원인이 되는 경우가 많다. 기도는 병원미생물의 주요 침입 통로이며 바이러스, 세균, 진균 등 모든 종류의 병원미생물이 침입해서 질환을 일으킨다. 감염증의 주요 병태는 염증이며, 미생물의 특성과 숙주의 생체방어기구 상태에 따라 다양한 염증성 증상이 나타난다. 한편 호흡기에는 감염증 이외에도 임상적으로 중요한 염증질환이 있다.

급성기관지염, 세기관지염

질환개념: 급성기관지염 acute bronchitis, 세기관지염 bronchiolitis 은 하기도의 기관지나 세기관지에 다양한 병원미생물의 감염이나 기타 물질의 노출로 인해 급성, 만성염증이 발생한다.

병인, 병태, 원인: 바이러스, 세균, 미코플라즈마 등의 감염에 의해 발생하는 경우가 많다. 그 밖에 유해가스 흡인도 원인이 된다.

병리조직학적 소견: 점막에 염증세포의 침윤, 부종, 섬유소 침윤이 나타난다. 손상이 심해지면 상피가 탈락하고 미란 erosion 이 생긴다.

임상사항: 통상적으로 일과성이며 예후도 양호하지만 가끔씩 염증이 허파꽈리영역으로 확산되어 기관지폐렴이 되기도 한다.

폐렴

질환개념: 폐렴 pneumonia 은 폐의 말초부위 허파꽈리영역을 주요 병터로 하는 염증질환의 총칭이다. 가느다란 기관지 및 세기관지와 그 말초부위의 허파꽈리영역을 병변의 단위로 하는 기관지폐렴과 한 엽 전체나 여러 엽으로 퍼져 나가는 엽성폐렴으로 나뉜다. 또한 허파꽈리사이막 등 사이질에 주요 병터가 있는 것은 간질폐렴이라고 한다.

병인, 병태, 원인: 기관지폐렴과 엽성폐렴은 각종 병원미생물(세균, 바이러스, 미코플라즈마, 진균 등)의 감염에 의한 것이 대부분이다. 간질폐렴은 바이러스 등의 감염 이외에도 다양한 원인이 있다. 그 주된 것에 대해서는 다른 항목에서 기술한다.

병리조직학적 소견: 기관지폐렴은 기관지 또는 세기관지에서 말초부위의 허파

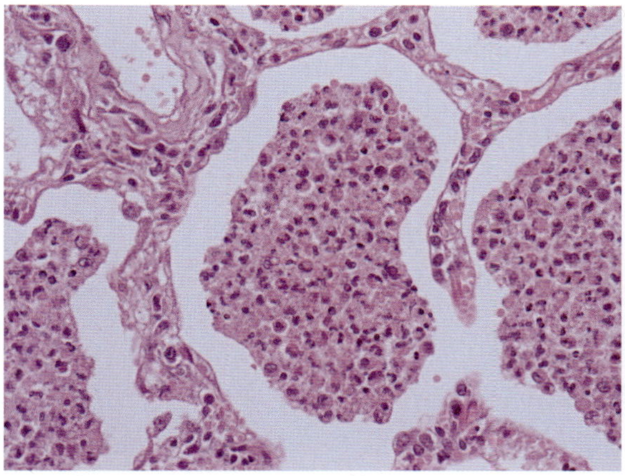

그림 2-2. 폐렴의 조직상
허파꽈리 안에 많은 중성구와 조직구가 침투한다.

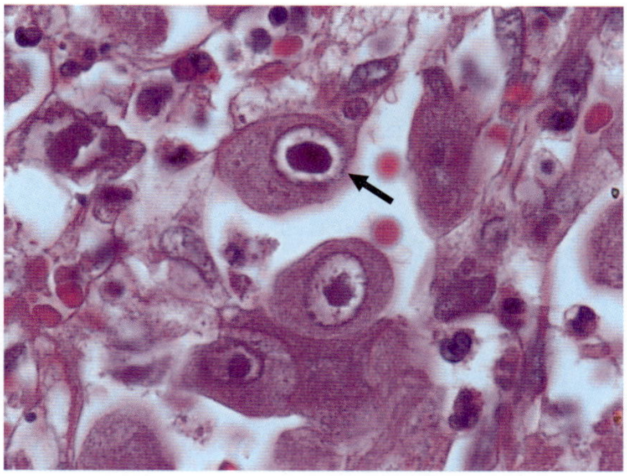

그림 2-3. 사이토메갈로바이러스폐렴 조직상
핵포함체(화살표)를 수반하는 거대한 핵세포가 보인다.

꽈리영역에 걸쳐 기강 안에 호중구를 주로 하는 염증세포가 다수 침윤하며, 섬유소 침전을 동반한다(그림 2-2).

엽성폐렴에서는 허파꽈리 안의 섬유소 침전과 중성구 침윤이 하나의 엽 전체, 또는 여러 엽으로 퍼져 나간다. 염증이 심해지면 부분적으로 폐실질의 파괴를 동반하며 고름이 차는데, 이를 폐농양이라고 한다.

간질폐렴은 허파꽈리사이막 등 사이질에 염증성 세포의 침윤, 부종, 섬유화가 일어나며, 꽈리공간면에 유리질막이 형성되고 허파꽈리상피세포의 과다형성이 일어난다. 바이러스폐렴에서는 감염세포에 포함체가 나타난다(그림 2-3).

임상사항: 병원미생물의 종류에 따라, 또는 숙주의 면역상태에 따라 다양한 경과를 거친다. 고령자, 영유아, 면역결핍상태에서는 치명적인 경우도 많다. 호흡기는 특히 면역결핍상태에서 기회감염의 표적이 되기 쉽다.

방사선폐렴과 약제성폐렴

질환개념: 방사선폐렴은 흉부의 악성종양에 대한 방사선치료로 인해 폐가 손상을 입어 나타나는 질병이다.

약제성폐렴은 각종 약제로 인한 부작용으로 나타난다. 주로 항암제 등에 의해 조직이 손상되는 것과 약물에 대한 알레르기 반응에 의한 것이 있다.

병인, 병태, 원인: 방사선폐렴은 방사선 조사로 인해 발생하는 활성산소가 폐 조직에 염증을 일으켜 섬유화가 계속 진행되는 것으로 여겨진다.

약제성폐렴은 방사선폐렴과 유사한 순서로 염증과 섬유화가 발생하거나, 또는 약물에 대한 I형 및 IV형 알레르기가 관여함으로써 발병한다.

병리조직학적 소견: 방사선폐렴의 병리형태는 급성 광범위허파꽈리손상부터 만성폐섬유증에 이르기까지 다양하다.

약제성폐렴의 병리형태는 매우 다양하지만 방사선폐렴과 유사하거나 호산구성 폐렴, 특발성기질화 폐렴과 유사한 모습을 나타낸다.

임상사항: 방사선폐렴은 방사선조사 후 급성으로 발병하는 것부터 지연성인 것까지 다양하다. 치료에 저항해서 섬유화가 진행되며 예후는 불량인 경우가 많다.

약제성폐렴의 증상이나 예후는 다양하게 나타난다.

폐결핵

질환개념: 폐결핵 pulmonary tuberculosis 은 결핵균 감염에 의한 만성 육아종성 질환이다. 1945년까지는 사망률이 높아 국민병으로 우려되었으나 항생제의 발견과 보급에 의해 격감하였다. 그러나 최근 면역결핍자나 고령자 등에서 다시 유행하고 있으며, 또한 약제내성균도 출현해서 다시 확산되는 감염증의 대표적인 예라고 할 수 있다.

병인, 병태, 원인: 최초로 결핵균에 감염되면 폐실질과 폐문림프절에 작은 병터가 형성된다. 이를 원발복합체 primary complex 라고 한다. 이는 대부분의 경우 곧 잠복해서 오래된 병변이 되며, 그대로 발병하는 경우는 드물다. 나중에 노화 등으로 숙주의 면역능이 저하되면 그것을 계기로 재연되어 이차결핵이 발생한다. 이것이 일반적으로 말하는 결핵이다. 또한 뚜렷하게 재감염에 의해 발병하는 경우도 있다.

병리조직학적 소견: 육안으로 보았을 때 중심에 치즈괴사(스위스 치즈 모양의 황색 괴사)가 있는 결절성 병변으로 공동을 동반하는 경우도 많다. 조직학적으로는 치즈괴사 부위와 그 가장자리에 상피모양세포와 랑게르한스 Langhans 거대세포가 증식해서 림프구 침윤과 섬유화를 수반한다(그림 2-4). 칠-넬센 Ziehl-Neelsen 염색으로 항산성세균이 주로 괴사부위 안에서 관찰된다.

사르코이드증

질환개념: 사르코이드증 sarcoidosis 은 전신성 육아종성 질환으로 폐에서 잘 발생한다. 그 밖에 림프절, 피부, 눈 등에 병변을 형성한다.

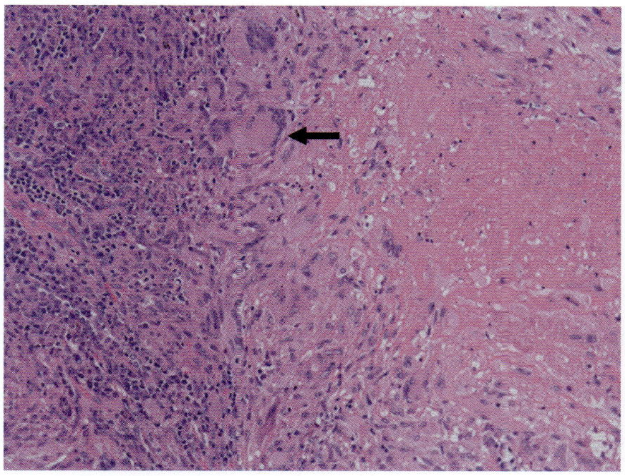

그림2-4. 폐결핵 조직상
치즈괴사 부위와 Langhans거대세포(화살표)가 보인다.

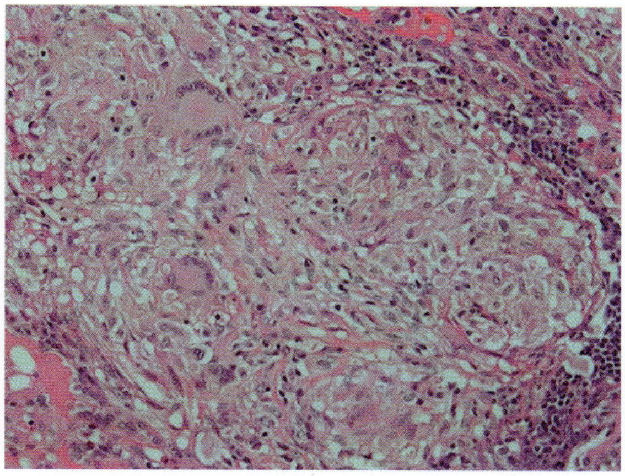

그림 2-5. 사르코이드증 조직상
상피모양세포와 랑게르한스거대세포로 이루어진 육아종이 나타난다. 괴사는 없다.

병인, 병태, 원인: 종래에는 원인불명이었지만 최근 propionibacteria라고 하는 토박이균이 원인인 것이 거의 증명되었다.

병리조직학적 소견: 상피모양세포와 랑게르한스거대세포로 이루어진 육아종이 주로 림프관의 흐름을 따라 기관지 혈관다발, 소엽사이질, 가슴막 등에 발생한다. 결핵과는 달리 원칙적으로 괴사를 동반하지 않는다(그림 2-5).

임상사항: 혈청 ACE angiotensin-converting enzyme 의 상승이 특징이다. 예후는 비교적 양호하고 자연완화하는 경우도 드물지 않지만 폐병변이 만성화 되어 폐섬유증이 되면 예후가 불량한 경우가 있다. 심장병변으로 인한 돌연사도 있다.

그 외의 육아종성 질환

결핵, 사르코이드증 이외의 육아종성 질환으로는 진균 등에 의한 알레르기 질환인 과민성간질폐렴과 상기도, 폐, 콩팥에서 발생하는 괴사성 육아종, 혈관염이 발생하는 여러혈관염성육아종증(베게너 Wegener 육아종) 등이 있다.

순환장애

폐울혈, 폐부종

질환개념: 폐에서 가스교환을 받은 혈액(동맥혈)은 폐정맥과 왼심장을 거쳐 온몸으로 내보내지는데 그 경로 어딘가에서 혈류장애가 생기면 폐모세혈관에 혈액이 고이게 된다. 이것을 폐울혈 stethemia 이라고 한다.

표 2-1. 폐부종의 원인

① 정수압 차이에 의한 것	왼심장기능상실(심근경색증 등), 승모판막증, 폐정맥폐쇄
② 교질삼투압 차이에 의한 것	콩팥증후군, 간경화증, 그 외의 저단백혈증
③ 모세혈관 투과성 항진에 의한 것	고농도 산소 및 유독가스 흡입, 패혈증, 쇼크, 방사선, 요독증

폐부종 pulmonary edema 은 폐의 모세혈관에서 허파꽈리 안으로 액체성분이 흘러나와 고이는 것을 말한다. 폐울혈에 속발하는 것과 삼투압 차이나 모세혈관 바닥막의 손상에 의한 것이 있다.

병인, 병태, 원인: 폐울혈의 대부분은 왼심장기능상실에 의한 것이다. 왼심장기능상실은 심근경색증을 비롯한 여러 가지 심장질환에 의해 일어난다. 승모판막증, 심장점액종 등도 폐울혈의 원인이 된다

폐부종의 발생원인으로는 ① 폐울혈에 의한 정수압 차이, ② 교질삼투압 차이, ③ 모세혈관바닥막의 손상이 있다(표 2-1). ①은 폐울혈에 의해 모세혈관내압이 상승하여, 혈관 바깥으로 액체성분이 유출된다. ②는 저단백혈증 등으로 혈액의 교질삼투압이 저하된 경우에 혈관 밖에서 안으로 수분의 이동이 줄어든 결과로 폐부종이 발생한다. ③은 모세혈관의 바닥막이 여러 가지 원인으로 손상되어 액체성분이 혈관 밖으로 유출되는 것이다.

병리조직학적 소견: 급성폐울혈이나 폐부종에서는 폐가 엄청나게 늘어나서 분할면에서 수분이 유출된다. 조직학적으로는 허파꽈리사이막이 확장되고 모세혈관 안에 적혈구가 가득 찬다. 또한 허파꽈리 안에 옅은 호산성 액체가 고인다.

만성폐울혈은 폐 전체가 갈색를 띠며 경화되고, 조직학적으로는 혈철소를 포식한 큰포식세포를 허파꽈리 안에서 볼 수 있다. 이것을 심장손상세포라고 한다.

비울혈성 폐부종 가운데 모세혈관바닥막 손상으로 인한 것은 유출되는 액체성분의 단백질농도가 높거나 부종액의 호산성이 강하다. 또한 섬유소의 침전과 유리질막의 형성을 동반한다. 광범위허파꽈리장애 diffuse alveolar damage 가 되기도 한다.

폐색전증, 폐경색증

질환개념: 폐색전증 pulmonary embolism 은 혈류를 타고 운반되어 온 물질이 폐동맥을 막는 것을 말하며, 폐경색증 pulmonary infarction 은 색전으로 인해 동맥 지배영

표 2-2. 폐색전증의 부위와 병태

부위	병타
폐동맥 주기관지의 분기부	급성순환부전, 돌연사
중소동맥	폐경색증
소세동맥	만성혈전색전증(폐동맥고혈압)

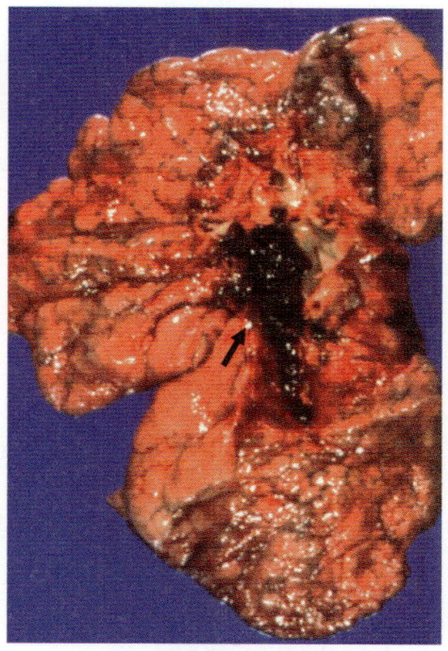

그림 2-6. 폐색전증의 육안상
굵은 폐동맥을 막고 있는 색전(화살표)

역의 폐실질이 파괴되는 것을 말한다.

병인, 병태, 원인: 폐색전증의 대부분은 다리나 골반 등 다른 부위의 정맥에서 발생한 혈전이 근원이다. 이외에 종양, 지방, 골수, 공기, 이물질 등이 색전의 원인이 된다.

큰 색전이 폐동맥 주기관지에서 좌우 폐동맥의 분기부 근처를 막으면 폐로 들어가는 혈류가 끊겨서 급성순환부전으로 인해 돌연사가 발생한다. 엽동맥 이하의 중소동맥에서 색전이 생기면 지배영역이 괴사되어 폐경색증이 발생한다. 폐는 폐동맥과 기관지동맥이 이중지배하므로 괴사부위에 기관지동맥에서 혈액이 유입되어 출혈경색이 된다. 소세동맥의 미세한 색전은 다음 항목에서 기술할 폐동맥고혈압의 원인이 된다(표 2-2).

병리조직학적 소견: 폐색전증으로 사망한 사례를 부검해 보면 폐동맥 줄기의 분기부위가 피덩이보다 약간 단단하고 똬리를 튼 것 같은 형태의 색전으로 막혀 있다(그림 2-6).

폐경색증은 가슴막면을 기반으로 한 쐐기 모양의 출혈괴사병변이 나타난다. 오래되면 혈철소 침착과 섬유화로 인해 경화되며, 임상적으로 종양과 구분 짓는 데 문제가 생길 수도 있다.

폐동맥고혈압

질환개념: 폐동맥고혈압 pulmonary hypertension 은 지속적인 폐동맥압 상승으로 인해 우심장기능상실을 일으키는 질환이다.

병인, 병태, 원인: 원발성폐동맥고혈압은 젊은 여성에게 많이 나타나며, 가족 발생이 자주 발생한다. 일부의 증례에서 뼈형성인자 수용체유전자의 변이가 보고되고 있다. 또한 만성미세혈전증도 폐동맥고혈압의 주요 형태이며 다리나 골반 등의 정맥혈전을 기원으로 하는 혈전색전이 폐의 소세동맥에 광범위한 색전증을 일으킨 결과 폐동맥고혈압을 일으킨다.

그 밖에 심실사이막결손 등의 심장기형, 폐정맥폐색증, 만성폐쇄폐질환, 폐섬유증 등에서도 이차적으로 폐동맥고혈압이 발생한다.

병리조직학적 소견: 원발성 폐동맥고혈압에서는 폐동맥 중간막의 비후, 속막의 전주성 비후, 나아가 콩팥토리와 유사한 얼기모양병터 plexiform lesion 가 나타나는 것이 특징이다. 만성미세혈전색전증은 폐동맥 안에서 오래된 것과 새로 발생한 혈전색전증에 의해 나타난다. 오래된 것은 폐동맥의 편심성 비후를 나타내며, 종종 재소통을 동반한다,

만성폐쇄폐질환

만성폐쇄폐질환 chronic obstructive pulmonary disease; COPD 이란 기도의 폐쇄와 협착 등에 의해 공기의 호출장애(일초율의 저하)를 나타내는 질환이며 흡연이 발병과 깊은 관련을 가진다. 기존의 만성기관지염과 만성폐기종을 통합한 개념이다. 다음은 두 질환의 특징에 대한 설명이다.

만성기관지염

질환개념: 만성기관지염 chronic bronchitis 은 가래가 동반되는 만성기침을 주요 특징으로 하는 기관지의 염증질환이다.

병인, 병태, 원인: 환자의 90% 이상은 흡연자이며 대기오염도 관련이 있으며 감염증도 원인이 된다.

병리조직학적 소견: 기관지 점막에 만성적인 염증세포의 침윤과 함께 기관지샘의 과다형성이 특징이며 기관지벽 중에서 기관지샘이 차지하는 비율(리드 Reid 지수)이 상승한다.

만성폐기종

질환개념: 만성폐기종 chronic emphysema 은 폐의 탄력감소와 과잉팽창으로 인해 호흡장애가 나타나는 질환이다.

병인, 병태, 원인: 흡연이 원인인 경우가 많으며, 대기오염, 직업성 분진 노출, 감염 등도 관련이 있다. 유전질환인 α_1-안티트립신결핍증에서도 폐기종이 나타난다.

병리조직학적 소견: 흡연에 의한 경우에는 주로 세기관지와 그 주위의 기강이 확장되는 소엽중심성의 패턴을 취하며 α_1-안티트립신결핍증에서는 소엽

전체의 기강이 확장하는 범소엽성 패턴을 취한다. 양쪽 모두 기강의 확장과 함께 허파꽈리사이막의 단편화가 나타난다(그림 2-7).

임상사항: 폐의 탄력감소로 인해 호흡장애가 나타난다.

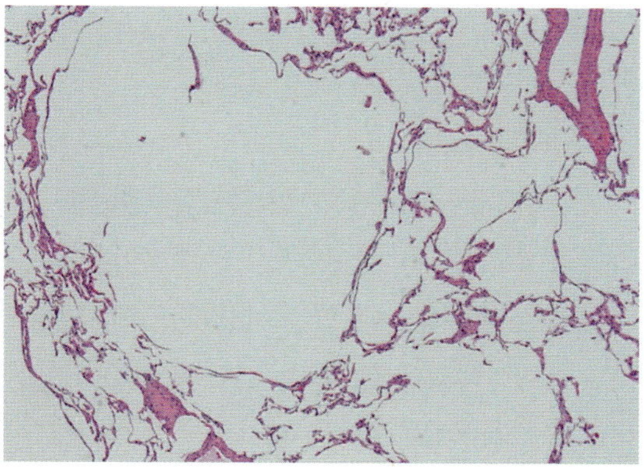

그림 2-7. 폐기종 조직상
기강의 확장, 허파꽈리사이막의 단편화가 나타난다.

기관지천식

질환개념: 기관지천식 bronchial asthma 은 반복적인 발작 호흡곤란, 기침, 가래를 주요 특징으로 하는 알레르기질환이다.

병인, 병태, 원인: I형 알레르기가 깊이 관련되어 있으며, 항원으로는 진드기, 동물의 털이나 피부의 조직파편, 꽃가루 등이 일반적이다. 또한 대기오염도 중요한 요인이다. 감염증이 발단이 경우도 있다. 알레르기항원이 흡입되면 IgE항체와 결합하게 되고, 이로 인해 비만세포에서 히스타민 등의 화학전달물질이 방출되면 즉각적인 반응으로 기도의 민무늬근 수축, 점액분비 항진, 염증세포의 침윤이 일어난다.

병리조직학적 소견: 폐는 팽창하고 발작 시 기관지는 민무늬근의 수축으로 협착된다. 또한 점막에는 호산구 중심의 염증세포 침윤, 바닥막의 비후, 종자세포의 증가가 나타나며 점액분비가 항진된다.

임상사항: 발작 시에는 고도의 날숨, 들숨장애(폐색성장애)가 나타난다. 중증발작이 일어나면 치료를 해도 죽음에 이르는 경우가 있다(중적발작).

기관지확장증

질환개념: 기관지확장증 bronchiectasis 은 주로 중추기관지가 부분적이거나 광범위하게 되돌릴 수 없는 확장이 일어나는 만성염증질환이다.

병인, 병태, 원인: 결핵이나 폐렴 등 감염증의 후유증이나 또는 기관지의 속공간이 폐색되어서 발생하는 경우가 많다. 서구에서는 낭성섬유증 cystic fibrosis 이나 부동섬모증후군 immotile cilia syndrome 등의 기관지점막 방어기구의 유전적 이상을 원인으로 하는 증례도 나타난다.

병리조직학적 소견: 육안으로 보았을 때 기관지는 주머니 모양이나 방추 모양으로 확장된다. 조직학적으로 기관지에서 만성염증세포 침윤과 편평상피화생이 나타난다. 주변의 폐실질에는 섬유화가 나타나는 경우가 많다.

임상사항: 기침이나 발열과 함께 좋지 않은 냄새를 동반하는 가래를 배출한다.

진폐증

규폐증

질환개념: 규폐증[silicosis]은 이산화규소(SiO_2)의 흡인에 의한 폐의 섬유화를 주요 특징으로 하는 진폐증[pneumoconiosis]이다.

병인, 병태, 원인: 흡인된 이산화규소의 입자가 허파꽈리에 도달하여 허파꽈리 큰포식세포에 흡수되어 TNF, IL-1 등 다양한 섬유화 유도인자의 분비를 통해 폐의 섬유화가 나타난다.

병리조직학적 소견: 육안으로 보았을 때 폐실질에 크고 작은 다수의 딱딱한 결절성 병변이 형성된다. 이를 규폐결절이라고 한다. 조직학적으로는 동심원 모양의 아교섬유로 이루어져 있으며 주위에 석탄가루의 침착을 동반한다(그림 2-8). 편광현미경으로 보면 다수의 이산화규소 입자가 보인다. 결절은 융합되어 광범위한 폐조직의 파괴를 가져온다.

임상사항: 도기제조, 채석, 탄광 등의 일터에서 많이 발생한다. 규폐증은 결핵을 합병하는 빈도가 매우 높아서 규폐결핵으로 불린다. 관절류머티즘에 규폐증이 합병된 것을 카플란증후군[Caplan's syndrome]이라고 한다.

석면에 의한 폐 · 가슴막 질환

질환개념: 석면(아스베스트)섬유의 흡인으로 인해 표 2-3에 나타낸 것처럼 다양한 폐, 가슴막의 질환이 발생한다.

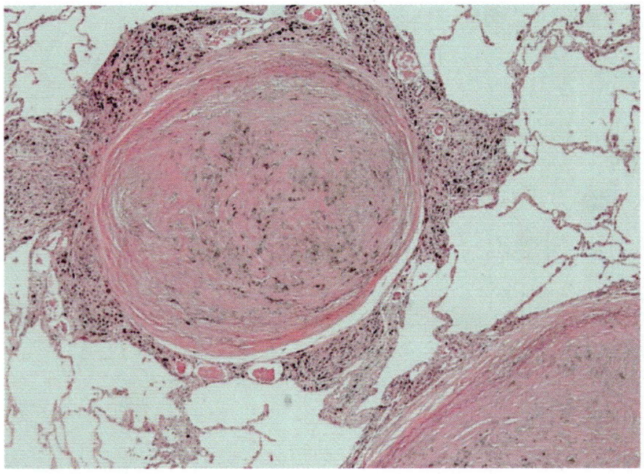

그림 2-8. 규폐결절의 조직
동심원 형태의 아교섬유로 이루어져 있으며 석탄가루 침착이 동반된다.

표 2-3. 석면에 의한 폐, 가슴막 병변

A 석면폐(폐실질 섬유화)
B 가슴막삼출액
C 섬유소가슴막염
D 가슴막유리반
E 원형무기폐
F 폐암
G 악성중피종

병인, 병태, 원인: 석면섬유는 가늘고 긴 섬유 모양의 규산염으로 폐 안으로 흡인되어 세기관지벽이나 허파꽈리에 도달하던 상피를 관통해서 사이질조직으로 침입한다. 석면폐 asbestosis 는 석면섬유가 폐조직에 침착되어 활성화된 큰포식세포로부터 염증성 시토카인, 활성산소가 방출되어 만성 염증과 섬유화가 진행되어서, 폐실질의 붕괴가 광범위하게 일어나는 사이질섬유화가 발생한다.

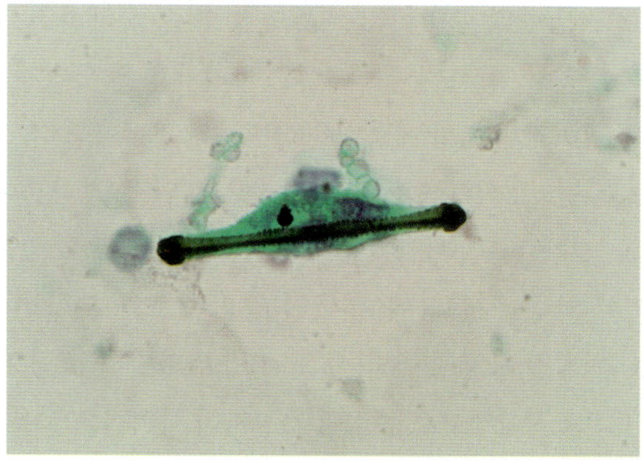

그림 2-9. 허파꽈리세척액에 나타난 석면소체

석면에 의한 가슴막 병변인 가슴막유리반, 가슴막삼출액, 섬유소가슴막염, 원형무기폐는 흡인된 석면섬유가 가슴막을 자극해서 염증 및 섬유화를 일으킨다. 폐암과 악성중피종은 이후「폐종양」(→226쪽)에서 설명한다.

병리조직학적 소견: 석면폐는 조직학적으로 특발폐섬유증과 유사한 사이질의 섬유화를 나타낸다. 석면섬유에 철 등이 침착되어 생긴 구슬 형태의 석면소체를 종종 볼 수 있다(그림 2-9). 가슴막유리반은 석면 피폭에 가장 특이적인 병변으로, 가슴막의 딱딱한 판 모양이 비후해진 것이 보이며, 조직학적으로는 층층이 쌓인 아교섬유다발에서 형성된다.

임상사항: 조선소나 건축자재 공장 등에서 직업성 노출에 의한 것이 많지만, 가족이나 공장 주변의 주민도 발병의 위험성은 높다. 건물 천장이나 벽면에서의 비산 현상도 문제가 되고 있다. 석면폐의 임상소견은 다음에 설명하는 특발폐섬유증과 유사하며 서서히 진행하는 호흡곤란과 제한성장애를 보인다.

간질폐렴, 폐섬유증

질환개념: 양쪽 폐에 광범위한 사이질의 섬유화와 염증세포 침윤이 나타나는 질환을 간질폐렴 interstitial pneumonia 이나 폐섬유증 fibroid lung 이라고 한다. 폐기능검사에서 폐활량 감소, 확산능력의 저하를 특징으로 하는 제한성 질환의 대표라 할 수 있다.

병인, 병태, 원인: 원인불명인 것이 많은데 이를 특발간질폐렴이라고 하며, 표 2-4와 같이 분류된다. 이 중 가장 많은 것이 특발폐섬유증이다. 원인이 분명한

표 2-4. 특발간질폐렴의 분류(주요 타입만)

- 특발폐섬유증(통상형 간질폐렴)
- 비특이간질폐렴
- 호흡세기관지염 관련 간질폐질환
- 박리성간질폐렴
- 특발기질화폐렴
- 급성간질폐렴

것으로는, 바이러스 등의 감염증, 유해가스 흡인, 약물, 방사선 등이 있다. 콜라겐병은 특발간질폐렴과 유사한 폐병변을 합병하는 경우가 많다.

병리조직학적 소견: 임상적으로 만성 경과를 나타내는 특발폐섬유증에서 폐를 육안으로 보았을 때 양쪽 아래엽에 우위인 경화축소와 분할면에서 벌집 모양의 변화(벌집 폐)가 나타난다(그림 2-10). 조직학적으로는 소엽 가장자리 사이질의 섬유화와 림프구 중심의 염증세포 침윤이 보인다(그림 2-11). 이러한 만성적인 유형을 병리학적으로는 통상간질폐렴 usual interstitial pneumonia; UIP 이라고 하며 빈도는 가장 높다.

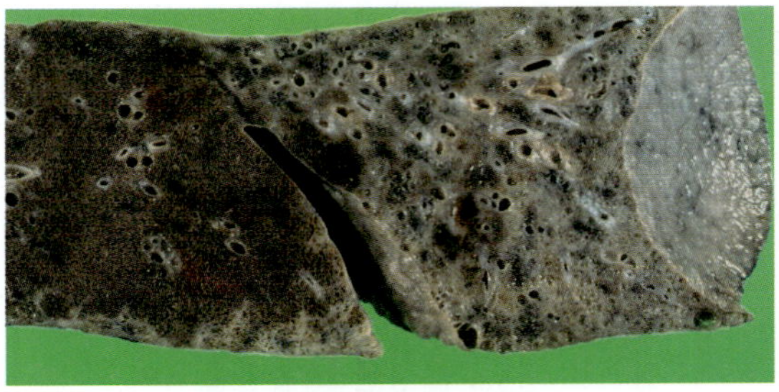

그림 2-10. **특발폐섬유증의 육안상**
위엽(왼쪽)은 정상이거나 초기 병변이며, 아래엽(오른쪽)은 섬유화가 진행되었다.

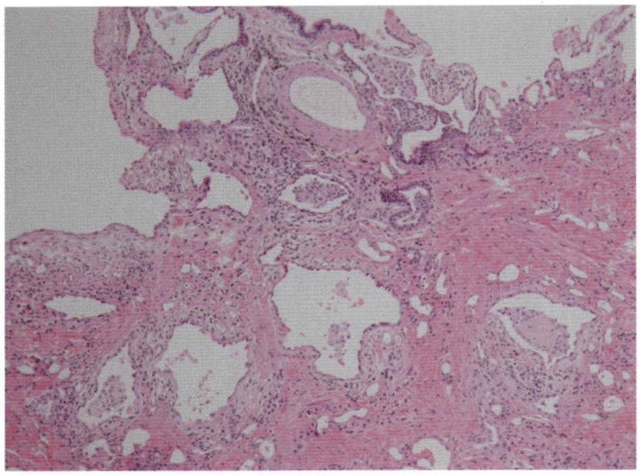

그림 2-11. **특발폐섬유증(통상형 간질폐렴)의 조직상**
불규칙한 사이질의 섬유화와 림프구 침윤이 나타난다.

한편 급속히 진행되는 유형의 급성간질폐렴은 육안으로 보았을 때 폐 전체가 실질장기처럼 무겁고 단단해지며, 조직학적으로는 사이질의 부종, 염증세포 침윤과 함께 섬유모세포의 증식, 유리질막의 형성을 볼 수 있다. 급성으로 나타나는 병리학적 변화는 광범위허파꽈리 손상으로 불리며 원인불명인 것뿐만 아니라 바이러스감염, 유독가스 흡인, 약물, 방사선 등 다른 다양한 원인에 의한 급성폐질환에 공통적으로 나타난다.

임상사항: 만성적인 특발폐섬유증은 호흡곤란이 매년 서서히 악화되며 평균 4~5년에 걸쳐 진행된다. 급성간질폐렴은 임상적으로 급성호흡곤란증후군 acute respiratory distress syndrome; ARDS 의 형태를 띠는 경우가 많으며 수주일이 지나서 사망하게 되는 경우도 있다.

이 외에 비특이간질폐렴이나 특발기질화폐렴 등은 비교적 예후가 양호하다.

폐종양

폐암

질환개념: 폐암 lung cancer 은 기관지나 폐에 생기는 상피성악성종양이다. 폐에서 비상피성악성종양(육종)은 극히 드물기 때문에, 폐의 악성종양을 총칭한다

고도 볼 수 있다. 폐암은 최근 현저하게 증가하고 있으며 악성종양 가운데 사망원인 1위이다.

병인, 병태, 원인: 폐암 발병에 있어서 흡연은 분명히 큰 위험인자이며 자동차 배기가스나 공장 매연 등으로 인한 대기오염도 중요하게 관련되어 있다. 또한 석면(아스베스트)의 직업적 노출은 폐암 발생률을 높이며 여기에 흡연이 더해지면 위험도는 더욱 높아지는 것으로 알려져 있다. 폐암은 이러한 위험인자에 여러 유전자이상이 다단계로 집적된 결과 발생하는 것으로 알려져 있다.

병리조직학적 소견: 폐암의 조직형은 다양하며 대략적으로 다음 4가지의 조직형태로 나뉜다. 그 밖에도 특수한 아형이 다수 있다.

● 샘암종

샘암종 adenocarcinoma 은 폐의 말초조직, 즉 세기관지나 허파꽈리영역에서 많이 발생하며 종종 가슴각 함입을 일으킨다(그림 2-12). 클라라 Clara 세포나 II형 허파꽈리상피세포, 원주상피세포 등이 암을 일으킨다. 암세포는 관이나 유두 형태로 증식하며 종종 점액을 생산하고 분비한다(그림 2-13). 가슴막에 노출되면 가슴막암증을 일으킨다. 샘암종의 아형분류는 2015년 WHO의 분류에서 대폭 개정되어 기존에 세기관지허파꽈리상피암이라는 이름으로 알려져 있는 아형은 상피내샘암종, 침윤성점액샘암종 등으로 재편되었다. 전암 병변으로는 비정형샘종양 과다형성이 있다.

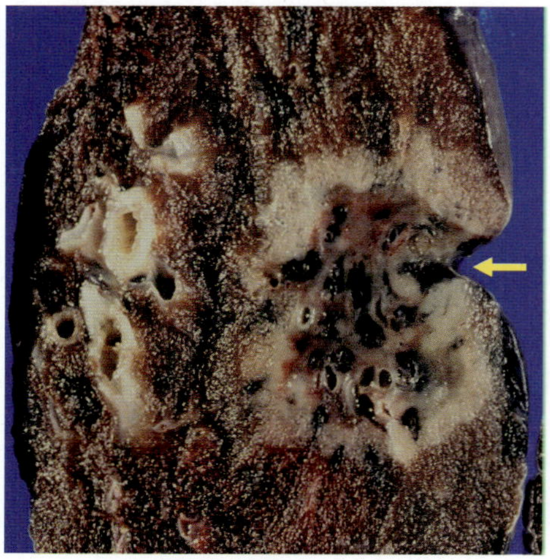

그림 2-12. 폐샘암종의 육안상
가슴막함입(화살표)이 보인다.

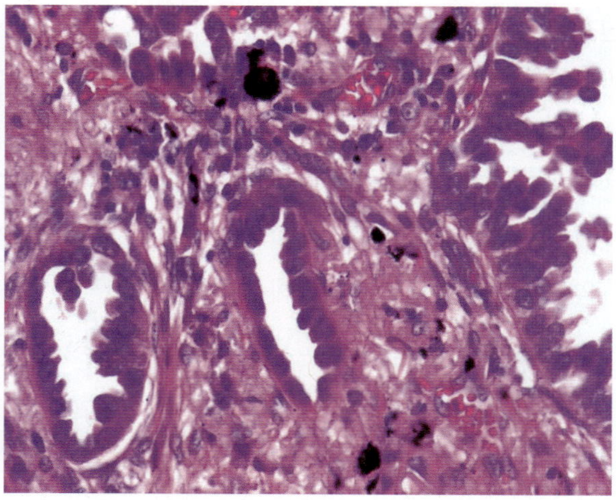

그림 2-13. 폐샘암종 조직상
암세포가 관이나 유두 형태로 증식한다.

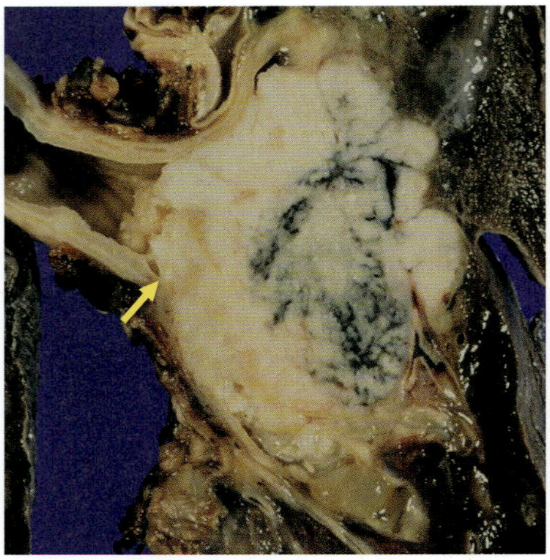

그림 2-14. 폐의 편평상피암종 육안상
암이 기관지 속공간을 폐쇄하고 있다(화살표).

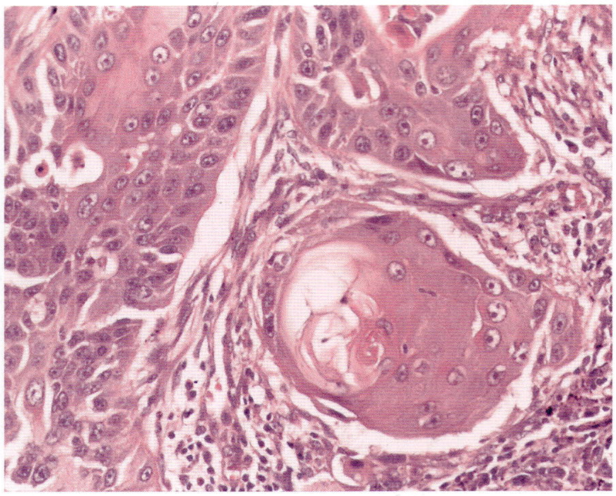

그림 2-15. 폐의 편평상피암종 조직상
각질화를 수반하는 암세포가 충실성으로 증식한다.

● **편평상피암종**

편평상피암종 squamous cell carcinoma 은 중추기관지에 많이 발생한다. 종종 기관지 속공간을 폐쇄하고, 그로 인해 말초영역에 무기폐나 폐쇄폐병을 일으키기도 한다(그림 2-14). 암세포는 중층배열이나 허파꽈리로 가득 찬 형태로 각질화나 세포사이결합체를 나타내는 경우가 많다(그림 2-15). 동심원 모양의 각화병터인 암진주 cancer pearl 도 나타난다. 전암 병변으로 기관지상피의 형성이상이 나타나며, 이후 상피내암종이 발생해서 침윤암으로 진행될 수도 있다.

● **신경내분비암종(소세포암종 포함)**

기존에 단독으로 4가지 조직형 중 하나였던 소세포암종은 2015년 WHO 분류로 대세포신경내분비암종이나 카르시노이드(정형, 비정형)와 함께 신경내분비암종 neuroendocrine carcinoma 의 하나로 자리매김하게 되었다. 소세포암종은 고악성도이며 중추기관지에서 많이 발생한다. 소형유원형핵에서 세포질이 적은 암세포가 높은 밀도로 증식해서 종종 로제트 rosette 형성이 나타난다(그림 2-16). 면역조직화학적으로 신경내분비계 표지자인 CD56, chromogranin-A, synaptophysin 등이 양성을 나타낸다.

대세포신경내분비암종도 고악성도이며 소세포암종보다 대형세포로 형성된다. 카르시노이드는 신경내분비 성질이 가장 강하며 중추기관지에서 많이 발생한다. 저악성도의 정형카르시노이드와 중간악성도의 비정형카르시노이드로 나뉜다.

● 대세포암종

대세포암종 large cell carcinoma 은 말초영역에서 비교적 많이 발생한다. 대형으로 미분화하지만 일정한 배열을 취하지 않고 과밀하게 증식한다(그림 2-17). 중성구와 림프구의 침윤을 동반하는 경우도 있다. 거대하고 기괴한 핵을 가진 세포가 다수 보이는 경우는 다형암이라는 아종으로 분류한다.

폐암은 이들 4가지 조직형 가운데 순수하게 한 가지 조직형으로만 이뤄진다고는 할 수 없으며 오히려 혼재되어 있는 경우가 많다. 이 중에서 샘암종과 편평상피암종 요소가 각각 일정한 비율 이상으로 혼재되어 있는 것을 샘편평상피암종이라고 한다.

임상사항: 4가지 조직형의 특징을 표 2-5에 나타냈다. 샘암종의 일부에서

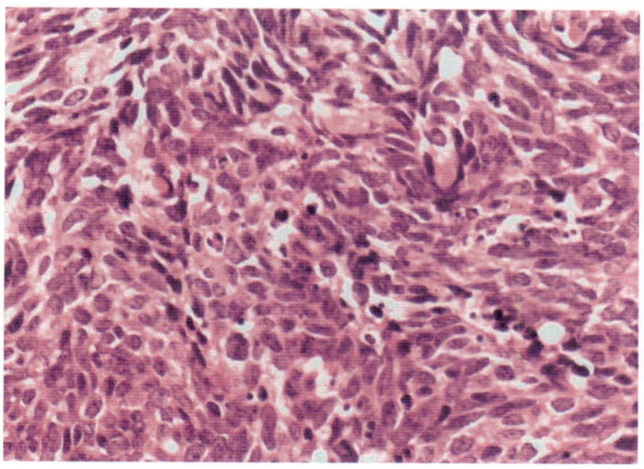

그림 2-16. 폐의 소세포암종 조직상
소형의 암세포가 과밀하게 증식한다.

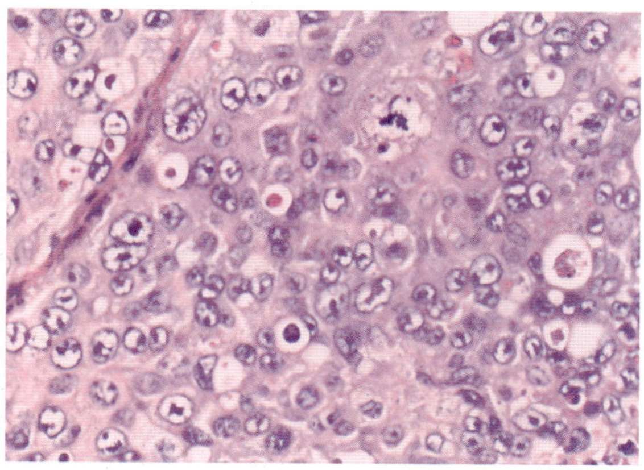

그림 2-17. 폐의 대세포암종 조직상
대형 핵소체의 잘 알려진 암세포가 과밀하게 증가한다.

표 2-5. 폐암의 4가지 조직형의 특징

조직형	빈도	부위	흡연과의 관계	방사선, 화학요법 감수성
샘암종	35~45%	말초 > 중추	소	소
편평상피암종	25~35%	중추 > 말초	대	중
소세포암종*	10~15%	중추 > 말초	대	대
대세포암종*	5~10%	말초 > 중추	소	소

*신경내분비암종의 한 형태이다.

EGFR이나 ALK 등의 유전자에 변이를 나타내는 것이 있는데, 그것을 대상으로 한 분자표적요법이 점차 보급되고 있다. 신경내분비암종의 소세포암종은 화학요법이나 방사선치료에 높은 감수성을 나타낸다. 그러나 급속히 진행되고 예후는 불량하다. 신경내분비암종이나 편평상피암종은 호르몬을 분비할 수 있다.

과오종

질환개념: 과오종 hamartoma 이 기관지에서 발생하는 양성종양 중에서 가장 많다.
병인, 병태, 원인: 정상 기관지를 구성하는 다양한 조직으로 이루어져 있다.
병리조직학적 소견: 경계가 명료한 종양으로 조직학적으로 성숙한 연골, 지방조직, 민무늬근이 주성분이다. 가장자리에는 선모원주상피, II형허파꽈리상피가 피복되어서 종종 안쪽을 향해 함입되어 있다.

전이성 폐종양

질환개념: 다른 장기에서 폐로 전이된 종양의 총칭이다.
병인, 병태, 원인: 폐는 온몸에서 환류하는 정맥혈액이 통과하는 필터와 같은 장기이기 때문에 각 장기에 있는 악성종양의 혈행전이의 표적이 된다. 한편 림프관도 풍부해서 림프성전이의 발생빈도도 높다.
병리조직학적 소견: 혈행전이에서는 양쪽 폐에 다수의 전이결절이 나타나며, 조직학적으로는 폐동맥 속공간에서 주위로 침투하는 모습을 보인다. 림프성전이는 가슴막, 소엽사이가로막, 기관지폐동맥 등이 샘 형태로 비후해지며 조직학적으로 림프관 안팎으로 종양세포가 증식한 것이 보인다.
임상사항: 혈행전이는 간암, 대장암, 콩팥암 등이 대표적이고, 림프성전이는 위암에 의한 암종림프관염이 대표적이다. 예후는 모두 불량하다.

양성종양

기관지나 폐에는 과오종, 경화혈관종 등의 양성종양도 발생하지만 폐암에 비해 발생빈도는 낮다.

가슴막질환

비종양성 질환

감염가슴막염

질환개념: 감염가슴막염 infectious pleurisy 은 미생물의 감염에 의한 가슴막의 염증이다.

병인, 병태, 원인: 다양한 병원미생물이 원인이 된다. 주로 폐렴 등 폐실질의 염증이 확산되어 발생하지만 혈행전이나 림프성전이로 감염되기도 한다.

병리조직학적 소견: 미생물에 따라 표 2-6에서 보는 것과 같은 성질의 가슴막 삼출액이 고인다. 가슴막에는 염증세포 침윤, 섬유소 침전, 중피세포의 반응성 과다형성이 나타난다. 결핵가슴막염은 치즈괴사를 동반하는 상피모양육아종을 형성하며, 오래되면 섬유화로 인한 유착이 일어난다.

콜라겐병에 따른 가슴막질환

질환개념: 콜라겐병은 폐병변과 함께, 혹은 단독으로 가슴막삼출액 고임, 가슴막염 등의 가슴막병변을 합병한다.

병인, 병태, 원인: 전신홍반루푸스에서 가장 많이 발생하고, 그 다음에 관절류머티즘에서 나타난다.

병리조직학적 소견: 비특이적인 가슴막의 염증세포 침윤과 섬유화가 일어나는 경우가 많다. 관절류머티즘에서는 괴사부위와 그것을 둘러싸는 울타리 모양의 조직구로 구성되는 류마티스결절을 드물게 볼 수 있다.

표 2-6. 가슴막삼출액의 종류와 원인

종류	원인
누출성	심장기능상실, 저단백혈증, 간경화증, 네프로제, Meigs증후군
삼출성	감염가슴막염(바이러스 일반세균, 결핵균, 진균), 콜라겐병, 석면
화농성	감염가슴막염(일반세균, 결핵균, 진균)
혈성	폐경색증, 암성가슴막염, 악성중피종, 출혈경향
유미성	흉부수술, 종격종양, 림프관 확장증

석면으로 인한 비종양성 가슴막질환

질환개념: 석면 노출에 의해 폐실질뿐만 아니라 가슴막에도 다양한 병변이 발생한다(「표 2-3」(→ 224쪽) 참조).

병인, 병태, 원인: 석면폐(폐실질 섬유화)보다 훨씬 저농도의 노출로 발생한다.

병리조직학적 소견: 가슴막삼출액 고임, 비특이가슴막섬유화, 가슴막유리반, 원형무기폐가 나타난다.

가슴막종양

악성 중피종

질환개념: 악성 중피종 malignant mesothelioma 은 폐 표면을 덮는 내장쪽가슴막 및 가슴벽 안쪽면과 세로칸을 덮고 있는 벽쪽가슴막에서 원발하는 악성종양이다.

병인, 병태, 원인: 석면 노출과 강한 인과관계가 있다. 특히 조선소, 건축자재 공장 등 석면을 사용하는 산업환경에서 환자가 빈번하게 발생하며, 발병하기까지 오랜 기간이 소요됨에 따라 현재도 환자들이 계속 증가하고 있다. 가슴막 표면의 중피세포가 종양화되는 것으로 알려져 있다.

병리조직학적 소견: 육안으로 보았을 때 종양은 가슴안에 광범위하게 퍼져 있으며, 조직학적으로는 입방세포가 유두나 관 형태로 증식하는 상피형, 방추세포가 풍부한 아교섬유를 수반하여 증식하는 육종형, 또는 양쪽이 혼재된 형태로 분류된다.

임상사항: 진행되면 모든 폐가 종양으로 덮여서 제한성장애를 일으킨다.

국한성 섬유종증(고립성 섬유종증)

질환개념: 국한성 섬유종증 circumscribed fibromatosis 은 가슴막 아래의 중간엽세포에서 발생한 종양으로 대부분 양성이다.

병인, 병태, 원인: 원인불명이다. 석면과는 무관한 것으로 알려져 있다.

병리조직학적 소견: 육안으로 보았을 때 경계가 명료하고 조직학적으로 비정형이 드문 방추세포로 구성되어 있으며 풍부한 아교섬유를 동반한다.

가슴막암증

질환개념: 암세포가 가슴막면에 도달하면 가슴안에 파종하고 증식하는 동시에 가슴막삼출액 고임을 동반한다. 이를 가슴막암증(암성가슴막염)이라고 한다.

병인, 병태, 원인: 폐암, 특히 말초부위에서 많이 발생하는 샘암종은 가슴막에 직접 침윤해서 종종 가슴막암증을 일으킨다. 폐 이외의 암은 주로 림프성전이로 가슴막에 도달한다.

병리조직학적 소견: 가슴막면에 다수의 파종결절이 보인다. 가슴막삼출액 세포진단이 진단에 유용하다.

임상에서는…

호흡기질환자에 대한 치료 중 물리치료, 작업치료는 비교적 최근에 새롭게 시작되었으며, 최근 급속하게 보급되고 있다.

주요 대상자는 ① 폐렴 등의 급성 호흡기질환, ② 폐종양, 흉부외상 등의 호흡기질환이나 수술 후, ③ 만성폐쇄폐질환 COPD, 간질폐렴 등으로 인한 만성 호흡장애, ④ 식도암, 위암 등의 수술 전후 등의 환자이다. 환자의 병태에 따라 다리의 운동요법, 체위배출술, 호흡근강화훈련, 복식호흡훈련 등의 재활치료를 실시한다.

적절한 치료를 실시하기 위해서는 호흡기관의 정상적인 구조와 기능에 더해 대상 질환을 포함한 주요 호흡기질환의 병태를 정확하게 이해하는 것이 중요하다.

복습 포인트

- 호흡기감염은 일반적으로 기관지염, 세기관지염, 폐렴, 간질폐렴 등의 염증질환을 불러일으킨다. 미생물에 따라서는 육아종염증 등 특징적인 병태를 보일 수도 있다. 각각의 특징을 이해한다.
- 폐는 왼심장 장애의 직접적인 영향으로 울혈부종이 나타나는 한편, 폐동맥고혈압증 등의 장애로 인해 오른심장기능상실이 발생하는 등 순환계에서 특수한 위치에 있음을 이해한다. 폐색전증은 색전의 크기에 따라 병태가 다르다는 것을 이해한다.
- 폐색성장애는 주로 공기의 호출장애이며 만성폐쇄폐질환(만성기관지염, 만성폐기종) 및 기관지천식이 대표적인 질환이다. 제한성장애는 폐가 단단하게 줄어들고 이로 인해 폐활량 감소와 확산능력 저하를 특징으로 하며, 폐섬유 증세가 대표적인 질환이다. 양자의 병태 차이를 잘 이해한다.
- 폐암의 4가지 조직형은 샘암종, 편평상피암종, 신경내분비암종(소세포암종), 대세포암종이며 각각의 조직학적 특징, 잘 발생하는 부위, 임상적 사항에 대해 이해한다.

제3장

소화계통

학습목표

- 소화기의 조직학적인 기본구조를 이해한다.
- 소화관질환의 대부분은 점막의 기능이상을 초래하며 그에 따른 증상과 병태를 보인다는 것을 이해한다.
- 소화기에 발생하는 종양에 대해 임상병리조직학적인 특징을 이해한다.
- 간질환의 성립과 병태를 간의 조직구축에 의거하여 이해한다.
- 이자질환의 고유한 병태를 이자의 해부학적 특징과 생리기능적인 특징에 근거하여 이해한다.

소화기는 입에서 항문에 이르는 소화관과, 소화관에서 도관으로 이어져 있는 간, 쓸개, 이자로 이루어져 있다.

소화관의 기본구조는 속공간에서부터 점막고유층, 점막밑층, 고유근육층, 장막밑층, 장막의 5층이 있다. 점막고유층은 점막상피와 분비샘을 포함하고 있으며, 점막밑층은 분비샘(샘창자에서), 결합조직으로 이루어져 있다. 점막고유층과 점막밑층의 경계를 이루는 부위에는 얇은 민무늬근육층이 있는데 이를 점막근육판이라고 한다. 일반적으로 점막이라고 하면 점막고유층이다. 고유근육층을 구성하는 것은 민무늬근육이며 꿈틀운동을 담당한다. 장막밑층은 결합조직과 지방조직으로 이루어져 있다. 장막은 소화관의 가장 바깥층을 덮고 있는 닥이며, 단층의 중피세포로 이루어져 있다. 점막에 존재하는 다양한 샘에서 점막표면으로 점액이나 소화액 등이 분비된다.

이자는 이자관을 통해 위창자관(샘창자) 속공간으로 이자액을 분비한다. 간은 쓸개관을 통해 샘창자 속공간에 담즙(쓸개즙 bile)을 분비한다.

입안 · 인두질환

치아

구조

치아 tooth 는 위턱과 아래턱에 말굽형태로 나열되어 있다. 치아뿌리는 위턱뼈와 아래턱뼈의 이틀돌기에 못 형태로 박혀 있으며, 위턱의 치아뿌리는 양쪽의 위턱굴(코곁굴) 바로 아래에 있다. 치아의 구조는 표면으로부터 사기질과 상아질로 구성되어 있다. 중심부에는 치수가 있으며 치아뿌리부위에는 혈관과 신경(삼차신경)이 분포되어 있다. 사기질은 96% 이상이 무기질로 이루어진다(그림 3-1).

형성이상

다양한 인자로 인해 일어나는데, 전신인자로는 영양소결핍, 호르몬이상, 선천매독 (허친슨 Hutchinson 치아), 불소의 과잉(반상치아), 유전인자 등이 원인이 되어 발생한다.

썩은니(충치)

세균감염에 의해 사기질, 상아질이 녹거나, 파괴된다. *Streptococcus mutans*가 그 원인균으로 주목받고 있다.

치주질환(염증질환)

치주병이라고 불리기도 한다. 증상이 가벼운 것을 포함하면 대부분의 성인에게 나타난다. 치주조직의 비특이염증으로 인해 나타난다. 잇몸의 발적 종창, 배출, 이틀뼈의 흡수, 치아의 흔들거림 등이 나타나며, 심해지면 치아가 빠지게 된다. 치태나 치석 등이 원인으로 알려져 있으나 당뇨병이나 비타민 부족 등과 같은 전신질환으로 인한 저항력과 재생력 저하도 관련이 있는 것으로 여겨진다.

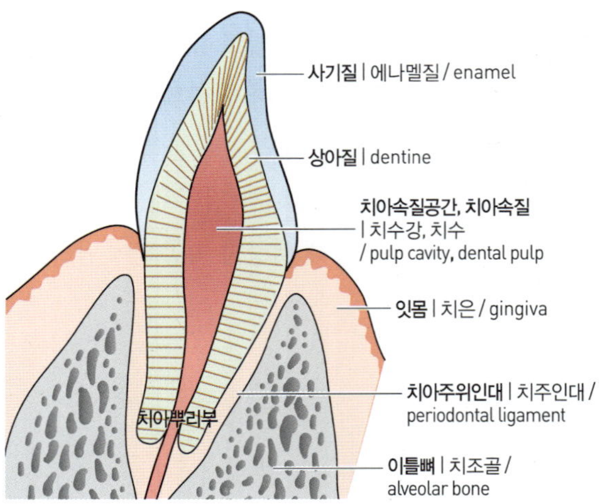

그림 3-1. 치아의 구조

종양성 질환

잇몸종

잇몸종 epulis 은 잇몸부에 발생한 양성 종양의 총칭이다. 주로 염증으로 인한 반응성을 가진다. 조직학적으로는 일반적으로 림프구, 특히 형질세포의 침윤이 눈에 띈다. 치간공간에서 잘 발생하며 육아조직에서 생성된다.

낭포

치아뿌리부 및 그 주위에서 발생한다.

- **치아뿌리낭** radicular cyst: 치주염에 이어서 나타나며 턱뼈 안에서 발생하는 것으로 비교적 잘 보인다.
- **난포치아낭** follicular cental cyst: 치아의 발육이상에 의한 것으로 낭종 안에 치아의 원기를 가지고 있는 경우가 있다.

치원성종양

- **양성종양**: 사기질모세포종 ameloblastoma 은 양성종양이지만, 드물게 악성으로 변화한다. 이 외에 시멘트종, 치아종 등이 있다.
- **악성종양**: 악성사기질종, 사기질모세포섬유육종, 사기질모세포치아종 등이 있지만 이들 모두 극히 드물게 발생한다.

입안

발증과 구조

발생기에는 코안과 입안이 연결되어 있으며, 이 둘을 가르는 입천장이 형성되면서 처음으로 코안과 입안이 형성된다(태생 7~10주). 이때 정상적으로는 코와 윗입술 사이의 정중부에서 코입술선을 형성하는 있는 이마돌기와 그 바깥쪽(볼쪽)을 형성하는 위턱돌기 사이에 있는 발생기의 구멍이 발생순서이탈증을 일으킬 수 있다(그림 3-2).

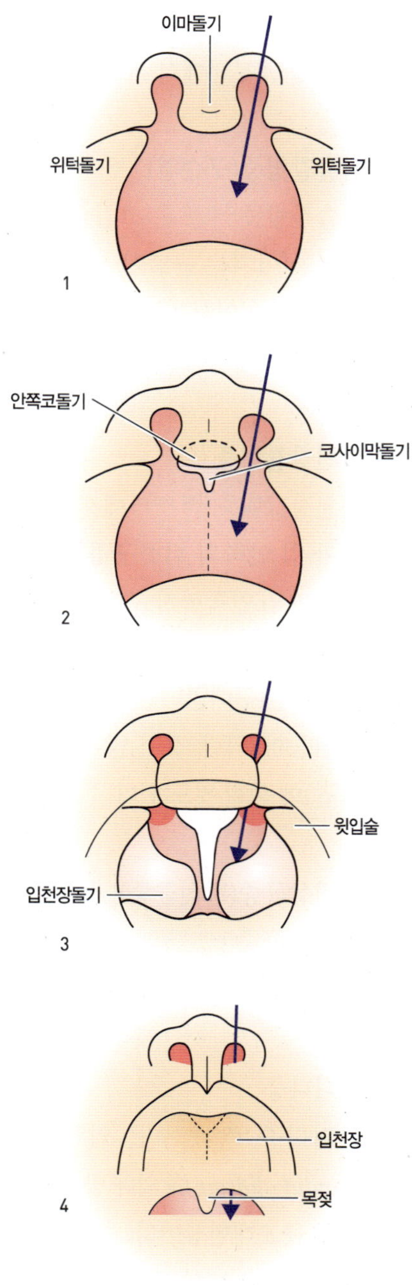

그림 3-2. 입안 및 코안 발생도
위턱을 입 안쪽에서 올려다본 그림. 1: 발생초기에는 입안과 코안은 하나의 공간을 형성하고 있다. 2: 점차 이마돌기와 좌우 위턱돌기가 가까워지고, 3: 이 세 개의 돌기가 서로 유합해서 윗입술과 콧구멍이 형성된다. 이때 입안에서는 이마돌기에서 코사이막돌기가 자라나면서 코안을 좌우로 나누고 좌우 위턱돌기에서 입천장돌기가 뻗어 나와 중앙에서 유합해서 코안과 입안을 분리한다. 이렇게 코안과 입안이 완성된다.
(와타나베 신: 스탠더드 물리치료, p246, 문광당, 1998에서)

기형

입안 발생 부분에서 서술한 발생순서이탈증에 의한 것이 대부분이다.

입술갈림증(구순열)

입술갈림증 cleft lip 은 코입술선을 따라 윗입술에서 좌우 어느 한쪽의 콧구멍으로 이어지는 균열이 생긴다. 입천장은 거의 형성되어 있고 치열도 거의 완성되어 있어서 가볍게 공기가 입에서 코로 빠져나가는 정도이며 성형수술을 통해 거의 정상으로 복원할 수 있다.

입천장갈림증

입천장갈림증 cleft palate 에서는 발생순서이탈증이 강하고 입천장이 완전하지 않아 입 안쪽의 뒤콧구멍(비인두공)까지 찢어져 있다. 치열도 불완전해서 웃으면 입 안쪽까지 보이기도 한다.

염증질환(구내염)

감염증에 의한 것이 많지만 비타민장애(리보플라빈, 니코틴산, B_2 등의 결핍)에 의한 것도 있다.

바퀴살균증(방선균증)

바퀴살균증 actinomycosis 은 치주조직이나 편도 등에 생긴다. 결정체(드루젠 drusen)를 형성한다(그림 3-3).

칸디다증

칸디다증 candidiasis 은 입안의 토박이균인 진균 *Candid albicans*에 의해 발생한다. 항균제의 과용에 의한 균교대현상이나, 스테로이드 등의 과잉사용 또는 만성소모성질환(백혈병 등의 악성종양)으로 전신의 저항력이 저하되었을 때에 발생한다. 식도에서 발생하는 것은 식도칸디다증이라고 한다.

기타 세균성인 것

결핵이나 매독에 의해 발생하는 것도 있다.

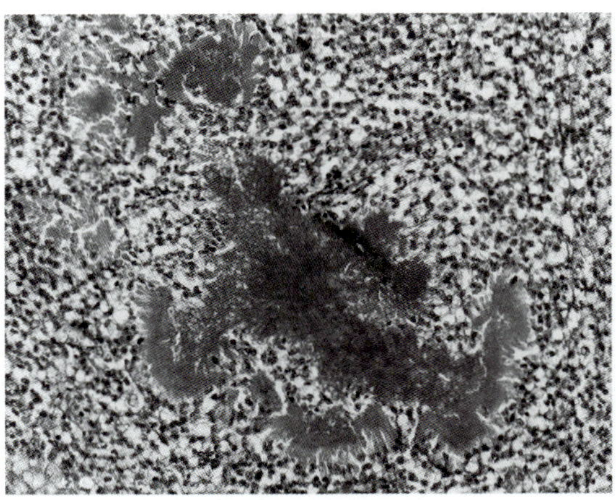

그림 3-3. 바퀴살균의 결정체(드루젠)

단순헤르페스

단순헤르페스 herpes simplex 는 바이러스감염증으로 단순헤르페스바이러스에 감염되어 나타난다. 입술 주위에 물집과 미란이 생기고 통증을 동반한다.

아프타입안염

아프타입안염 aphthous stomatitis 은 회색 거짓막으로 덮여 주위에 붉은 테가 나 있고 통증을 동반하는 입안의 궤양이다. 일주일 정도면 자연적으로 사라지지만 종종 재발한다.

베체트증후군

베체트증후군 Behçet syndrome 은 원인불명이다. 입안의 통증을 동반하는 재발성 아프타, 음부궤양, 피부증상, 재발성포도막염을 4대 징후로 가지는 질환으로 악화와 완화를 반복한다. 중성구의 기능 항진이 나타난다. 입안의 통증을 동반하는 아프타가 초기 증상으로 나타나는 경우가 많다.

종양

양성종양

유두종이 발생한다. 백색을 띠는 결절성 병변이며 조직학적으로는 입안과 혀점막의 편평상피가 유두 형태로 증식한다. 악성화 되는 것은 알려져 있지 않다.

악성종양

설암이 많이 발생하고 조직형은 편평상피암종이며 혀에 단단한 혹이 생긴다. 초기는 라듐 바늘에 의한 방사선요법으로 치유되지만 계속 진행되면 절제해야 한다. 뺨부위 점막에 편평상피암종이 발생하는 경우도 있다.

침샘

구조

침샘 salivary gland 은 조직학적으로 장액샘과 점액샘으로 이루어져 있다. 큰침샘과 작은침샘이 있다. 큰침샘은 귀밑샘, 턱밑샘, 혀밑샘이 각각 좌우로 한 쌍씩 있다. 작은침샘은 입안 점막 안에 작은 침샘이 다수 있다(그림 3-4).

염증질환

유행성귀밑샘염

유행성귀밑샘염 mumps 은 멈프스바이러스 mumps virus 감염에 의해 나타난다. 귀밑샘이 부어오르고, 식사를 하면 귀밑샘에 통증이 나타난다. 이것은 도관의 염증으로 인해 침이 잘 나오지 않기 때문이다. 고열이 동반되며 소아기의 감염증 중에는 높은 빈도로 나타나며 성인에게도 발병한다. 한번 감염되면 평생 면역을 획득한다. 최근 백신의 개발로 예방접종이 시행되면서 전형적인 병례가 적어지고 있다. 진행되면 멈프스뇌염 mumps encephalitis, 멈프스고환염 mumps orchitis 을 합병하게 된다. 고환염은 성인에게 나타나며 불임의 원인이 된다.

사이토메갈로바이러스감염증 (그림 3-5)

사이토메갈로바이러스 cytomegalovirus; CMV 에 감염된 세포의 핵에 큰 포함체를 형성한다. 침샘뿐만 아니라 다른 소화관 점막에도 감염된다. 만성소모성 질환이 발생한 경우처럼 온몸의 저항력이 저하되어 있으면 쉽게 감염된다. HIV감염증에 의해 합병된다.

침돌증

턱밑샘에서 잘 발생하며 귀밑샘이나 혀밑샘에서는 드물게 나타난다. 도관에 인산칼슘을 주성분으로 하는 돌이 생겨서 도관이 폐색된다. 이것이 원인이 되어 염증이 발생하고 이로 인해 침샘에 부기가 나타난다.

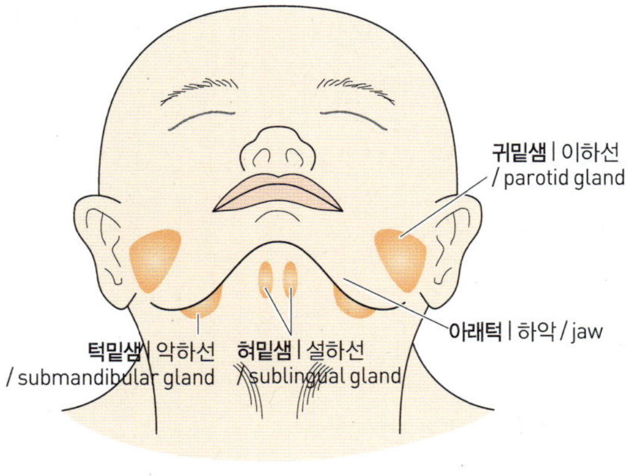

그림 3-4. 큰침샘의 위치
성인의 아래턱을 올려다본 그림. 좌우 한 쌍의 귀밑샘, 턱밑샘, 혀밑샘의 위치를 나타내고 있다. (와타나베신: 스탠다드 병리학. 248, 문광당, 1998에서)

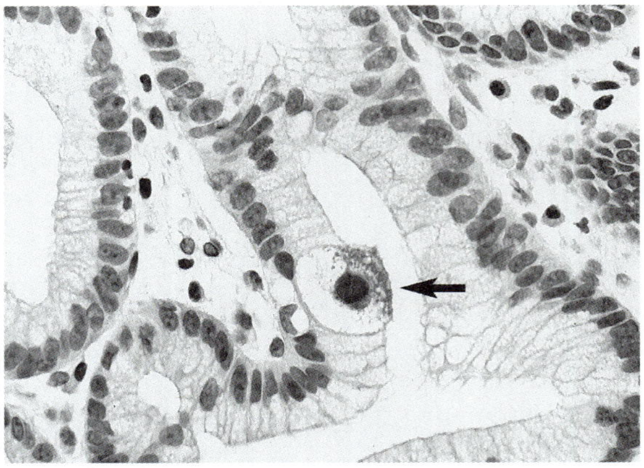

그림 3-5. 사이토메갈로바이러스감염증
커다란 핵포함체를 볼 수 있다(화살표).

쇠그렌증후군

쇠그렌증후군 Sjögren syndrome 은 원인불명의 자가면역질환으로 여겨진다. 각막, 결막 및 입안이 건조해지는 것이 주요 특징이다. 귀밑샘과 눈물샘에 부기가 나타나며, 이들 샘의 분비가 적어진다. 관절류머티즘을 합병하는 경우도 있다.

종양 및 종양성 질환

점액낭

점액낭 mucous cyst 은 작은 침샘에 잘 발생하며, 작은 물집을 형성한다. 입안 점막내의 염증으로 인해 도관이 폐쇄되어 타액이 고여서 생긴다. 혀밑샘에서 생기면 아래턱의 아캣부분이 부풀어 오르기 때문에 두꺼비종 ranula 이라고도 한다(개구리가 울 때 의 상태와 비슷하기 때문). 침돌이 원인인 경우도 있다.

양성종양

- 다형성샘종: 큰침샘에 발생하는 경우가 많다. 샘관 모양의 구조를 나타내는 상피성분과 점액 변성, 연골 변성 등 중간엽 성분이 혼재된 다양한 조직형태를 나타낸다. 대부분이 양성이지만 악성화 되는 경우도 적지 않다.
- 와르틴 Warthin 종양: 큰침샘 안에 생기는 비교적 드문 종양이다. 조직학적으로는 림프조직과 상피성분이 혼재해 있다.

악성종양

드물지만 다형성샘종이 악성화되기도 한다(샘암종).

인두

구조

인두 pharynx 는 뒤콧구멍부터 기관과 분리되는 부분까지를 말한다. 위로부터 위인두, 중인두, 아래인두로 나뉜다. 또한 인두는 림프조직이 잘 발달되어 있다. 거울로 입안을 보았을 때 가장 안쪽 좌우 양쪽에 편도가 있다.

염증

편도염

선천적으로 비대한 사람도 있지만, 감기 같은 감염증이 발생하면 곧 발적과 함께 비대해진다. 편도염 tonsillitis 은 다음에 설명할 아데노이드와 함께 소아기에 많이 발생하는 대표적인 질환이다. 심한 경우에는 좌우 편도가 맞닿을 정도로 비대해져서 음식물이 통과하기 어려워진다. 이로 인해 음식을 삼킬 때마다 통증이 동반된다.

편도는 소화기와 호흡기의 첫 번째 생체방어장치로 감염증으로부터 가장 먼저 신체를 보호해 주는 곳이다. 편도염은 그 증거이다. 이 방어기능이 약하면 비대해지기 쉽다. 염증이 강해지면 편도 표면에 고름이 생기는 경우가 있는데, 이를 음와성편도염이라고 한다. 편도염은 보통 항균제로 낫는 경우가 많다. 용혈사슬알균 등이 원인인 경우에는 충분한 치료를 하지 않으면 나중에 중증전신질환(성홍열, 심장질환, 콩팥염 등)을 일으킬 수 있지만 최근에는 항균제 덕분에 그 빈도가 현저히 줄어들었다.

아데노이드

편도염의 발생과 동시에 또는 독립적으로 위인두의 림프조직이 부풀어 오르는 경우가 있는데 이를 아데노이드 adenoid 라고 부른다. 소아기에 많이 나타나는 대표적인 질환이다.

종양

양성종양

점막편평상피의 유두종이 발생하지만, 그 빈도는 낮다.

악성종양

- **악성림프종**: 인두에는 림프조직이 잘 발달되어 있기 때문에 이곳에서 악성림프종이 발생 하는 경우가 있다.
- **인두암**: 점막이 편평상피로 덮여 있기 때문에 편평상피암종이 발생한다. 상인두암의 일부는 동양계 인종에서 엡스타인-바바이러스 EBV 감염이 원인이라고 여겨지기도 한다.

식도

구조

식도 esophagus 는 인두에서 기관과 분기한 후 목부분에서는 기관의 뒤쪽에서 아래쪽으로 뻗어 내려간다. 가슴부분에서는 세로칸 뒤쪽(뒤세로칸)에서 아래쪽으로 뻗어 나간다. 가로막을 통과해서 위의 들문에 도달한다. 생리적 협착부는 위에서부터 반지연골부, 왼기관지교차부, 가로막통과부의 3곳이 있다(그림 3-6). 식도의 정맥은 뒤세로칸의 홀정맥으로 환류하고, 이 홀정맥은 위대정맥으로 환류한다. 위의 들문부에서 위의 정맥은 모세혈관으로 이어져 있을 뿐이다. 식도점막의 피복상피는 중층편평상피이다.

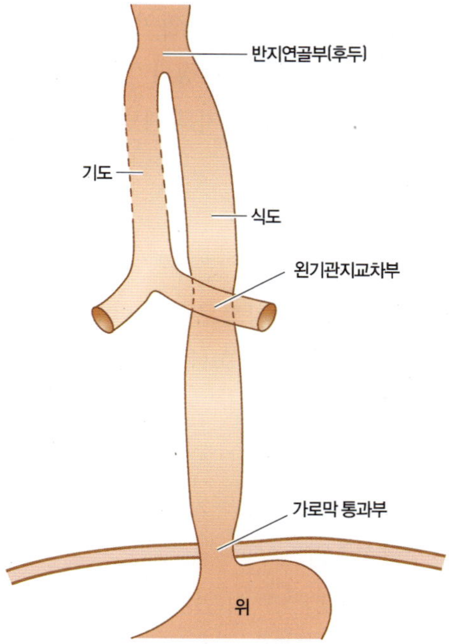

그림 3-6. 생리적 식도 협착부(3개소)의 위치

기형

식도폐쇄와 식도기관루

발생기에 식도와 기관의 분기이상으로 인한 기형이다. 식도폐쇄는 식도가 막힌끝으로 끝나는 것으로 이 상태에서는 생후 젖을 빨 때 목이 메거나 구토를 하게 된다. 식도기관루는 식도의 중간에 식도와 기관을 연결하는 통로(샛길)가 생기는 것이다. 먹은 것이 기관 내부로 유입되기 때문에 심하게 목이 메인다(그림 3-7).

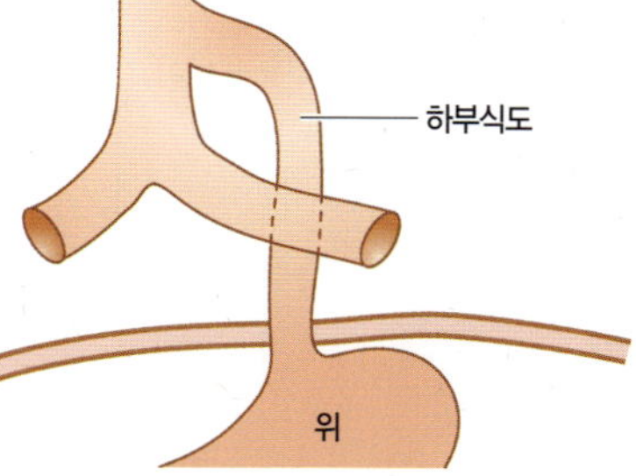

그림 3-7. 식도폐쇄의 예

후두에서 기관과 분리된 식도는 막힌끝이 되고, 아래쪽 기관에서 새롭게 식도가 분기해서 위로 연결된다.

바레트식도

바레트 Barrett 식도는 주로 만성역류성식도염의 합병증으로 본래 편평상피인 식도점막 대신에 빼점막과 같은 원주상피가 출현하는 것(이것을 화생이라 한다)을 말한다. 그 자체로는 질병이 아니지만 이 점막에는 암이 발생하기 쉬우므로 주의가 필요하다. 또한 식도틈새탈장을 동반하는 경우가 있다.

순환장애

식도정맥류 esophageal varix 가 있다(그림 3-8). 간문맥압이 항진되면 곁순환의 혈류량이 증가하므로 식도하부, 위들문 근처의 소정맥이 확장된다. 이를 식도정맥류라고 한다. 이 정맥류는 터지면 지혈이 잘 안 되고 출혈이 많이 생긴다. 기저질환으로는 간경화가 가장 많으며, 식도정맥류 파열은 말기 간경화증 환자의 사망원인 중 하나이다.

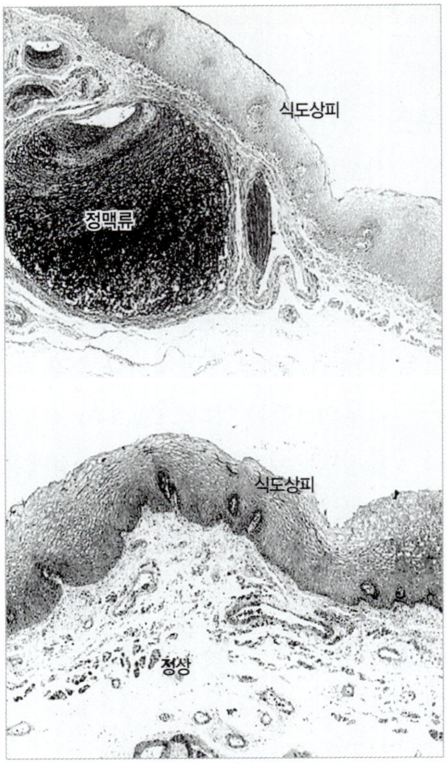

그림 3-8. 식도정맥류의 조직상
아래의 정상 예와 비교하면 정맥류가 잘 보인다.

염증질환

역류식도염 reflux esophagitis 이 있다. 위의 소화액이 역류해서 발생한다. 증상으로 속쓰림이 있으며, 이 질환은 식습관의 변화, 체형의 변화에 따라 최근 증가하고 있다.

종양

양성종양

유두종 papilloma 이 있다. 점막편평상피가 유두 형태로 증식한 것이다. 일반적으로 악성화되는 것은 알려져 있지 않다.

악성종양

식도암 esophageal cancer 이 있다. 남성에게 많이 발생하며 60~70대에 최고조에 달한다. 흡연이나 음주가 위험인자이다. 90~95%가 편평상피암종이며, 그중 약 50%가 가슴의 중간부위 식도에서 발생한다. 주위조직으로의 직접 침윤이나 림프절전이가 일어나기 쉽고 치료가 어렵기 때문에 예후가 좋지 않은 경우가 많다.

위

구조

위 stomach, gastro- 는 배안의 위쪽 절반 부분에 있으며(그림 3-9), 보통 왼쪽 위에서 오른쪽 아래로 호를 그리는 자루 모양의 장기이다. 오른쪽 위부분의 굴곡을 작은굽이라고 하고, 왼측 아래부분의 굴곡을 큰굽이라고 부른다. 또한 주머니의 배쪽을 앞벽, 등쪽을 후벽이라 부른다. 식도쪽부터 들문 cardia, 위바닥 fundus, 위몸통 corpus, 날문방 antrum, 날문 pylorus 으로 불리는 부위로 이루어져 있다(그림 3-10). 샘창자 연결부는 속공간이 가늘어져 있어 날문관이라고 불린다. 날문조임근이 존재하고 있어서 샘창자액의 역류를 막고 있다.

위의 조직구조는 속공간쪽에서 바깥쪽을 향해 점막(고유층), 점막근육판, 점막밑층, 고유근육층, 장막밑층, 장막이라 불리는 각각의 층으로 이루어져 있다. 점막표면은 원주상피(샘상피)가 덮고 있으며 그 심부에는 고유샘이 존재한다. 고유샘은 위바닥과 위몸통에서는 위바닥샘이고, 날문방과 날문에서는 날문샘이다. 들문에서는 날문샘과 비슷한 들문샘이 있다. 점막밑층에는 혈관과 림프관이 발달해 있다(그림 3-11).

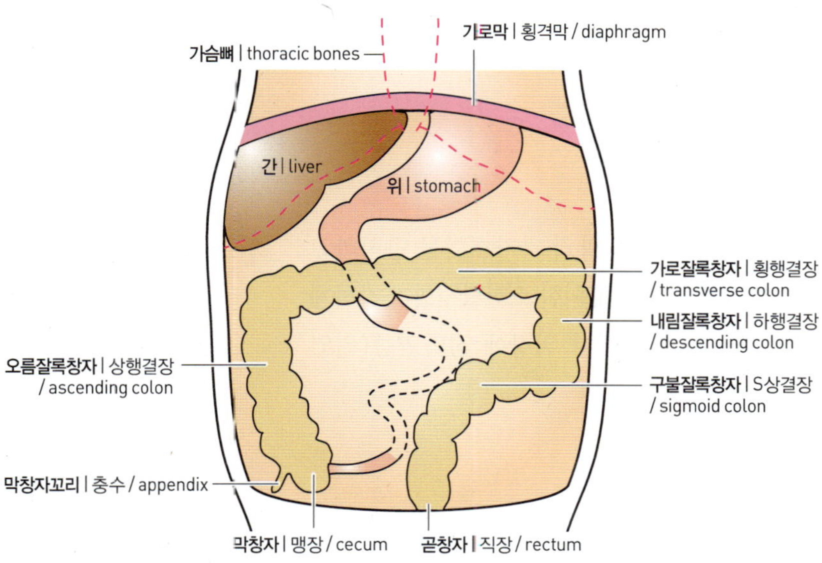

그림 3-9. 배안 개관

복부에서 위는 왼쪽 상복부에서 오른측 아래방향으로 호를 그리듯이 존재한다.

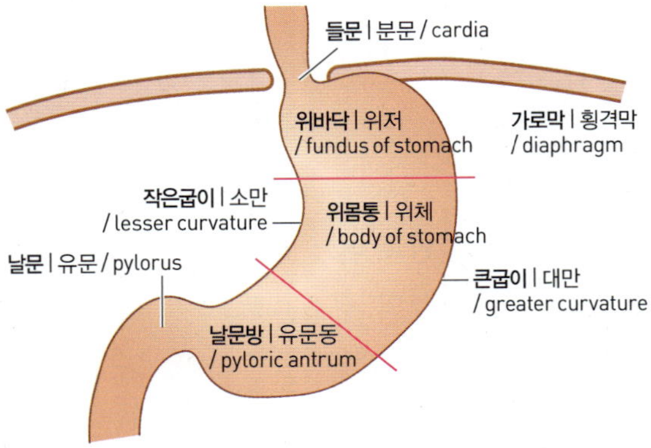

그림 3-10. 위의 각 부위의 명칭

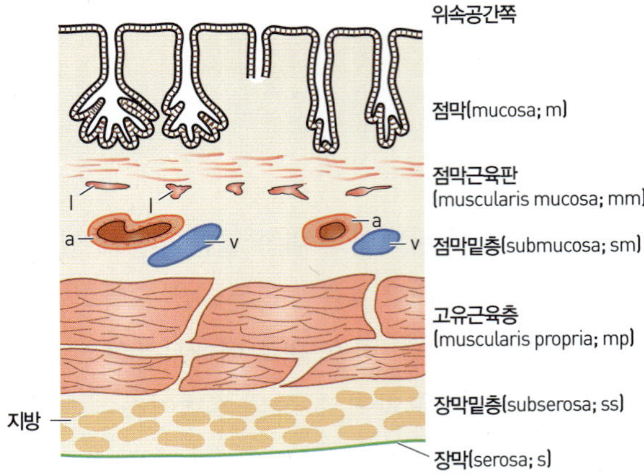

그림 3-11. 위벽의 조직구조

a: 소동맥, l: 림프관, v: 소정맥

기형

좌우바뀜증

선천적으로 복부 장기의 좌우가 반대로 되어 있는 경우가 있는데 이를 좌우바뀜증 situs inversus 이라 한다. 이때 위는 오른쪽 상복부에 위치하며 오른쪽 위에서 왼쪽 아래를 향하게 된다.

딴곳이자

위점막 아래에 이자의 외분비샘이 있는 경우가 있는데 이를 딴곳이자 heterotopic pancreas 라 한다.

염증질환

위점막은 위산과 함께 점액을 분비함으로써 점막의 자가소화를 방지하고 있다. 어떠한 원인으로 이 균형이 깨어져서, 위산에 의한 소화활성화가 강하게(위산분비 과다) 되면 점막의 자가소화가 일어나 위장에 점막염증(위염 gastritis)이나 결손(궤양 ulceration)이 발생한다.

급성위염

급성위염 acute gastritis 이란 일과성 점막염증 과정으로, 증상이 없는 경우도 많다. 증상으로는 다양한 정도의 구역질, 구토, 명치 통증이 있으며 중증일 경우 궤양, 출혈, 토혈이 나타날 수 있다.

만성위염

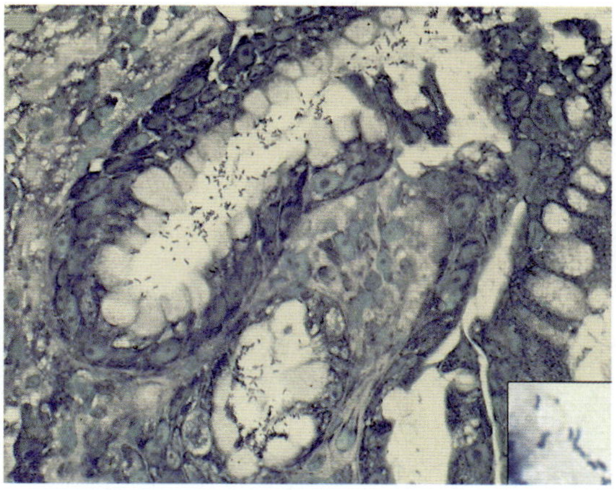

그림 3-12. ***Helicobacter pylori***
위점막세포의 표층에서 무수히 확인된다. 막대균이다(삽입도).

증상이나 징후는 전형적인 예에서는 경증이지만 급성인 것에 비해 지속성인 경우가 많다. 구역질이나 명치 불쾌감이 나타나며, 때로는 구토를 동반하지만 토혈은 드물다. 만성위염 chronic gastritis 의 주요 원인으로는 위의 속공간과 같은 산성환경에서도 서식할 수 있는 위나선균 *Helicobacter pylori* (그림 3-12)의 감염이 의심된다. 일반적으로 2명 중 1명이 감염되어 있는 것으로 알려져 있다. 날문방의 만성위염 환자의 약 90%에서 *H. pylori*감염이 나타난다. 위나선균감염 이외의 만성위염으로 자가면역성위염이 있지만 만성위염 중 10% 이하에 불과하다.
최근 연구 결과, 위나선균은 이외에도 위궤양, 위암, 위악성림프종, 특히 점막연관림프조직종양(→ 250쪽)과 관련이 있다고 알려져 있다.

궤양성 질환

위궤양

위궤양 gastric ulcer 은 염증과 마찬가지로 위의 점막보호인자(점액, 점막 등)와 점막장애인자(위산분비 과다)의 균형이 무너져서 위산분비과다가 발생하는 것으로 나타난다.
소화성궤양은 심한 신체적 스트레스와 마찬가지로 NSAIDs (비스테로이드성항염증제; 아스피린, 이부프로펜 등)의 사용에 의한 합병증으로 잘 알려져 있다. NSAIDs (특히 저용량 아스피린)의 사용이 원인인 소화성궤양은 노인 인구의 증가로 인해 증가하고 있는 것에 비해 만성 위염과 마찬가지로 *H. pylori* 감염이 원인이 되어 발생하는 소화성궤양은 감염률이 현저히 떨어지면서 최근에는 감소하는 경향이 있다.
해부학적, 조직학적으로 소화성궤양은 날문방에서 발생하는 경우가 많다. 점막밑층에는 소동맥이 많이 존재하는데, 궤양의 가장 깊은 부위가 점막밑층에 이르면 이 소동맥을 소화해 버리는 경우가 있는데, 그 결과 대량 출혈을 일으킨다. 보통은 바로 혈전이 형성되어 지혈되지만 수술이나 내시경을 통한 시술이 필요한 경우도 있다. 이렇게 해서 출혈된 혈액은 위산과 반응하여

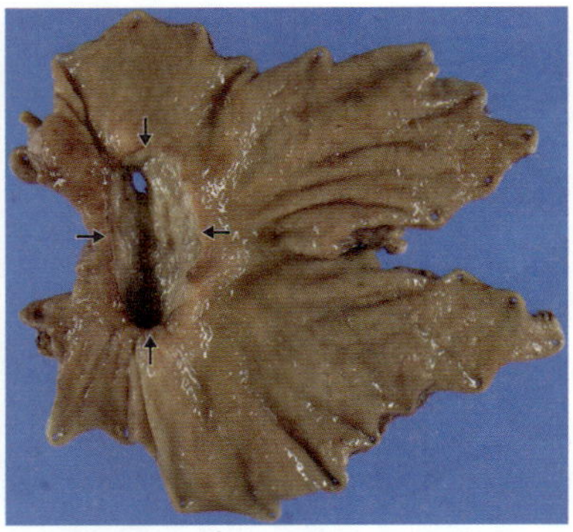

그림 3-13. 천공성 위궤양의 일례
날문방에 큰 궤양이 보이며, 일부 구멍이 뚫려 있다(화살표).

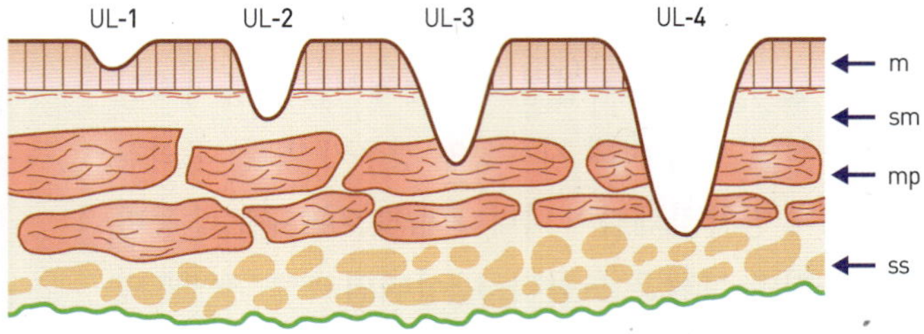

그림 3-14. 위궤양의 분류도
UL-1: 궤양 바닥이 점막 안에 머물러 있다. 미란이라고도 한다. UL-2: 궤양 바닥이 점막밑층에 도달해 있다. UL-3: 궤양 바닥이 고유근육층에 도달해 있다. UL-4: 궤양 바닥이 장막밑층에 도달해 있다.

흑색 타르 상태가 되고, 이른바 흑색 타르변으로 항문을 통해 배출된다.

치유되면 점막은 완전히 재생되며 점막밑층보다 깊은 부위는 육아조직에 의해 복구된다. 오래되면 흉터가 생긴다.

궤양은 때때로 장막에 도달해서 구멍이 뚫리는 경우도 있다(그림 3-13). 궤양의 깊이에 따른 위궤양 분류도를 그림 3-14에 나타냈다.

말로리-바이스증후군

말로리-바이스증후군 Mallory-Weiss syndrome 은 심한 구토를 반복했을 때 구토로 인한 기계적 자극에 의해 들문에서 작은굽이를 따라 세로 방향으로 궤양이 나타난다. 발생메커니즘이 소화성궤양과는 다르다는 점에 주의한다.

종양

양성종양

샘종(선종)

샘종 adenoma 은 샘관 구조를 이루며 증식하는 양성종양이며 점막에서 발생한다. 악성화되기도 하기 때문에 악성과 양성의 경계 병변으로 취급된다.

폴립(용종) (그림 3-15)

폴립 polyp 은 육안으로 보았을 때 부풀어 오른 점막병변의 총칭이다. 단순히 폴립이라고 하는 것은 진정한 종양을 의미하는 것이

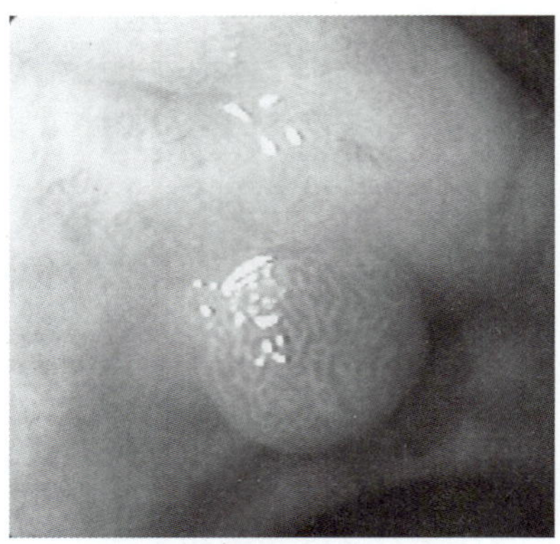

그림 3-15. 과다형성성 폴립의 한 예시(내시경 사진)

아니라 상피의 과다형성 병변(과다형성성 폴립)을 의미한다.

그 외

평활근종, 신경집종, GIST (「작은창자」(→ 251쪽) 참조) 등이 드물게 나타난다. 이들은 점막보다 심부에서 발생한다.

악성종양

위암

위암 gastric cancer 은 대부분이 샘세포에서 유래한 암(샘암종)이다. 조직학적으로 고분화형, 중분화형, 저분화형으로 분류된다. 저분화형 샘암종의 특수형으로 반지세포암종이 있다. 이런 종류의 암은 비교적 젊은 여성에게 많이 나타나며 암세포의 모양이 반지와 비슷하다(핵이 보석에 해당한다)는 특징이 있다. 위암은 그 침윤된 깊이에 따라 조기암과 진행암으로 분류된다.

● **조기위암** [그림 3-16]

점막밑층에서 침윤이 정지된 것을 조기암 premature cancer 이라고 한다. 그 형태에 따라 다음과 같이 분류된다.

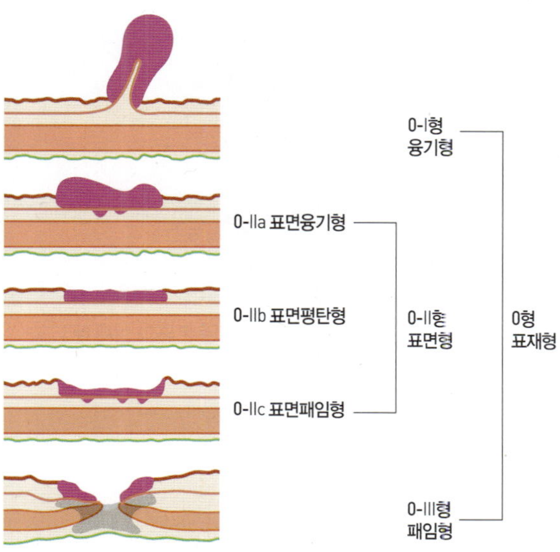

그림 3-16. 조기위암의 분류
(일본 위암학회(편): 위암 취급 규약. 14판, p8, 가나하라 출판, 2010에서)

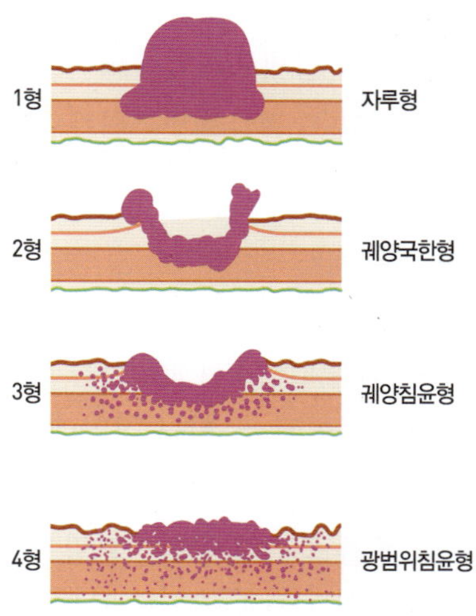

그림 17. 진행암의 보르만의 분류
(일본 위암학회(편): 위암 취급 규약. 14판, p8, 가나하라 출판, 2010에서)

I 융기형

IIa 표면융기형

IIb 표면평탄형

IIc 표면패임형

III 패임형

IIc와 III이 합병되는 경우도 있는데, 우세한 것을 앞에 두고 다음과 같이 표현한다.

IIc + III, III+ IIc

그 외의 I, IIa, IIb, IIc에서도 합병하고 있을 때에는 이와 마찬가지로 표현한다. 최근 내시경의 보급으로 인해 조기위암의 발견율이 급격히 향상되었기 때문에 위암으로 인한 사망자 수는 감소하고 있다.

- **진행위암** [그림 3-17, 18]

근육층 이상으로 침윤된 것을 진행암 progressive cancer 이라고 한다(보르만 Borrmann 의 분류가 이용된다).

1형 자루형: 폴립 상태로 돌출되었거나 융기한 형태를 띤다.

2형 궤양국한형: 분화구 모양의 병변(궤양)을 형성하며 주위와의 경계가 비교적 명료한 것.

3형 궤양침윤형: 분화구 모양의 병변(궤양)을 형성하지만 주위와의 경계가 불분명한 것.

4형 광범위침윤형[굳은암종]: 정상적인 조직 사이로 암세포가 제각각 침윤한다. 암세포와 암세포 사이(사이질)에서 섬유가 활발하게 생성되고, 그 결과 병변부위가 단단해진다.

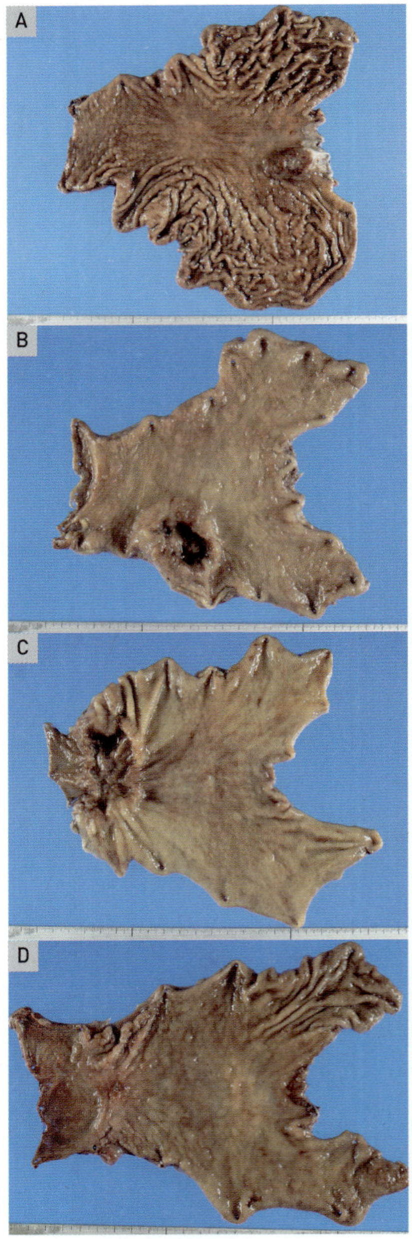

그림 3-18. 보르만 분류의 실제 예

A: Borrmann 1형, B: 2형, C: 3형, D: 4형

악성림프종

악성림프종 malignant lymphoma 은 림프구가 악성화되어 증식하는 종양이다. 위점막 안에서 발생하는 경우가 많다. 진행되면 온몸으로 침윤, 전이된다. 최근 점막에 있는 림프조직을 MALT mucosa-associated lymphoid tissue 라고 부르고, 이 림프조직에서 발생하는 악성림프종을 특별히 점막연관림프조직종양 MALToma 이라고 부른다. 종래의 악성림프종에 비해 진행이 느리고 위나선균감염이 원인이 되는 경우가 있다. 위나선균을 제거할 목적으로 항균제를 투여한다.

작은창자

구조 (그림 3-19)

작은창자(소장 small intestine)는 입부터 항문쪽 순서로 샘창자(십이지장 duodenum), 빈창자(공장 jejunum), 돌창자(회장 ileum)로 이루어져 있다. 샘창자는 오른쪽으로 볼록한 고리모양의 구조물이며, 고리부븐에서 항문쪽은 후복막으로 덮여 있다. 즉 후복막강에 존재하고 있는 것이다. 빈창자로의 이행부에는 샘창자걸이근 suspensory muscle of duodenum (트라이츠인대 ligament of Treitz)이 있다. 그곳부터 항문쪽의 작은창자는 모두 복강 안에 존재하고, 창자간막에 연결된 상태에서 자유롭게 꿈틀운동을 할 수 있다.

샘창자의 고리부분은 이자의 머리를 감싸고 있는 것처럼 뻗어 있으며, 이 부분의 중앙 부근에 온쓸개관과 이자관이 합쳐져서 구멍으로 연결되어 있다. 점막면에 작은 팽대를 만들기 때문에 파터팽대 Vater's ampulla 라고 부른다. 돌창자는 오른쪽 하복부에서 막창자(큰창자의 일부)로 이행한다. 점막에 림프조직이 발달해 있으며 큰 것은 무리림프소절(파이어반 Peyer's patch)이라고 불린다. 빈창자와 돌창자에서는 음식물로부터 영양흡수가 이루어지므로, 점막의 정맥은 모두 간문맥으로 유입된다.

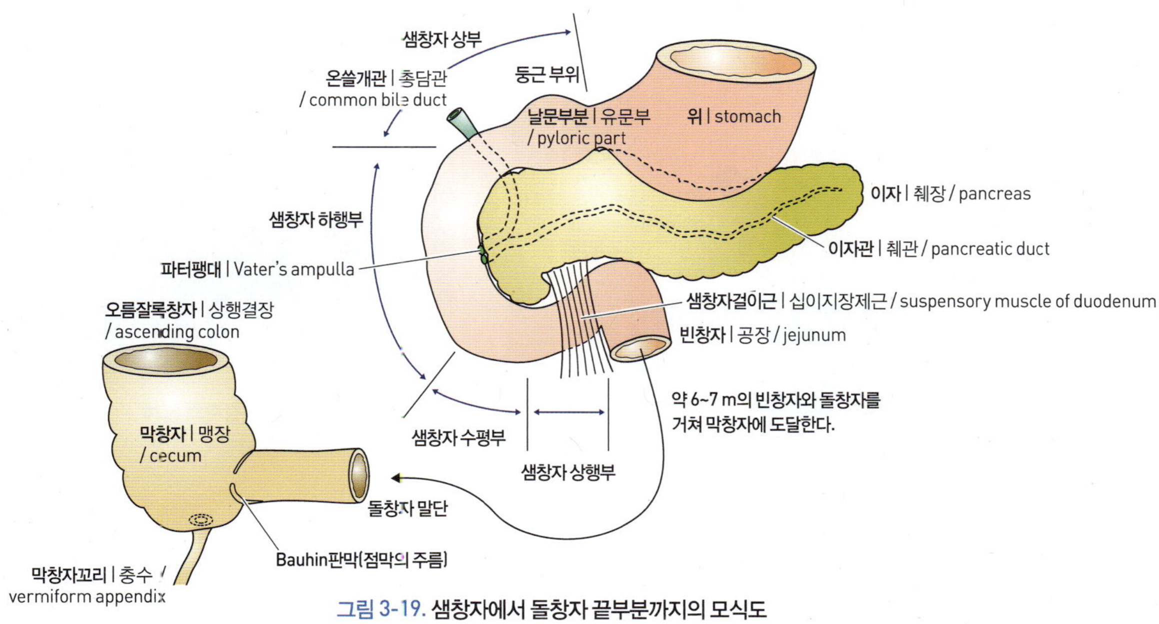

그림 3-19. 샘창자에서 돌창자 끝부분까지의 모식도

기형

메켈곁주머니 Meckel's diverticulum (그림 3-20)가 있다. 태생기의 난황관(배꼽의 탯줄과 창자관을 연결하고 있다)의 잔존물로, 돌창자의 말단 1 m 이내에 생기는 작은 주머니(곁주머니 diverticulum)이다. 환자의 약 60%에서 주머니 안쪽에 딴곳위점막이 나타나며 출혈, 천공, 창자막힘증의 원인이 된다.

염증질환

크론병

크론병 Crohn's disease 은 특히 10~20대의 젊은 사람에게 흔히 나타나는 원인불명의 염증성 장질환이다. 소화관의 어느 부위에서나 발생할 수 있지만 작은창자(특히 돌막창자)에서 발생하는 경우가 많다. 특징적인 소화관 소견으로 종주궤양이나 조약돌 형태의 점막이 나타난다(그림 3-21). 경과가 진행되는 중에 창자관 협착, 천공, 대출혈을 불러일으키는 경우가 있다. 위창자관 증상에 앞서 항문주위의 고름이나 난치성항문샛길 등의 항문병변이 나타나는 경우도 있어서 크론병을 조기진단하는 계기가 되기도 한다.

장결핵

장결핵 intestinal tuberculosis 은 돌창자 끝부분에 많이 존재한다. 고리 모양으로 궤양을 형성한다.

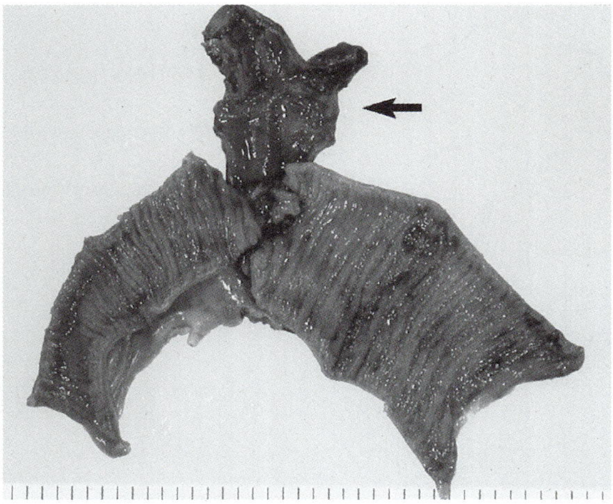

그림 3-20. 메켈곁주머니(화살표)

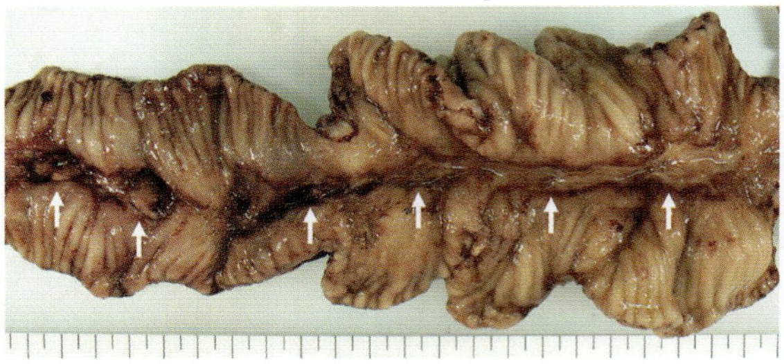

그림 3-21. 크론병의 작은창자의 일례
종주궤양이 보인다(화살표).

세균성 장염

콜레라나 장티푸스 등이 있다. 콜레라는 쌀뜨물 같은 설사를 일으킨다. 콜레라는 보통 우리나라에서는 발생하지 않았지만 최근에는 감염사례가 가끔씩 나오는 것을 볼 수 있게 되었다.

소화성궤양

샘창자에서 잘 발생한다. 20~40대 남성에게 많이 발생한다. 날문 근처에서 많이 발생하며 구멍이 뚫리는 경우도 있다. 구멍이 뚫리면 이자액이 복강 내부로 새어 나오기 때문에 사망하는 경우도 있다. 스트레스 등이 원인이라고 알려져 왔지만, 최근에는 위나선균감염과의 관련성이 주목을 받고 있다.

종양

점막에서 발생하는 종양

작은창자 전체적으로 종양은 거의 발생하지 않지만 샘창자는 그중에서도 종양발생이 많은 편이다. 파터팽대 Vater's ampulla 등의 점막에서 샘종이 나타나거나 심지어 샘암종이 발생하는 경우도 있다.

점막 이외에서 발생하는 종양

위창자기질종양

기스트 또는 디스트로 불리는 경우가 많다. 민무늬근육층 안에 존재하는 꿈틀운동의 페이스메이커 세포가 종양화된 것이다. 양성인 것과 악성인 것이 있다. 악성인 경우에는 작은창자에 다수의 병변을 만들거나 복막으로 파종하기도 한다. 위창자기질종양 gastrointestinal stromal tumor; GIST 은 위나 큰창자에서도 발생한다.

기타

- 평활근종, 신경집종 등이 있다.
- 파이어반을 포함하는 림프조직에서 악성림프종이 발생하는 경우가 있다.

파종과 암성복막염

다른 기관의 암(대장암, 췌장암, 난소암 등)이 배벽 안으로 쏟아져 나오면

(파종) 창자간막이나 작은창자장막의 여기저기에 암의 소결절이 생긴다. 이 상태를 암성복막염이라고 하는데, 창자관의 상호유착을 일으키는 경우가 있어서 창자막힘증의 원인이 된다.

큰창자와 항문

구조

큰창자(대장 large intestine)는 막창자(맹장 cecum), 오름잘록창자(상행결장 ascending colon), 가로잘록창자(횡행결장 transvers colon), 내림잘록창자(하행결장 descending colon), 구불잘록창자(S상결장 sigmoid colon), 곧창자(직장 rectum)로 이루어져 있으며 항문 anus 으로 이어진다. 보통 우측 하복부에 막창자가 있다. 그곳에서 위쪽을 향해 오름잘록창자가 뻗어 있고, 오른쪽 상복부의 간 근처에서 가로잘록창자가 된 후 샘창자와 빈창자와 교차해서 그 앞쪽으로 왼쪽을 향해 나아간다. 이어서 왼쪽 상복부 지라 근처에서 내림잘록창자가 되어 아래쪽으로 향한 후 구불잘록창자, 곧창자가 되고 항문으로 이어진다. 돌창자와 막창자 이행부에는 바우힌 Bauhin 판막이 있다. 막창자는 막창자꼬리라고 불리는 막힌 끝에서 끝나는 돌기가 있다. 큰창자의 점막은 모두 원주상피(샘상피)이지만 곧창자 아래쪽 항문으로 이행하는 점막은 편평상피이다. 편평상피 부분의 점막정맥혈은 아래곧창자정맥에서 속엉덩정맥을 거쳐 아래대정맥으로 환류한다. 그보다 입쪽에 있는 점막의 정맥은 모두 간문맥으로 유입된다.

기형

좌우바뀜증

위장의 기형 항목에서 서술한 것처럼 선천적으로 복부 장기가 좌우로 바뀌어져 있다. 따라서 막창자는 왼쪽 하복부에 있다.

히르슈슈프룽병

창자관의 신경지배에는 미주신경이 중요하다. 미주신경은 창자관의 벽 내부 2곳에 신경얼기(아우어바흐 Auerbach, 마이스너 Meissner)를 만들고 그곳에 하위

신경을 연결시킨다. 히르슈슈프룽병 Hirschsprung's disease 은 이 신경얼기가 선천적으로 형성되지 않는 질환이며 유아기에 발견된다. 신경절없음증 aganglionosis 이라고 불리는 경우도 있다.

신경얼기가 형성되지 않는 범위는 증례에 따라 정도가 다르지만 항문 근처에서 시작해서 큰창자를 역행하며 입쪽을 향해 퍼져 나간다. 창자관의 움직임이 나빠져서 배변을 할 수 없게 된다. 신경절이 없는 부위보다 입쪽으로 음식물이 쌓이기 때문에 잘록창자가 커지게 된다(거대결장 megacolon 이라고 불린다).

항문막힘증

항문이 형성되지 않아서 배변이 되지 않는다. 항문조성술이 시행된다.

순환장애

치핵

사람은 서서 활동하므로 중력에 의해 몸통의 가장 밑부분이 되는 항문 주위로 울혈이 발생하기 쉽다. 울혈이 발생한 정맥은 폴립모양으로 곧창자하부로 돌출된다. 이것이 정맥류이며, 배변 시 통증을 동반하며 출혈을 일으킨다. 빈혈의 원인이 되기도 한다. 치핵 hemorrhoid 은 동양인에게서 많이 발생하는 것으로 알려져 있다. 또한 간문맥고혈압일 때에도 치핵이 생긴다. 이는 곁순환을 하는 문맥계의 혈액이 이곳에서 곧창자정맥으로 유입되기 때문이다(그림 3-22).

염증질환

세균성장염

포도알균, 장티푸스균, 예르시니아균, 이질균 등이 감염되면서 생긴다. 최근 대장균 중에서도 병원성이 강한 것이 증가하고 있다. 복통과 설사가 주요 증상이다. 식중독에 의한 감염이 많다.

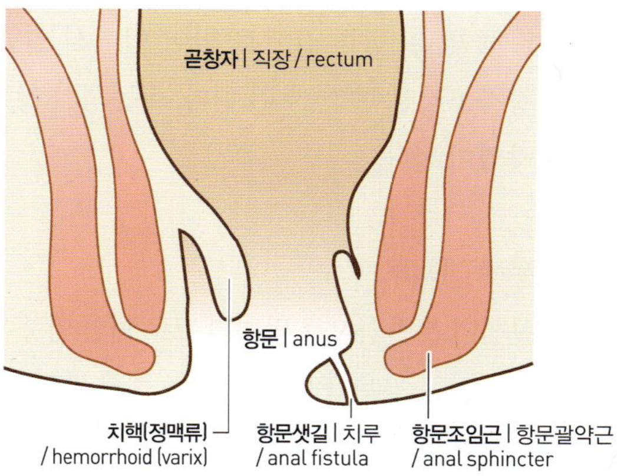

그림 3-22. 치핵과 치루

기생충장염

일본주혈흡충이나 아메바이질 등의 감염에 의해 발생한다. 우리나라에서 일본주혈흡충증은 드물지만 아메바 장염은 때때로 해외 여행자나 남성 동성애자 등에서 나타난다.

궤양잘록창자염

궤양잘록창자염 ulcerative colitis 은 원인불명의 질환으로 난치성인 점혈변이 계속되며 비교적 젊은 층에서 흔히 발생한다. 점막에서는 염증의 완화와 재발이 반복되며, 광범위하게 궤양이 형성된다. 곳곳에 정상 점막이 섬 형태로 남는다(거짓폴립). 일반적으로 염증이 도달하는 깊이는 크론병이 창자벽의 전층인 것에 비해, 궤양잘록창자염에서는 점막 및 점막밑층까지이다. 크론병이 소화관의 어떤 영역에서도 발생하는 것(주로 돌창자 말단)에 비해 궤양잘록창자염은 주로 잘록창자와 곧창자에 국한해서 발생한다.

허혈잘록창자염

허혈잘록창자염 ischemic colitis 은 소동맥의 혈전 등으로 인한 창자관 혈류장애로 인해 발생하는 장염이다. 점막 괴사만 나타나는 것부터 창자벽 전층이 괴사하는 것까지 있다. 복통이나 혈변이 초기증상으로 나타나는 경우가 많다. 궤양잘록창자염과의 구별이 어려울 때가 있다. 60대 여성들에게 잘 발생한다. 경구피임약 상용자에게 발생하기 쉬운 것으로 알려져 있다.

막창자꼬리염

막창자꼬리는 막창자에서 뻗어 나온 돌기 모양 조직이며 점막에 림프조직이 발달해 있다. 막힌 끝으로 되어 있어서 염증이 일어나고 그것이 진행되면 막창자꼬리염 appendicitis 이 된다. 화농성인 경우가 많고 때때로 천공을 일으켜 복막염이 된다.

항문샛길(치루)

항문샘이 분변 등으로 막히면 그로 인한 염증이 심부로 확산되어 곧창자하부로 재개통하는 경우가 있는데 이를 항문샛길 anal fistula 이라 한다(그림 3-22). 예전에는 결핵으로 인한 것도 많았다.

항균제로 인한 거짓막잘록창자염

암피실린이나 린코마이신 등의 항균제를 사용하면 수일 후에 발열, 복통, 점액변성 설사를 불러일으키는 경우가 있다. 항균제에 대한 알레르기 반응에 의한 것 외에, 항균제의 과다 사용으로 인해 토박이세균이 죽고 평소에는 없는 균이 번식하는 것(균교대현상)에 의해서도 발생할 수 있다. 점막에 미란이 생기고, 중성구의 시체 등이 모이면 점막에 막 같은 것이 붙어 있는 것처럼 보인다. 이것을 거짓막잘록창자염 pseudomembranous colitis 이라고 부른다. 원인 약제의 투여를 중지하면 대부분은 개선된다.

방사선에 의한 장염

일반적으로 장 점막은 방사선에 대한 감수성이 높기 때문에 악성종양 등으로 방사선 치료가 시행되면 창자점막에 손상이 일어나기 쉽다.

종양

양성종양

샘종

샘종 adenoma 은 점막상피가 샘관구조를 이루고 증식하는 것으로, 폴립 형태를 취하는 것이 많다. 커지면(5 mm 이상) 악성화될 확률이 높아진다. 막창자에서 곧창자까지 어느 부위에서도 볼 수 있지만, 구불잘록창자와 곧창자에 높은 비율로 발생한다(그림 3-23). 내시경 검사의 보급으로 인해 최근 발견되는 빈도가 높아지고 있으며, 또한 절제된 샘종 안에서 작은 암병변이 발견되는 경우도 증가했다.

가족성샘종폴립증

가족성샘종폴립증 familial adenomatous polyposis; FAP 은 보통 염색체우성질환으로 *APC*유전자의 변이로 인해 발생한다. 큰창자샘종은 100개 이상~수만 개에 달한다. 소아 때부터 발생하며 방치하면 100% 암으로 진행한다.

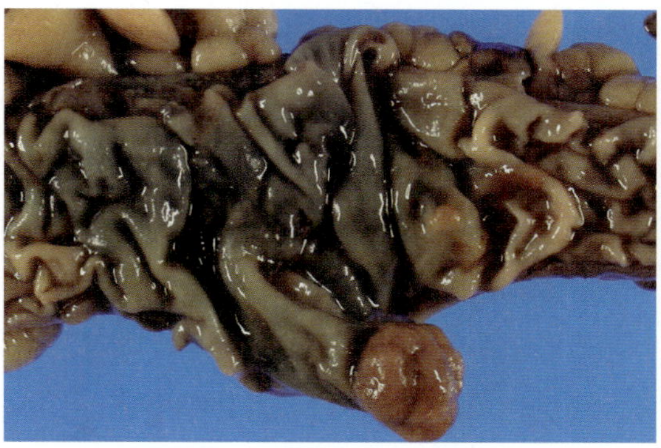

그림 3-23. 결장샘종

포이츠-제거스증후군

포이츠-제거스증후군 Peutz-Jeghers syndrome 은 보통염색체우성질환으로 10~20대에 많다. 발생하는 폴립은 과오종성 폴립이다. 아주 크게 자라며 창자겹침증이나 창자막힘증을 일으키는 경우도 있다. 또한 암발생의 가능성이 있으므로 내막 박리술로 적극적으로 절제한다. 위창자관 외의 병변으로는 입술과 입안의 황반색소(멜라닌) 침착이 특징적이다.

카르시노이드

카르시노이드 carcinoid 는 소화관에 있는 내분비세포를 발생지로 하는 종양으로 막창자꼬리나 곧창자에서 많이 발생한다. 대부분 호르몬을 생산하지 않지만, 드물게 소화관 호르몬을 분비하는(기능성) 것도 있다. 소화관 이외에서는 기관지점막 등에서 발생할 수 있다. 일반적으로 양성종양이지만, 드물게 분명한 악성형질을 나타낸다.

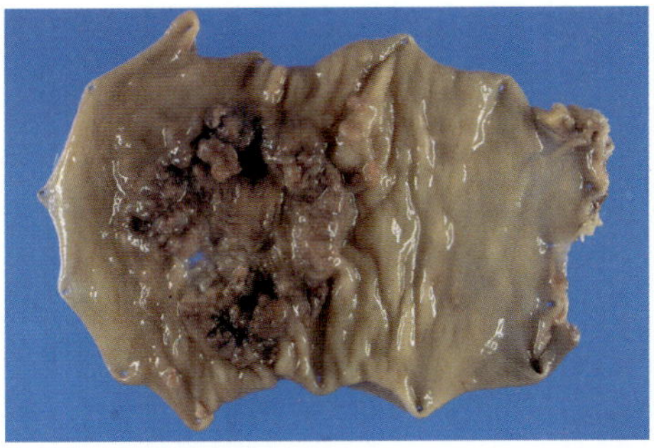

그림 3-24. **잘록창자암**
Bormann 2형의 진행암

악성종양

대장암

대장암 large intestine cancer 은 큰창자 점막을 발생지로 하는 악성종양이다. 우리나라 사람들의 식생활이 서구화됨에 따라 대장암발생률이 증가했고 사망률도 증가하고 있다. 현재는 위암보다 대장암의 조기발견과 조기치료가 중요시되고 있다. 대변잠혈검사에서 양성인 경우에는 내시경검사를 받는 것이 바람직하다. 조직학적으로는 대부분이 샘암종이다. 조기암은 샘종의 폴립내에서 자주 발견된다.

조기암: 내시경의 보급으로 인해 쉽게 발견할 수 있게 되었다. 조기위암의 분류에 준한다.

진행암[그림 3-24, 25]: 큰창자의 암은 진행암으로 발견되는 경우가 많다. 보르만 Borrmann 2형과 3형이 거의 대부분이다. 구불잘록창자와 곧창자 사이에서 많이 발생한다. X선바륨촬영으로 병변 부위가 다 먹은 사과의 심처럼 보이기 때문에 이것을 애플코어 apple core 라고 부른다.

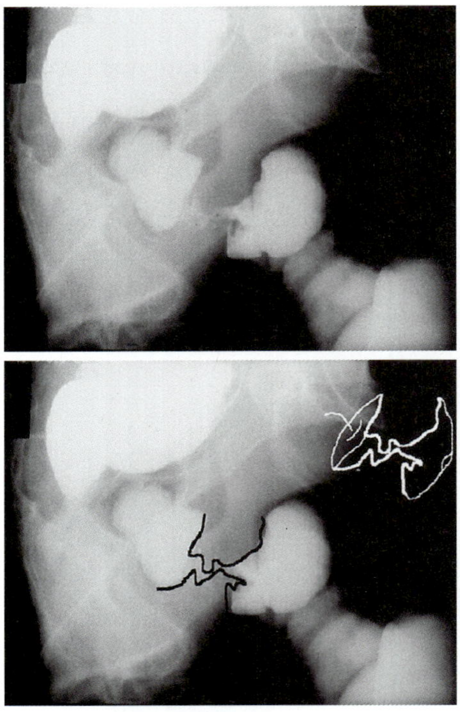

그림 3-25. **진행암의 X선 사진**
애플코어라고 불리는 형상이 보인다. 밑그림의 도식을 참조

기타

점막 이외에서 발생하는 악성종양은 드물지만 악성GIST나 평활근육종이 발생할 수 있다.

창자막힘증(장폐색증)

창자막힘증 ileus 은 창자 내용물의 운반이 장애를 받아서 복부팽만 및 복통 등의 증상이 발생한 상태를 말한다. 상태와 순서에 따라 크게 2가지로 구분할 수 있다.

기능창자막힘증(기능성장폐색증)

기능창자막힘증 functional ileus 은 기질적인 통과장애는 나타나지 않지만 창자의 꿈틀운동이 장애를 입은 상태이다. 장기간의 누운자세, 수술 후의 중추신경장애, 정신질환 등 여러 가지 원인으로 발생한다. 또한 약물이나 중독도 원인이 된다.

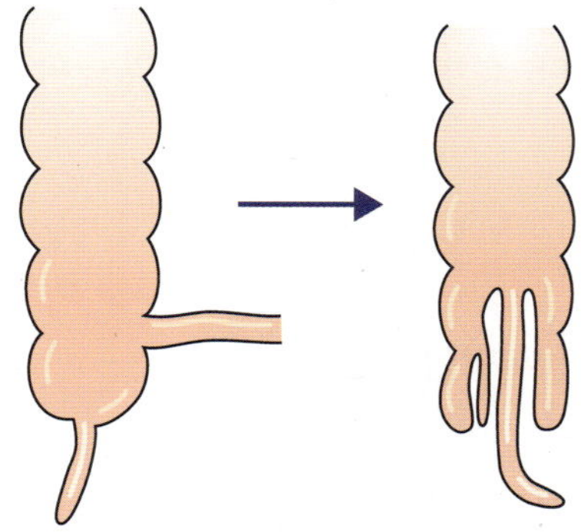

그림 3-26. **창자겹침증 발생의 도식도**
돌창자 말단이 막창자 속으로 파고든다.

기계창자막힘증

기질적 질환으로 물리적으로 창자관 속공간이 폐쇄된 상태이다. 대부분은 수술 후 복강내 유착으로 인한 것이다. 그 외에는 바깥탈장이나 속탈장, 창자겹침증(그림 3-26) 등이 있다. 소아의 창자겹침증은 발병으로부터 24시간 이내에 심각한 혈류장애가 없는 경우에는 항문쪽에서 고압관장을 실시해서 치료할 수 있다. 반면 노인의 창자겹침증은 대장암이 합병될 수 있으므로 이 경우에는 기저질환의 치료가 중요하다. 기계창자막힘증 가운데 심각한 혈류장애를 동반하는 것을 꼬임창자막힘증 strangulation ileus 이라고 부르며, 긴급한 처치가 필요하다(그림 3-27).

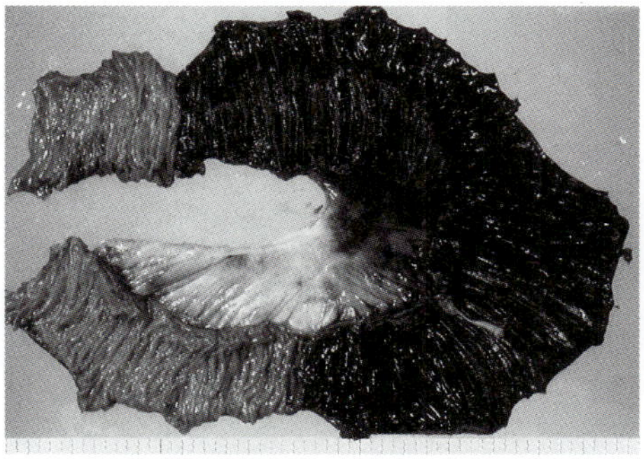

그림 3-27. **꼬임창자막힘증**
검게 변한 곳이 창자막힘증으로 괴사가 진행된 작은창자이다.

복막

구조

복벽 내부의 벽을 배접하고 있는 막을 벽쪽복막 parietal peritoneum 이라고 하고, 장기를 덮고 있는 막을 내장쪽복막 visceral peritoneum 이라고 한다. 또한 그 2개의 막을 연결하고 복강 안에서 매달고 있는 막을 창자간막 mesenterium 이라고 부른다. 그리고 그 전체를 가리켜 복막이라고 부른다. 복강 안에 있는 소화관의 가장 바깥층(복막의 가장 바깥층이기도 하다)은 장막이라고 하며, 이 막은 쓸개 등의 바깥막과 창자간막의 표면을 덮고 있으며, 더 나아가 복강 전체를 덮고 있다. 조직학적으로는 한 층의 중피세포 배열로 되어 있다.

염증

급성복막염

소화관이나 쓸개에 구멍이 뚫려 있거나, 또는 외부에서 직접 침입하거나 해서 세균이 복강 안으로 살포되면 복막에 급성염증이 생긴다. 위나 샘창자의 천공성궤양, 크론병의 천공, 암으로 인한 천공 등이 원인인 경우가 많다. 급성복막염 acute peritonitis 은 복막의 일부에 국한되는 것과 전체로 퍼지는 전신성복막염이 있으며 후자는 사망원인이 될 수 있다.

만성복막염

만성복막염 chronic peritonitis 은 복막의 염증이 장기간 계속되는 것이다. 장막면은 거칠어지고, 창자관의 유착 등이 발생해서 창자막힘증의 원인이 된다. 수술 후의 유착성복막염 등이 있다. 세균감염에 의한 것 중에서 결핵성복막염이 만성적인 경과를 거친다.

복수

울혈, 저단백혈증(삼투압 저하), 염증 등으로 인해 복강 안에 고인 장액을 복수 ascites 라고 한다. 정상적인 상태에서는 거의 존재하지 않는다. 그 특성에 따라 누출액과 삼출액으로 나뉜다. 누출액은 비염증성으로 나오는 것으로 단백질성분이나 세포성분은 적다. 울혈이나 저단백혈증을 일으키는 간경화증,

콩팥기능상실 등으로 발생한다. 삼출액은 염증성으로 나오는 것으로, 다량의 단백질성분과 세포성분(염증세포)을 포함한다. 복막염이나 암성복막염 등으로 발생한다. 암환자의 복수는 그 안에 암세포를 포함하고 있을 가능성이 있기 때문에 복수를 채취해서 세포진단을 실시하는 것이 진단의 유력한 수단이 된다.

종양

중피종

중피종 mesothelioma 은 중피세포가 종양화된 것이다. 일반적으로 악성도가 높고 가슴막중피종과 마찬가지로 석면증과의 관련성이 알려져 있다.

암성복막염

암성복막염 cancerous peritonitis 은 복강내 장기에서 파종성 암세포가 복막으로 전이되어 발생한다. 위암에서 오는 것이 많다. 창자관유착은 창자막힘증의 원인이 된다.

탈장(헤르니아)

복강벽에는 여러 군데 압력에 약한 부위가 있는데 여기에 복압이 걸리면 창자관 등이 복강 밖으로 튀어나올 수 있다. 이를 탈장 hernia 이라고 한다. 보통 주머니 모양의 돌출물이 된다. 탈장은 나갔다가 다시 원래 상태로 돌아오면 특별히 큰 문제가 되지 않는다. 그러나 원래 상태로 돌아가지 않게 되면(감금이라고 한다) 허혈을 동반하는 통증이 발생한다. 창자관이 감금되면 꼬임창자막힘증의 원인이 되다.

고샅탈장(샅굴탈장)

고샅탈장 inguinal hernia 은 복부 탈장의 대부분을 차지하고 있다. 고환은 발생 초기에는 복강 안에 있다가 발생이 진행되면서 샅굴을 통해 내려오다가 결국 음낭 안에 자리를 잡는다. 그 후에는 샅굴이 닫히는데, 닫히는 방법이 불완전하면 창자관이 파고 들어온다. 이것을 샅굴탈장(흔히 말하는 탈장)이라고 한다. 남자아이에게 많이 발생하는 한편 고령자에게도 나타난다. 외과적으로 샅굴을 폐쇄하여 치료한다.

넙다리탈장(대퇴탈장)

넙다리탈장 enteromerocele 은 넙다리동맥을 따라 창자가 탈출한다. 샅굴 바로 아래를 통과한다. 30~40세 이후의 여성에게 많이 발생한다.

틈새탈장(열공탈장)

식도가 가로막을 통과하는 부위를 식도열공이라고 한다. 여기서 식도가 위를 뒤세로칸 안으로 끌어올리는 형태로 위바닥이 가로막으로 탈출한다. 틈새탈장 hiatal hernia 은 이른바 바레트식도 Barrett esophagus 에서 흔히 볼 수 있다.

탯줄탈출(제대탈출)

탯줄탈출 prolapsed cord 은 태아와 태반을 연결하는 탯줄 안으로 태아의 간이나 소화관이 탈출한 상태이다. 출생 전이나 출생 후에 진단되며, 즉시 외과 수술을 하게 된다.

배꼽탈장(제헤르니아)

배꼽탈장 umbilical hernia 은 흔히 말하는 "불쑥 나온 배꼽"이며 탯줄 탈락 후 가로무늬근육막에 의한 피복이 잘 이루어지지 않아서, 복압이 상승했을 때 창자가 탈출한 상태를 말한다. 감금의 위험은 낮으며, 2살 이전에 대부분 자연 치유된다.

간

구조

간 liver 은 오른쪽 상복부에 있으며 성인은 보통 1,000~1,300 g이다. 위에서 곧창자까지의 소화관에서 돌아오는 정맥혈액은 문맥을 통해 간문에서 간으로 유입된다. 간은 소엽이라고 하는 기본 구조로 구성되어 있다. 각 소엽은 줄무늬로 배열된 간세포(간세포줄이라고 한다)로 꽉 차 있고 중심부에는 정맥(중심정맥)이 존재한다. 소엽과 소엽 사이에는 글리손막 Glisson's capsule 이라고 불리는 작은 영역이 몇 군데 존재한다.

글리손막 안에는 문맥, 쓸개관, 간동맥의 3가지 관의 가지가 뻗어 나간다. 문맥가지에서 문맥혈이 소엽으로 유입되어 소엽 안의 간세포줄 사이를 흐르는 동안에 문맥혈의 영양소를 간세포가 받아들여서 글리코겐 등으로 저장된다. 물질교환을 마친 문맥혈과 간동맥혈은 소엽 한가운데 있는 중심정맥으로 유입된다. 이 중심정맥은 모여서 간정맥이 되고, 가로막 바로 아래에 있는 간의 등쪽에서 아래대정맥으로 유입된다(그림 3-28).

또한 소엽 안의 간세포줄 사이에는 쓸개모세관이 있어서 이 곳으로 간세포에서 담즙이 분비되고 글리손막의 쓸개관으로 유입된다. 또한 간문에서 온간관을 거쳐 온쓸개관이 되며 도중에 쓸개에서 농축되어 샘창자로 유입된다. 조직학적으로 세담관은 1층의 원주상피로 이루어져 있으며, 쓸개관은 점막구조(피복원주상피와 분비샘)로 되어 있다.

간세포에는 재생능력이 있다. 즉 간을 부분적으로 절제하면 사라진 부분을 보완하기 위해 간이 재생되어 간다. 이때는 줄기세포뿐만 아니라 쓸개관도 만들어진다.

기형

좌우바뀜증에서는 간이 왼쪽 윗배에 있다.

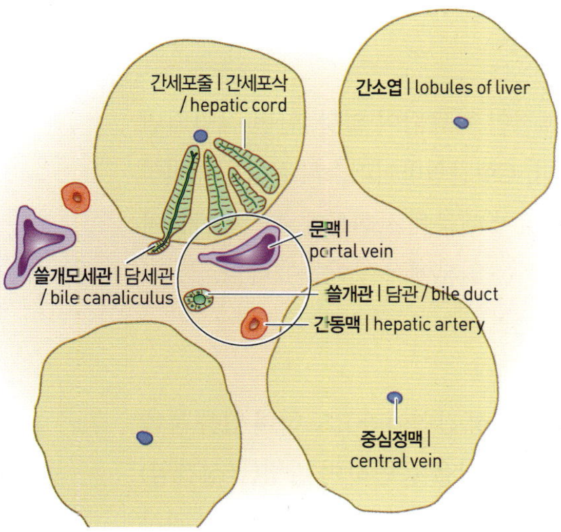

그림 3-28. 간의 구조

간의 2대 구성단위는 간소엽과 글리손막이다. 간소엽 안에서는 그 중심에 있는 중심정맥을 향해 간세포줄이 줄지어 있다. 글리손막 안에는 문맥, 쓸개관, 간동맥 가지(그림의 파란색 원 안)가 뻗어 있다.

변성

지방변성

간으로 지방의 유입(문맥을 통해)증가, 알코올 과음으로 인한 영양장애, 고지질혈증 등이 있으면 지방변성이 발생한다. 심해지면 간 전체에 지방변성이 일어나 지방간이 되고, 간이 노란색을 띠기 시작한다. 최근 새로운 질환으로 비알코올성지방간질환 nonalcoholic fatty liver disease; NAFLD, 비알코올성지방간염 nonalcoholic steatohepatitis; NASH 이라 불리는 술을 마시지 않는 사람에게 발병하는 비알코올성지방간질환과 지방간염이 주목을 받고 있다. 최근의 연구결과에 따르면 NAFLD나 NASH의 발병에는 비만이나 당뇨병 등의 대사증후군이 관련되어 있다고 한다. 또한 이 중에는 간경화증이나 간암으로 진행되는 경우도 있다는 것을 알게 되었다.

윌슨병

윌슨병 Wilson's disease 은 간렌즈핵변성이라고도 하는 질환이며 구리대사이상을 일으키는 질환이다. 소엽 주위에 섬유 증식이 일어나서 간경화와 비슷한 조직형태를 보인다. 간세포, 대뇌렌즈핵, 눈의 각막에 구리의 침착이 일어난다.

염증

바이러스간염

바이러스간염 viral hepatitis 은 지금도 근본적인 치료법이 없다. 한번 감염되면 간염바이러스를 완전히 제거할 수 없으며, C형간염바이러스의 감염은 의원성(수혈 등에 의한)이라는 측면을 가지고 있기 때문에 사회문제로도 받아들여지고 있다. 바이러스간염은 선진국 중에서는 일본에서 이환율이 높다.

A형간염

HAV hepatitis A virus 감염에 의해 발생한다. 전염성 간염이라고도 하며 입을 통해 감염된다. 통상 발열과 나른함, 황달 등의 증상을 동반하며 발병(급성간염)한다. 조직학적으로 염증의 중심은 간소엽에 있으며, 간세포는 변성, 괴사되고 그 주위로 다수의 림프구가 침윤된다. 그 결과 간은 비대해진다. 급성기에서 회복되면 그 후의 경과는 양호하고 만성화되지 않는다.

B형간염, C형간염

각각 HBV hepatitis B virus, HCV hepatitis C virus 의 감염에 의해 발생한다. 혈청간염이라고도 불리며, 혈액을 통해 감염된다. C형바이러스는 몇십 년 전의 수혈 등으로 인해 감염된 케이스가 많다. B형간염과 C형간염은 모두 조직학적으로 염증의 중심이 글리손막에 있으며, 글리손막 안으로 림프구가 침윤된다. 염증이 활동기에 접어들면 이 림프구의 수가 증가해서 글리손막 주위의 간세포가 괴사된다. B형간염과 C형간염은 증상이 완화와 악화를 반복하면서 만성화되는 경우가 많으며 간경화증으로 진행된다. 특히 C형간염은 만성화되기 쉬워서 10년에서 수십 년의 경과 중에서 10%가 간경화증(주로 을형)으로, 또한 10%가 간세포암으로 이행한다고 알려져 있다.

기타

D, E, (F)형이라고 불리는 간염바이러스가 있다.

전격간염

바이러스간염은 때때로 급격하게 진행되어 심각한 간기능상실 상태를 초래한다. 이를 전격간염 fulminant hepatitis 이라 한다. 1주일 이내에 사망하는 경우도 많다. B형간염이 전격성으로 되기 쉽다고 한다. 조직학적으로는 간세포가 광범위하게 괴사되며 간의 크기가 절반으로 줄어들 수도 있다.

알코올간염

알코올을 과다섭취하면 우선 지방간이 나타나고 이어서 간기능장애가 발생하는데, 이를 알코올간염 alcoholic hepatitis 이라고 한다. 간세포가 비대해지며 알코올유리체(말토리 Mallory 소체)가 나타난다. 지방간을 동반한다(「지방변성」 비알코올성지방간질환·간염(→264쪽) 참조).

간경화증(간경변증)

바이러스간염이나 알코올간염 등으로 간세포에 변성과 괴사가 일어나면 간은 재생하려고 하는데, 이때 간세포는 정상적인 소엽 구조를 가지지 않고 폭이 넓은 섬유성분으로 포위된 소엽(거짓소엽이라고 부른다)을 형성한다. 전체적으로 간은 위축되고(중량감소) 단단해진다. 이것이 간경화증 liver cirrhosis 이다. 그림 3-29에 간경화증 발생의 형태를 나타냈다.

최근에는 B형간염과 C형간염에 의해 발생하는 간경화증의 특성에 차이가 있기 때문에, 간염바이러스의 B형이나 C형에 따라 간경화증을 분류하려는 시도가 있다. 여기에서는 기존의 분류에 따라 설명한다.

갑형 간경화증

중독 등으로 간세포가 광범위하게 변성, 괴사되는 경우, 그 재생 과정에서 크고 작은 거짓소엽이 형성된다.

을형 간경화증

만성바이러스간염 등은 글리손막이 염증증상의 중심이 되며, 여기서부터 회복메커니즘에 의해 섬유가 소엽 안에서 자란다. 그것이 정도가 심해지면 간섬유증이 된다. 자라난 섬유가 서로 연결되어 소엽을 포위하듯이 거짓소엽이 형성된다. 이 경우 거짓소엽은 크기가 거의 같다. C형간염은 을형 간경화증이 잘 발생한다. 또한 을형 간경화증은 나중에 간세포암종을 합병하는 빈도가 높다.

알코올성 간경화증증

알코올을 많이 섭취하면 간경화증이 생긴다. 이 경우 거짓소엽은 소형이다.

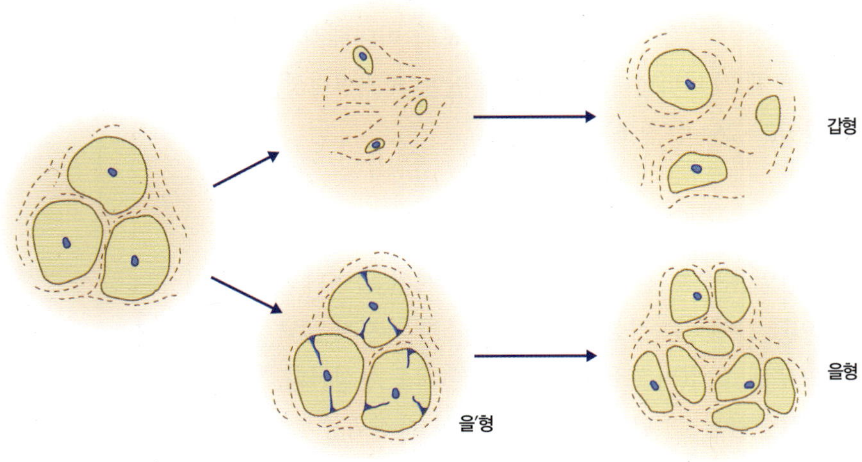

그림 3-29. 간경화증 발생도

울혈성 간경화증증

울혈간은 산소 부족으로 인해 중심정맥 주위의 간세포가 괴사된다. 만성심장기능상실(특히 오른심장)이 장기간 지속되면 간에 울혈이 지속되어 간경화증이 발생한다. 만성울혈간의 육안소견을 육두구간이라고 한다.

담즙성 간경화증

담즙의 배출장애로 인해 발생한다.

원발담즙성 간경화증

중년여성의 자가면역질환으로 간내소엽사이쓸개관이 서서히 파괴되어 최종적으로 문맥영역을 중심으로 한 섬유화가 진행되어 간경화증이 발생한다. 문맥영역에 형질세포를 중심으로 하는 염증세포 침윤이 나타나며 종종 상피모양육아종이 나타난다.

속발담즙성 간경화증

선천성쓸개길폐쇄증, 쓸개관결석, 이자결석, 염증, 종양, 파터팽대종양 등으로 인해 담즙배출 장애가 계속되어 간경화가 나타난다.

기생충성 간경화증

기생충(일본주혈흡충, 간흡충 등)이 간에 침입해서 발생한다. 현재 동양에서는 거의 발견되지 않는다.

종양

양성종양

혈관종이 가끔 있다.

악성종양

간세포암종 (그림 3-30)

간세포암종 hepatocellular carcinoma; HCC 은 이름 그대로 간세포가 종양화된 것이다. 간경화증을 배경으로 발생하는 것이 많다. 특히 을형 간경화증이나 C형간염과의 관련성이 알려져 있다. 간 안에 결절성 병변을 만드는 경우가 많기 때

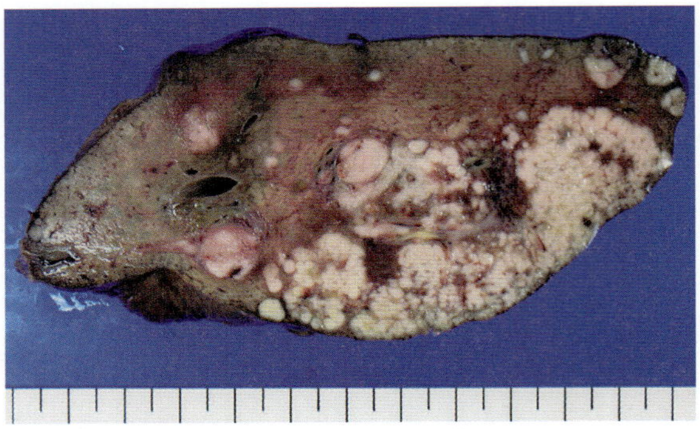

그림 3-30. 간세포암
혈관의 분할면에서 다결절성 간세포암종이 나타난다. 암부는 간경화증 소견(섬유화, 담즙정체 등)을 보이고 있다.

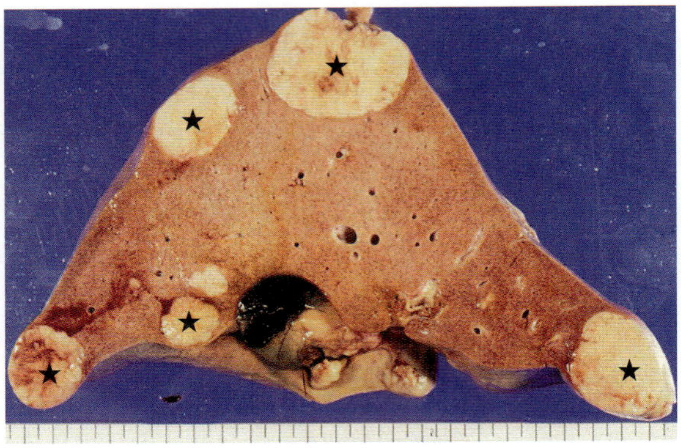

그림 3-31. 전이성 간암
간의 분할면 대부분을 황색의 크고 작은 모양의 결절(★표)이 차지하고 있다. 이 황색 결절(★표)은 위암의 간전이이다.

문에 병변을 타깃으로 피부 밑으로 바늘을 삽입해서 에탄올을 주입하거나 라디오파로 가열하는 등의 처치를 한다. 혈중 알파태아단백질 α-fetoprotein; AFP 이 높은 수치를 나타내는 경우가 있다.

쓸개관세포암종(담관세포암종)

쓸개관세포암종 cholangiocellular carcinoma; CCC 은 쓸개관상피가 종양화한 것이다. 명료한 샘관 구조를 가지고 증식하는 것(고분화형 샘암종)이 많다. 발견이나 치료가 어렵고, 일반적으로 예후가 불량하다.

전이성 간암(그림 3-31)

소화관에서 혈행전이가 많다. 대장암 전이가 전형적인 예이다.

쓸개와 쓸개관

쓸개(담낭 gall bladder) 및 쓸개관(담관 bile duct)의 질환에는 다음과 같은 것이 있다.

기형

선천성쓸개길폐쇄를 들 수 있다. 온쓸개관이 선천적으로 폐쇄된 것이며 조기에(청년기까지) 담즙성 간경화증으로 이행한다. 간이식의 대상이 된다.

염증

쓸개주머니염(쓸개염, 담낭염)

쓸개 안에는 세균이 많아 담즙정체가 계속되면 급성염증이 생기며 때로는 고름염증이 되어 외과적 처치가 필요하다. 만성쓸개염 chronic cholecystitis 은 쓸개돌이 원인이 된다.

쓸개돌증(담석증)

담즙의 정체가 계속되면 쓸개돌 gallstone (그림 3-32)이 발생하며 빌리루빈색소결석, 콜레스테롤결석, 혼합결석 등 세 종류가 있다. 원래 동양인에게는 빌리루빈색소결석이 많았지만 식생활의 서구화로 인해 콜레스테롤결석 빈도가 늘었다. 쓸개돌증 chclelithiasis 은 간쓸개관이나 온쓸개관에서도 발생한다.

종양

쓸개암(그림 3-33)과 온쓸개관암이 있다. 양쪽 모두 점막상피에서 발생한다. 조직학적으로는 명료한 샘관 구조를 가지고 있으며 종양세포가 증식하는 것(고분화형 샘암종)이 대부분이다.

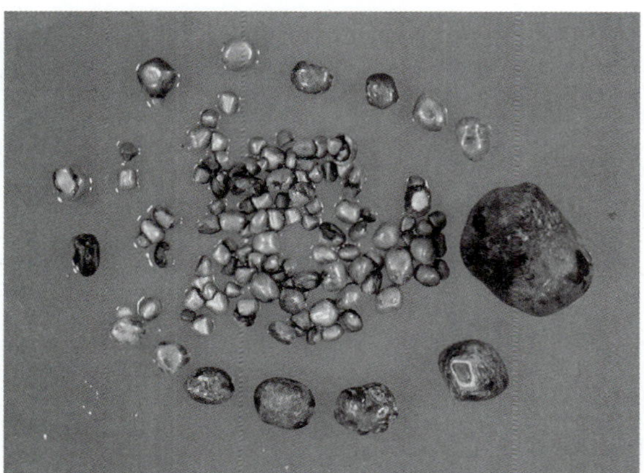

그림 3-32. **크고 작은 다수의 쓸개돌**
하나의 담즙 안에서 발견된 것

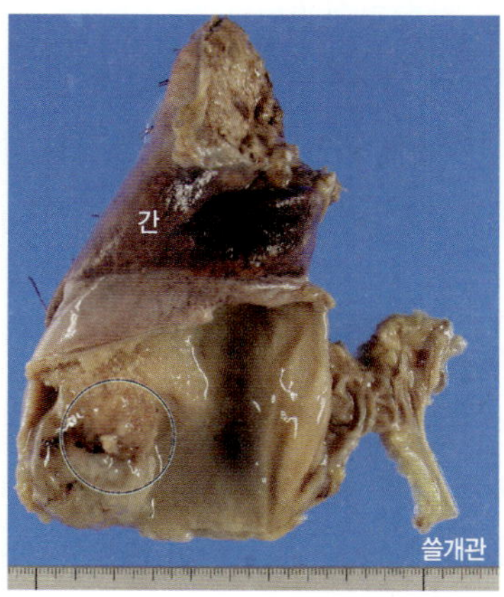

그림 3-33. **쓸개암**
쓸개 바닥부 안쪽면에서 과립 형태로 발육한 것(동그라미로 표시한 부분)이다. 간의 일부가 병합절제되어 있다.

이자

이자 pancreas 는 리파아제나 아밀라아제 등의 소화효소를 분비하는 외분비샘과 인슐린이나 글루카곤 등을 분비하는 내분비샘을 모두 가지고 있는 장기이다. 위장의 등쪽과 척추뼈의 배쪽에 위치하고 있으며, 앞면은 후복막으로 덮여 있어서 후복막공간에 존재한다. 외분비샘에서 분비된 소화효소는 도관(이자관)으로 모아져서 이자의 중심부로 뻗어 있는 이자관에 합류한다. 이자관은 온쓸개관과 함께 샘창자의 파터팽대 Vater's ampulla에 이어져 있다. 내분비샘은 외분비샘 사이에 섬 모양으로 존재하기 때문에 랑게르한스섬 Langerhans island 으로 불린다.

이자의 주요 질환은 다음과 같은 것이 있다.

기형

발생 이상으로 생긴 고리이자나 이자관 유합부전 등이 있다.

염증

급성이자염(급성이자괴사)

급성이자염 acute panereatitis 은 급성이자괴사라고 하며 외분비이자액에 포함된 소화효소의 부적절한 활성화로 인해 이자실질이 자가소화되는 가역성 염증 질환이다. 간질성부종, 지방괴사에서 광범위한 출혈이 동반되는 이자실질괴사(그림 3-34)까지 중증도가 다양하다. 급성염증이 이자 주위로 확산되어 복막염 증상이 동시에 발생하여 사망에 이르는 경우도 적지 않다. 원인으로는 폭음(특히 알코올)이나 쓸개돌(담석 gallstone) 등을 들 수 있다.

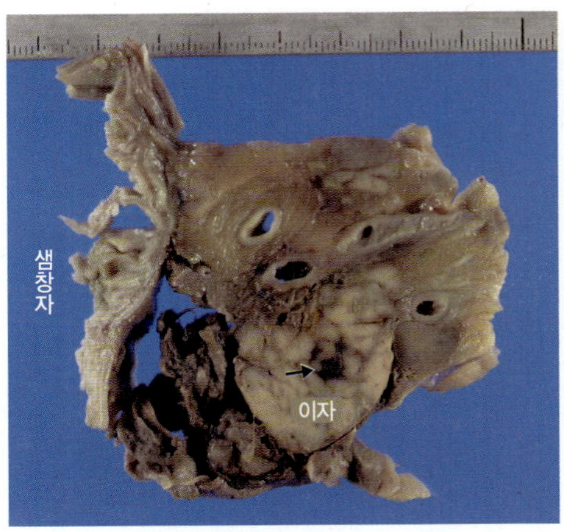

그림 3-34. **급성이자염**
부검사례. 포르말린 고정표본. 이자의 분할면에 출혈(검은 부분, 화살표)이 보이며, 이자 주위의 결합조직에 염증이 퍼져 있다.

만성이자염

만성이자염 chronic panereatitis 은 급성이자염과 마찬가지로 외분비이자액에 포함된 소화효소(주로 트립신)에 의해 이자실질이 소화되어 섬유화와 외분비샘의 파괴가 장기간에 걸쳐 동반되는 염증이 특징이며 최종적으로는 내분비샘 실질도 사라진다. 따라서 외분비샘 파괴로 소화효소가 분비되지 않아서 소화불량을 일으키게 되고, 내분비샘이 파괴되어 인슐린이 결핍되므로 당뇨병이 발생한다. 급성이자염과의 중요한 차이는 만성이자염은 이자기능의 비가역적인 장애를 초래한다는 점이다. 식후 복통의 원인 중 하나이다. 이 질환의 원인은 대부분이 음주, 쓸개돌, 흡연이다.

이자돌(췌석)

만성이자염에 합병하여 외분비샘의 도관(이자관) 안에 생기는 경우가 있다. 이자돌 pancreatolith 이 큰 경우에는 이자돌보다 말초부위 쪽에 있는 이자관이 확장된다.

종양

양성종양

랑게르한스섬 Langerhans island 에서 발생하는 이자섬모세포종이 있다. 종양화되어도 호르몬을 생성하는 경우가 있어서 기능성종양이라고 불린다. 예를 들어 인슐린을 생산하는 종양(인슐린종)이 생기면 저혈당 증상을 일으키고, 글루카곤을 생성하는 종양(글루카곤종)에서는 고혈당이 나타난다. 실제로는 무기능성인 것이 많다.

악성종양

대부분은 췌장암 pancreas cancer 이다. 주로 이자관상피를 발생지로 한다. 조직학적으로는 샘암종이며 종양세포가 명료한 샘관 구조를 가지는(고분화형 샘암종) 경우가 많다(그림 3-35). 이자머리에서 잘 발생하지만 몸통부위나 꼬리부위에서도 발생한다. 예후가 불량한 종양이데, 그 이유로는 다음과 같은 것들을 들 수 있다.

① 일반적으로 발견이 늦게 되는 경우가 많다.
② 복강동맥이 말려드는 등의 이유로 수술을 할 수 없는 경우가 있다.
③ 외과적으로 절제가 가능하다고 해도, 이자액이 새면 급성이자염과 비슷한 병태에 빠지게 된다.

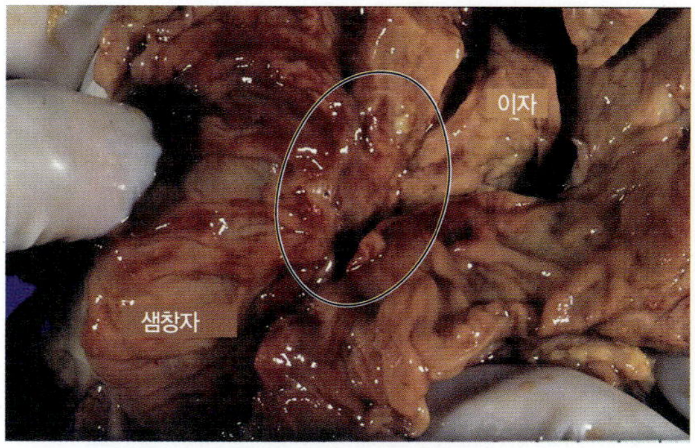

그림 3-35. 이자머리부위 췌장암의 수술예
타원으로 표시한 곳이 암이다. 암이 이자관 내부로 진행해서 샘창자벽에 이르고 있다.

임상에서는…

소화기질환의 발생율은 높다. 특히 위염이나 창자염은 누구에게나 생기는 극히 일반적인 질환이다. 치료를 하고 있는 환자 중에서도 소화기질환을 함께 가지고 있는 사람이 적지 않게 존재한다. 또한 위암이나 대장암 등은 최근 치료성과가 현저하게 향상되어서 과거에 암 수술을 받은 고령자가 증가하고 있다. 다양한 소화기질환에 대한 깊이 있는 이해가 기본적으로 중요하다.

복습 포인트

- 소화관은 식도에서 항문에 이르기까지 비슷한 조직을 구축하고 있다. 특히 속구멍 안쪽면을 덮고 있는 점막의 조직구조는 전체 위창자관에 공통된다. 점막이란 어떤 구조로 어떤 작용을 하는지 이해한다.
- 소화기관은 악성종양의 발생빈도가 높은 장기이며, 그 대부분이 점막을 발생지로 한다. 따라서 점막의 조직구조와 유사한 종양(샘암종이나 편평상피암종)이 발생한다는 것을 이해한다.
- 위염이나 대장염은 비교적 증상이 경미해서 약제 복용으로 회복되는 경우가 많으나 그 중에는 위독하고 난치성인 것도 있다. 그 대표적인 예가 크론병과 궤양잘록창자염이다. 이러한 질환의 개념에 대해 이해한다.
- 간질환 및 그 병태를 이해하기 위해서는 우선 간의 해부학적 조직구조를 잘 이해하는 것이 중요하다. 황달이 발생하는 메커니즘, 간염으로 인해 손상을 받는 부위, 간경화증의 조직형태와 병태 등에 대한 이해를 증진시킨다.
- 이자는 이자관을 통해 샘창자, 쓸개와 쓸개관, 간과 연결되어 있다. 이러한 해부학적 특징이 이자질환의 병태나 치료와 매우 밀접하게 관련되어 있음을 이해한다.

제4장

신경계통

학습목표

- 중추신경계통의 해부학적 특징과 조직학적 특징을 이해한다.
- 중추신경계통의 주요 신경질환의 병리학적 특징과 병변 분포를 임상증상과 관련지어 이해한다.
- 중추신경계통의 외상성 질환에 대한 분류 및 각각의 병태를 이해한다.
- 뇌종양에 대한 분류 및 각각의 병태를 이해한다.
- 신경병증의 종류 및 원인을 이해한다.
- 재활치료와 특히 관련이 깊은 질환을 충분히 이해하고 재활치료 전략을 구상하는 태도를 지닌다.

중추신경계통

구조와 특징

중추신경계통 central nervous system 조직인 뇌와 척수는 호흡, 순환, 대사를 담당하는 생명기능의 최고 중추임과 동시에 감각, 운동, 사고, 감정 등 인간이 영위하는 고도의 지적활동의 기반이 되는 조직이다. 뇌는 전신장기 중에서 가장 중량이 무거운 조직이다. 정상적인 성인의 뇌중량은 1,300~1,500 g이며 노화에 따라 점차 줄어든다. 생리적인 상태에서 뇌나 척수는 매우 취약해서 손상을 받기 쉬운 부위이다. 가장 중요하고 무거운 장기인 뇌는 머리뼈라고 하는 튼튼한 울타리로 보호받고 있으며 경질막이라고 하는 튼튼한 섬유성 막으로 덮여 있다. 내부에는 뇌척수액이 가득 차 있어서 외부로부터의 직접적인 충격이나 감염 등으로부터 보호를 받고 있다.

뇌 안에는 신경활동의 기본단위인 뉴런 수억 개가 존재하고 있으며 세포체에서 가지돌기를 뻗어 다른 신경세포로부터 정보를 받아 축삭이라고 하는 긴 돌기로 다음 세포에 정보를 전달해 간다. 이러한 세포활동을 유지하기 위해서는 다량의 산소와 에너지가 필요하다. 뇌와 척수가 다른 조직들과 가장 다른 점은, 부위별 기능이 명료하다는 점, 다른 기능을 가진 세포군 사이에서 복잡한 네트워크로 연결되어 있다는 점, 신경세포가 고도로 분화되어 있어서 외부로부터 커다란 손상이나 신경세포 자체에 심각한 손상이 발생하면 사멸하여 재생할 수 없는 점이다.

머리뼈와 경질막, 뇌척수막

머리뼈 안쪽에는 경질막이 존재한다. 경질막 내부에 경질막정맥굴이 형성되어 뇌내 정맥혈이 유입되고 있다. 경질막의 안쪽에는 거미막과 연질막이 존재하고 있다. 거미막과 연질막을 합하여 수막이라 부른다. 거미막과 연질막 사이를 거미막밑공간이라고 부르며, 거미막밑공간에는 뇌혈관이 존재하고, 뇌척수액으로 채워져 있다(그림 4-1).

뇌척수액은 가쪽뇌실이나 셋째뇌실에 있는 맥락얼기에서 생산된다. 맥락얼기에서 생산된 뇌척수액은 가쪽뇌실에서 뇌실사이구멍 foramen of Monro 을 지나 셋째뇌실로 들어가고, 중간뇌수도관를 거쳐 넷째뇌실에 도달한 후, 정중구멍 foramen of Magendie 및 가쪽구멍 foramen of Luschka 을 통해 뇌실에서 나와서 거미막밑공간으로 유출되고, 위시상정맥동굴 근처의 거미막과립에서 흡수되어 정맥동굴로 들어간다(그림 4-2).

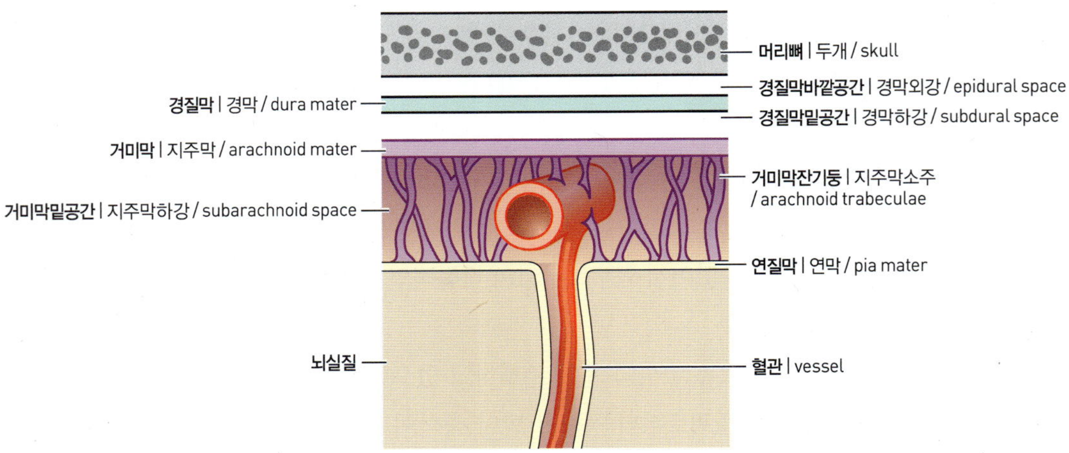

그림 4-1. 머리뼈와 뇌막구조

중추신경계통의 육안적 구분

중추신경계통은 대뇌반구, 사이뇌(시상 · 시상하부), 소뇌, 뇌줄기(중간뇌, 다리뇌, 숨뇌), 척수로 구성된다(그림 4-3).

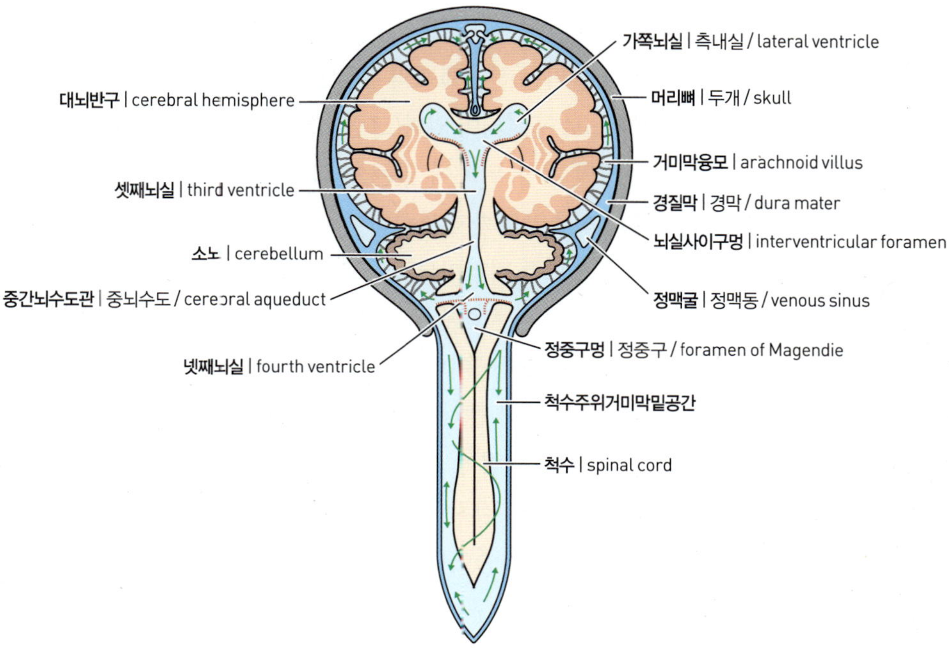

그림 4-2. 뇌척수액 순환

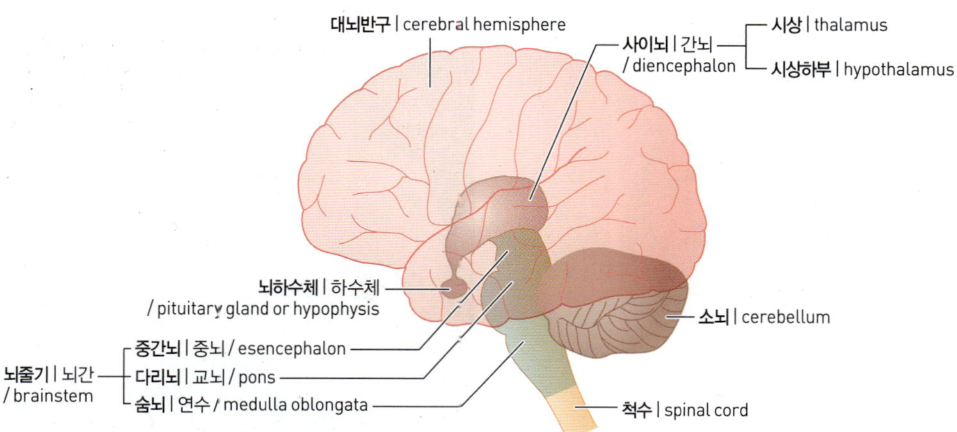

그림 4-3. 뇌의 구조

대뇌반구

대뇌반구 cerebral hemisphere 는 좌우로 나뉘며, 이마엽, 마루엽, 뒤통수엽, 관자엽, 대뇌섬의 5개 부분으로 나뉜다(그림 4-4). 대뇌섬은 겉으로는 관찰할 수 없다. 뇌 표면에 형성된 다수의 이랑과 고랑이 주름을 만들어서 대뇌겉질의 표면적을 넓히고 있다. 조직학적으로는 신경세포가 집합해 있는 회색질과 신경세포에서 나온 투사섬유가 다발을 이루며 뻗어 있는 백색질로 형성되어 있다. 대뇌의 표면은 회색질로 이루어진 대뇌겉질로 덮여 있고, 겉질 안쪽에는 백색질이 존재한다. 대뇌 심부에는 바닥핵이라 불리는 신경세포의 집합영역이 있으며 꼬리핵, 조가비핵, 창백핵, 시상밑핵으로 구성되어 있다(그림 4-5). 대뇌겉질은 기능이 국소화되어 있다. 이마엽의 가장 뒤쪽에 있는 중심앞이랑에는 일차운동뉴런이 존재하며 반대쪽의 척추앞뿔까지 투사하여 이차운동뉴런에게 지령을 보낸다. 이 척수까지의 투사로를 피라미드로라고 하며 인간의 수의운동을 관장한다. 우성대뇌반구(대다수는 좌반구)의 이마엽 바깥쪽에는 언어중추가 존재한다. 이마엽 뇌고랑은 자발성이나 복잡한 사고, 행동, 판단력과 관련이 있다. 이마엽 눈확면이 손상되면 탈억제적인 성격이 되어 사회적으로 문제가 되는 행동을 일으킨다. 마루엽에 속하는 중심뒤이랑은 중심앞이랑 바로 뒤쪽에 있으며, 반대쪽 신체의 감각이 시상을 거쳐 도달한다. 좌반구의 마루엽이 장애를 받으면 행위상실증이나 행동못함증, 읽기언어상실증이나 쓰기언어상실증이 나타나며, 우반구에는 공간인지에 관한 고차뇌기능이 국소화되어 있다. 관자엽 안쪽에는 해마와 편도핵이 존재

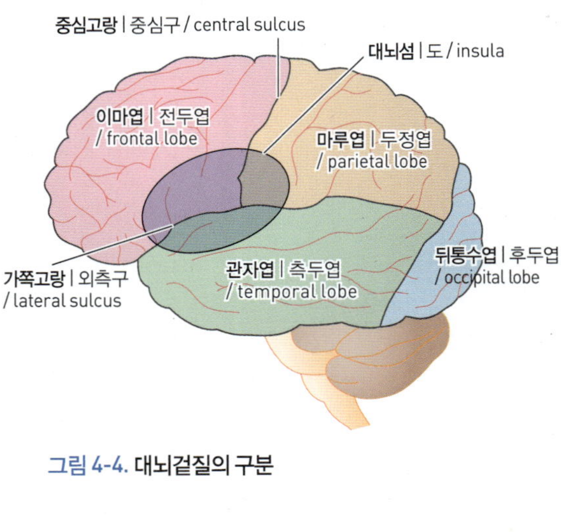

그림 4-4. 대뇌겉질의 구분

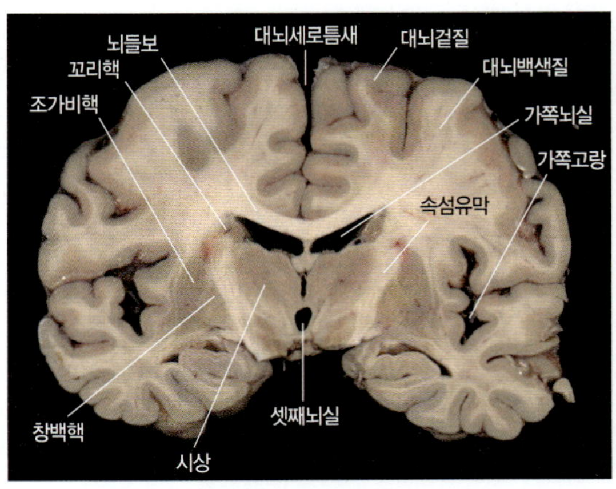

그림 4-5. 뇌의 관상단면

하며 기억이나 감정과 관련이 있다. 위관자이랑 후반부에는 감각언어상실증의 책임병터가 존재한다. 뒤통수엽에는 망막의 정보가 가쪽무릎체를 거쳐 전달되어 시야나 시각적 인지에 중요한 역할을 하고 있다.

사이뇌(간뇌)

사이뇌 diencephalon 는 시상과 시상하부로 구성되어 있다. 시상은 감각의 입력정보를 중계해서 대뇌겉질로 전달하는 복수의 신경세포그룹으로 구성되어 있다. 시상하부는 체내의 순환이나 호흡, 체온 등 생명의 항상성을 유지하기 위한 상위중추의 역할을 수행하고 있다.

뇌줄기(뇌간)

뇌줄기 brainstem 는 중간뇌, 다리뇌, 숨뇌로 나뉘며 대뇌반구, 소뇌와 섬유연락을 한다. 숨뇌는 척수로 이어져 있다. 뇌줄기에는 눈돌림신경핵에서 혀밑신경핵까지의 뇌줄기의 운동, 감각신경핵이 존재한다

소뇌

소뇌 cerebellum 는 좌우의 반구와 벌레 vermis 르 구성되는 공동운동의 중추이다. 반사회로와 피드백 메커니즘으로 균형을 유지하고 근육긴장도를 조정해서 다양한 운동을 원활하게 할 수 있도록 한다.

척수

척수 spinal cord 는 숨뇌에서 이어지는 부분이다. 몸통, 팔다리, 소화관의 감각정보를 구심성으로 뇌로 보내고, 한편 이들 기관으로 원심성으로 운동정보를 보낸다. 말하자면 말초신경계통과 뇌를 연결하는 기관이다. 내부에 앞뿔과 뒤뿔의 회색질이 있고, 가쪽에 백색질이 있다.

피라미드로(추체로)

이마엽의 중심앞이랑 상위운동뉴런의 투사섬유인 피라미드로 pyramidal tract 가 하행하여 하위운동뉴런인 척수전각세포에서 시냅스를 형성하여 수의운동을 수행한다. 피라미드로는 중심앞이랑에서 바닥핵을 가로지르는 속섬유막을 거쳐 중간뇌의 대뇌다리, 다리뇌앞부분의 세로다발, 숨뇌의 피라미드를 통과한다. 숨뇌 하부에서 교차해서 대부분은 반대쪽의 척수섬유단으로, 일부는

같은쪽의 앞섬유단 안쪽으로 주행한다(그림 4-6). 온몸의 감각기관에서 들어오는 구심성 입력은 뒤뿌리를 거쳐, 뒤쪽섬유단을 통해 올라가고, 시상을 거쳐 최종적으로 중심뒤이랑의 일차 감각영역에 도달해서 감각으로 인식된다. 피라미드로가 도중에 손상되면 마비가 발생하고, 감각로가 손상되면 감각장애가 나타난다.

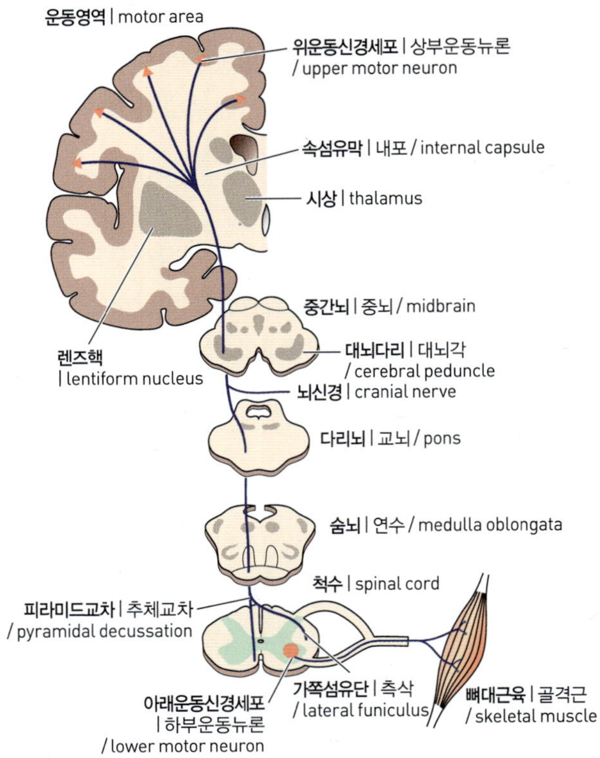

그림 4-6. 피라미드로와 피라미드교차

조직학적 특징

신경조직은 주로 두 가지 형태의 세포로 이루어진다. 뉴런(신경세포)과 지지세포인 아교세포(신경아교세포)이다(그림 4-7). 뇌의 기능을 담당하고 있는 것은 뉴런이다. 뉴런은 세포체, 가지돌기, 축삭의 3가지 요소로 구성되어 있으며, 매우 복잡한 신경세포 정보를 서로 주고받을 수 있는 네트워크를 구축하고 있다. 이 네트워크는 다수의 가지돌기가 다른 세포로부터 정보를 받아 세포체 안에서 정보를 처리하고 통합해서 축삭이라고 하는 원심성의 긴 돌기로 전기신호를 보내서 다음 세포로 시냅스를 통해 정보를 전달한다. 세포체에는 단백질 합성을 수행하는 조면소포체의 집합인 니슬 Nissl 소체가 잘 발달되어 있다.

아교세포는 별아교세포(성상교세포), 희소돌기아교세포(성긴돌기아교세포), 미세아교세포, 뇌실막세포의 4가지 세포로 이루어져 있다. 신경세포와 같은 활동전위를 발생시키지 않는다. 별아교세포는 신경세포체와 돌기에 맞닿아 있으며 신경계통 혈관을 덮고 있다. 희소돌기아교세포는 축삭 주위에 말이집을 형성해서 전기적인 절연체를 만든다. 미세아교세포는 신경 조직에서의 면역담당세포이다. 뇌실막세포는 척수중심관을 덮고 있다.

혈액뇌장벽

중추신경계통에서 혈관은 별아교세포의 발돌기에 의해 둘러싸여 있으며 물질은 내피세포를 통과함으로써 신경조직에 도달할 수 있다. 이 물질교환의 제한기구를 혈액뇌장벽 blood-brain barrier; BBB 이라고 부르며, 내피세포의 치밀

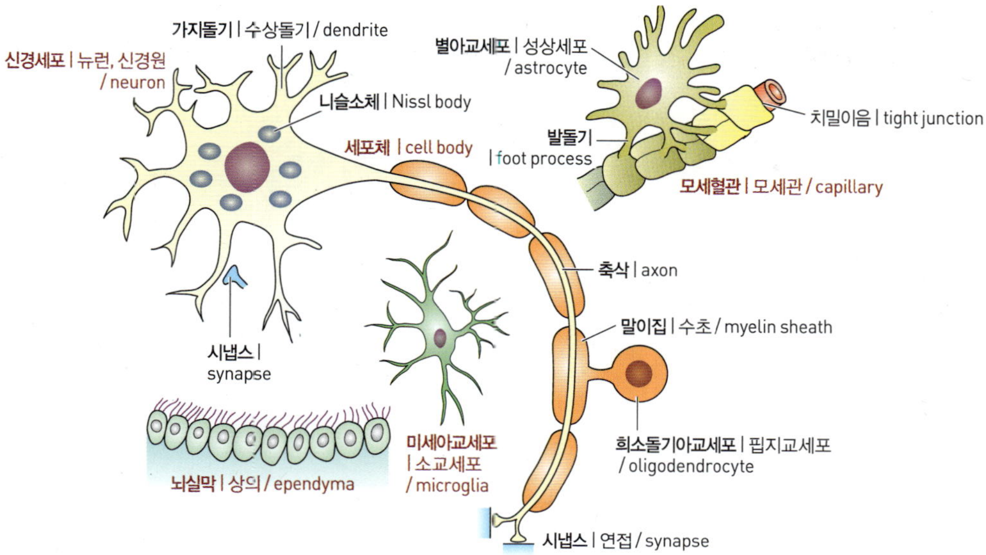

그림 4-7. **중추신경계통 세포**

결합, 바닥막, 혈관주위에 있는 별아교세포의 발돌기로 구성되어 있다. 혈액뇌장벽이 있기 때문에 대부분의 약물은 중추신경계통으로 들어가지 못한다(그림 4-7).

뇌부종과 두개내압항진, 물뇌증

손상받기 쉬운 중추신경조직이 머리뼈나 척추뼈, 경질막과 같은 방어적 환경 안에 수납되어 있어서 얻는 장점은 명백하지만 뇌실질이 부어오르는 것과 같은 병적 상태가 되면 거의 손을 쓸 여지가 없다. 머리뼈 안의 제한된 공간에서 뇌의 부피가 증가해서 위험해지는 병태에는 뇌 전체의 부종, 물뇌증, 종양 등 점거성 병변이 포함되어 있다.

뇌부종

뇌부종 brain edema 은 뇌실질 안에 수분이 과도하게 축적되는 것이다. 뇌부종이 나타나는 단계에서는 혈관성부종과 세포성부종의 두 가지가 있으며, 특히 뇌가 전반적으로 손상을 입는 경우에는 같이 나타난다.

혈관성부종은 정상적인 혈액뇌장벽 기능이 장애를 받은 경우에 나타나며, 혈관 속공간에서 뇌 안의 세포사이공간으로 액체가 이동한다. 세포성부종은 신경세포나 아교세포의 막이 손상되어 세포 안의 액체성분이 증가하면서 나타난다. 온몸의 저산소나 허혈손상, 독성 물질의 노출에 의해 발생한다. 뇌부종이 발생하면 뇌는 정상보다 부드러워지고 뇌 전체에서 부종이 생긴 경우에는 뇌이랑이 편평해지고 뇌고랑은 협소해진다. 또한 뇌실 속공간은 압력을 받아서 두개내압항진 증상이 일어난다(그림 4-8).

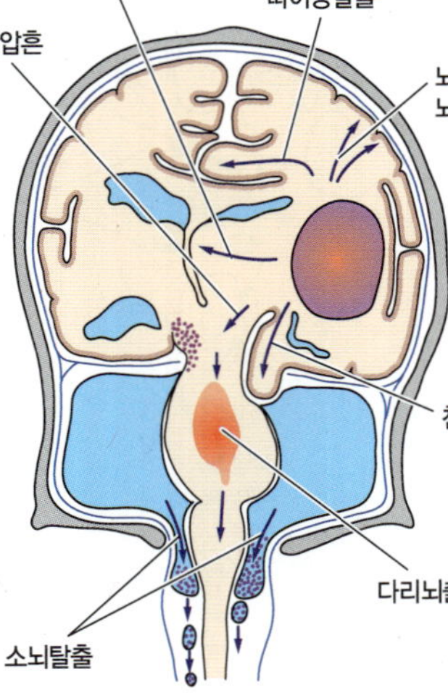

그림 4-8. 두개내압항진 증상

뇌탈출(뇌류)

공간 점거성 병변으로 인해 뇌부종이 생기면 두개내압 상승이 일어난다. 머리뼈안은 튼튼한 경질막의 벽(대뇌낫, 소뇌천막)로 구획되어 있는데, 뇌가 국소적으로 커지면 이들 구획의 관계를 변화시킨다. 종창 swelling 이 매우 심한 경우에는 뇌탈출 encephalocele 이 일어난다. 뇌탈출은 종종 압박을 받는 조직이 밀려나와서 순환장애를 초래하고, 경색을 일으키며, 종창이 더해져서 탈출 상태가 된다. 탈출에는 주로 세 가지 유형이 있다(그림 4-8). ① 대뇌낫밑(띠이랑)탈출은 일측성, 비대칭성으로 대뇌반구가 부어올라서 대뇌낫밑에서 띠이랑을 밀어낸다. 앞대뇌동맥의 압박을 동반할 수 있다. ② 천막절흔(갈고리)탈출은 관자엽 안쪽면이 텐트의 자유모서리쪽으로 밀려나면서 생긴다. 관자엽이 밀려나고, 병터쪽의 제3뇌신경이 장애를 받으면 동공이 확대되며, 안구운동이 방해를 받는다. 뒤대뇌동맥이 압박되어 일차시각영역을 포함한 뒤대뇌동맥의 관류영역이 허혈성 장해를 입을 수 있다. 관자엽의 탈출된 양이 크면 반대쪽 대뇌다리가 압박을 받기 때문에 탈출과 같은쪽에 반신마비가 온다. 대뇌다리의 압박에 의한 변형은 커노한 Kernohan 압흔으로 알려져 있다. 천막절흔탈출이 진행되면 이차성뇌줄기출혈을 동반한다. 이러한 병터는 통상 정중앙이나 정중옆영역에서 나타나며, 상부 뇌줄기를 관류하는 관통정맥이나 동맥의 파열로 인한 것이라고 여겨진다. ③ 편도탈출은 소뇌편도가 큰후두구멍으로 밀려나온다. 이런 유형의 탈출은 뇌줄기를 압박해서 숨뇌의 호흡과 순환중추를 방해하기 때문에 생명의 위기를 일으킨다.

물뇌증(수두증, 뇌수종)

뇌척수액의 생산과 흡수의 밸런스로 인해 뇌척수액의 부피는 정상상태를 유지한다(「그림 4-2」(→ 275쪽)). 물뇌증 hydrocephalus 은 뇌실내에 뇌척수액이 과도하게 축적되는 상태이다. 대부분의 경우 뇌척수액의 흐름 장애나 재흡수 장애로 인해 발생하지만, 드물게는 예를 들어 맥락얼기의 종양 등으로 인해 뇌척수액의 성산과잉이 원인인 경우도 있다. 뇌실계에서 뇌척수액의 순환이 국소적으로 장애를 입으면 뇌실의 일부분이 확장되지만 다른 부위는 변화하지 않는다. 이 패턴은 무교통물뇌증이라고 불리며, 뇌실사이구멍이나 중간뇌수도관의 점거성 병변에 의해 가장 흔히 발생한다. 교통물뇌증은 뇌실계 전체가 확대되며, 보통 뇌척수액 재흡수의 감소가 원인이 된다.

머리뼈 봉합선이 피쇄되기 전에 유아에게 물뇌증이 생기면 머리가 커진다. 일단 봉합선이 닫힌 뒤에 물뇌증이 발생하면 뇌실이 확대되고 두개내압 intracranial pressure 은 항진되지만 머리둘레의 변화는 없다. 뇌경색이나 변성질환으로 인해 뇌실질이 감소함에 따라 이차적으로 뇌실이 확대될 수도 있다.

뇌혈관장애

뇌혈관장애로 인한 신경탈락증상은 재활치료에 의한 기능회복과 ADL개선이 치료의 중요한 목적이기 때문에 재활의 조기개시와 지속이 중요하다. 뇌혈관장애는 뇌경색, 뇌출혈, 거미막밑출혈로 나뉜다. 흔히 말하는 "뇌졸중발작"은 임상적인 명칭이며 증상이 급성으로 나타나는 이러한 병태에 모두 이용된다. 뇌경색은 혈전이 원인이 되어 혈관이 폐쇄되는 혈전증과 색전이 원인이 되어 혈관이 막히는 색전증이 있다. 혈전증은 색전증과 비슷한 영향을 뇌에 준다. 이로 인해 산소와 대사물질이 결핍되어 뇌경색이 일어나며, 경색이 일어난 해당 병터에 허혈손상을 일으킨다.

뇌경색

일반적으로 심장성뇌색전증, 죽경화혈전성뇌경색, 열공성뇌경색이 각각 30% 안팎으로 거의 같은 정도의 빈도로 나타난다. 심장성뇌색전증은 갑자기 발병하며 중증인 경우가 많다. 만성심방세동, 발작성심방세동, 최근의 심근경색증, 울혈심장기능상실, 판막성심장병(승모판, 대동맥판), 동맥색전증 등이 원인이다. 좌우의 지름길로 심장을 경유하는 모순색전증 paradoxical embolism 의 경우는 색전이 말초정맥혈전에 의해 생기는 경우가 많다. 뇌의 다발성경색이나 전신에 다발하는 경색의 경우는 심장성뇌색전증이 시사된다. 영상진단에서는 대부분의 경우 경색은 겉질영역을 포함한다. 경색부위에 출혈이 나타나면 출혈성경색이라고 한다. 결순환이나 색전의 용해로 인한 허혈병터의 재관류가 발생하며, 다발성으로 유합하는 점출혈 petechial bleeding 이 자주 일어난다(그림 4-9).

죽경화혈전성뇌경색은 머리뼈 안팎에 있는 뇌의 주요 동맥에서 나타나는 죽경화증을 바탕으로 일어나며, 단계적으로 나타나는 증상이 많다. 혈전증은 혈관벽의 동맥경화로 인한 플라크(죽종)에 의해 내피세포가 손상되고 속공간이 협소해져서 혈전이 형성된다. 속공간이 폐색되면 그 혈관이 지배하는 영역은 혈류가 끊겨 괴사된다(그림 4-10). 혈전증이 잘 일어나는 부위는 온목동맥이 바깥목동맥과 속목동맥으로 나뉘는 분기부, 중간대뇌동맥의 개시부 및 수평부, 뇌바닥동맥이다. 이러한 폐색에서 혈전은 앞쪽으로 전진하며, 혈전의 단편이 벗겨져서 먼쪽부위에 색전증을 일으키기도 한다.

열공성뇌경색 lacunar infarct 이란 대뇌 심부에 있는 세동맥(이른바 관통동맥)의 경색으로 인한, 지름 1.5 cm 이하의 겉질밑소경색으로 정의된다. 세동맥의 지방유리질증이나 미세죽종을 기반으로 발병하는 것이 많다. 당뇨병이나 고혈압, 이상지질혈증 등으로 인한 동맥경화가 위험 요소가 된다.

뇌경색 cerebral infarction 은 폐색혈관에 의해 그 탈락증상이 정해지는데, 속섬유막뒤다리를 관통하는 경색은 작은 경색인 경우에도 반신마비가 생긴다. 한편 비교적 큰 경색이 발생해도 기능장애가 가벼울 수 있으며, 경색이 발생한

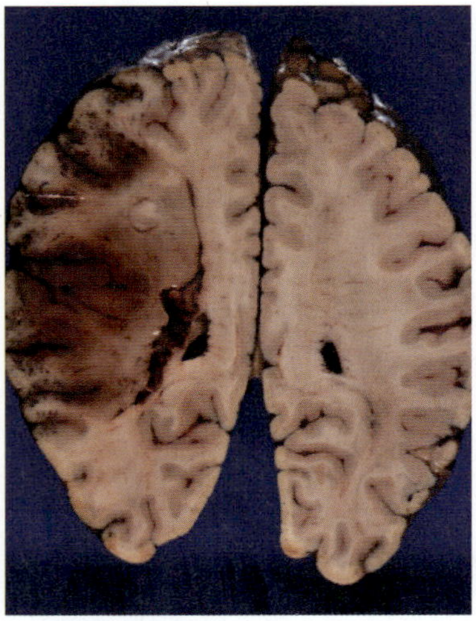

그림 4-9. 출혈경색
중간대뇌동맥영역의 광범위한 출혈경색

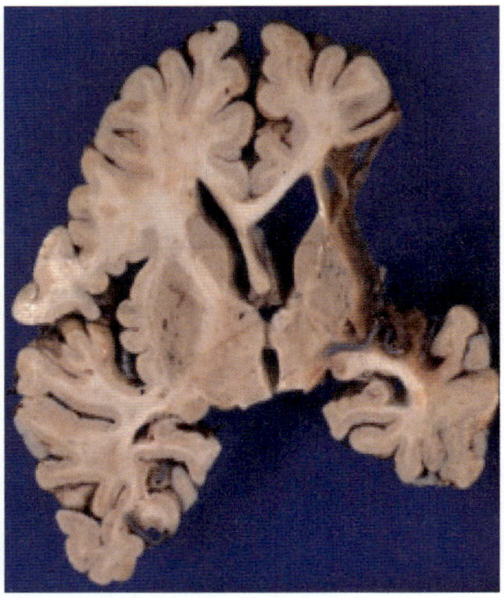

그림 4-10. 오래된뇌경색
중간대뇌동맥영역의 광범위한 경색

영역에 따라 기능의 예후가 결정된다.

일과성허혈발작 transient ischemic attack; TIA 은 뇌, 척수 또는 망막의 국소적 허혈로 인한 일시적인 신경학적 기능장애로 급성경색이 동반되지 않는 것으로 정의되며 조기에 뇌경색으로 이행될 위험성이 높다. 증상은 손발이나 얼굴의 운동장애, 감각장애, 말을 하기 힘든 상태 등이 나타나며, 지속시간은 5~10분 정도가 많고 대부분 1시간 이내이다. 일과성흑암시로 불리는, 일시적으로 한쪽 눈이 보이지 않게 되는 증상은 같은쪽 속목동맥의 협착을 크게 의심한다.

뇌출혈

뇌출혈 cerebral hemorrhage 은 뇌실질 안에서 출혈이 일어나는 것으로 80%는 고혈압성이다. 비고혈압성 뇌출혈의 원인으로는 뇌동정맥기형, 모야모야병, 아밀로이드혈관병, 해면혈관종, 경질막동정맥류 등을 들 수 있으며, 그 밖에 종양에 합병되는 출혈, 항혈전요법에 따른 뇌출혈도 있다. 뇌출혈의 위험인자로는 고혈압, 흡연, 대량 음주를 들 수 있다.

고혈압성 뇌출혈이 잘 발생하는 부위는 관통가지영역인 바닥핵, 시상, 다리뇌, 소뇌이다(그림 4-11). 뇌출혈은 혈종의 부위와 크기가 임상증상을 규정하며, 범위가 넓은 경우나 뇌실로 침입하는 경우에는 임상적으로 심각한 증상을 보이나, 작은 출혈인 경우에는 임상적으로 증상이 없을 수도 있다. 급성기를 거쳐, 혈종이 점차 흡수되면, 임상적으로 크게 회복될 수도 있다.

뇌출혈 급성기에서는 혈관에서 혈액이 유출되어 주위의 실질조직을 압박하는 것이 특징이다. 뇌출혈을 일으키는 혈관병리로서 혈관벽의 중간막 민무늬근 장애에 의한 동맥괴사로 소동맥자루가 형성되는데, 그 결과로서 소동맥자루의 파종이 출혈을 일으키는 것으로 알려져 있다. 만성기의 뇌출혈로 파괴된 뇌조직은 낭포 형태가 되고 그 주위는 갈색으로 변색된다

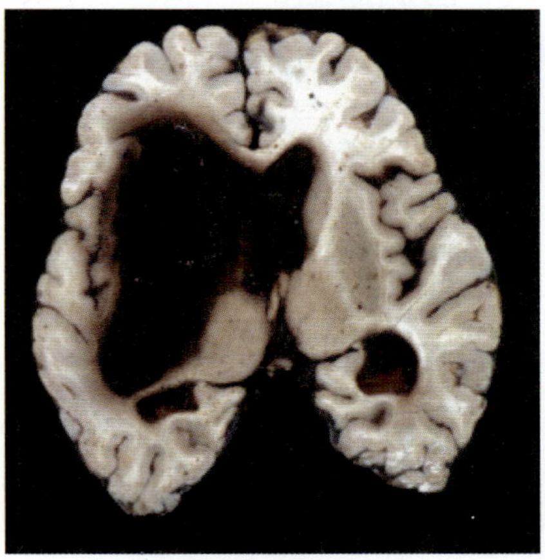
그림 4-11. 고혈압성 뇌출혈
조가비핵출혈과 뇌실침입

거미막밑출혈

거미막밑출혈 subarachnoid hemorrhage; SAH 은 뇌를 덮고 있는 거미막밑공간에 출혈이 일어나는 병태이다. 50~70대에 많이 발생하며 뇌졸중의 5.6%를 차지한다(그림 4-12). 사망률은 약 10~67%이고, 간병을 요하는 예후불량 사례가 약 40%나 되는 매우 심각한 질환이다. 원인은 대부분 주머니동맥자루의 파열이다. 동맥

압에 따라 혈액이 거미막밑공간으로 유출되기 때문에 환자는 갑자기 참을 수 없는 두통을 경험하고(고전적으로는 지금까지 경험해 본 적이 없는 격심한 두통이라고 표현된다), 바로 의식을 잃는다. 뇌동맥이 파열되면 두개내압이 급격하고 크게 상승하고, 뇌관류압 및 뇌혈류가 저하되어 대뇌허혈이 발생한다. 출혈이 그치면 뇌척수액의 흡수가 늘어나서 두개내압이 저하되는데, 두개내압이 상승된 시간이 길어질수록 뇌손상도 심각해진다.

주머니동맥자루의 약 90%는 주요 혈관이 분기하는 대뇌동맥고리 circle of Willis 앞쪽에 생긴다. 앞교통동맥(32. 9%)에 가장 많고, 다음으로는 속목동맥 및 뒤교통동맥 분기부(29. 0%), 중간대뇌동맥(21. 4%), 앞대뇌동맥 말초부(6. 6%)이다. 거대동맥자루에서는 뇌신경을 압박해서 신경증상이 나타나는 경우도 있다. 거미막밑출혈이 치유되는 기간에는 뇌척수막의 섬유화와 흉터화가 일어나며 정상적인 뇌척수액 흐름의 폐색 및 재흡수 장애로 인해 물뇌증이 나타나는 경우도 있다.

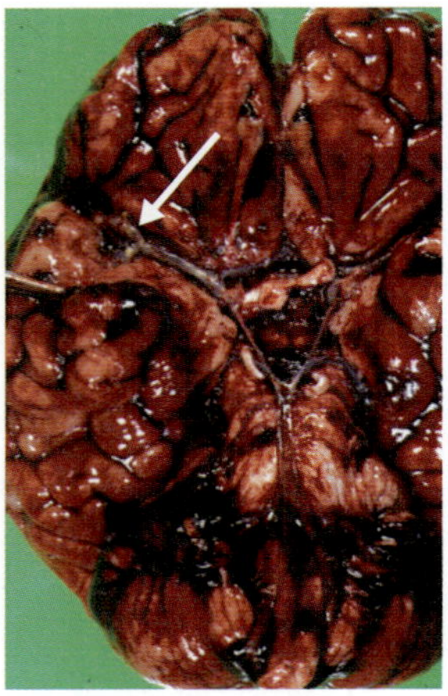

그림 4-12. 거미막밑출혈
동맥자루(화살표)가 보인다.

경질막바깥혈종과 경질막밑혈종

경질막바깥혈종 epidural hematoma; EDH 은 머리뼈 골절로 인한 중간뇌막동맥의 파열로 인해 일어나는 경우가 많다. 머리뼈와 경질막 사이, 즉 경질막바깥벽에 혈종을 형성해서 뇌표면을 압박한다. 임상적으로 환자는 손상을 받은 때와 신경증후가 출현하는 사이의 수시간 동안 의식이 명료한 상태를 나타내는 경우가 있다. 경질막바깥혈종이 급격하게 커질 경우에는 사망을 막기 위해 뇌외과적으로 긴급하게 배출시키는 처치가 필요하다.

경질막밑혈종 subdural hematoma 은 경질막의 안쪽과 뇌척수막 사이, 즉 경질막밑공간에 생기는 출혈이다. 외상 시 뇌가 급속하게 움직이면 대뇌반구에서 거미막밑공간과 경질막밑공간을 통해 정맥동굴로 흐르는 연결정맥이 파열됨으로써 발생하며 서서히 뇌를 압박해서 뇌압항진 증상이 나타난다. 대뇌위축이 있는 고령자에서는 외상의 전력이 뚜렷하지 않은 경우나 상당히 경미한 머리 외상 후에도 높은 비율로 경질막밑혈종을 일으키는 원인이 되고 있다. 아급성 또는 만성 경과를 거치며 반신마비, 구토, 의식장애 등이 출현한다. 고령자는 치매로 오진되어 진단이 늦어지는 경우도 있으므로 주의가 필요하다.

뇌혈관성파킨슨증후군과 혈관치매

뇌혈관 장애로 인한 파킨슨증후군을 뇌혈관성파킨슨증후군 vascular parkinsonism; VaP 이라고 부른다. 뇌혈관성파킨슨증후군의 임상적 특징은 하반신 우위의 좌우차이가 거의 없는 양측성 보행장애로 나타난다. 보폭(스텝)이 좁고 보격(스탠스)은 넓으며 다리를 들어올리는 것이 어려워져 끌림보행이 나타난다. 파킨슨병의 특징인 팔의 정지시떨림은 없다. 거짓숨뇌마비, 감정실금, 무릎반사항진, 경련 등의 피라미드로징후를 동반한다. 병리학적으로는 바닥핵의 소혈관병변이나 대뇌 백색질병변은 혈관성 파킨슨증과 관련이 있으며, 파킨슨병의 병리현상을 가지고 있다. 조직학적으로는 세동맥경화와 대뇌 바닥핵, 백색질의 미세경색, 백색질의 말이집 담명화가 나타난다(그림 4-13). 바닥핵의 소혈관병변이나 대뇌백색질 병변은 CT나 MRI소견에서도 자세하게 나타나는데, 영상에서 바닥핵 혈관병변이 존재해도 상당히 심하지 않으면 파킨슨증이 나타나지 않기 때문에 주의가 필요하다. 뇌혈관성파킨슨증도 물리치료의 대상이 되는 경우가 많은 질환이다.

뇌혈관 장애에서 기인하는 치매를 혈관치매 vascular dementia; VaD 로 총칭한다. 다발경색, 기억에 중요한 부위의 단일병변으로 인한 것, 소혈관병변에 의한 것 등이 포함된다. 고혈압에 수반하는 열공성뇌경색이나 대뇌 백색질의 병변이 관여하고 있다.

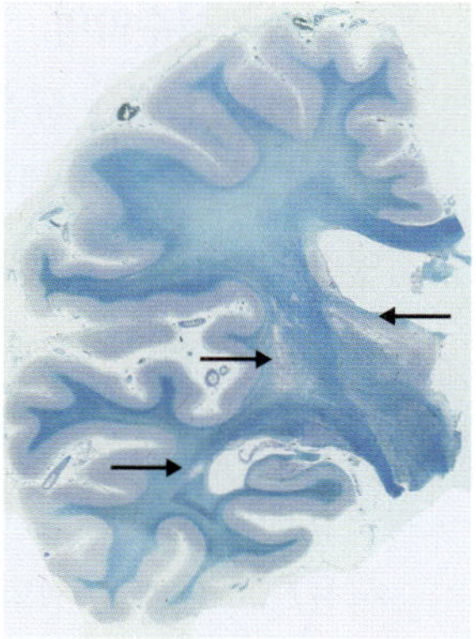

그림 4-13. 다발성 뇌경색
조가비핵, 시상, 관자엽 백색질에 다발성 경색이 나타난다(Kluver-Barrera 염색).

중추신경계통의 감염증

신경계통을 손상시키는 병원체에는 일반 장기와 공통적으로 적용되는 병원체(예를 들어 황색포도알균 *Staphylococcus aureus*) 이외에 신경계통에 친화성을 나타내는 것이 있다(광견병 바이러스). 감염경로는 직접적인 침입 이외에 전신 장기의 감염병터로부터의 혈행파종과 코곁굴, 가운데귀 등 근방 조직으로부터 감염되며, 광견병이나 대상포진은 말초신경에서 진행성으로 침입하는 경로가 있다.

수막염(뇌막염)

수막염 meningitis 은 거미막밑공간의 염증으로 급성화농성수막염(세균성), 무균성수막염(바이러스성), 만성수막염(결핵성, 스피로헤타 *Spirochaeta*, 크립토코쿠스 *Cryptococcus* 등)으로 크게 분류된다.

급성화농성수막염

염증을 일으키는 균은 환자의 나이와 연관성이 있다. 신생아는 대장균과 B 사슬알균, 성인은 폐렴쌍알균, 인플루엔자균, 수막염균, 리스테리아균 등이 있다. 임상적으로 성인환자의 경우에는 발열, 목덜미경직, 의식장애, 두통이 특징이다. 허리천자 시에는 수액압 상승, 중성구 증가, 단백질 증가, 당 저하가 나타난다. 화농성수막염은 치료하지 않은 상태에서는 치명적이지만, 신속한 진단과 염증을 일으키는 해당 균에 대한 정확한 파악, 그리고 유효한 항균제의 사용으로 대부분 생명을 살릴 수 있다. 급성화농성수막염은 고름성 삼출물이 뇌 표면 위의 수막강 안에 나타난다(그림 4-14). 조직학적으로는 중성구가 거미막밑공간에 가득 차고 섬유소의 침전과 울혈이 나타나며, 정맥염이 감염 병터 바로 아래의 정맥폐쇄와 출혈경색을 일으키는 경우가 있다. 세균성수막염은 뇌고름집을 동반하는 경우가 있다.

무균수막염(무균성뇌막염)

중추신경계통의 감염증 중에서 바이러스성 수막염은 발생빈도가 가장 높다. 대부분은 자연치유되며 일반적으로 치료 후 좋아진다. 원인이 되는 바이러스는 엔테로바이러스속 *Enterovirus* 의 에코바이러스, 콕사키바이러스, 멈프스바이러스, 단순헤르페스바이러스2형 등이 대부분을 차지하며 대변에서 입으로 감염되거나 비말감염에 의해 발생한다. 임상증상은 발열, 두통, 메스꺼움과 구토, 목덜미경직 등의 수막자극 증상이 나타난다.

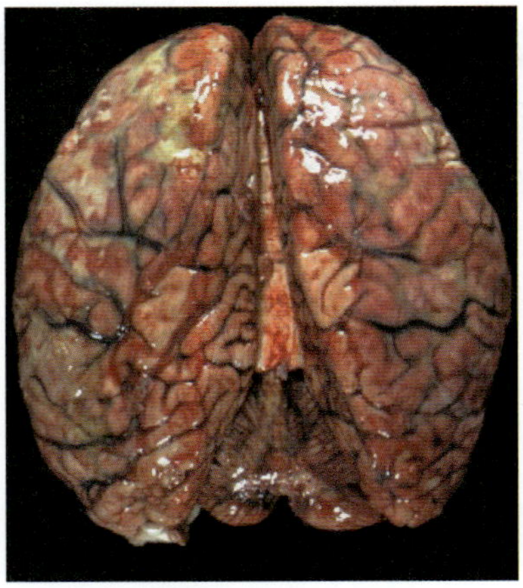

그림 4-14. 화농성수막염
뇌척수막의 혼탁과 고름의 침전, 뇌부종이 나타난다.

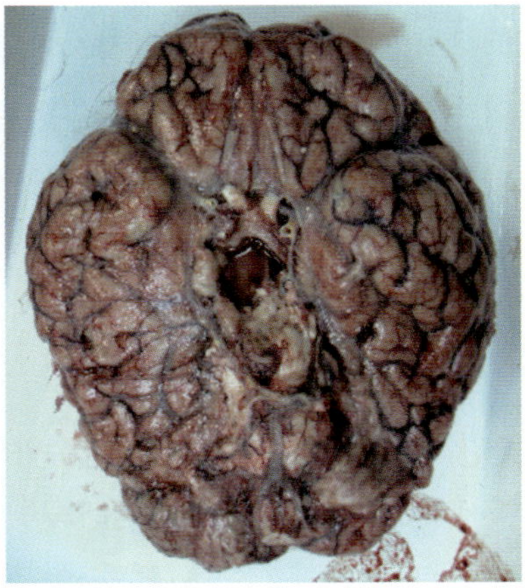

그림 4-15. 결핵성수막염
뇌바닥부의 삼출성 수막염이 나타난다.

결핵성수막염

결핵성수막염 tuberculous meningitis 은 결핵약의 발달로 인해 급감하고 있지만 아직도 급격한 경과로 사경을 헤매는 경우가 있다. 감염병터에서 뇌척수막으로 결핵균이 감염되어 발병한다. 감염경로는 폐 등의 결핵병터에서 결핵균이 혈행성으로 중추신경계통으로 침입해서 경미한 결핵종을 만들고, 그 결핵종에 구멍이 뚫려서 결핵성수막염을 발병하는 것으로 알려져 있다. 임상적으로 성인은 수막자극 증상이 나타나기 전에 미열, 권태감, 경련 등이 나타나는 경우도 있으며 단순한 감기 등으로 진단되기도 한다. 병리학적으로는 뇌바닥부에 심한 삼출성수막염이 생긴다(그림 4-15). 거미막밑공간에 중성구, 림프구, 상피모양세포, 랑게르한스거대세포, 섬유소모양삼출물이 나타나서 뇌수조를 폐색하고 뇌신경을 에워싸기 때문에 뇌신경마비나 물뇌증을 일으키기도 한다. 폐쇄동맥내막염으로 인해 다발경색이 일어날 수 있다. 병변이 심각한 증례에서는 경계가 명료한 육아종을 형성하고 전신의 다른 부위의 결핵병터와 마찬가지로 자주 거대세포를 동반하는 치즈괴사가 나타난다.

진균성수막염

진균감염증은 통상적으로 뇌실질 안에 육아종이나 고름궤양증을 형성해서 수막염을 동반하는 경우가 많다. 성인의 진균성수막염 mycotic meningitis 중에서 빈도가 높은 것은 크립토코쿠스수막염이다. 칸디다나 아스퍼길루스에 의한 진균성수막염도 발생한다. HIV감염이나 스테로이드, 면역억제제로 치료 중인 환자, 조혈기관종양이나 이식을 한 환자 등은 면역이 떨어져 있어서 감염위험이 높으며, 정상인에게도 감염되는 경우가 있다. 임상적으로는 급성으로 발병되는 경우나 수개월에서 수년의 경과를 거치며 완만하게 진행되는 경우가 있고, 때로는 물뇌증이 합병되기도 한다.

뇌실질감염증

뇌고름집(뇌농양)

뇌고름집 pyocephalus 은 세균의 직접 침입이나 코곁굴염이나 중이염 등의 인접 병터로부터의 확산, 세균심내막염이나 폐고름집 등의 감염병터에서 혈행파종으로 발생한다. 두개내압항진 증상과 진행성의 국소신경증상이 나타난다. 고름집은 중심부가 액체 상태로 연화되어 섬유성 피막으로 둘러싸여 주위로부터 고립된 병터이다.

바이러스성뇌염

단순헤르페스뇌염 herpes simplex encephalitis; HSE 은 헤르페스바이러스1형 HSV1 에 의한 것이 많으며 급성바이러스뇌염 중에서 가장 발생빈도가 높다. 발열, 두통, 의식장애, 목덜미경직 등의 증상과 함께 경련, 기억장애, 반신마비 등의 국소화된 징후, 인격변화나 지남력장애가 나타나기도 한다. 관자엽, 이마엽 눈확이랑, 대뇌섬, 띠이랑 등의 둘레계통이 가장 심하게 손상된다(그림 4-16). 조직학적으로는 괴사성이며 출혈을 자주 동반한다. 뇌실질 및 혈관주위에 염증세포 침윤이 나타나며 대형호산성바이러스의 핵포함체 Cowdry type A 가 신경세포와 아교세포에서 모두 나타난다. 조기진단과 항바이러스제 투여가 중요하다. 심각한 기억장애나 코르사코프증후군 등의 후유증을 남길 수도 있다. 일본뇌염은 작은빨간집모기에 의해 매개되는 일본뇌염바이러스에 의해 발생하며, 대뇌겉질 외에 시상이나 흑색질에서 잘 발생한다. 폴리오바이러스는 척수나 뇌줄기 부위의 운동신경세포를 손상시켜서 급성회색질척수염을 일으킨다. 광견병 rabies 은 광견병바이러스에 걸린 동물에 물림으로써 사람에게 전파되는 심각한 뇌염이다. 동남아시아 등의 해외에서 개에 물려 발병하는 경우가 있다. 바이러스는 상처부위에서 말초신경을 따라 올라가서 중추신경계통에 침입한다. 초기에는 권태, 두통, 발열 등 비특이적인 증상이 나타난다. 감염이 진행되면 환자는 비정상적인 중추신경계통 흥분증상을 보이게 되는데, 조금만 닿아도 통증을 느끼게 되고 심한 운동반응은 경련으로 발전한다. 후두근육의 경축으로 인해 물을 삼키는 것을 두려워하게 된다(물공포증). 조급증과 졸음증이 번갈아 일어나는 시기부터 혼수가 일어나서 호흡중추 기능상실로 사망하게 된다.

진행다초점백색질뇌병증

진행다초점백색질뇌병증 progressive multifocal leukoencephalopathy; PML 은 JC바이러스가 희소돌기아교세포에 감염되어 백색질에 다발성 말이집탈락 병변을 형성한다. 말이집탈락병소에는 희소돌기아교세포의 핵이 커진 바이러스포함체가 나타난다. 악성종양이나 면역억제 상태에 있는 환자, AIDS 등에서 발병하기 쉬운 기회감염이다.

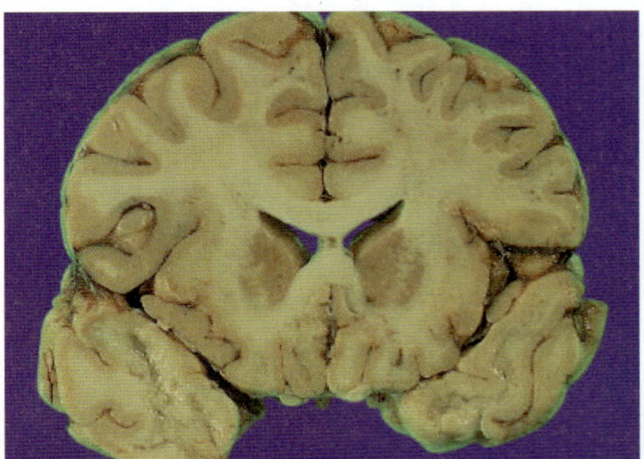

그림 4-16. 헤르페스뇌염
띠이랑, 이마엽 아래면, 대뇌섬, 관자엽에 부종과 연화가 나타난다.

사람T세포백혈병바이러스관련척수병증

사람T세포백혈병바이러스관련척수병증 HTLV-1-associated myelopathy; HAM 은 성인 T세포백혈병 ATL 의 원인바이러스인 사람T세포림프친화바이러스1형 human T lymphotropic virus type 1; HTLV-1 감염에 따른 만성진행성경성척수마비이다. 임상적으로는 느린 진행성 보행장애, 배뇨장애, 감각장애가 나타난다. 척수가쪽섬유단, 후각로의 말이집과 축삭의 장애, 림프구 침윤을 동반한다.

프라이온병

프라이온병 prion disease 은 원래 사람의 세포에 존재하는 정상적인 프라이온 단백질이 어떤 원인으로 비정상적인 입체구조를 가지게 되면서 불용화되어 뇌 안에 축적되는 질환이다. 프라이온병은 산발성크로이츠펠트-야콥병, 프라이온 단백질의 유전자 변이로 발병하는 가족성크로이츠펠트-야콥병, 게르스트만-슈투로이슬러-샤잉커병 Gerstmann-Sträussler-Scheinker disease, 쿠루, 의원성크로이츠펠트-야콥병, 변형크로이츠펠트-야콥병이 있다. 산발성크로이츠펠트-야콥병은 임상적으로는 운동신경증이나 치매로 발병하며 급속도로 의식장애가 진행되어 근육간대경련이 나타나며, 무운동함구증 상태가 되고, 1년 이내에 사망하게 된다. 뇌파에서는 주기적인 동기성 방전이 관찰된다. 초기에는 대뇌겉질에 해면모양변화라고 불리는 작은 공포가 많이 나타나며, 그 후 신경세포가 광범위하게 탈락하여 별아교세포가 증식하고 뇌는 고도로 위축된다(그림 4-17).

1980년대에 사체에서 채취한 경질막 이식을 받은 환자에게서 오랜 잠복기간을 거쳐 의원성크로이츠펠트-야콥병이 발병한 증례가 보고되어 현재는 사체에서 채취한 경질막은 사용하지 않게 되었다. 변형크로이츠펠트-야콥병은 소해면모양뇌병증 bovine spongiform encephalopathy; BSE 에 걸린 소의 부적절한 해체 처리로 인해 섞여 들어온 중추신경조직이 사람에게 섭취된 결과라고 여겨진다.

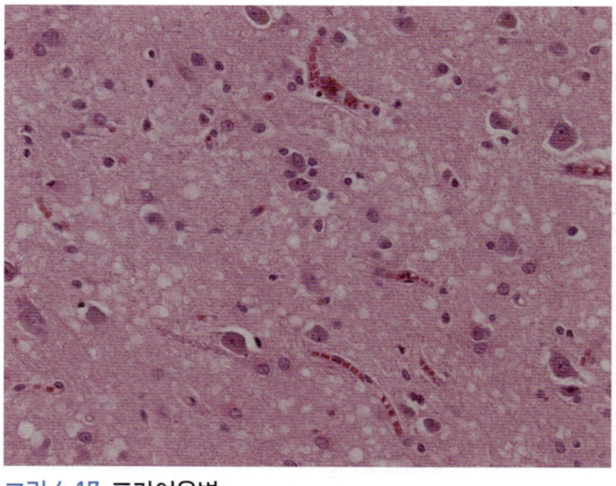

그림 4-17. 프라이온병
대뇌겉질의 해면모양 변화(헤마톡실린-에오신염색)

말이집탈락병

중추신경에서 신경세포의 정보를 먼쪽부위에 전달하는 축삭은 말이집으로 덮여 있다. 말이집은 전기적인 절연체 역할을 해서 신경세포막의 활동전위가 빠르게 전파될 수 있도록 한다. 중추신경의 말이집은 희소돌기아교세포에 의해 만들어진다. 말이집탈락병 demyelinating disease 은 이전에는 정상이었던 말이집이 면역을 매개로 손상되는 후천적인 질환이다. 다발경화증과 시각신경척수염이 대표적인 질환이다. 말이집탈락병은 진행다초점백색질뇌병증과 같이 희소돌기아교세포에 바이러스감염이 일어나는 경우나, 약제 및 다른 독성물질에 의해 발생하는 경우가 있다. 이에 비해 선천적으로 말이집이 정상적으로 형성되지 않은 질환은 말이집형성장애나 백색질형성장애증이라고도 한다. 정상적인 말이집의 형성에 필요한 단백질의 돌연변이가 일어나는 소아기에 발병하는 것이 많다.

다발경화증 multiple sclerosis; MS 은 자가면역성 말이집탈락병이다. 임상증상은 말이집에 의한 신경탈락증상의 에피소드가 시간적, 공간적 다소성으로 일어나 재발과 완화의 경과를 보이는 것이 특징이다. 회복은 보통 불완전하고 재발이 반복되는 것으로 신경탈락증상이 더해지면 중증으로 바뀐다.

병리학적으로 다발경화증은 백색질의 질병이며, 병변은 다발성으로 경계가 명료한 말이집탈락병터(그림 4-18)라고 불리는 환부를 형성한다. 말이집탈락병터는 뇌실 주위, 시각신경, 시각교차, 뇌줄기, 상행성, 하행성

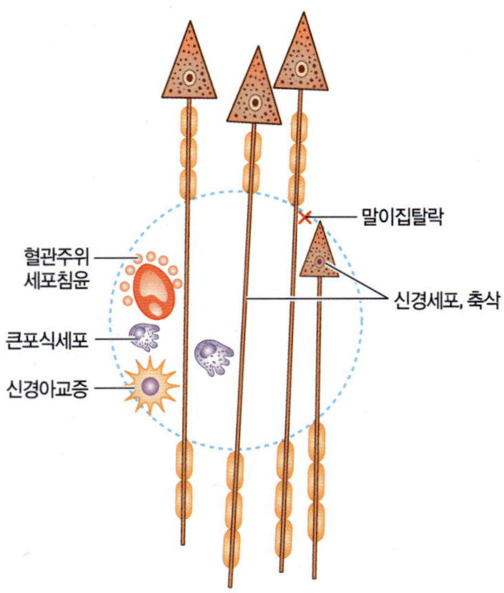

그림 4-18. 말이집탈락병터

말이집탈락병터에서는 말이집이 탈락하지만 축삭이나 신경세포는 유지되고 혈관 주위의 림프구나 큰포식세포의 침윤, 신경아교증이 나타난다.

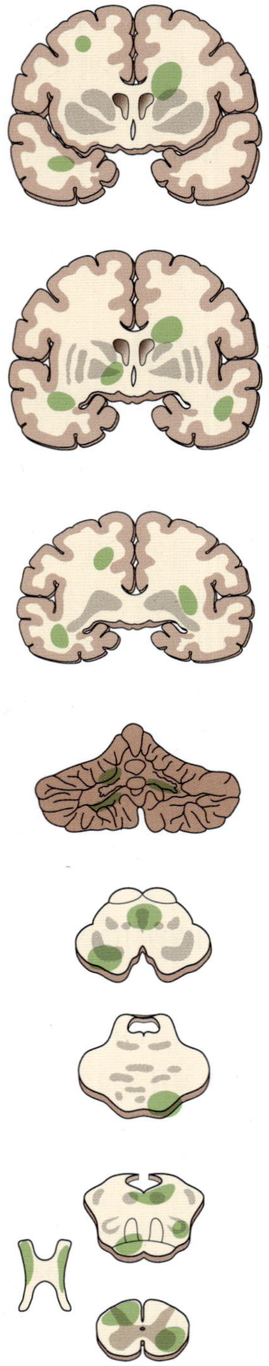

그림 4-19. 다발경화증의 말이집탈락병터의 분포

대뇌백색질에는 다발성 말이집탈락병터가 뇌실 주위에 현저하게 나타난다. 뇌백색질, 뇌줄기, 척수, 시각신경에도 다발성 말이집탈락병터가 산재해 있다.

신경로, 소뇌, 척수에서 높은 빈도로 나타난다(그림 4-19). 병터는 현미경 수준에서 보면 경계가 명료하다. 시각신경척수염 neuromyelitis optica; NMO 은 시각신경과 척수에서 잘 발생하는 자가면역성 갈이집탈락병이다. 이전에는 다발경화증의 아형으로 여겨졌지만 현재는 별아교세포의 발돌기에 발현된 수분통로아쿠아포린4에 대한 항체가 매개하는 자가면역질환으로 인식되고 있다. 다발경화증과 시각신경척수염은 병태나 병리, 치료법이 다르기 때문에 구분하는 것이 중요하다.

주요 신경변성질환

신경변성질환은 원인불명이고 잠재적으로 발병하며, 느리게 진행되는 중추신경질환의 총칭이다. 임상적으로는 장애를 받은 뇌의 영역에 따른 신경증상이 나타나며, 병리학적으로는 특정 영역의 신경세포가 탈락해서 신경아교증이 발생한다. 조직학적으로는 장애영역의 신경세포나 아교세포에 질환 특이적인 단백질의 포함체가 형성되는 것이 특징이다.

파킨슨병과 레비소체치매

파킨슨병 Parkinson disease 은 동작완만, 정지시떨림, 근육경직, 소폭보행이나 가면얼굴과 같은 운동증상을 중심으로 변비나 배뇨장애, 기립저혈압 등의 자율신경장애, 우울증이나 불안, 환시 등과 같은 정신증상을 다양하게 아우르는 질환이다. 파킨슨병의 유병률은 나이가 들수록 증가하며 발생빈도가 높은 질환이다.

병리학적으로는 흑색질, 청색반점핵, 미주신경등쪽핵 등의 신경세포가 탈락하여 특유의 운동장애나 자율신경장애를 일으킨다. 육안으로 보았을 때 흑색질이나 청색반점의 멜라닌함유세포의 탈락이 일어나고 정상적인 검은색이 탈락해서 갈색을 띤다(그림 4-20). 남아있는 신경세포에는 α시누클레인이라는 단백질로 구성되어 있는 포함체인 레비소체 Lewy bodies 가 나타난다 (그림 4-21). 교감신경의 중추인 척수 중간질 가쪽핵의 세포탈락으로 인해 기립저혈압이 발생한다. 운동장애는 흑색질에서 줄무늬체에 투사하는 도파민작동성 뉴런의 장애로 인해 출현하기 때문에 치료는 도파민 보충요법이 중심이다. 또한 파킨슨병은 중추신경계통 이외에 말초의 척추 주위나 목부위, 복강에 있는 교감신경절이나 소화관의 신경얼기에도 레비소체가 출현하는 등, 전신질환적인 측면도 가지고 있다.

한편, 레비소체치매 dementia with Lewy bodies; DLB 에서는 마이네르핵, 편도핵, 관자엽 및 띠이랑, 대뇌섬 등에도 레비소체가 다수 출현한다. 겉질에 출현하는 레비소체는 겉질형 레비소체라고 한다. 레비소체치매는 알츠하이머병에 이어 많이 발생하는 변성형 치매이며, 파킨슨병에 비해 흑색질의 세포탈락이 경미한 경향을 보이는 경우가 많다.

파킨슨병은 완만한 만성질환이며 운동요법의 역할이 매우 크다. 파킨슨병의 증상은 하루 중에서도 또는 날마다 변동이 크며, 정신적인 상태나 신체적 상태에 의해서도 영향을 받기 쉽다.

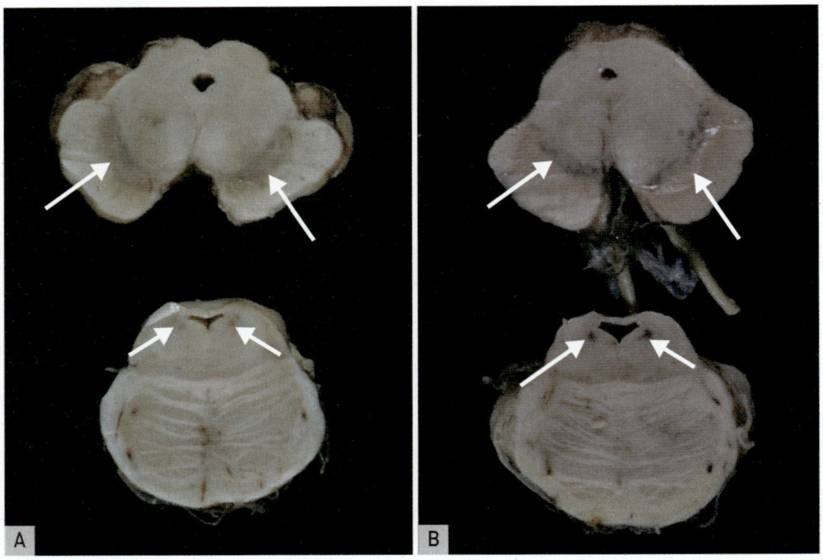

그림 4-20. 파킨슨병
파킨슨병(A)에서 흑색질(상)과 청색반점(아래)의 멜라닌 함유세포의 탈락 때문에 정상인(B)에 비해 검은색이 갈색이 된다.

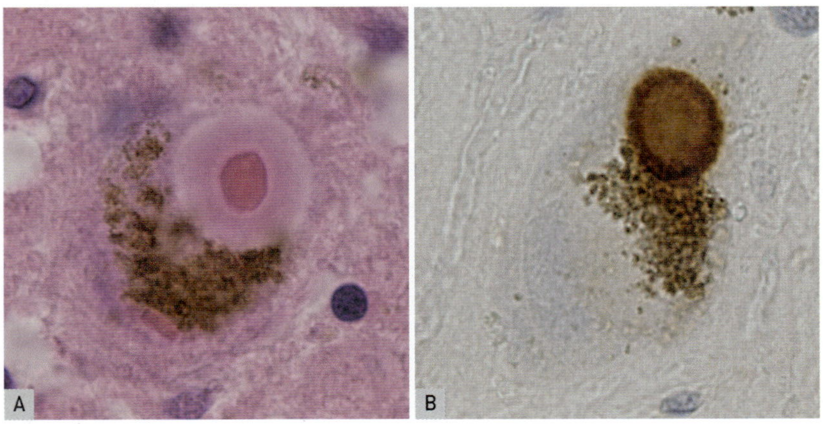

그림 4-21. 레비소체
A: 파킨슨병 흑색질의 신경 세부에 나타나는 호산성 레비소체(헤마톡실린-에오신염색), B: 레비소체는 α시누클레인 양성을 나타낸다(α시누클레인면역염색).

진행핵상마비와 대뇌겉질바닥핵변성

진행핵상마비 progressive supranuclear palsy; PSP 는 역전도성, 목부위와 몸통의 근육 경직, 운동못함증 등의 파킨슨증후군, 치매에서 발병하며 진행되면 핵상안구 운동장애, 뒤기운목, 숨뇌마비를 일으켜 와상상태가 된다. 대뇌겉질바닥핵변성 corticobasal degeneration 은 쪽치우침을 동반하는 운동장애나 파킨슨증후군, 근육긴장이상증, 진행성 실어증 등을 나타내는 질환이다. 병리학적으로는 신경세포나 아교세포에 타우단백질의 포함체가 출현하는 타우병증에 속하며, 운동장애의 재활 대상이 되는 질환이다.

운동뉴런질환

근육위축가쪽경화증 amyotrophic lateral sclerosis; ALS 은 중심앞이랑의 베츠 Betz 거대세포와 피라미드로로 이루어진 상위운동뉴런과 척수 앞뿔과 앞뿌리로 구성되는 하위운동뉴런이 선택적으로 탈락해서 장애가 발생하는 질환이다(그림 4-22, 23). 하위운동뉴런의 변성으로 뼈대근육은 신경발생근육위축을 초래한다. 팔이나 다리의 어느 한쪽 먼쪽부위의 근력저하와 근육위축, 또는 숨뇌마비로 인해 삼킴곤란이나 언어장애로 발병하는 경우가 많으며 증상은 진행성으로 악화되며, 일상생활에서는 전면적인 간병이 필요한 상태가 된다. 또한 호흡에 관여하는 가로막이나 갈비사이근의 근육위축이나 근력저하로 인해

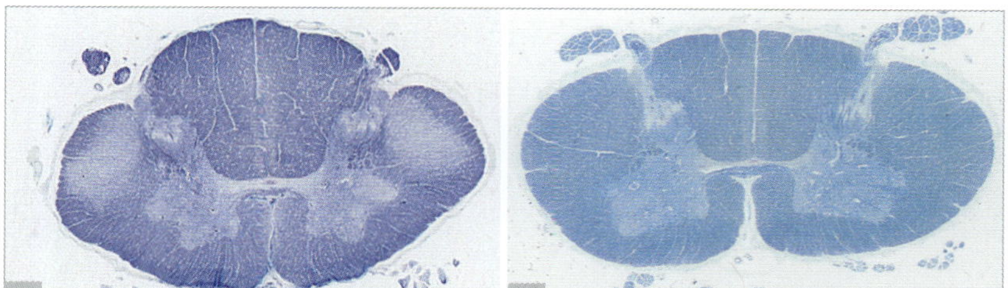

그림 4-22. 근육위축가쪽경화증 척수 횡단면

근육위축가쪽경화증(A)은 정상인(B)에 비해 척수 앞뿔과 앞뿌리의 위축, 가쪽겉질척수로의 변성(담명화)이 나타난다(Klüver-Barrera염색).

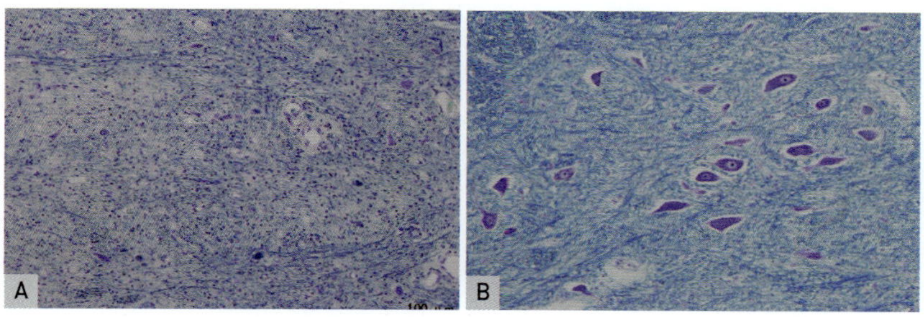

그림 4-23. 근육위축가쪽경화증의 척수앞뿔

근육위축가쪽경화증(A)은 정상인(B)에 비해 척수앞뿔의 대형운동뉴런에 심각한 탈락이 나타난다(Kluver-Barrera염색).

호흡기능상실 상태가 되며, 보통 3년 전후의 이환기간을 거치는 경우가 많다. 중년기 이후에 발병하며 대부분은 산발성이지만 10~20%는 가족성으로 발병한다. 남아있는 운동뉴런에는 부니나소체 Bunina bodies 가 나타나고, TDP-43 단백질로 구성된 비정상적인 포함체가 나타난다. 증상의 진행속도는 증례마다 다르다. 보통 감각장애나 안구운동장애, 배뇨장애는 나타나지 않고 수의운동이 심하게 장애를 입은 상태가 되어도 욕창이 생기지 않는 등의 음성징후가 있다. 이것은 병리학적으로 운동뉴런계 이외의 조직이 장애를 받지 않기 때문이다. 근본적인 치료법은 아직 없지만 인공호흡기나 위창냄술, 의사전달 장치 등이 보조요법이 된다.

척수소뇌변성증

척수소뇌변성증 spinocerebellar degeneration; SCD 은 운동신경증을 보이는 다양한 질환군의 총칭이다. 척추소뇌변성증의 70%는 산발성, 30%가 유전성이다. 산발성 척수소뇌변성증의 2/3를 차지하는 것이 다계통위축 multiple system atrophy; MSA 이며 가장 빈도가 높다. 유전성척수소뇌변성의 90%가 우성유전성이며, 10%는 열성유전성이다.

운동신경증의 배경이 되는 해부학적 부위는 소뇌겉질과 백색질, 소뇌치상핵, 다리뇌핵, 아래올리브핵, 척수 등이다. 척수소뇌변성증은 질환마다 장애를 받는 병변 분포나 정도에 차이가 있으며, 이것이 임상증상과 밀접하게 관련되어 있다.

다계통위축은 임상적으로는 소뇌성 운동신경증, 파킨슨증후군, 자율신경장애를 주요 특징으로 하는 질환이다. 증상은 항상 진행성으로 나타나서 발병 4~5년이면 혼자 걷지 못하게 되고, 약 10년이 되면 일어서지 못하고 사망하는

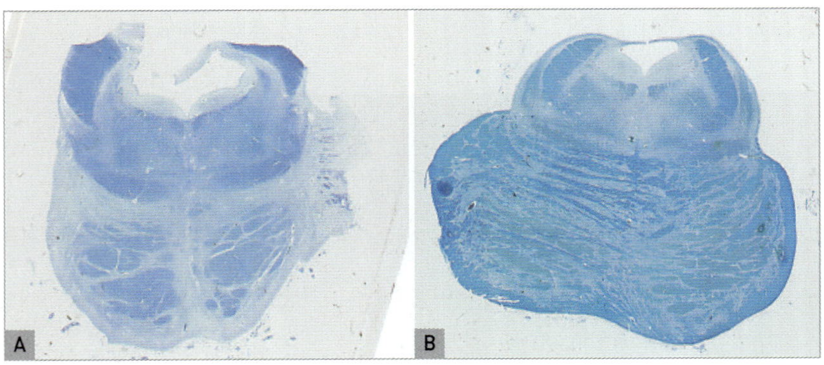

그림 4-24. 다계통위축
다계통위축(A)은 정상인(B)에 비해 다리뇌 앞부분에 현저한 위축이 나타난다(Klüver-Barrera 염색).

경우가 많으며, 뇌가 위축되는 속도도 빠르다. 다계통위축의 특징은 초기부터 강한 자율신경장애가 나타나는 것이며, 여기에 운동신경증과 파킨슨 증상이 다양한 정도로 더해진다. 소뇌성 운동신경증이 중심이 되는 타입과 파킨슨 증후군이 중심이 되는 타입이 있다. 병리학적으로는 아래올리브핵, 다리뇌핵, 소뇌의 변성이 운동신경증의 병터이며, 조가비핵(줄무늬체)과 흑색질의 변성이 파킨슨증후군의 병터이다(그림 4-24). 자율신경장애는 땀남장애, 기립저혈압, 배뇨장애, 남성에서는 발기브전 등이 동반된다. 수면무호흡은 예후와 관련이 있으며 돌연사의 원인이 된다. 교감신경계의 중추인 가슴막 중간질가쪽핵, 바깥요도조임근을 지배하는 제2엉치뼈 오누프핵의 변성을 가져온다. 조직학적으로는 희소돌기아교세포의 세포체 안에 아교세포세포질포함물 glial cytoplasmic inclusion; GCI 이라 불리는 포함체가 출현하는 것이 진단의 지표이며, GCI는 α시누클레인이라는 단백질로 구성되어 있다.

유전성척수소뇌변성증 중에서 우성유전성을 나타내는 질환으로 폴리글루타민병이라고 하는 것이 있는데, 이는 유전자의 염기배열에 포함된 CAG 등의 반복 배열이 비정상적으로 연장되는 것이 원인이 되어 나타난다. 보통 증상의 진행은 완만하며 소뇌겉질만 손상을 받는 SCA6, SCA31 등에서는 ADL의 저하도 미약한 수준에 머물러서 생명에는 지장이 없다.

헌팅톤병

헌팅톤병 Huntington disease; HD 은 보통염색체우성질환이며 줄무늬체(꼬리핵과 조가비핵)의 변성을 동반하는 피라미드바깥길질환이다. 임상증상의 특징은 무도운동이라고 불리는, 춤을 추는 것 같은 불수의 운동이다. 팔다리가 불수의적으로 경련을 일으키듯이 실룩거리거나 뒤틀린 움직임이 전형적이다. 초기에는 기억력 장애, 사고와 정동장애 등의 인지기능장애가 나타나고 계속 진행되면 중증 치매가 된다.

육안으로 보았을 때 뇌는 작고 꼬리핵은 현저하게 위축되며, 조직학적으로는 꼬리핵과 조가비핵의 심각한 신경세포 탈락이 나타난다(그림 4-25).

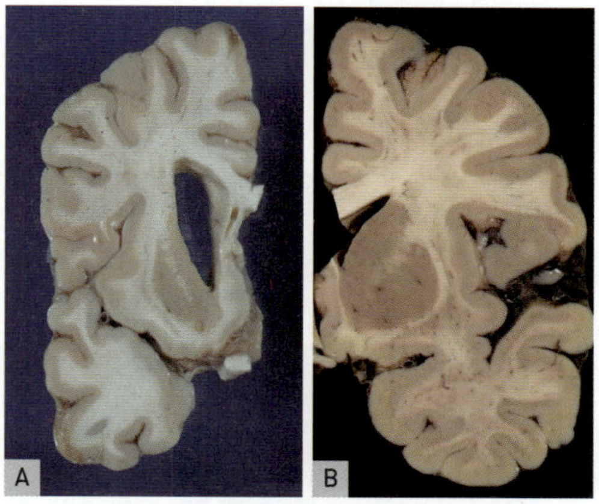

그림 4-25. 헌팅톤병
헌팅톤병(A)은 정상인(B)에 비해 꼬리핵 머리부위에 현저한 위축과 가쪽뇌실 앞다리의 확대가 나타난다.

알츠하이머병

알츠하이머병 Alzheimer's disease; AD 은 혈관치매와 함께 노년기 치매의 대표적인 원인질환이다. 알츠하이머병은 증상이 서서히 나타나면서 지속적인 진행성 인지기능저하를 특징으로 한다. 주요 증상인 기억장애, 지남력장애, 최근기억 상실이 일찍부터 나타나며, 또한 자신의 경험 등의 에피소드 기억이 사라진다. 증상이 진행되면 언어상실증, 인식불능증, 행위상실증 등의 대뇌겉질병터 증상을 나타내며, 사회생활이나 일상생활이 혼자 힘으로는 어려워진다. 장애가 심해지면 클로누스연축증이 나타나고, 언어이해불능, 발음장애, 보행장애가 나타나며 결국 일어나지 못하는 상태가 된다. 초기에는 CT나 MRI 등의 영상에는 뇌위축이 눈에 띄지 않지만, 어느 정도 진행된 경우에는 육안으로도 광범위한 위축을 보이며, 해마를 포함한 이마엽의 위축이 현저하게 나타난다(그림 4-26). 대뇌겉질의 신경세포는 탈락하고 남아있는 신경세포에는 신경원섬유변화라고 불리는 비정상적인 조직이 형성되며, 신경그물에는 노인성반점이라고 하는 비정상적인 조직이 발생한다(그림 4-27). 신경원섬유변화는 정상적인 세포안에 존재하는 가용성의 타우라고 하는 단백질이 인산화 등의 수식을 받아 불용화되고, 응집해서 섬유화를 일으켜 형성되는 포함체이다. 노인성반점은 생리적으로 세포막에 삽입된 아밀로이드전구체단백질이 효소에 의해 분리되어 아밀로이드β단백질이 되며, 나아가 비정상적으로 섬유화되어 형성되는 포함체이다. 신경원섬유변화나 노인성반점 모두 나이가 들면서 생리적으로 뇌에서 나타나는 포함체이며, 알츠하이머병은 이것이

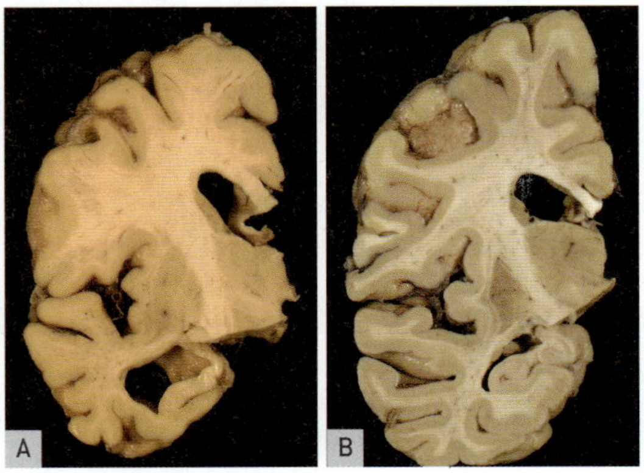

그림 4-26. 알츠하이머병

알츠하이머병(A)은 정상인(B)에 비해 대뇌겉질의 광범위위축, 해마의 위축이 나타난다.

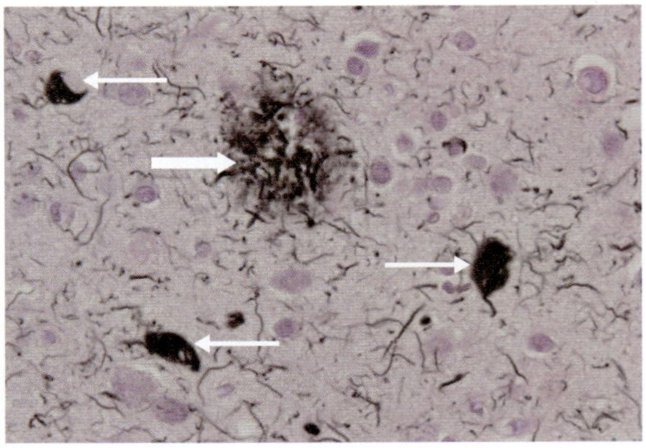

그림 27. 노인성반점과 신경원섬유변화

노인성반점(두꺼운 화살표)과 신경원섬유변화(화살표) (Gallyas-Braak은 친화염색)

보다 다량으로 광범위하게 침착된 것이다. 알츠하이머병의 병태는 노인성 반점의 형성이 선행되어서 더욱 중요하다고 하는 가설이 있는 한편, 치매의 정도는 신경원성섬유변화의 출현량과 더욱 관련이 있는 것으로 알려져 있다. 알츠하이머병의 인지기능저하는 완만한 속도로 진행되지만, 가족이나 간병인, 의료종사자들이 질환에 대한 이해를 바탕으로 적절히 대응하는 경우에는 보다 정서적으로 안정된 생활을 보낼 수 있다.

픽병

픽병 Pick disease 은 행동이상, 성격변화, 언어장애 등이 나타나며 뇌엽위축이라고 불리는 이마엽이나 관자엽 앞쪽에 한정적으로 강한 위축이 나타나는 것이 특징인 치매이다. 기억력이나 지남력은 비교적 잘 유지된다(그림 4-28). 알츠하이머에 비해 발생빈도가 매우 낮은 질환이다. 신경세포 내부에는 공 모양의 픽구 Pick body 라고 불리는 타우단백질로 구성된 포함체가 형성된다(그림 4-29).

이마관자엽변성

알츠하이머병이 기억장애나 지남력장애 disorientation 를 동반하며 행위상실증이나 인식불능증 등의 주로 대뇌의 후방영역을 침범하는 질환인데 반해, 병리학적으로 이마엽이나 관자엽의 전방영역에서 강하게 장애가 일어나는 변성질환을 이마관자엽변성 frontotemporal lobar degeneration; FTLD 이라고 총칭하고

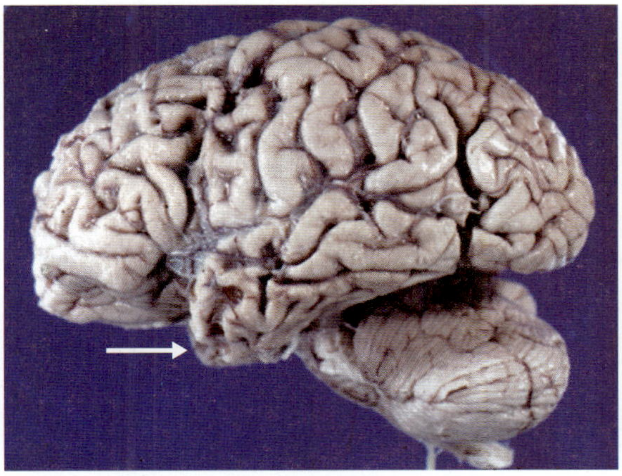

그림 4-28. 픽병
왼쪽 관자엽의 뇌엽위축(화살표)

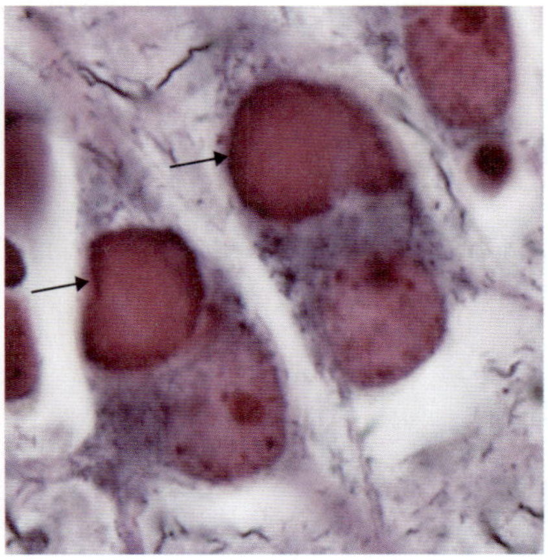

그림 4-29. 픽구
해마 치아이랑 과립세포의 공 모양 포함체(화살표) (Bodian염색)

있다. 이마관자엽변성에는 여러 질환이 포함되는데 그 원형이 되는 것은 픽병이다. 임상적으로는 탈억제나 무기력, 배려의 결여, 지속적으로 같은 행동을 하는 행동장애형과 발음장애나 환어, 언어이해불능 등 언어능력의 현저한 저하를 나타내는 언어장애형으로 크게 나뉘고 있다. 병리학적으로는 타우단백질의 포함체를 동반하는 그룹과 TDP-43단백질의 포함체를 수반하는 두 그룹이 큰 비율을 차지하고 있다. TDP-43단백질의 포함체를 동반하는 그룹에서는, 운동뉴런질환을 합병하는 타입이 있다.

중추신경계통의 외상

중추신경계통의 외상 중 중증인 것은 교통사고에 의한 것이 가장 많으며, 고령사회의 도래에 따라 높은 비율로 발생하고 있는 고령자의 전도나 추락사고의 증가도 문제가 되고 있다. 또한 뇌혈관장애를 비롯해서 일반적으로 자주 마주치는 신경질환은 기본적으로 노인에게 자주 발생하지만 외상은 소아나 젊은이에게도 많이 발생해서 의학적인 측면뿐만 아니라 사회적인 영향도 내포하고 있다. 중증의 머리부위 외상은 외상 메커니즘으로 인한 직접 일차적인 손상에 더해서 시간이 지남에 따라 뇌부종이나 대뇌허혈 등의 이차 손상이 뇌조직에 특이적으로 발생한다. 가장 심각한 경우로는 중추신경계통 특유의 구조에 기인하여 두개내압항진으로 뇌탈출이 일어나서 생명에 지장을 초래하기도 한다. 또한 다행히 죽음을 모면하더라도 운동마비나 고차

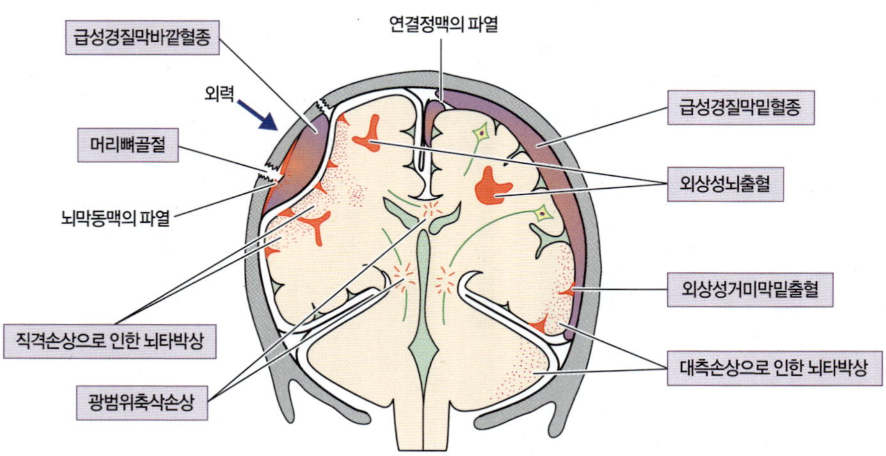

그림 4-30. 머리 외상에 의한 다양한 병태

뇌기능장애 등의 후유증이 발생하기 때문에 재활이 필요한 경우가 있다. 이러한 점들이 다른 장기의 외상에 비해 크게 다른 점이다. 여기에서는 중추신경계통 외상의 대표적인 병태인 머리뼈골절, 뇌손상, 특히 뇌타박상, 두개내혈종, 척수손상 등으로 나누어 설명한다(그림 4-30).

머리뼈골절

머리의 외상으로 머리뼈골절이 일어난 경우에는 일반적으로 외상의 정도가 강하며 급성경질막바깥혈종이나 뇌손상이 합병될 가능성이 높기 때문에, 진료에 있어서 머리부위의 CT촬영 등의 정밀검사를 추가해서 주의 깊게 경과를 관찰할 필요가 있다. 머리뼈골절은 머리덮개뼈골절과 머리뼈바닥골절로 나누며 전자에는 선골절, 분쇄골절, 함몰골절 등의 종류가 있다. 머리뼈바닥골절은 안경모양출혈이나 배틀 Battle 징후 등의 피부밑출혈, 수액누출, 귀출혈, 코출혈, 뇌신경마비 등이 발생한다. 또한 머리뼈골절은 외부로 노출되었는지 여부에 따라 개방골절과 폐쇄골절로 구분되며 전자의 경우에는 뇌조직에 세균감염의 위험성이 있다.

뇌손상, 특히 뇌타박상

외상으로 인한 뇌손상은 국소손상과 광범 위손상으로 분류되며, 전자에 포함되는 것이 뇌타박상과 다음에 설명할 각종 두개내혈종이다. 뇌타박상은 머리의 외상에 의해 뇌실질에 으깸, 부종, 다발성소출혈 등이 나타난 상태이다(그림 4-31A). 소출혈이 유합되면 큰 혈종이 될 수 있고 또한 외력이 가해져 골절이 된 쪽의 뇌손상인 직격손상과 반대쪽의 뇌손상인 대측손상 counter injury 의 형태로 여러 곳, 즉 뇌 내부의 좌우나 전후에서 동시에 발생하는 경우도 있다. 뇌타박상은 이차손상으로 뇌부종을 합병하며 손상이 광범위하면 중증이 되어 뇌실질 자체에 손상이 나타나기 때문에 후유증이 남는 경우가 많고 특히 고차뇌기능장애가 나타날 수도 있다. 광범위한 손상의 대표적인 예는 광범위축삭손상으로 권투와 같이 회전하는 충격으로 인해 발생하는 경우가 많다. 뇌 내부의 광범위한 영역에서 축삭이 손상되며 심한 경우에는 심각한 후유증이 남는다. 또한 흔히 말하는 뇌진탕은 증상이 일과성으로 후유증을 남기지 않는 가장 경증의 광범위축삭손상으로 알려져 있다.

두개내혈종

외상의 결과로 머리뼈안에 혈종(두개내혈종 intracranial hematoma)을 형성하는 경우에는 다음과 같은 다양한 메커니즘으로 발생한다. 혈종이 큰 경우에는 압박으로 인해 신경의 국소증상이 보이며, 방치하면 두개내압항진에 의한 뇌탈출로 생명이 위험해져서 뇌수술 등의 치료가 필요해진다. 급성경질막바깥혈종, 급성경질막밑혈종, 외상성뇌출혈, 외상성거미막밑출혈, 그리고 그것들과는 다른 특이적인 성격을 보이는 광범위경질막밑혈종 등이 있다.

급성경질막바깥혈종(급성경질막외혈종)

급성경질막바깥혈종 acute epidural hematoma 은 머리의 외상으로 인해 머리뼈와 경질막 사이에 형성된 혈종이며, 기본적으로 머리뼈골절을 동반한다. 관자부의 경질막 내부로 뻗어 있는 중간뇌막동맥을 대표로 하는 뇌막동맥이 골절로 파열되고 바로 아래쪽 경질막 바깥으로 출혈이 나타나면서 발병한다. 골절만 있고 뇌타박상이나 뇌출혈 등의 뇌손상이 경미하면 부상 직후에는 의식장애가 없지만, 혈종이 점차 커짐에 따라 의식장애 등의 증상이 뒤늦게 출현하는 것이 특징이다. 머리부위 CT에서 볼록렌즈 형태의 고흡수영역이 나타난다(그림 4-31B). 뇌손상이 경증이고 혈종제거술 등의 치료를 신속히 적절하게 시행하면 예후는 양호하다.

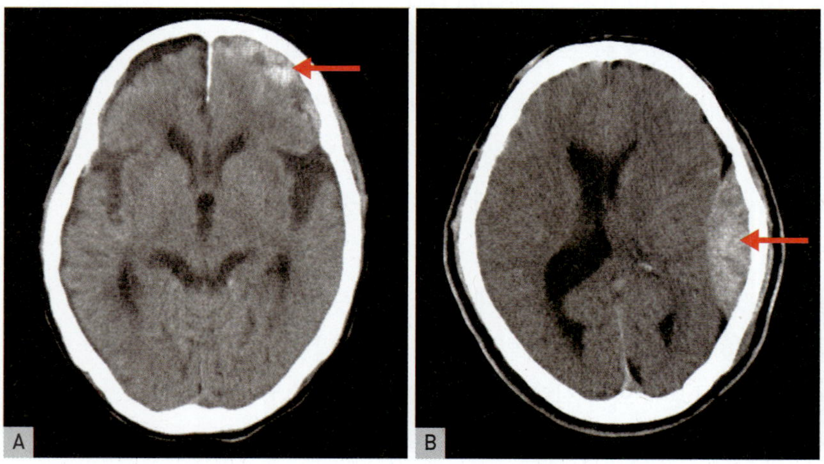

그림 4-31. 뇌타박상(A)과 급성경질막바깥혈종(B)의 머리부위 CT

A: 왼쪽 이마엽에 소출혈에 상당하는 다수의 고흡수영역이 보인다(화살표).
B: 왼쪽 머리부분에서 머리뼈와 경질막 사이에 볼록렌즈형 고흡수영역이 보인다(화살표).

급성경질막밑혈종(급성경막하혈종)

급성경질막밑혈종 acute subdural hematoma 은 머리의 외상에 의해 경질막과 거미막 사이에 형성된 혈종이며 뇌타박상이나 뇌출혈 등 뇌손상을 합병하는 경우가 많다. 회전운동이나 대측손상에 의한 뇌 표면과 뇌막정맥, 뇌막동맥을 중개하는 연결정맥의 파열, 뇌 표면 부근의 뇌타박상에 의한 혈관손상 등으로 부상 쪽과 반대쪽에서 모두 발생할 가능성이 있다. 뇌손상이 발생하면 부상 직후부터 의식장애가 있다는 점이 앞서 설명한 급성경질막바깥혈종과의 차이점이다. 머리부위 CT에서 초승달형태의 고흡수영역을 나타난다. 혈종량이 많고 뇌손상이 심한 경우에는 조기부터 중증이 되어 치료를 해도 예후가 불량하며, 따라서 중증의 후유증을 남기는 경우가 많다.

외상성뇌출혈

뇌실질 안에 혈종을 형성한 상태이며, 앞서 기술한 바와 같이 뇌타박상의 소혈종이 유합되어 발생하거나, 충격에 의한 혈관 손상 등으로 인해 나타난다.

외상성거미막밑출혈

거미막밑공간에 출혈이 퍼진 상태이다. 뇌타박상으로 뇌 표면 부근에서 발생한 출혈이 누출되거나 거미막밑공간의 혈관손상 등에 의해 나타난다.

만성경질막밑혈종

만성경질막밑혈종 chronic subdural hematoma 은 경미한 머리의 외상이 발생하고 몇 주, 또는 한두 달 후에 경질막과 거미막 사이에 혈종이 형성되어 증상이 나타나는 질환이다. 외상의 원인이 불분명하거나 본인이 기억하지 못하는 경우도 많다. 고령의 음주를 좋아하는 남성에게 많이 나타나며 간장애, 출혈경향, 항혈소판제 복용, 뇌위축 등도 원인이 된다. 경미한 외상에 의한 소출혈로 피막이 형성되고, 피막 안의 모세혈관에서 완만한 출혈이 반복되어 커지는 혈종이며, 피막으로 둘러싸여 암적색을 띠며 유동성을 보인다. 증상은 외상이 명확하지 않으면 뇌졸중과의 구별이 필요하며, 또한 치료가 가능한 치매의 원인이 될 수 있다. 머리부위 CT에서 초승달 형태의 저~중~고흡수 영역이 나타난다. 치료는 국소마취와 천두혈종제거술 trephination 로 증상개선 등의 양호한 예후를 얻을 수 있다.

척수손상

교통사고, 추락, 스포츠 외상 등 강한 외력에 의해 척수에 급격하고 강력한 손상이 가해진 상태을 말한다. 척추골절이나 탈구가 동반되는 경우가 많고, 척추 자체의 타박상이나 출혈, 경질막 안팎의 혈종 등의 손상이 생긴다. 이차 부종이 발생하면 정도나 부위에 따라 다르기는 하지만 운동마비, 감각장애, 방광곧창자장애, 자율신경장애 등 중증신경장애 및 후유증을 남긴다. 목뼈에서는 머리를 제외한 온몸의 장애를, 허리뼈에서는 하반신의 장애를 초래한다. 특히 머리목 이행부위부터 상위 목뼈에서 발생하는 중증손상에서는 호흡순환중추의 장애로 인해 즉사할 수도 있으며, 다행히 죽음을 면한 경우라도 호흡근육마비를 포함한 중증장애가 남는다.

중추신경계통의 종양

중추신경계통, 즉 머리뼈 안에서 발생하는 종양은 일반적으로 뇌종양으로 총칭되는데, 양성이나 악성을 포함해서 다음과 같은 다양한 아형이 있다. 우선 원발성과 전이성으로 나누며, 후자는 온몸의 여러 장기에서 발생하는 암이나 육종 등 악성종양의 혈행전이에 의한 것이다. 다음으로 원발성 뇌종양은 뇌실질을 구성하는 신경외배엽성세포에서 유래한 것과 주변의 뇌실질 이외의 세포에서 유래한 것으로 나누어지며, 전자는 신경아교세포에서 발생한 신경아교종이 대표적인 뇌종양으로 중심을 이루고 있으며, 그 종류나 분화도 및 악성도의 차이 등에 의해 다양한 아형으로 분류된다. 또한 신경외배엽성 세포에서 유래하기는 하지만 분화 경향이 불분명한 미분화세포에서 형성되는 태아종양의 대표적인 예인 속질모세포종이 있다. 이에 비해 뇌실질 바깥에서 발생하는 종양의 유래 세포로는 뇌척수막을 구성하는 거미막세포, 말초신경의 말이집을 구성하는 슈반 Schwann 세포, 호르몬을 분비하는 뇌하수체 앞엽세포 등이 있으며 각각에서 수막종, 슈반세포종(신경집종), 뇌하수체샘종 등의 대표적인 뇌종양이 발생한다. 신경아교종을 비롯한 신경외배엽성 세포에서 발생한 종양은 뇌 안에서 잘 융합하며 침식성 증식을 하기 때문에 수술로 완전히 적출하기 어렵고 방사선 화학요법을 필요로 하기 때문에 예후가 불량해서 악성 경과를 보이는 것이 많다. 반면 뇌실질외종양은 뇌와의 경계가 비교적 명료하고 팽창성으로 증식하기 때문에 수술로 제거가 용이하고 예후가 양호한 경과를 많이 보인다. 이상을 근거로 해서 대표적인 뇌종양에 대하여 설명한다.

신경아교종(신경교종)

신경아교종 glioma 은 원발성뇌종양의 약 20%를 차지하는 대표적인 종양으로 신경아교세포에서 발생하는 종양의 총칭이다. 신경아교세포는 신경세포를 보조하는 별아교세포, 중추신경계통의 말이집을 형성하는 희소돌기아교세포, 뇌실벽을 덮고 있는 뇌실막세포 등이 있으며 각각에서 발생하는 다양한 아형이 나타난다. 신경아교종의 대부분은 기존의 뇌 안에서 침윤성으로 증식하며 수술로 완전 적출하기 어렵기 때문에 악성도에 따라서 방사선화학요법을 실시한다. 또한 적출한 병리 표본의 악성도는 WHO 등급 I~IV로 분류하며 IV가 가장 악성이다. 다음과 같은 아형이 있다.

광범위별아교세포종(광범위성상세포종)

별아교세포에서 발생한 종양으로 뇌에서 척수에 걸쳐 어느 부위에서나 발생하며 조직학적으로는 별아교세포로 분화를 나타내는 세포가 뇌 안에 광범위하게 침윤성으로 증식한다. WHO Grade II의 종양이지만 악성 정도가 증가하면 뒤에서 설명할 아교모세포종과의 경계병변으로서 역형성별아교세포종 WHO 등급 III이 된다.

아교모세포종(교모세포종)

아교모세포종 glioblastoma 은 악성원발성뇌종양의 대표적인 종양이며, 중년에서 노인까지 대뇌반구에서 잘 발생한다. 육안으로 보았을 때 출혈이나 괴사를 수반하는 종양으로 주변에 광범위하게 침윤하며, 뇌들보를 통해 반대쪽 반구에 이르기도 한다(그림 4-32A). 조직학적으로는 별아교세포에서 발생한

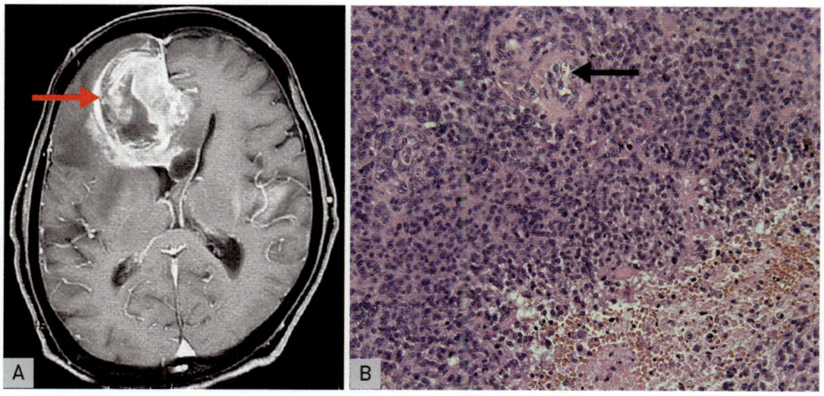

그림 4-32. 아교모세포종의 머리 조영 MRI (A)와 조직상(B)

A: 오른이마엽에서 불규칙한 고리 형태로 조영되는 종양이 보이며, 왼이마엽으로 침윤이 동반되고 있다(화살표).

B: 비정형세포의 정밀한 증식이 보이며, 미세혈관 증식 소견(화살표), 위울타리배열을 동반하는 괴사부위(그림의 우측 하단) 등도 확인된다(헤마톡실린-에오신염색).

종양이지만, 저분화나 악성 소견을 나타내는 세포가 뇌 안으로 침윤해서 높은 세포밀도로 증식한다. 많은 핵분열, 미세혈관 증식 소견, 위울타리배열을 수반하는 괴사병터 등도 나타난다(그림 4-32B). 가장 악성도가 높은 WHO 그레이드 IV 종양이다. 수술이나 방사선화학요법을 시행해도 1년생존율이 약 50%, 5년생존율은 7~8%로 예후가 불량하다.

희소돌기아교세포종(핍지교종)

희소돌기아교세포종 oligodendroblastoma 은 희소돌기아교세포에서 발생한 종양으로 성인의 대뇌반구, 특히 이마엽의 가쪽에서 잘 발생한다. 조직학적으로는 밝고 투명한 세포체를 가진 세포가 모세혈관 사이에 벌집 모양으로 증식해서 석회 침착을 동반하는 것이 특징이다. WHO 등급 II와 III이 있다.

뇌실막종(뇌실막세포종)

뇌실막종 ependymoma 은 뇌실막세포에서 유래한 종양으로 소아나 성인의 뇌실과 관련된 부위에서 잘 발생하며, 척수에서도 중심관과 관련해서 발생한다. 조직학적으로는 비교적 명료한 경계, 뇌실막로제트, 혈관주위성거짓로제트, 석회 침착 등이 특징이며 WHO 등급 I과 II가 있다.

속질모세포종(수모세포종)

속질모세포종 medulloblastoma 은 신경외배엽성세포에서 유래되지만 분화 경향이 불분명한 미분화된 세포로 이루어지는 태아종양의 일종으로 소아의 소뇌에서 잘 발생하는 대표적인 악성뇌종양이다(그림 4-33A). 소뇌발생으로 인한 소뇌실조, 보행장애, 합병되는 물뇌증으로 인한 두개내압항진 증상 등으로

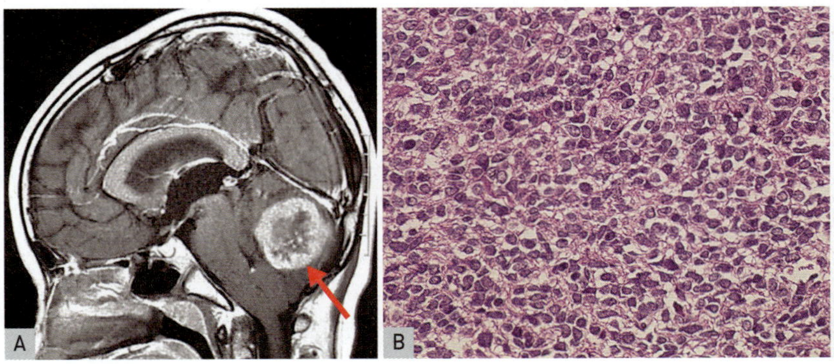

그림 4-33. 속질모세포종 머리부위 조영 MRI 시상절단면(A)과 조직상(B)
A: 소뇌정중부의 후방에 보다 강하게 조영되는 거대한 종양이 보인다(화살표).
B: 핵세포질 비율이 높고 미분화된 형태를 나타내는 세포의 밀접한 증식이 보인다(헤마톡실린-에오신염색).

발병한다. 조직학적으로는 핵세포질 비율이 높은 미분화 형태를 나타내는 세포의 정밀한 증식이 특징이다(그림 4-33B). WHO 등급 IV이며, 수술로 적출한 후 방사선화학요법을 필요로 한다.

수막종

수막종 meningioma 은 뇌의 표면을 덮고 있는 뇌척수막 가운데 하나인 거미막을 구성하는 거미막세포에서 유래한 종양으로, 원발성뇌종양의 약 25%를 차지하는 대표적인 양성뇌종양이다. 중년여성에게 잘 나타나며, 그 발생이나 증식에 여성호르몬과 관련이 있다. 거미막이 있는 뇌의 모든 부위에서 발생할 수 있지만, 머리덮개부위, 시상동주위, 대뇌낫(그림 4-34A), 나비모서리, 소뇌천막 등에서 잘 나타나며 척수에서도 발생한다. 조직학적으로는 꽈리나 소용돌이 모양 구조 등의 상피모양배열 및 원형이며 동심원 모양의 석회침착인 모래종체 psammoma body 등이 특징이다(그림 4-34B). 악성 소견은 거의 없으며 기본적으로 WHO Grade I인 양성종양이다. 종양과 뇌의 경계는 비교적 명료하고 팽창성이며 완만하게 증식하므로 증례에 따라서는 수술로 모두 적출할 수 있으며 예후도 양호해서 치유를 기대할 수 있다. 그러나 머리뼈바닥 등의 심부에 발생하는 경우에는 중요한 신경이나 혈관이 얽혀 있어서 적출이 어려운 증례가 있고, 또한 조직학적으로 악성도가 높은 WHO Grade II 또는 III의 사례도 가끔씩 있다. 그럴 경우에는 감마나이프 등의 방사선치료가 추가되며 예후가 좋지 않을 수도 있다.

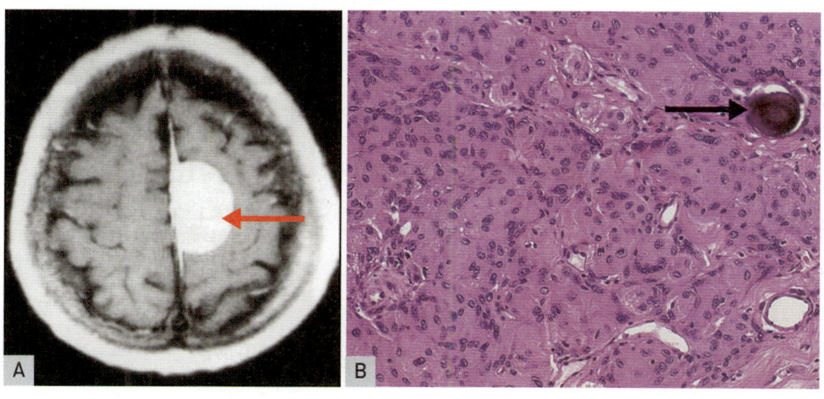

그림 4-34. 수막종 머리부위 조영 MRI (A)와 조직상(B)

A: 대뇌에 접하여 강하게 조영되는 종양이 보이며, 뇌와의 경계는 명료하다(화살표).
B: 원형세포가 작은 꽈리 형태로 증식하여 모래종체를 동반한다(화살표) (헤마톡실린-에오신염색).

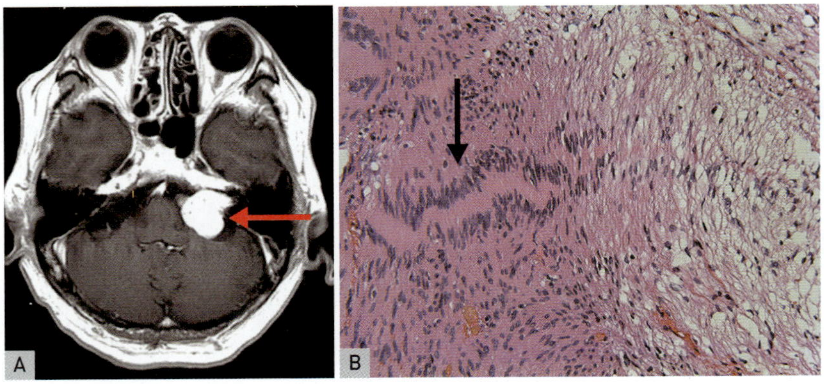

그림 4-35. 청각신경집종 머리부위 조영 MRI(A)와 조직상(B)

A: 왼소뇌다리뇌각이 강하게 조영되고 있으며, 속귀길 안으로도 들어가는 종양이 보인다(화살표).

B: 방추세포가 섞여서 다발성으로 증식하며 핵의 울타리배열(화살표)을 형성하는 Antoni type A (그림의 왼쪽 절반)와 낮은 세포밀도와 사이질이 부종 형태로 된 Antoni type B (그림의 오른쪽 절반)로 이루어진다(헤마톡실린-에오신염색).

슈반세포종

슈반세포종 schwannoma 은 말초신경의 말이집을 형성하는 슈반세포 Schwann cell 에서 유래하는 종양이며 신경집종이라고도 불리며 성인에게 잘 나타나는 대표적인 양성 뇌종양이다. 제8뇌신경인 속귀신경(청각신경)에서 가장 잘 나타나며, 청각신경종양이나 청각신경집종이라고 불리며 소뇌다리뇌각에서 발생하는 대표적인 종양이다(그림 4-35A). 그 밖에 제5뇌신경인 삼차신경이나 척수신경 등에서도 발생한다. 조직학적으로는 방추세포가 섞여서 다발성으로 증식한다. 핵의 울타리배열을 수반하는 Antoni type A와 낮은 세포밀도와 사이질이 부종 상태로 된 Antoni type B가 특징이다(그림 4-35B). 악성 소견이 거의 없는 WHO Grade I의 양성종양이다. 주위와의 경계는 명료하지만 신경이나 혈관과 접해 있어서 수술을 하는 경우, 특히 신경기능을 보존하는 것이 중요해서 증례에 따라 난이도가 높다. 작은 종양은 감마나이프에 의한 방사선 치료를 하기도 한다.

뇌하수체샘종(하수체선종)

뇌하수체샘종 pituitary adenoma 은 정상적으로는 호르몬을 분비하는 뇌하수체앞엽세포에서 발생하는 종양으로 성인의 안장 sella turcica 에서 안장상부에 걸쳐 발생하는 대표적인 양성뇌종양으로 호르몬을 생산하지 않는 비기능성샘종과 생성하는 기능성샘종이 있다. 국소증상은 양귀쪽반맹 등의 시각신경장애, 뇌하수체앞엽기능상실 등이 있으며 기능성샘종은 과도한 호르몬 분비로 인한 다양한 특징적 증상이 나타난다. 성장호르몬생산종양은 말단비대증이나 거인증을, 프로락틴생산종양은 무월경과 젖분비를, 부신겉질자극호르몬생산종양은 쿠싱병 Cushing's disease 등을 야기한다. 조직학적으로는 정상적인 뇌하수체앞엽세포를 모방하는 종양세포가 발달한 모세혈관 사이에 줄무늬, 꽈리, 동굴 모양 등의 패턴으로 증식하며, 분비되는 호르몬의 종류에 따라 세포체 과립의 색조나 형태가 다르다. 또한 핵비정형성이 없고 거의 분열하지 않는 양성종양의 성격을 띤다.

그 외의 원발성 뇌종양

머리뼈 안에서 발생하는 그 외의 종양은 각종 신경세포계통 종양, 뇌실내의 맥락얼기에서 발생하는 맥락얼기유두종, 안장상부에서 발생하는 머리인두종, 솔방울샘 및 안장상부에서 잘 발생하는 종자세포종양, 소뇌에서 많이 발생하는 혈관모세포종, 뇌의 어느 부위에서나 발생하는 뇌원발악성림프종, 다양한 간엽계 종양, 악성흑색종 등을 들 수 있다.

전이성 뇌종양

온몸의 장기에서 발생한 암이나 육종과 같은 악성종양의 전이로 인해 발생하는 것이며, 중추신경계통에는 림프관이 존재하지 않기 때문에 기본적으로 혈행전이다. 평균수명의 연장, 암 치료의 향상으로 인한 생존기간 연장, 전이병터를 발견하기 위한 영상진단의 발달 등에 의해 발생빈도가 증가하고 있다. 전이병터는 전이의 특수성 때문에 다발성인 경우도 적지 않다. 원발병터는 발생빈도 및 해부학적 혈행위치 관계로 인해 폐암이 약 절반 정도로 가장 많고, 그 밖에 유방암, 직장암, 콩팥암 등이 있다. 또한 원발병터에서 질환의 발생빈도는 낮지만 뇌로의 전이율이 높은 종양으로는 난소나 자궁에서 발생하는 융모막암종이나 피부에서 발생하는 악성흑색종을 들 수 있다. 전이성뇌종양은 원발병터의 상황에 따라 다르지만 기본적으로 예후가 불량하며, 전이병터의 적출술 시행여부는 신중하게 검토해야 한다. 그러나 이미 나타났거나 조만간 나타날 가능성이 있는 신경증상을 수술로 경감시킬 수 있다면, 삶의 질을 유지하거나 개선시킬 수 있다. 따라서 신경기능을 담당하는 중추신경계통이라는 특수한 장기에서는 다른 장기의 전이와는 다른 기준으로 치료에 임해야 한다.

말초신경계통

말초신경계통은 12쌍의 뇌신경 및 척추 사이에서 나오는 31쌍의 척수신경으로 구성되어 있으며, 그것들이 온몸의 각 부위와 각 장기로 이어져 있다. 말초신경계통은 우선 몸신경과 자율신경으로 나뉘며, 전자는 운동신경과 감각신경을 제어하고, 후자는 무의식 상태에서 내장 활동을 제어하고 있다. 또한 중추신경계통에 대하여 운동신경과 자율신경은 원심성으로, 감각신경은 구심성으로 신경전달을 관장하고 있다. 말초신경계통은 주로 신경세포의 돌기인 축삭, 말이집신경섬유가 축삭을 감싸고 있는 말이집, 그것을 형성하는 슈반세포 등으로 구성되어 있으며 중추신경계통과 마찬가지로 여러 종류의 다양한 질환이 발생한다. 대표적인 것으로 말초신경의 변성에 의해 기능장애가 나타나는 신경병증과 종양에 대하여 설명한다.

신경병증

신경병증 neuropathy 은 말초신경장애의 총칭으로 다음과 같은 다양한 원인에 의해 발생한다.

염증성 신경병증

길랭-바레증후군 Guillain-Barré syndrome (급성염증성탈수성여러신경병증)은 어떤 선행 감염 후 병원체에 대해 생성된 항체가 말이집을 표적으로 하는 자가항체가 되어 탈수가 일어나고, 말초신경장애를 일으키는 질환이다. 벨마비 Bell's palsy 나 람세헌트증후군 Ramsay-Hunt syndrome 은 헤르페스바이러스로 인한 염증성 말초성안면신경마비를 일으키는 질환이다.

악성종양으로 인한 신경병증

폐암이나 난소암 등에서 생성된 비정상적인 자가항체가 중추신경계통, 말초신경계통, 신경근육접합부 등에 장애를 일으키는 질환이며, 신생물딸림여러신경병증이라고도 불린다

대사성 신경병증

당뇨병, 요독증, 알코올 다량섭취, 비타민B_1부족 등으로 발생한다.

중독성 신경병증

유기수은, 납, 비소 등의 중금속이나 결핵약, 키노포름, 빈크리스틴 등의 약제 등에 의해 발생한다.

교대성, 압박성 신경병증

말초신경이 기계적으로 졸리거나 압박되는 상태로, 손목굴증후군이나 팔꿈치부관증후군 등이 있다.

유전성 신경병증

샤르코-마리-투스 Charcot-Marie-Tooth 병이나 가족성아밀로이드다발신경병증 등이 있다.

종양

말초신경에서 발생하는 양성종양으로는 슈반세포종(신경집종)이나 신경섬유종이 있다. 전자의 조직형태는 중추신경계통 종양 항목에서 기술한 소견과 같고, 후자는 슈반세포, 섬유모세포, 아교원섬유가 혼재된 상태로 증식한다. 이들 종양 중에서 악성형으로는 악성말초신경집종이 있다. 또한 보통염색체 우성질환인 신경섬유종증I형 및 II형에서는 말초신경에서 위에서 설명한 양성과 악성의 다양한 종양이 발생한다.

임상에서는…

신경계통의 각종 질환은 다른 장기와 달리 운동마비나 고차뇌기능장애 등의 후유증을 남기기 때문에, 간호, 재활치료의 필요성이 높고 중요하다. 또한 고령화사회를 맞이하여, 특히 뇌혈관장애의 증례가 크게 증가해서 수요도 많아지고 있다. 신경계통의 다양한 질환은 여러 가지 합병증이나 치매가 있는 고령자에게 많이 나타나지만, 기본적으로는 병태가 진행되지 않는 뇌혈관장애, 진행성 및 난치성 신경변성질환, 진행성인 동시에 생명예후가 불량한 악성뇌종양, 전이성 뇌종양, 젊은 층에게 많이 발생하는 외상성 질환 등이 있으며 각각의 대응이 모두 다르다. 따라서 치료를 시행함에 있어 다양한 신경계통질환의 원인, 병태, 예후 등을 깊이 이해하고 있는 것이 중요하다.

복습 포인트

- 뇌의 육안적인 기본구조를 이해하고 부위별 기능과 그 가소성을 이해한다.
- 뉴런과 아교세포의 종류와 특징, 역할 및 수의운동전도로와 혈액뇌장벽에 대해 이해한다.
- 뇌부종, 두개내압항진 증상과 뇌탈출, 물뇌증의 메커니즘에 대해 이해한다.
- 주요 뇌혈관장애인 뇌경색, 뇌출혈, 거미막밑출혈에 대해서 각각의 병태, 원인, 임상병리를 이해한다. 뇌졸중에 의한 반신마비 메커니즘과 일과성 대뇌허혈 발작의 의의를 이해한다. 뇌동맥자루와 거미막밑출혈의 관련성에 대해 이해한다
- 급성경질막바깥혈종과 만성경질막밑혈종에 대해 이해한다.
- 뇌혈관성 파킨슨증후군과 혈관치매의 임상병리에 대해 이해한다.
- 중추신경계통의 감염증인 수막염의 원인과 증상을 이해하고, 뇌실질감염증인 뇌염의 원인, 병태, 증상을 이해한다.
- 프라이온병에 대해 이해한다.
- 탈수질환의 병태와 다발경화증과 시각신경척수염에 대해 이해한다.
- 신경변성질환의 각 병태와 메커니즘을 이해한다. 파킨슨병과 레비소체치매, 진행성핵상마비와 대뇌겉질바닥핵변성증, 근육위축가쪽경화증, 척수소뇌변성증, 다계통위축증, 헌팅톤병의 임상과 병리에 대해 이해한다.
- 치매질환인 알츠하이머병, 픽병, 이마관자엽변성증의 임상과 병리에 대해 이해한다.
- 중추신경계통의 외상성 질환의 분류에는 머리뼈골절, 뇌손상, 특히 뇌타박상, 각종 두개내혈종, 척수손상 등 각각의 병태에 대하여 발생 메커니즘, 장애 부위, 증상이나 영상소견 등의 임상 및 예후 등으로 나누어 이해한다.
- 뇌종양의 분류에는 아교모세포종을 대표로 하는 신경아교종, 속질모세포종, 수막종, 슈반세포종, 뇌하수체샘종, 전이성뇌종양 등이 있으며 각기 다른 병태에 대해 호발 연령및 부위, 증상이나 영상소견 등의 임상, 병리, WHO 등급을 포함한 악성도, 예후 등으로 나누어 이해한다.
- 말초신경장애의 총칭인 신경병증은 다양한 종류가 있다. 각각의 원인을 이해한다.

제5장

운동기관계통

학습목표

1. 뼈, 연골

- 뼈위축과 골다공증에 대해 이해한다.
- 무균(비감염성) 뼈괴사의 대표적인 예와 병변의 국소화에 대해 이해한다.
- 화농성골수염과 결핵성골수염이 잘 발생하는 부위와 병리학적 특징에 대허 이해한다.
- 골절의 치유과정을 이해한다.
- 주요 뼈발생종양에 대해 이해한다.

2. 관절

- 관절구축에 대해 이해한다.
- 변형관절증의 병리학적 특징에 대해 이해한다.
- 관절류머티즘의 병리학적 특징에 대해 이해한다.

3. 근육

- 뼈대근육세포의 구조를 학습한다.
- 근육의 질환에 대해 학습한다.

뼈, 연골

구조와 기능

뼈대계통은 ① 신체의 지지, ② 운동, ③ 중요 장기의 보호, ④ 칼슘대사, ⑤ 조혈기관과 같은 기능을 가진다.

뼈는 그 표면을 형성하는 단단한 겉질뼈(치밀뼈)와 뼈 내부를 형성하는 스펀지 모양의 갯솜뼈로 구성된다. 갯솜뼈는 지방 및 조혈세포로 이루어진 골수를 지니고 있다. 뼈조직은 뼈를 형성하는 뼈모세포, 뼈 안에 다수 존재하는 뼈세포, 뼈흡수(뼈융해)를 하는 뼈파괴세포 및 뼈기질로 이루어져 있다. 뼈기질은 I형 콜라겐과 인산칼슘의 일종인 수산화인회석을 주성분으로 하고 있다. 혈관이 뻗어 있는 하버스Havers 관과 폴크만Volkmann 관이 뼈 안에 다수 존재하고 있으며,

이를 중심으로 뼈단위를 형성한다. 뼈단위는 기둥모양의 구조를 띠고 있으며 이름 그대로 뼈조직의 기본단위를 이루고 있다. 뼈조직은 신진대사가 왕성하고 날마다 분해, 흡수되는 한편, 뼈단위가 새로 만들어지고 있어서 1~4년만에 온몸의 뼈가 모두 새로운 것으로 치환된다고 한다(그림 5-1, 2).

연골은 연골세포와 연골기질로 구성된다. 연골기질은 II형콜라겐과 점액다당류로 이루어진 거대분자인 프로테오글리칸(NOTE 1)을 주성분으로 하고 있으며, 이와 더불어 높은 보수력을 가지고 있다. 연골은 그 조성의 차이에 따라 유리연골, 섬유연골 및 탄력연골로 구분된다. 활막관절의 대부분은 유리연골로 구성되며, 그 특징으로는 혈관이나 신경이 없다는 것이다. 일부 활막관절(턱관절, 봉우리빗장관절, 복장빗장관절)의 관절연골 및 관절원반은 섬유연골로 구성되며 그 일부에 혈류가 지나가고 있다(그림 5-3~5).

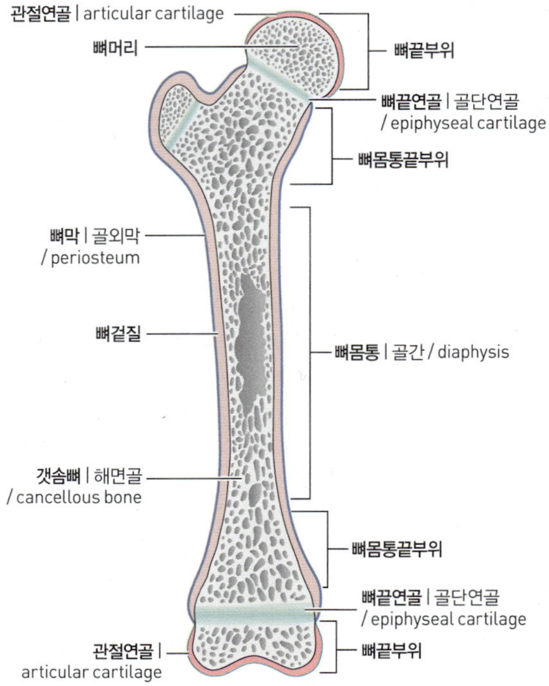

그림 5-1. 넙다리뼈의 구분과 구조

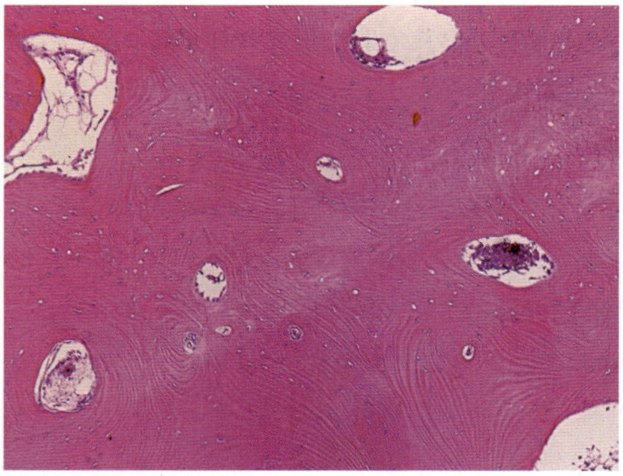

그림 5-2. 겉질뼈 조직상
희고 원형모양으로 투명하게 보이는 것이 하버스관이다. 붉게 보이는 뼈기질의 줄무늬가 뼈단위이다(HE염색).

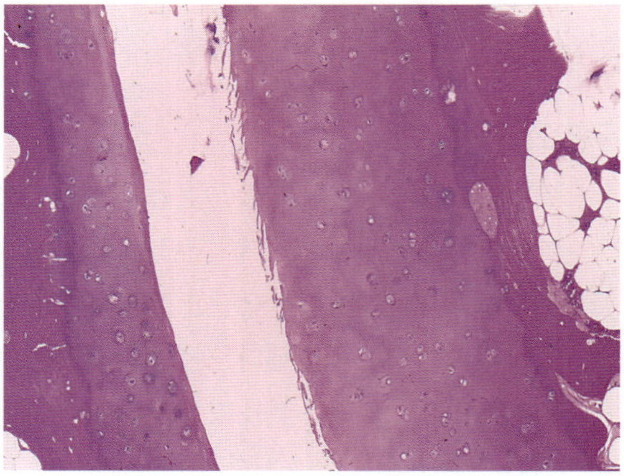

그림 5-3. DIP관절(유리연골) 조직상
관절안을 사이에 두고 마주보는 관절연골(유리연골). 분홍색이며 단일한 모양의 연골기질과 그 안에 하얗고 투명하게 보이는 연골세포방 중간에 연골세포가 있다(HE염색).

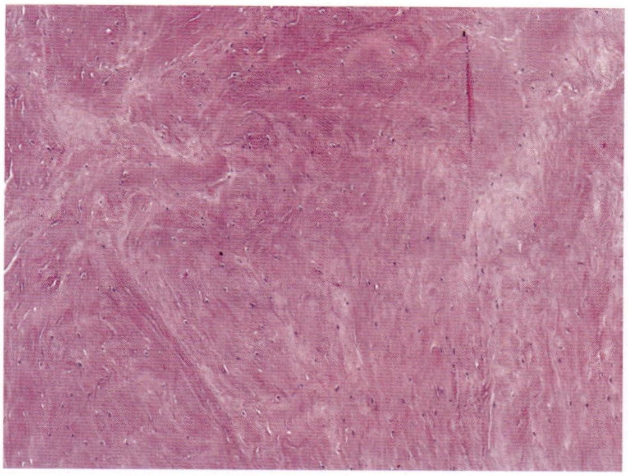

그림 5-4. 반달연골(섬유연골) 조직상
유리연골과 섬유성 결합조직의 중간적인 조직소견을 보인다(HE염색).

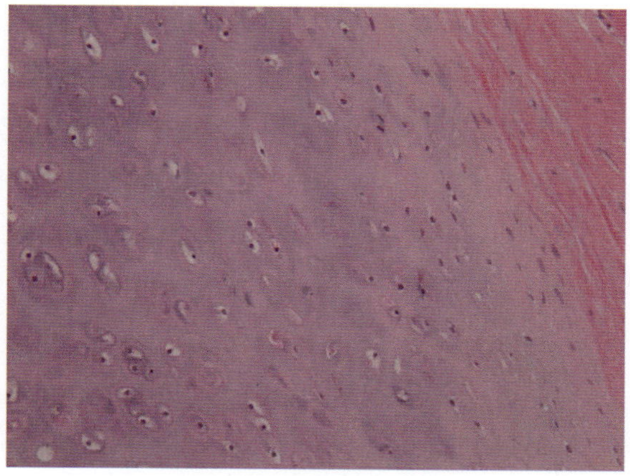

그림 5-5. 후두덮개연골(탄력연골)의 조직상
얼핏 보면 유리연골과 비슷하지만 탄력섬유가 풍부해 색조가 자주색으로 보인다(HE염색).

선천뼈계통질환과 기형증후군

연골무형성증

연골무형성증 achondroplasia 은 *FGFR3* fibroblast growth factor 3 유전자의 돌연변이로 나타나는 보통염색체우성질환이다. 연골의 뼈형성장애로 인해 긴뼈의 장축방향 성장이 장애를 받아 팔다리가 짧아지는 소인증이 발병한다. 근력이나 지적능력은 정상이다.

점액다당류증(뮤코다당류증)

점액다당류 mucopolysaccharide 는 글리코사미노글리칸이라고도 불리며 세포바깥바탕질로서 전신에 보편적으로 존재하고 있다(NOTE 1). 점액다당류 분해효소의 선천적인 이상으로 인해 온몸에 점액다당류가 축적된다. 점액다당류증 mucopolysaccharidosis 은 대부분 보통염색체열성질환이다. 결손된 효소의 종류에 따라 증상이 다른데, 도깨비와 같은 특징적인 얼굴 모습으로 인해 가고일리즘 gargoylism 으로 불리고 있다.

NOTE 1

점액다당류

점액다당류는 글리코사미노글리칸(glycosaminoglycan; GAG)이라고도 하며, 히알루론산, 콘드로이틴황산, 델마탄황산, 헤파란황산, 헤파린, 케라탄황산의 6종류가 있다. GAG가 다수 중합된 것을 프로테오글리칸이라고 하고, 프로테오글리칸이 다수 중합한 것을 아글리칸(혹은 연골형 프로테오글리칸)이라고 부른다.

마르팡증후군

마르팡증후군 Marfan syndrome 은 보통염색체우성질환의 형식을 가진다. 발생빈도는 5,000명당 1명 정도이다. 탄력섬유의 성분인 피브릴린의 이상으로 인해 큰 키에 팔다리와 손가락이 길고(거미모양 손가락), 척추가 굽는 등의 증상이 나타난다. 심장혈관계통에도 이상이 생겨서 박리성대동맥자루(대동맥박리)의 발병률이 높으며 종종 이것이 사망원인이 된다. 질병의 성질상 장신이 유리한 스포츠나 악기 연주 등에 뛰어난 경우가 있으며, 미국에서는 프로스포츠 선수의 메디컬 체크항목에 해당 증후군 항목이 있다.

바다표범손발증(팔다리짧은증)

일본에서 1958년부터 판매된 수면제 탈리도미드 thalidomide 를 임산부가 복용했을 때 생기는 기형유발작용으로 인해 팔다리의 긴뼈가 없거나 짧아서 손이나 발이 직접 몸통에 붙어 있는 증상을 가진 신생아가 309명 태어났다. 이 증상을 바다표범손발증 phocomelia 이라 한다. 탈리도미드로 인한 전 세계의 피해자는 약 3,900명으로 알려져 있다.

뼈비대

거인증

뼈끝연골의 연골내 뼈생성이 활발한 성장기에 성장호르몬이 과다분비되면 신장 및 체중의 현저한 증가가 일어나서 균형 잡힌 「거인」이 되는데, 이를 거인증 gigantism 이라고 한다. 뇌하수체의 과다형성이나 샘종이 원인이 된다.

말단거대증

말단거대증 acromegaly 은 성장이 끝나고 뼈끝선이 폐쇄된 후에 성장호르몬이 과다분비되면, 머리뼈와 팔다리의 말단에 변형이 일어나게 되는 것을 말한다. 뇌하수체의 과다형성이나 샘종이 원인이 된다. 거인증과의 차이는 성장호르몬의 과잉이 발생한 시기(성장기 또는 성인)이다.

뼈파제트병

뼈파제트병 Paget disease of bone or osteitis deformans 은 뼈흡수와 뼈생산의 신진대사가 항진되어 뼈조직의 변화에 이상이 생기는 질환으로 뼈의 비후와 변형을 불러일으킨다. 다양한 유전자이상에 의해 발병한다. 서구에서는 높은 유병률을 보이지만, 동양에서는 100만 명당 2.3명 정도로 여겨진다. 뼈통증과 뼈변형에 따른 다양한 증상이 나타난다(NOTE 2, 그림 5-6).

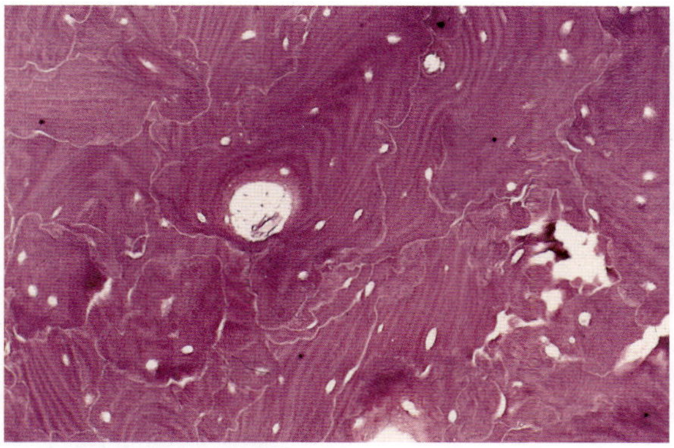

그림 5-6. **뼈파제트병의 뼈조직**
불규칙한 모자이크 모양의 비정상적인 뼈단위가 보인다.

NOTE 2

뼈파제트병

파제트병(Paget's disease)이란 병명은 뼈파제트병과는 전혀 다른 피부암이나 유방암에도 이용되기 때문에 혼동하지 않도록 주의하자.

뼈위축과 골다공증

압박위축

지속적으로 압박을 받은 뼈는 위축된다. 압박위축 pressure atrophy 에는 척주와 인접해서 뻗어 있는 대동맥에서 발생한 대동맥자루의 압박으로 인한 척추뼈 위축 등이 있다.

불사용위축

골절 등의 치료로 인해 장기간 고정된 팔다리뼈나, 오랫동안 누워지내는 경우에 하중이 가해지지 않은 뼈는 위축된다. 구체적으로는 뼈염(칼슘)이 급격히 감소해서 뼈가 약해진다. 불사용위축 disuse atrophy 의 병태는 아래에서 설명할 골다공증과 동일하다.

노년위축

노화현상으로 전신에 위축이 일어나고 그에 따라 뼈위축이 일어난다. 노년위축 senile atrophy 의 병태도 아래에서 설명할 골다공증과 동일하다.

골다공증(뼈엉성증)

뼈에 대한 하중 감소, 노화, 여성의 폐경 후 영양불량, 내분비이상 등으로 인해 골량이 감소한다. 그 결과 허리나 등의 통증, 피로증, 골절(노뼈먼쪽끝, 등뼈, 넙다리뼈머리목부위에서 잘 일어난다)이 나타난다. 칼슘대사는 비타민D

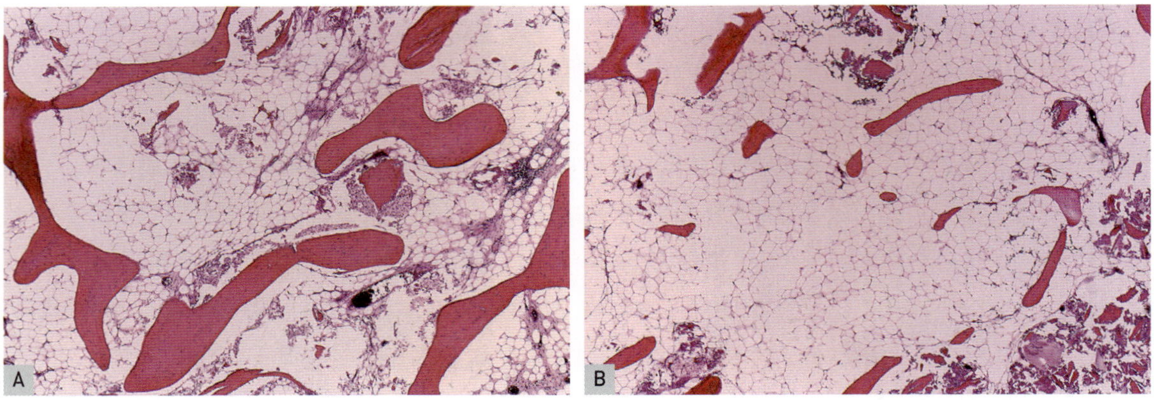

그림 5-7. 갯솜뼈 골량과 지방성 골수
A: 정상. B: 골다공증. 골량 감소와 위축이 두드러지게 보인다.

유도체 1,25-다이하이드록시콜레칼시페롤, 부갑상샘호르몬, 칼시토닌의 세 가지 호르몬에 의해 통제된다. 그 타깃은 혈중 칼슘농도를 9~11 mg/dL 사이로 유지하는 것이다. 뼈의 칼슘양은 이러한 호르몬의 작용 외에도 뼈에 작용하는 하중에 의해 유지되도록 되어 있는데, 이 칼슘대사의 구조는 잠재적으로 골다공증을 불러일으키는 요인이 되는 것으로 알려져 있다.

골다공증 osteoporosis 의 병리소견으로는 갯솜뼈 골량의 위축이 특징적이다 (그림 5-7).

무균(비감염성) 뼈괴사

뼈끝병증(골단병증)

뼈끝병증 apophyseopathy 은 성장기에 발병하며 긴뼈의 이차뼈되기중심이나 짧은뼈의 뼈되기중심에 조혈성 뼈괴사가 나타난다. 부위마다 최초 기재자의 이름이 붙어 있다(표 5-1, 그림 5-8, 9).

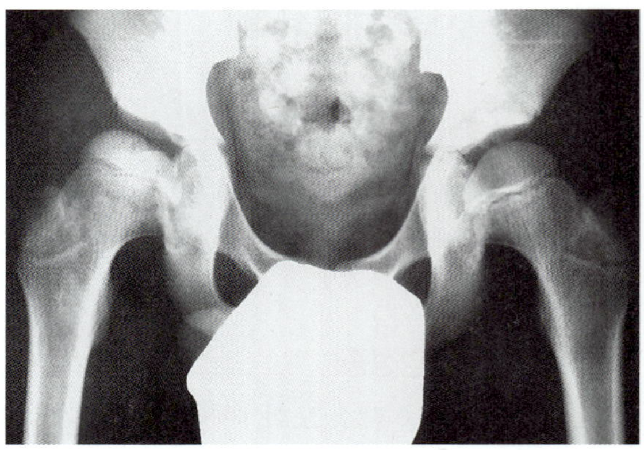

그림 5-8. 페르테스병의 X선 사진
오른쪽 넙다리뼈머리의 편평화와 음영이 농후해지는 것이 보인다.

박리뼈연골염

박리뼈연골염 osteochondritis dissecans 은 뼈끝병증의 일종이다. 관절면의 일부가 연골밑뼈판과 함께 괴사되어 관절유리체 joint mouse 가 된다.

표 5-1. 뼈끝병증의 종류

병명	부위	호발연령
페르테스병(Perthes disease)	넙다리뼈머리	4~10세 남성
오스굿-슐라터병(Osgood-Schlatter disease)	정강뼈	10~16세 남성
쇼이에르만병(Scheuermann's disease)	등뼈	13~17세의 등뼈에 발생
제1쾰러병(Köhler disease)	발배뼈	4~8세 남성
제2쾰러병 (Köhler disease II or Freiberg-Köhler disease)	발허리뼈머리	10~17세 여성
키엔벡병(Kienbock's disease)	반달뼈	청장년 남성
시버병(Sever's disease)	발꿈치뼈	8~12세 전후 남성

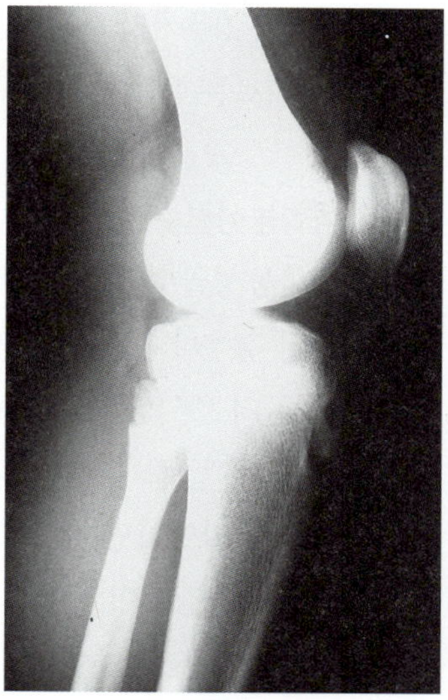

그림 5-9. 오스굿-슐라터병의 X선 사진
정강뼈 거친면에 뼈의 비후가 보인다.

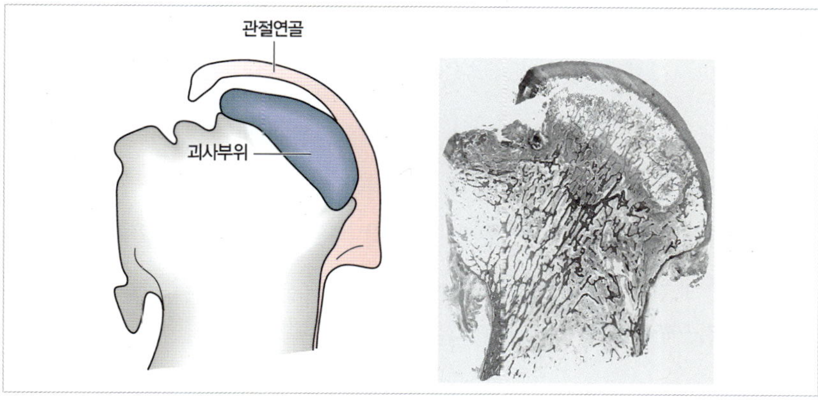

그림 5-10. 특발성넙다리뼈머리 괴사의 조직 소견
관절연골밑 뼈머리조직의 괴사가 보인다.

특발성넙다리뼈머리괴사

원인불명의 넙다리뼈머리괴사를 특발성넙다리뼈머리괴사 idiopathic aseptic necrosis of femoral head 라고 한다. 위험인자로서 스테로이드약이나 알코올이 알려져 있다. 스테로이드약을 써서 치료하는 질병 중에서도 전신홍반루푸스 systemic lupus erythematosus; SLE 등의 자가면역질환 환자에서의 발병빈도가 높은 것으로 알려져 있다(그림 5-10).

염증

급성화농성골수염

급성화농성골수염 acute suppurative osteomyelitis 은 뼈에 세균이 침입해서 고름염증을 일으킨다. 황색포도알균이나 사슬알균 등과 같은 일반적인 세균의 혈행감염으로 나타나는 경우가 많다. 소아에게 많이 나타나며 긴뼈의 뼈몸통끝에서 잘 나타난다. 치료는 항균제 투여로 이루어진다.

만성화농성골수염

만성화농성골수염 chronic suppurative osteomyelitis 은 급성화농성골수염이 오랫동안 지연된 경우나 처음부터 만성형으로 발병하는 경우가 있다. 뼈융해가 일어나면 골저 bone caries 라고 불리며 괴사골이 병터에 잔존하면 그 괴사골은 부뼈 sequestrum 로 불리며 항균제가 잘 듣지 않는 원인이 된다. 부골 주위에 뼈경화가 일어나면 골구 involucrum 라고 불리며 병터 세균의 확산은 저지된다. 그러나 세균감염이 지속되고 만성 감염이 장기화되므로, 일반적으로 그렇게 되기 전에 수술 적응이 된다.

결핵성골수염

결핵성골수염 tuberculous osteomyelitis 은 폐결핵에서 혈행감염으로 인해 일어나는 경우가 많다. 척추에서 잘 발생하며, 결핵척추염 tuberculous spondylitis 이나 척추카리에스 tuberculous caries 라고도 불린다. 요추에 발생하게 되면 치즈괴사물이 큰허리근을 따라 흘러내려와서, 이동고름집 migrating abscess 이라 불리는 병태를 보인다.

골절과 치유

골절 fracture 이란 조직 내부의 해부학적 연속성이 끊어진 상태로 정의되며, 그 원인에 따라 외상골절과 병적골절로 분류된다. 외상골절은 정상뼈조직이 외력에 의해 분리되는 것으로 전도, 추락, 충돌, 교통사고 등에 의해 나타난다. 또한 과도한 운동이 원인이라고 생각되는 경우를 피로골절이라고 한다. 병적골절이란 염증, 종양, 뼈연화증 등의 질환이 원인이 되어 뼈조직의 강도가 저하되고, 이에 따라 단절되는 것을 말한다.

골절은 단순골절과 복합골절로 나뉜다. 단순골절이란 골절이 체내에서 일어나 피부손상을 동반하지 않는다는 것으로, 「단순한 골절」이라는 의미가 아니다. 이러한 오해를 피하기 위해 폐쇄골절로 바꿔 쓰는 경우도 있다. 한편 복합골절은 부러진 뼈가 몸 밖으로 튀어나오거나 피부손상을 동반하는 것을 가리킨다. 이 역시 오해를 피하기 위해 개방골절로 바꿔서 부르는 경우가 있다. 뼈조직은 감염에 취약하기 때문에 단순골절과 복합골절의 차이는 치유과정에 큰 영향을 미친다.

골절의 치유

뼈조직은 재생능력이 높아서 일반골절(단순골절)은 자연치유가 기대되며 병리소견은 다음 3단계를 거친다.

① **염증기**: 뼈조직에 있는 풍부한 혈류로 인해 골절부위에 출혈이 발생하고 혈종이 형성된다. 혈종(피덩이) 및 골절로 인한 괴사조직에 반응해서 육아조직이 형성되고 혈종이 기질화된다.

② **회복기**: 골절부위에 형성된 육아조직 안에서 모자이크 모양의 뼈조직과 연골조직이 형성된다. 연골조직은 뼈조직으로 치환되며 이러한 애벌뼈에 의해 양쪽 뼈의 잘린 끝이 이어진다.

③ **뼈개편기**: 애벌뼈가 흡수되고 새롭게 형성된 뼈단위에 의해 치환됨에 따라 골절이 치유된다. 또 골절이 변형 치유된 경우에도 해부학적으로 정상적인 형태의 뼈로 자가교정이 진행된다.

이상과 같은 골절의 치유과정은 감염이 없다는 전제하에 이루어진다. 골절부위에 감염이 있는 경우(복합골절)에는 자연치유를 바라기보다는 외과적 처치가 필요하다.

종양성 질환과 종양

연골원성종양

뼈연골종

뼈연골종 osteochondroma 은 뼈돌출증 exostosis 이라고도 한다. 성장기에 긴뼈의 뼈몸통끝에서 잘 나타나는 연골로 덮여 있는 뼈융기이다. 기본적으로 양성종양이지만 다발성으로 나타나면 악성화하기 쉽다. 원발성뼈종양 중에서는 발생빈도가 가장 높다.

내연골종

내연골종 enchondroma 은 소아나 성인의 골수안에서 발생하는 양성연골종양이다. 40% 이상은 손발가락뼈 및 손허리뼈에서 발생한다. 뼈연골종 다음으로 많이 발생한다(그림 5-11).

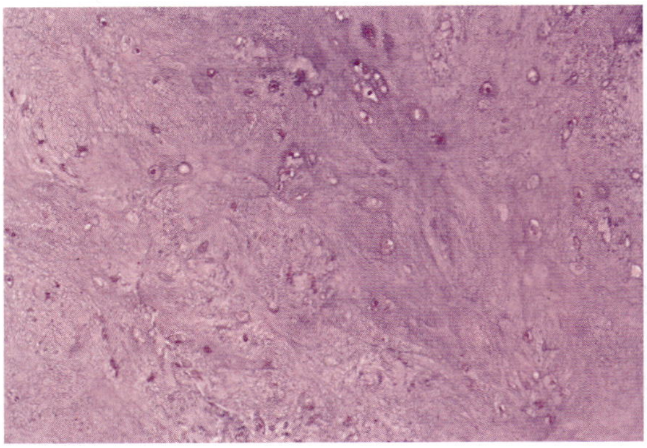

그림 5-11. 내연골종
유리연골과 유사하나 세포밀도가 높고 기질의 점액변성이 보인다.

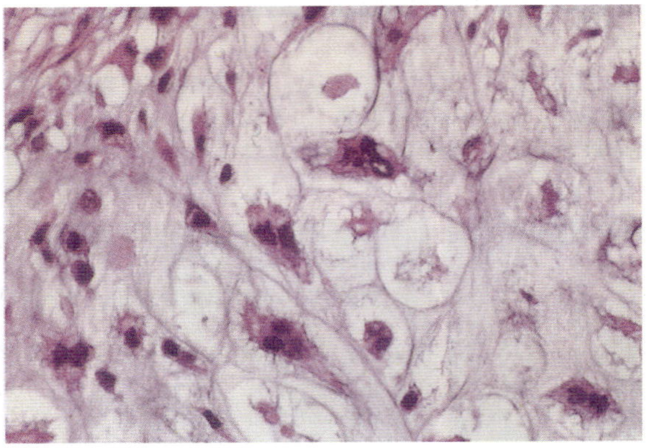

그림 5-12. 연골육종
현저한 핵비정형성과 점액모양 기질이 보인다.

연골육종

연골육종 chondrosarcoma 은 연골형성성 악성종양이다. 30~50세의 몸통, 골반, 팔다리뼈 몸쪽의 뼈몸통끝에서 잘 발생한다. 비교적 예후가 양호해서 5년 생존율은 약 77%로 알려져 있다(그림 5-12).

뼈발생종양

풋뼈뼈종

풋뼈뼈종 osteoid osteoma 은 청소년기 남성의 넙다리뼈나 정강뼈의 뼈몸통겉질 안쪽에서 잘 발생하는 양성종양이다.

뼈육종

뼈육종 osteosarcoma 은 뼈 및 풋뼈형성성 악성종양이다. 원발성뼈악성종양 가운데 가장 많이 발생하며, 인구 100만 명당 1~2명이 발생하는 것으로 알려져 있다. 10~20대 남성의 긴뼈몸통끝, 그중에서도 관절 주위에서 잘 나타난다. X선으로는 초기에 국소적인 뼈융해 모습이 보이며 뼈 바깥으로 침윤되면 골막반응에 의한 코드만삼각 Codman triangle, 침상골 sunray spicule 과 같은 특징적인 소견이 나타난다(그림 5-13). 병리조직학적으로는 연골모세포형, 섬유모세포형, 뼈모세포형의 주요 3개의 아형을 비롯한 다양한 조직형태(그림 5-14)를 나타낸다. 지금까지는 예후가 극히 나쁜 악성종양의 대표적인 예로 알려져 왔지만, 화학요법의 발달로 인해 전이가 없을 경우 5년생존율은 70%에 달하며, 폐전이가 있더라도 절제가 가능하면 5년생존율은 30~50%로 알려져 있다.

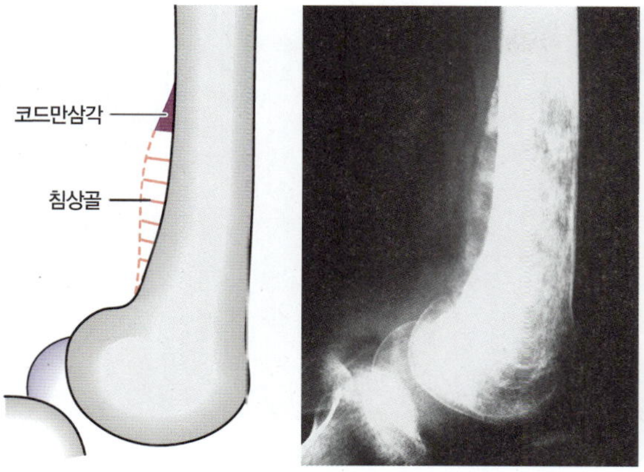

그림 5-13. 뼈육종(넙다리뼈 하단) X선 사진
종양뼈에 의한 침상골 형성과 코드만삼각(Codman triangle) 형성이 보인다.

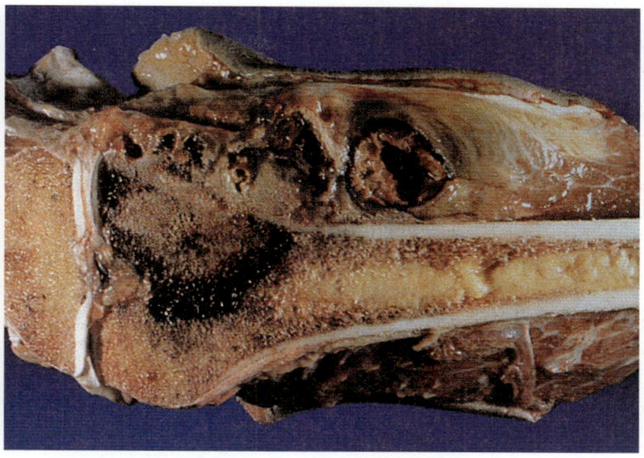

그림 5-14. 뼈육종 육안상

기타 뼈종양

뼈거대세포종양

뼈거대세포종양giant cell tumor of bone은 20~45세의 긴뼈의 몸통끝에서 뼈끝 사이에서 잘 발생한다. 남녀비율은 여성에게서 약간 더 많이 나타나는 특징이 있다. 양성뼈종양으로 분류되며 재발률이 높고 폐 전이를 일으킬 수 있다(그림 5-15).

유잉육종

유잉육종Ewing's sarcoma은 20세 미만이 80%를 차지하고 남녀비율은 2:1로 남성에서 많이 나타난다. 골반, 넙다리뼈, 위팔뼈, 정강뼈에서 잘 발생한다. 병리조직학적으로는 미분화된 소원형세포의 침윤으로 발생한다(NOTE 3). 예후가 불량한 대표적인 악성종양이며, 5년생존율은 10~40%로 나타난다(그림 5-16).

NOTE 3

유잉육종계열종양

뼈에서 발생한 유잉육종과 함께, 물렁조직에서 발생하는 원시신경외배엽종양(primitive neuroectodermal tumor; PNET)을 더해서 유잉육종계열종양이라고 한다. 소원형세포육종(small round blue cell tumor)이라고 하는, 악성도 높은 종양의 대표적인 예이다.

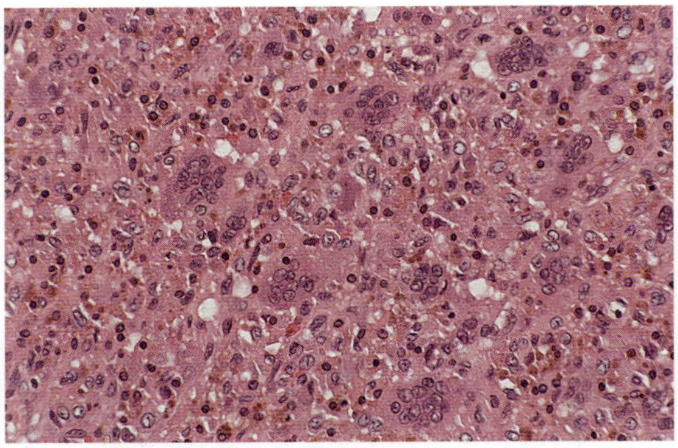

그림 5-15. 뼈거대세포종양의 조직상
비정형성의 비교적 가벼운 종양세포와 다핵거대세포의 증식이 보인다.

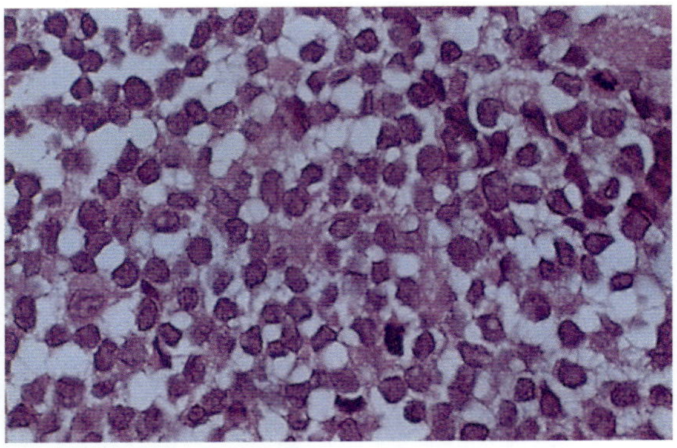

그림 5-16. 유잉육종의 조직상
소원형의 미분화된 종양세포가 밀도 있게 증식한다.

다발골수종

다발골수종 multiple myeloma 은 40~60대에 잘 발생하며, 남녀비율은 2:1로 남성에게 많이 나타난다. 원발성악성뼈종양의 15%를 차지하는데, 이는 뼈육종에 이어 발생빈도가 높은 것이다. 갈비뼈, 가슴뼈, 척추뼈, 머리뼈 등의 적색속질에 다발성으로 발병하는 경우가 많다. 형질세포의 종양성 증식이며 예후는 불량하다.

전이뼈종양

악성종양의 혈행전이로 인한 뼈전이가 많은 악성종양으로는 폐암, 유방암, 전립샘암, 콩팥암, 갑상샘암종 등이 있다.

종양 모양의 병변

단일뼈낭종

단일뼈낭종 solitary bone cyst 은 소아나 청년의 긴뼈 뼈몸통끝이나 척추에서 잘 발생한다. 뼈 속에 장액(세포바깥액)이 든 낭종이 형성되며 때때로 병적골절의 원인이 된다.

동맥류뼈낭종

동맥류뼈낭종 aneurysmal bone cyst 은 청년기에 긴뼈의 뼈몸통끝이나 척추에서 잘 발생한다. 뼈 안에 혈액이 든 낭종이 형성되며 종종 통증을 동반된다.

관절과 부속기관

구조와 기능

관절이란 뼈를 연결하는 구조체이며 가동관절과 부동관절로 분류된다. 그러나 일반적으로는 큰 가동성을 가진 윤활관절(좁은 의미의)을 관절이라고 부르고 있다. 윤활관절은 뼈와 뼈가 마주보는 양쪽 면에 관절연골이 존재하며, 연결부 전체가 섬유성 피막인 관절주머니에 둘러싸여 있다. 양쪽 연골 사이는 연속되지 않고 좁고 폐쇄된 틈새인 관절안을 형성하고 있으며, 연골 이외의 안쪽 면에는 윤활막이라고 불리는 조직이 존재한다.

윤활막은 관절연골 이외의 관절안 안쪽면에 존재한다. 윤활막조직은 0~3층의 윤활막세포로 이루어져 있는 윤활막내막으로 구성되어 있다. 그 바로 밑에는 혈관이 풍부한 결합조직이나 지방조직으로 구성된 윤활막밑조직이 있으며, 경계를 이루지 않고 관절주머니로 연속되어 있다. 윤활막세포는 타원형이나 다각형의 세포이며, 큰포식세포와 유사한 A세포(혹은 M세포)와 섬유모세포와 유사한 B세포(혹은 F세포)로 구분된다. A세포는 다양한 효소를 분비하고 포식능력이 있으며, B세포는 히알루론산과 당단백질을 생산하는 기능을 가지고 있다. 관절주머니 내부에는 윤활막 아래에 풍부한 지방조직이 축적되어 있는데, 이것을 지방체라고 한다. 지방체는 관절 주위의 공간을 채우는

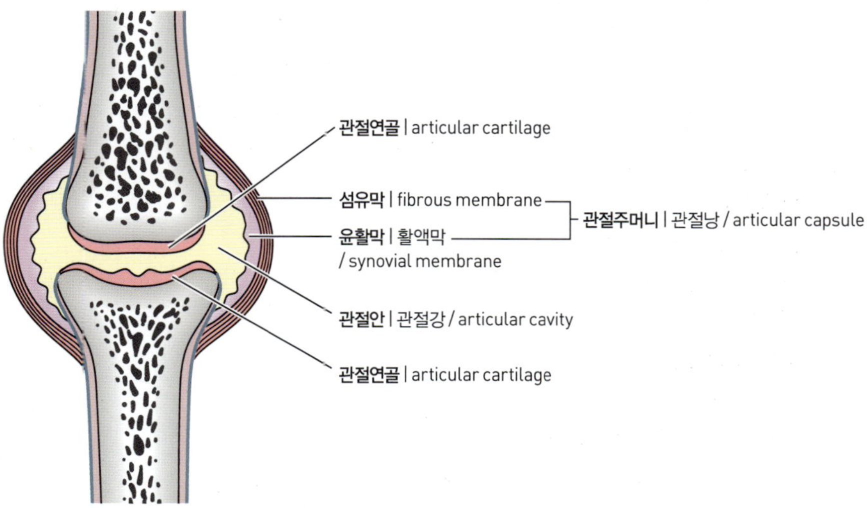

그림 5-17. 가동관절 구조

동시에 관절의 유연성과 안정성을 유지하는 데 중요한 역할을 한다.

관절안은 윤활막이 생산하는 소량의 윤활액(혹은 관절액)으로 채워져 있다. 그 양은 인체 최대의 관절인 무릎관절에서도 1~4 mL 정도이다. 그 성분은 기본적으로 혈장에서 유래하지만 분자량 16만을 넘는 거대분자의 혈장성분(섬유소원 등)은 거의 포함하지 않고 있다. 한편 히알루론산이 풍부하게 함유되어 있는 윤활액은 기능적으로 관절의 윤활과 함께 혈류가 없는 관절연골에 영양을 공급하는 경로 역할을 하고 있다(그림 5-17).

관절의 가동영역제한

정상관절의 가동영역이 제한된 경우, 그 원인이 관절주머니 외의 물렁조직에 있는 경우는 구축 contracture, 관절주머니 안에 있는 경우는 강직 ankylosis, 관절주머니 안팎에 걸쳐 있는 경우는 관절경직 joint stiffness 이라고 부른다. 다만 이 정의는 정형외과영역에서만 사용하는 것이며, 재활의학에서는 원인과 상관없이 정상관절 가동영역이 제한된 상태를 모두 구축이라고 부르고 있으므로 주의해야 한다.

외상이나 관절염과 같이 원인질환이나 부위가 명확한 가동영역제한 이외에 장기간 누워지내거나 깁스 고정으로 인해 발생하는 가동영역제한은 복합적인

표 5-2. 구축의 종류

	원인
관절성	염증, 외상, 변성 감염증, 관절질환, 부동에 의한 뼈 손상, 부위 부적합 염증, 통증, 삼출염증에 의한 윤활막, 섬유지방조직증식 외상, 염증, 부동에 의한 관절주머니의 섬유화
물렁조직성	관절 주위 조직의 외상, 염증, 부동에 의한 변화 피부, 피하 조직의 외상, 화상, 감염증, 전신성 염증 힘줄, 인대염증, 파열, 섬유화, 윤활액포염
근육성	근육의 외상, 출혈, 부종, 부동, 염증 다발성 근염, 변성 근육질환(근육디스트로피) 당뇨병, 말초혈관병, 구획증후군에 동반되는 허혈
외인성	경련성마비(뇌졸중, 다발성경화증, 척수손상, 그 외의 운동신경질환) 이완성마비(불량지위, 근육의 언밸런스) 기계적(침대나 의자에서의 불량지위, 부동 및 관절신전의 결손)
혼합성	상기 각 요소가 혼합된 것

(DeLisa JA, ed: Rehabilitation Medicine. Principles and Practice. third ed, Lippincott-Raven Philadelphia, pp. 1015-1034, 1998에서 개변 인용)

요소에 의해 발생하는 것으로 생각되며, 어느 요소가 원인으로 더 중요한지에 대해서는 불분명한 점이 많다(표 5-2).

동물실험에 따르면 관절이 고정되었을 때 2주까지 구축의 책임부위는, 힘줄의 단축과 유연성(점성탄력성)의 변화와 같이 근육에 의한 관여가 주도적인 것으로 나타났다. 그러나 이 시기를 지나면 급격하게 관절구성체에 의한 관여가 강해지는데, 이때 관절구성체의 섬유화가 진행되고 윤활막과 연골의 유착이 발생한다. 또한 피부나 신경 등도 구축과 관계가 있는 것으로 알려져 있으며, 그 병태는 복잡한 것으로 추정되고 있다.

변형관절증

개념

변형관절증 arthrosis deformans (뼈관절염 osteoarthrosis; OA)은 관절연골의 변성과 파괴, 그리고 이에 속발하는 관절 구성체의 병적 변화와 증상을 총체적으로 말한다. 원질환이 없는 일차관절증 primary osteoarthrosis 과 특정 질환이 선행되는 이차관절증 secondary osteoarthrosis 으로 분류한다. 일차 악화요인으로는 노화 및 과하중을 들 수 있으며, 이차성 원질환으로는 외상(골절, 반달연골 손상 등), 염증(골수염, 결핵, 관절류머티즘 등), 선천질환(선천고관절탈구 등) 등을 들 수 있다. 발병 부위는 무릎관절이 가장 많다. 40세 이상에서 20% 이상으로 알려져 있다. 증상이 없어도 X선 영상으로 확인해 보면 성인의 절반 이상에서 어딘가의 관절이상이 발견된다(그림 5-18).

병리

관절연골에는 혈관이 없어서 영양소를 윤활막이 생산하는 윤활액에 의해 공급받고 있다. 적당한 하중과 비하중이 연골 및 관절구성체에 가해지면 윤활액 그리고 세포바깥액의 수동적인 유동과 확산이 일어나서 연골조직으로 영양이 공급된다. 과하중이나 비하중, 노화 등에 의해 이 밸런스가 무너져서 변형관절증이 발병하는 것으로 생각된다.

변형관절증의 일차병변은 관절연골의 분자병리학적 변화로 여겨진다. 연골의 조직환경 악화 등으로 인해 연골세포 및 윤활막세포에서 스스로 연골기질을 분해하고 파괴하는 인자나 효소가 분비되며, 우선 연골표면에 거스러미가 일듯이 미세섬유화 fibrillation 가 나타난다. 이것이 계속되면 연골의 분리 splitting 와

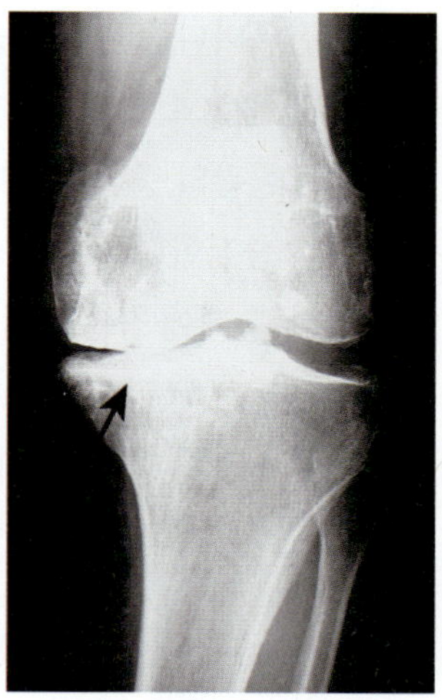

그림 5-18. 변형성무릎관절증 X선 사진

관절틈새의 협소(화살표), 골화성 가장자리 융기, 연골밑층의 뼈경화증 등이 보인다.

균열 fissure 형성이 진행된다. 그 결과 하중부에서는 연골이 마모되서 연골밑 뼈가 노출되는 상아질화 eburnation 가 나타나고, 가장자리에서는 연골의 증식 및 증식된 연골의 연골속뼈되기로 인한 뼈곁돌기 osteophyte 가 형성된다. 연골의 병적변화가 지속되면 이차적으로 뼈막의 융모 모양 증식, 윤활막내 연골형성, 관절유리체 형성 등이 진행된다.
손의 먼쪽뼈사이관절(DIP관절)이 변형되어 휘어버리는 변형관절증은, 특히 헤베르덴 Heberden 결절이라고 부른다.

관절류머티즘

개념

관절류머티즘 articular rheumatism 은 주로 팔다리 말단의 관절, 특히 손가락 관절에서 시작해서 온몸으로 퍼지는 염증질환이다. 넓은 의미에서 자가면역질환으로 분류되지만 발병 메커니즘은 아직 불분명하다. 인구의 약 0.5%가 이 질환에 걸린 것으로 알려져 있으며, 20~50대 여성에게 많이 발생한다. 관절 이외의 증상으로는 류마티스결절 rheumatoid nodule, 폐섬유증 pulmonary fibrosis, 아밀로이드증 amyloidosis, 다른 자가면역질환과의 합병이 있다. 진단은 표 5-3, 4에 따른다.

병리

관절류머티즘의 일차병변은 뼈막의 염증과 증식이다. 림프소포를 동반한 현저한 염증세포 침윤과 미세혈관의 증식이 나타나며, 윤활막은 융모모양으로 증식한다. 이러한 윤활막 증식이 현저하게 나타나고, 뼈에 침윤해 뼈조직을 파괴하는 것을 특히 파누스 pannus 라고 부른다. 윤활막세포에서는 연골기질을 분해하고 파괴하는 인자나 효소가 분비되며, 연골의 변성파괴가 진행된다. 또한 뼈파괴세포가 활성화되어 뼈의 흡수와 파괴가 진행된다(그림 5-19).

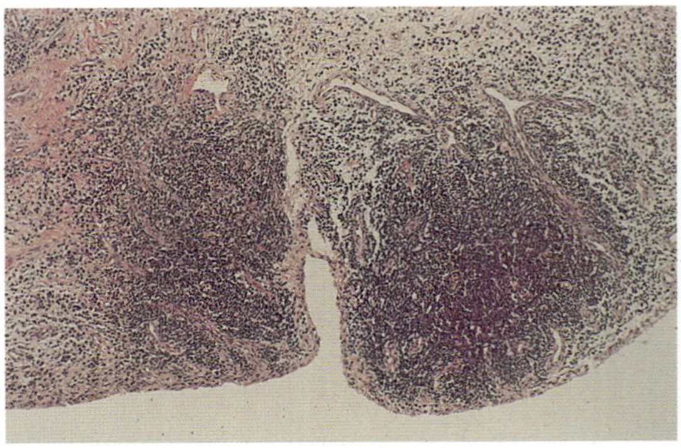

그림 5-19. **관절류머티즘의 윤활막조직 소견**
피복상피세포의 증식과 염증세포의 침윤이 나타난다.

표 5-3. 미국 류마티스 협회 진단 기준(이 가운데 4항목을 충족하는 것을 관절류머티즘이라 함)

1. 아침에 몸이 굳어짐(morning stiffness)
2. 3개 이상의 관절영역에서의 관절염
3. 손관절염
4. 대칭성관절염
5. 류마티스결절
6. 혈청 류마티스인자
7. X선상의 변화

표 5-4. 2010 ACR/EULAR 관절류머티즘 분류기준

적어도 하나 이상의 명확한 종창관절(윤활막염)이 있으며, 다른 질환으로는 설명할 수 없는 환자가 이 분류기준의 적용대상이 된다. 명확한 관절류머티즘 진단을 위해서는 아래 표의 합계점수가 6점 이상 필요하다.

A. 종창 또는 압통이 있는 관절 수
- 큰 관절이 한 곳 0
- 큰 관절이 2~10곳 1
- 작은 관절이 1~3곳 2
- 작은 관절이 4~10곳 3
- 한 곳의 작은 관절 포함 11곳 이상 5

B. 자가항체
- RF, 항CCP 항체 모두 음성 0
- RF, 항CCP 항체 중 하나가 경미한 양성 2
- RF, 항CCP 항체 중 하나가 경미한 양성 3

C. 염증반응
- CRP, 적혈구침강속도 모두 정상 0
- CRP, 적혈구침강속도 중 하나가 비정상적으로 높은 수치 1

D. 이환기간
- 6주 미만 0
- 6주 이상 1

1. 이 기준은 관절염이 처음으로 발병한 환자의 분류를 목적으로 하고 있다. 관절류머티즘에 따른 전형적인 증상인 뼈의 미란이 나타나고, 이미 상기의 분류를 충족하고 있으면 관절류머티즘으로 분류한다. 이환기간이 긴 환자(치료 유무를 불문하고 질환 활동성이 사라진 환자 포함)이며 이전 데이터에서 상기 분류를 충족한 적이 있으면 관절류머티즘으로 분류한다.
2. 감별진단은 환자의 증상에 따라 다양하나, 전신홍반루푸스, 건선관절염, 통풍 등을 포함한다. 감별진단이 어려운 경우에는 전문의에게 의견을 구해야 한다.
3. 합계점이 5점 이하인 경우에는 관절류머티즘으로 분류하지 않으나, 향후 분류가 가능한 경우도 있으므로 필요에 따라 나중에 다시 평가한다.
4. DIP관절, 제1CM관절, 제1MTP관절은 평가 대상에서 제외
5. 큰관절: 어깨, 엉덩이, 사타구니, 무릎, 발관절
6. 작은관절: MCP, PIP(IP), MTP(2-5), 손관절
7. 위에서 거론되지 않은 관절(턱관절, 봉우리빗장관절, 복장빗장관절 등)을 포함해도 좋다.
8. RF: 류마티스인자, 음성: 정상 상한치 이하, 경미한 양성: 정상 상한 3배 미만, 강한 양성: 정상 상한치의 3배 이상. 류마티스인자 정성검사의 경우, 양성은 경미한 양성으로 채점한다.
9. 양성 및 음성 판정은 각 기관의 기준을 이용한다.
10. 이환기간의 판정은 평가시점에서 증상(통증, 종창)이 있는 관절(치료의 유무를 묻지 않는다)에 대해 실시하고, 환자 자가 보고에 의한다.

탈출추간판(원반탈출증)

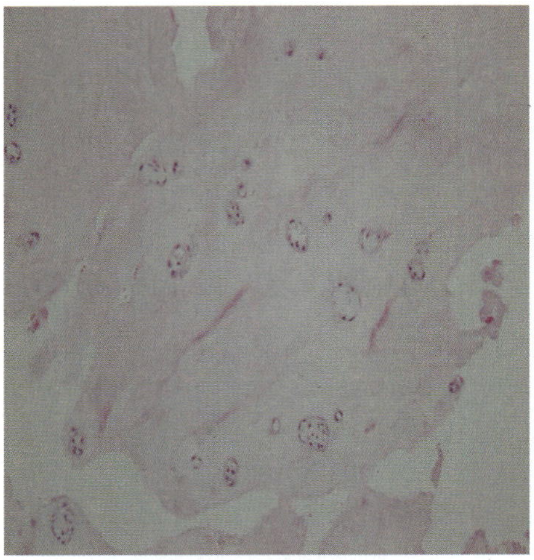

그림 5-20. 탈출추간판에 의해 탈출한 속질핵조직
섬유연골과 유사하지만 점액모양의 기질이 두드러진다. 연골세포는 재생성의 변화(클로닝)를 나타낸다.

추간판은 척추뼈몸통과 척추뼈몸통 사이에 끼어 있으며 중심부에는 뼈되기중심이라고 불리는 백색 젤라틴 모양의 물질이 있고, 이것을 둘러싸고 있는 섬유고리라고 불리는 섬유연골조직으로 이루어져 있다. 이러한 구조를 통해 충격흡수 작용이 이루어지게 된다.

스무 살이 넘어가면 속질핵의 변성과 섬유고리의 균열 현상이 나타나게 된다. 속질핵이 섬유고리의 균열 사이로 탈출해서 신경뿌리를 압박하면 그 압박부위에 따라 다양한 증상이 야기되는데, 이러한 증상을 탈출추간판 herniated disk 이라 한다(그림 5-20).

통풍

유전자 DNA는 아데닌 adenine, 구아닌 guanine, 시토신 cytosine, 티민 thymine 의 네 가지 염기로 구성되어 있다. 이 중 아데닌과 구아닌은 푸린 purine 염기로, 시토신과 티민은 피리미딘 pyrimidine 염기로 분류된다. 전자인 푸린염기는 대사과정에서 최종적으로 요산이 되어 소변으로 배설된다. 요산은 물에서 용해도가 낮아서 어떤 이유로든 혈중요산농도가 7 mg/dL를 초과하면 고요산혈증으로 간주된다. 고요산혈증이 지속되면 용해되지 않은 요산이 요산염으로 결정화되어서, 특히 체온이 낮은 발부위 등의 관절주머니 안에 침전된다. 이 요산결정에 대한 염증반응이 일어나면 격심한 통증을 특징으로 하는 관절염인 통풍 gout 이 발생한다. 대부분 남성에서 발병하며, 발병 부위는 특히 다리의 제1발허리발가락 MTP 관절에서 높은 빈도로 나타난다. 통풍의 이환기간이 길어지면 침전된 요산염결정과 육아조직으로 이루어진 통풍결절이 나타난다.

그 외의 관절질환

관절유리체

뼈관절의 골절, 변형관절증, 관절류머티즘, 박리뼈연골염, 윤활막뼈연골종증 synovial osteochondromatosis 등에 의해 연골이나 섬유소덩이 등이 유리되어 관절이 붓고 통증이 발생한다.

윤활낭염

윤활주머니에 과도한 마찰이 가해지면 삼출성 변화, 종창, 벽의 비후가 발생한다. 잘 발생하는 부위는 무릎뼈 앞쪽, 팔꿈치머리, 발관절 앞쪽, 아킬레스힘줄 주위 등이다. 특히 다리오금부위의 장딴지근과 반막근 사이에 있는 윤활낭염 bursitis 은 베이커낭종 Baker's cyst 이라고 하고, 엄지발가락가쪽휨증에 합병되는 윤활낭염은 엄지건막류 bunion 라고 부른다.

힘줄윤활막염(건초활막염)

힘줄의 윤활막에 과도한 마찰이 가해지면 삼출염증이 나타나는데, 이를 힘줄윤활막염 tendinous synovitis 이라 한다. 중년 여성에서 자주 발생하는, MP관절에서의 굽힘근의 협착윤활막염에 동반되는 IP관절의 운동장애는 용수철손가락 snapping finger 이라고 하고, 긴엄지벌림근힘줄, 짧은엄지펴짐근힘줄이 통과하는 제1손등힘줄윤활집의 협착윤활막염은 드퀘르벵병 de Quervain's tenosynovitis 이라고 부른다.

결절종

윤활막이나 관절 주위에 생기는 원인불명의 주머니 모양 종양을 결절종 ganglia 이라고 한다. 투명한 젤리 형태의 물질이 들어 있다. 병리조직학적으로는 언뜻 보면 관절주머니와 비슷해 보이지만 관절주머니와의 연속성이 없고 윤활막조직도 보이지 않는다(그림 5-21).

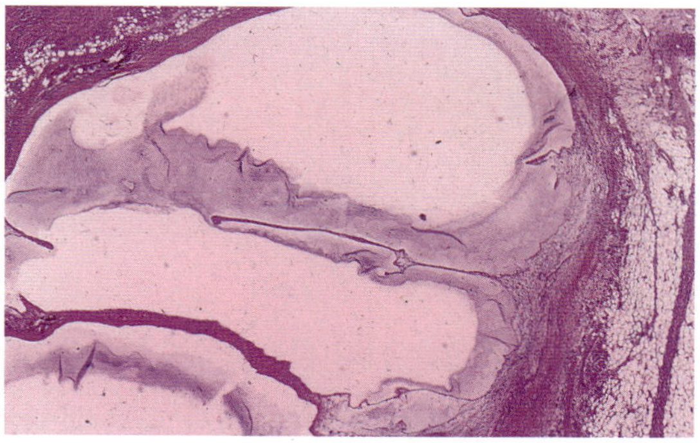

그림 5-21. **결절종의 조직상**

주머니 모양의 종양이며 내용물은 투명한 젤리 모양 물질이다. 언뜻 보면 관절주머니나 윤활주머니와 비슷해 보이지만 관절주머니와의 연속성이 없고 윤활막조직도 보이지 않는다.

반달연골 손상

반달연골 meniscus 손상은 일반적으로 무릎관절을 굽힌 자세에서 하중을 받을 때나 비정상적으로 일탈적인 힘이 가해졌을 때 발생한다. 반달연골은 섬유연골로 이루어져 있으며 그 가쪽에는 혈류가 있기 때문에 손상이 가장자리까지 이어지면 혈관절증이 나타난다. 만성적인 반복성 손상인 경우에는 병리조직학적으로 섬유연골의 점액변성, 낭종 형성, 혈관신생 등이 나타난다(그림 5-22).

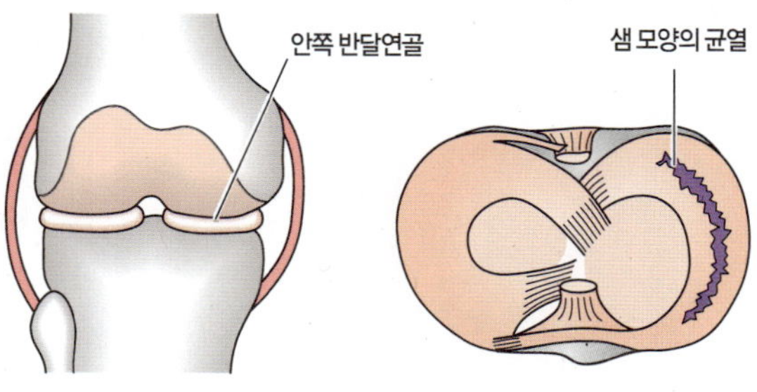

그림 5-22. **무릎관절 반달연골 손상**

종양

건초거대세포종양

건초거대세포종양 giant cell tumor of tendon sheath 은 팔다리 말초부위의 관절 및 힘줄 주위에서 발생하는 양성종양이며 30~50세의 여성에게 잘 나타난다. 조직학적으로는 단핵의 균일한 조직구모양세포의 현저한 증식이 나타나며, 뼈파괴세포 모양의 다핵거대세포가 산재해 있다. 혈철소 포식세포나 포말조직구의 침윤과 함께 비만세포나 림프구 등 염증세포의 침윤도 나타난다. 외과적인 절제 후 국소 재발은 20%로 알려져 있다(NOTE 4).

> **NOTE 4**
>
> **건초거대세포종양과 색소융모결절윤활막염**
>
> 건초거대세포종양의 유사 질환으로 색소융모결절 윤활막염(pigmented villonodular synovitis; PVNS)이 있다. PVNS는 윤활막 종양의 변이이지만, 조직학적으로 양자는 구별되지 않는다.

윤활막육종

윤활막육종 synovial sarcoma 은 윤활막의 이름을 딴 악성종양이지만 발생빈도가 낮고 관절안 내부에서는 거의 발생하지 않는다. 관절 주위, 건초 주위, 특히 다리에서 많이 발생한다.

근육계통

구조와 기능

뼈대근육은 2개의 뼈 사이 또는 뼈와 피부밑결합조직 사이를 결합하고 근육을 수축시켜서 운동을 가능케 한다. 근육세포는 여러 개의 세포가 융합된 길쭉한 원주형이며, 근육섬유라고 불린다. 핵은 심장근육세포와 달리 중심에는 없고 근육다발막 바로 아래에 존재한다(그림 5-23A). 가로단면상에서 근육

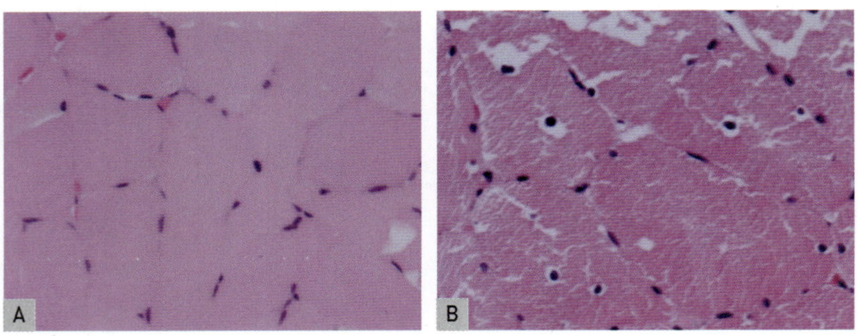

그림 5-23. 뼈대근육 세포의 조직소견
A: 정상세포는 핵이 세포 가장자리에 여러 개 있다. B: 근육디스트로피에서 핵은 종종 중심에 존재한다(HE염색).

섬유는 규칙적인 가로무늬를 가진다. 전자현미경으로 보면 세포질의 근육원섬유 배열이 특징적이다. 또한 ATPase염색으로 근육섬유를 나누어 염색할 수 있다(그림 5-24). 1형섬유(적색근육)는 미오글로빈이 많아 수축속도가 느리지만 장시간 수축할 수 있다. 2형섬유(백색근육)는 수축속도가 빠르지만 쉽게 피로해진다.

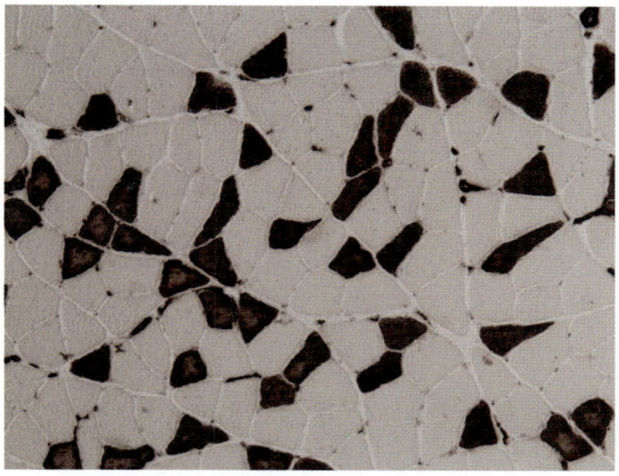

그림 5-24. 뼈대근육세포의 조직소견
짙게 물들어 있는 근육섬유는 2형이고, 그 이외는 1형의 근육섬유이다(ATP염색).

신경성근육위축

근육은 전형적으로 운동부하가 없으면 위축되는데, 이를 불사용위축이라고 한다. 신경으로부터 자극이 사라져도 마찬가지로 힘줄이 위축된다. 이러한 신경성근육위축 neurogenic muscular atrophy 은 위축된 섬유가 집단을 형성한다. 이 형태의 위축은 특히 2형섬유의 위축이다. 신경성근육위축은 근육을 지배하는 말초신경의 손상이나, 보다 상위의 운동신경세포를 감싸고 있는 근육위축가쪽경화증이나 척수근육위축증에서 나타난다.

근육디스트로피(근이영양증)

근육디스트로피 muscular dystrophy 는 비신경성, 비염증성의 진행성 근육위축을 특징으로 하는 유전질환군이며, 다양한 질환을 포함하고 있다. 근육위축과 근력저하는 종종 소아기에 시작된다. 근육위축이 진행되면 근육조직은 서서히 섬유조직과 지방조직으로 대치되어 간다.

X연관열성유전형 근육디스트로피

개념: X연관열성유전형 근육디스트로피는 Duchenne형(중증형)과 Becker형(경증형)이 있으며 중증형이 근육디스트로피 중에서 가장 많다.

병인 · 병태: Duchenne형과 Becker형은 모두 Y염색체(Xp21.2)에 있는 디스트로핀 유전자에 변이가 있다. 근육세포막 안쪽에 있는 디스트로핀 단백질의 이상으로 인해 근육세포는 손상을 받기 쉬워진다. 중증형은 디스트로핀 단백질이 생산되지 않고 경증형은 기능이 저하된 짧은 디스트로핀 단백질이 생산된다.

병리소견: 근육섬유의 변성과 괴사에 더해, 괴사에 대한 반응으로 큰포식세포의

포식과 근육섬유의 재생과 같은 병리현상이 나타난다. 각각의 근육을 둘러싼 아교섬유의 증식이 나타나고, 최종적으로 근육은 섬유지방조직으로 치환된다. 항디스트로피항체에 의한 면역염색에서 Duchenne형에서는 세포막에서 디스트로핀 단백질이 확인되지 않고 Becker형에서는 매우 적은 수만 발견된다.

임상증상: 대부분은 유전성이지만 30%는 산발성으로 발생한다. 유아기부터 발병해서 기립과 보행 등이 지연되는 증상이 처음으로 나타난다. 위축은 몸쪽 허리근육에서 시작해서 결국 몸쪽팔근육까지 확장된다. 장딴지근은 종종 지방조직이 증가해서 비대해진 것처럼 보이는데, 이것은 거짓비대라고 불리는 위축이다. 10대에 보행불능이 되고 30세가 되기 전에 호흡부전이나 흡인폐렴으로 사망하게 된다. Becker형은 보다 경증이고 증상은 느리게 나타나며 진행도 느리다. 5~25세 사이에 발병하며 보행불능이 되는 것은 30세를 넘기면서부터이다.

보통염색체유전형 근육디스트로피

개념: 보통염색체유전형 근육디스트로피는 근육위축의 패턴에 따라 나뉘며 팔다리형이나 얼굴어깨위팔형으로 나눌 수 있다. 팔다리형의 유전형식은 보통염색체우성인 경우와 열성인 경우가 있으며, 또한 발병 시기가 소아기부터 성인기에 이르기까지 다양하다. 팔다리형 근육디스트로피는 많은 질환을 포함하고 있는 것으로 알려져 있다. 얼굴어깨위팔형 유전형식은 보통염색체우성이다.

병인·병태: 팔다리형에서는 10종 이상의 근육섬유의 막단백질을 코드화하는 유전자변이가 발견되었다. 그중에서 4개는 디스트로핀에 근접해서 존재하는 사르코글리칸을 구성하는 4개의 서브유닛을 각각 코드화하는 유전자변이가 원인이다.

임상증상: 팔다리형 근육디스트로피는 허리와 다리의 근력저하로 시작된다. 팔다리형은 X연관열성유전형 근육디스트로피와 패턴이 비슷하지만 거짓비대가 있는 예는 적다. 얼굴어깨위팔형은 얼굴뺨 부위, 어깨, 위팔 부위에서 초기증상이 나타난다. 허리나 양쪽 다리는 원칙적으로 잘 유지된다.

선천성근육디스트로피

개념: 선천성근육디스트로피는 출생 시 또는 생후 조기에 근력저하, 근육긴

장도 감소, 근육위축을 나타내는 근육디스트로피이다. 선천성근육디스트로피의 대다수는 보통염색체열성유전형식을 가지는 Fukuyama형이며, 소아에게 발병하는 근육디스트로피 중에서는 Duchenne형 다음으로 많다.

병인·병태: Fukuyama형의 원인유전자로 동정되며 Fukuyama를 따서 후쿠틴[Fukutin]이라고 이름 붙여졌는데, 그 기능은 아직 밝혀지지 않았다.

임상증상: Fukuyama형은 진행성근육위축과 뇌형성장애를 동반하는 지능장애가 공존한다.

근육긴장디스트로피

개념: 근육긴장디스트로피는 근육수축 후에 힘줄이완이 지연되는 근육긴장증과 진행근육위축을 특징으로 하는 보통염색체우성의 유전질환이다. 이상은 근육뿐만 아니라 온몸의 장기에 걸쳐 나타난다. 성인형과 선천형이 있으며, 성인형은 성인에게 발병하는 근육디스트로피 가운데 가장 많다.

병인·병태: 주로 미오토닌단백질키나아제의 유전자이상으로 인해 나타난다.

병리소견: 1형섬유의 위축과 2형섬유의 비대가 나타난다. 핵이 중심에 위치하는 매우 이해하기 쉬운 이상이 특징적이다.

임상소견: 대부분 20~50세 사이에 다양한 임상증상으로 발병한다. 뼈대근육은 관자근, 깨물근, 목빗근 및 먼쪽팔다리근육 등에 근육위축 및 근육긴장증이 나타난다. 손을 쥐면 주먹을 펴는 데 시간이 걸리는 등의 근육긴장증이 나타난다.

선천성비진행성근육병증

개념: 선천성근육병증은 근육의 특징적인 병리소견을 바탕으로 분류된 다양한 질환으로 구성된 질환군이다. 임상적으로는 영아기 초기부터 나타나는 특유의 얼굴, 비진행성 전신근육긴장도 감소 및 근력저하가 특징이다. 중심핵병, 네말린근육병증, 근세관성근육병증 등이 포함된다.

병인·병태: 주로 보통염색체우성의 유전형식을 가지며, 때때로 보통염색체열성인 경우도 있다. 원인유전자는 리아노딘수용체와 트로포미오신 등이 있다.

병리소견: 병리조직학적으로 중심핵이나 네말린소체라고 불리는 특이한 형태, 혹은 근육긴장디스트로피와 비슷한 중심핵의 존재에 따라 각각 분류된다.

임상소견: 출생 시부터 전신근육의 긴장이 저하되어 있지만, 그 정도는 약하고 비진행성이어서 보통 수명에는 지장이 없다.

사립체근육병증

개념: 사립체근육병증 mitochondrial myopathy 은 미토콘드리아(사립체 mitochondria)의 산화인산화와 관련이 있는 유전자의 이상으로 인한 근육병증이나 중추신경 증상을 나타내는 유전질환이다. 주로 미토콘드리아DNA mtDNA 의 유전자 이상에 의한 것이며 유전형식은 비멘델형이다.

병인·병태: 미토콘드리아에는 핵DNA nDNA 와 서로 다른 DNA가 있으며, 37개의 유전자를 가지고 있다. 미토콘드리아의 산화인산화와 관련된 효소 80개 가운데 13개가 mtDNA로 코드화되며, 또한 mtDNA의 전사에 필요한 rRNA와 tRNA의 유전자가 있다. 이러한 mtDNA의 이상으로 미토콘드리아의 산화인산화에 이상이 생겨 근육병증이 발병한다. 태아의 미토콘드리아는 모두 난자의 미토콘드리아에서 유래하므로 비멘델형 모계유전의 유전형식을 취한다. 또한 분열된 세포 중에 정상mtDNA와 변이mtDNA가 혼재해 있고 그 비율이 세포마다 다르기 때문에 동일한 효소결손이라도 임상증상 모양은 다양하게 나타난다. 미토콘드리아의 이상은 에너지를 다량으로 소비하는 중추신경이나 근육에 증상이 나타나기 쉽다. 이 질환은 이전에 생각하였던 것보다 훨씬 많이 존재한다. 한편 nDNA로 코드화되는 인산화와 관련된 효소의 나머지 유전자변이에 의해 이와 동일한 사립체근육병증 증상이 나타난다. 이 경우에는 멘델의 유전법칙을 취하는데, 그 빈도는 mtDNA의 이상에 의한 경우와 비교해 훨씬 적다.

병리소견: 흐트러진 적색섬유가 특징이며 근육속막밑의 근육형질 중에 적색으로 짙게 물든 물질이 보인다. 전자현미경으로는 미토콘드리아의 비정상적인 형태가 보인다.

임상소견: 근육병증이 중심인 경우에는 근육병증과 더불어 신경증상이 나타나는 경우가 있으며 또한 온몸 장기의 장애를 자주 동반한다.

염증성근육병증

개념: 염증성근육병증은 근육조직에 림프구와 큰포식세포가 침윤하는 염증성 근육질환으로 여러근육염 polymyositis 과 피부근육염 dermatomyositis 등이 포함된다. 동시에 완화와 악화를 반복하는 진행성 병변이다.

병인·병태: 염증의 원인은 불분명하나, 종종 다른 자가면역질환과 합병하여 나타나거나 자가항체가 검출되는 것으로 보아 자가면역과의 관련성이 시사되고 있다.

병리소견: 위축과 재생을 나타내는 근육섬유, 괴사와 포식을 나타내는 근육섬유가 단핵구의 침윤으로 둘러싸여 있다. 피부근육염은 근육조직 내부의 미세혈관계 주위에 림프구 침윤이 보이지만, 여러근육염에서는 이와 같은 혈관염은 없다.

임상소견: 몸쪽근육의 근력저하와 근육통이 나타나며, 종종 삼킴곤란을 동반한다. 젊은 여성에게 많이 발생한다. 피부근육염은 근육의 증상과 더불어 피부병변을 동반한다. 내장기관에 악성종양이 합병될 수도 있다.

중증근육무력증

개념: 중증근육무력증 myasthenia gravis 은 자가면역질환이며 신경종말에 있는 아세틸콜린수용체가 감소하며, 임상적으로는 근육이 쉽게 피로해지는 것이 특징이다. 혈액에서 항아세틸콜린수용체 항체가 만들어진다. 여성에게 많이 발생하며, 젊은 성인의 경우에는 40세까지 발병하는 경우가 많다.

병인·병태: 운동종말판의 아세틸콜린수용체에 자가항체인 항아세틸콜린수용체 항체가 작용해서 신경근육전달 기능이 손상된다. 그러나 항체가 직접 신경근육전달을 저해하는 것은 아니고 항체가 시냅스소포의 막에 있는 수용체와 결합한 후 수용체가 세포질 내로 유입되어, 활용기능한 수용체가 줄어들게 된다. 이로 인해 근육의 수축력이 저하되고, 비정상적으로 쉽게 피로해지는 증상이 나타난다. 또한 가슴샘종이 15%, 가슴샘의 과다형성이 절반 이상에서 발생한다는 점이 주목된다. 가슴샘종이나 과다형성된 가슴샘의 존재와 자가항체 생산과의 관계에 대해서 자세한 내용은 알 수 없지만, 종양이나 과다형성된 가슴샘을 수술로 절제하면 치유되는 경우가 많다는 점은 중증근육무력증의 발생에 중요한 역할을 하고 있다고 생각된다.

병리소견: 중증근육무력증은 광학현미경으로는 특별한 소견이 발견되지 않는다. 전자현미경에서는 신경근육 접합부의 신경밑틈새가 커지면서 운동종말판의 구조가 단순해진다. 형광항체법에서는 신경밑틈새의 막을 따라 IgG와 보체가 증명된다.

임상소견: 바깥눈근육의 수축력 저하로 인한 눈꺼풀처짐과 복시가 특징적이며 증상은 하루동안에도 완화와 악화를 반복한다. 삼킴곤란과 몸통과 팔다리의 근력저하가 가끔씩 일어난다.

임상에서는…

신체운동은 우리가 사회생활을 하는 데 있어 가장 기본적인 것이다. 그러나 운동장애(운동기관질환)가 있으면 정상적인 사회생활이 어려워진다. 이러한 운동기관질환이 있는 환자를 대상으로 간호나 물리치료, 작업치료를 실시하여 정상적인 사회생활을 가능하도록 유도하는 것이 재활치료의 가장 중요한 역할이다.

한편 운동기관질환이라고는 해도 그 병인은 다양해서 선천이상, 대사장애, 순환장애, 염증, 종양 등이 있으며 그 병태의 발생 및 경과는 각각의 질환에 따라 크게 다르기 때문에 이들 운동기관질환에 대해 치료를 올바르고 효율적으로 실시하기 위해서는 각각의 질환을 충분히 이해해 둘 필요가 있다.

복습 포인트

1. 뼈, 연골

- 골다공증은 뼈의 위축과 취약화를 초래한다. 그 원인과 뼈조직의 특성에 대해 이해한다.
- 무균(비감염성) 뼈괴사에는 페르테스병 등 사람이름이 붙은 질환이 많다. 이러한 병변의 국소화에 대해 이해한다.
- 화농성골수염은 일반적으로 토박이균의 감염에 의해 일어나고, 결핵성골수염은 결핵균의 감염에 의해 발생한다. 그 병태의 차이를 이해한다.
- 골절의 치유과정을 이해하고 단순골절(피부밑골절)과 복합골절(개방골절)의 차이를 확인한다.
- 뼈에서 발생하는 대표적인 악성종양인 뼈육종의 병태를 이해한다.
- 관절구축은 재활의 대상이 된다. 자세한 사항을 이해한다.
- 변형관절증과 관절류머티즘의 병리학적 특징에 대하여 이해하고 그 차이를 안다.

2. 관절

- 변형관절증은 무릎관절에서 잘 나타나며 특유의 X선 소견과 조직소견을 나타낸다. 이것들의 변화에 대해 이해한다.
- 관절류머티즘에 대한 X선소견과 조직소견(초기 병변부터 후기 병변까지)을 이해한다.
- 반달연골 및 십자인대는 무릎관절에 있다. 이 장애의 발생 메커니즘과 증상, 조직소견에 대해 이해한다.

3. 근육

- 다른 세포들과는 다른 뼈대근육의 세포형태의 특징을 이해한다.
- 근육의 위축은 불사용위축과 신경성위축이 있다.
- 근육디스트로피에는 다양한 형태가 있으며, 각각의 빈도, 증상, 유전형식이 다르다.
- 근육질환은 그 밖에 선천근육병증, 사립체근육병증, 염증성근육병증, 중증근육무력증이 있다.

제6장

비뇨, 생식계통

학습목표

1. 비뇨기관
   - 원발성 및 전신질환에 동반되는 토리 병변의 발생 메커니즘에 대해서 이해한다.
   - 콩팥기능상실과 콩팥증후군의 증요성을 이해한다.
   - 콩팥과 고혈압의 관계를 이해한다.
   - 콩팥종양과 요로종양에 대해 이해한다.
2. 생식기관
   - 자궁경부종양, 자궁내막종, 난소종양, 젖샘종에 대해 이해한다.
   - 고환종양, 전립샘종에 대해 이해한다.

콩팥

구조와 기능

콩팥은 후복막에 존재하는 한 쌍의 장기이다. 소변 생성, 혈압조정, 물과 전해질을 조정하는 기관이며 중량은 개당 150 g 내외이다. 소변을 생성하는 기본적인 기능단위를 콩팥단위[nephron]라고 하며, 하나의 콩팥에 약 100만 개 정도가 있다. 콩팥단위는 소변을 여과하는 토리, 그것을 감싸고 있는 보우만[Bowman] 주머니와 그것에서 이어져 있는 요세관으로 이루어져 있다(그림 6-1).

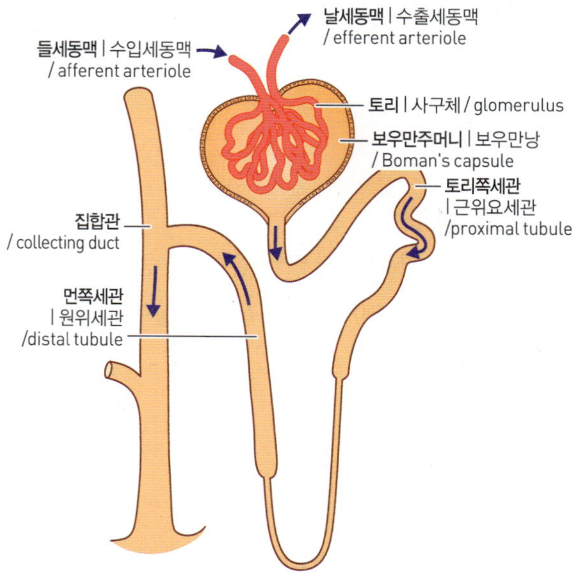

그림 6-1. 콩팥단위의 구조

토리는 모세혈관의 집합체이며, ① 모세혈관의 혈관 내부를 구성하고 있는 혈관내피세포, ② 모세혈관 바깥쪽에서 토리바닥막을 통해 다수의 발돌기를 가지고 존재하는 상피세포, ③ 모세혈관을

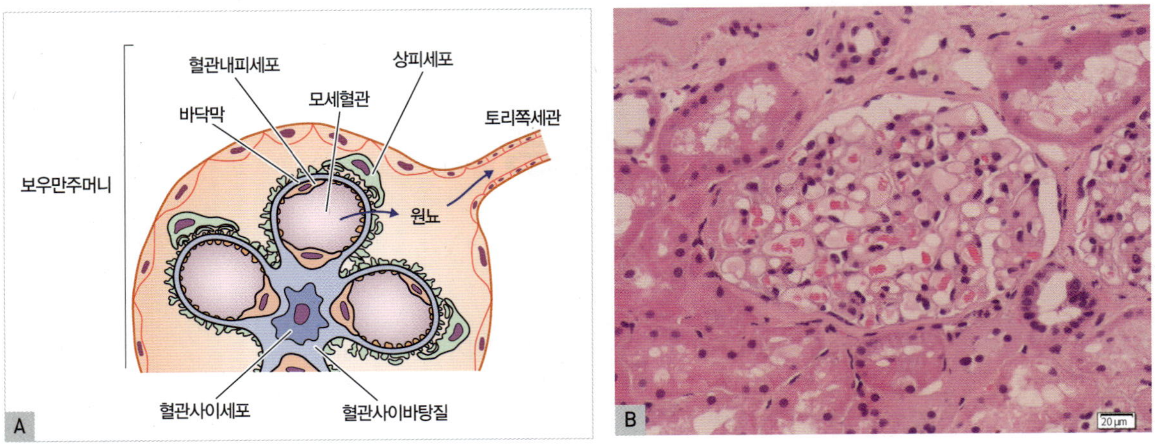

그림 6-2. 토리 구조
A: 모식도, B: 조직(HE염색).

묶고 있는 버팀세포인 혈관사이세포로 이루어져 있다. 혈관내피세포에는 여러 개의 구멍이 있어서 토리가 여과장치로서 기능을 한다(그림 6-2).
들세동맥에서 토리로 운반된 혈액이 여과되고, 여과된 물과 노폐물이 원뇨(하루에 약 150~200 L)로써 요세관으로 운반된다. 요세관에서는 전해질과 물의 일부가 재흡수된다. 농축된 소변은 콩팥깔때기에서 방광으로 배출된다(1일 약 1. 5~2 L).
콩팥은 레닌-앤지오텐신계를 통해 혈압을 조절하거나 에리트로포이에틴을 생산해서 적혈구를 만드는 등의 호르몬분비 기능도 지니고 있다.

선천기형

말굽콩팥

말굽콩팥 horseshoe kidney 은 양쪽 콩팥의 아래쪽 끝부분이 서로 연결된 말굽모양의 콩팥이다. 보통은 무증상이지만 간혹 물콩팥증이나 콩팥결석을 유발하기도 한다.

성인형다낭신장

성인형다낭신장 adult polycystic kidney 은 보통염색체우성질환을 나타낸다. 원인유전자는 *PKD-1* (16번 염색체 짧은팔)과 *PKD-2* (4번 염색체 긴팔)로 동정되어 있다. 성인 이후에는 고혈압, 혈뇨, 복부팽만 등이 나타나며, 서서히 만성콩팥기능상실에 이른다.

소아형다낭신장

소아형다낭신장 childhood polycystic kidney 은 보통염색체열성질환을 나타낸다. 원인유전자는 *PKHD1* (6번 염색체 짧은팔)로 동정되어 있다. 사산이 되거나 생후 조기에 콩팥기능상실로 사망하는 경우가 많으며, 간이나 이자에도 낭포성 변화가 나타난다.

사이질콩팥염, 깔때기콩팥염

사이질콩팥염

사이질콩팥염 interstitial nephritis 은 토리 이외의 콩팥실질과 요세관의 염증이다. 원인으로는 약제(항균제, 소염 진통제, 항암제 등), 감염증, 면역이상(알레르기 반응이나 콩팥이식 거부반응 등) 등이 있다. 만성화되면 요세관의 위축이나 사이질의 섬유화를 초래한다.

깔때기콩팥염

깔때기콩팥염 pyelonephritis 은 콩팥깔때기 및 콩팥실질의 세균감염에 의한 고름 염증이다. 감염경로는 상행성(방광염에서 요관을 상행해 콩팥깔때기에 이르는 경로)과 혈행성(세균혈증에서 균이 토리를 거쳐 콩팥깔때기에 이르는 경로)이 있다. 염증발생균으로는 상행성에 대장균이 많다.

급성깔때기콩팥염

발열과 요통을 중심으로 갑자기 발병한다. 상행성의 경우 방광염 증상과 고름뇨가 나타난다. 적절한 항균제와 수분보충을 통한 배뇨촉진으로 치유된다.

만성깔때기콩팥염

급성깔때기콩팥염이 반복되거나 불현성 병변이 진행된 경우 등에서 볼 수 있다. 만성염증으로 인해 콩팥단위가 위축, 소실되고 콩팥실질의 흉터형성이 발생한다. 더 진행되면 콩팥기능상실이 나타나게 된다.

토리의 병변 [표 6-1]

원발성급성토리병변

용혈사슬알균 감염 후 급성토리콩팥염(급성사구체신염)

급성토리콩팥염 acute glomerulonephritis 은 소아에게 잘 발생한다. A군β용혈사슬알균 감염에 의한 상기도 감염 후 2~3주 후에 혈뇨, 단백뇨, 부종, 고혈압 등으로 발병한다. 용혈균과 항체의 면역복합체가 토리에 침착해서 발병하는 III형 알레르기의 메커니즘에 의한 질환이다. 예후는 양호하다.

급속진행토리콩팥염(급속진행사구체신염)

급속진행토리콩팥염 rapidly progressive glomerulonephritis 은 몇 주에서 몇 달 사이에 급속히 콩팥기능상실로 이행된다. 중고령자에게 잘 발생하며 예후가 불량한 질환이다. 보우만주머니 상피세포와 큰포식세포가 증가해서 토리에 반달체를 형성한다. 원인으로는 자가면역질환 등에 속발하는 토리콩팥염 또는 자가항체로서 항중성구세포질항체 antineutrophil cytoplasmic antibody; ANCA 양성의 ANCA 관련 콩팥염 등이 있다.

원발성만성토리병변

미세변화병

미세변화병 minimal change disease 은 소아 콩팥증후군의 대부분을 차지한다. 현미경으로 관찰할 때는 거의 변화가 없다고 해서 미세변화병이라고 불린다. 스테

표 6-1. 주요 토리 병변

질환명	임상병형
1. 원발성급성토리병변	
a. 용혈사슬알균 감염 후 급성토리콩팥염	콩팥염
b. 급속진행성토리콩팥염	콩팥염
2. 원발성만성토리병변	
a. 미세변화병	콩팥증
b. 막성콩팥병증	콩팥증
c. IgA콩팥증	콩팥염
3. 전신성 질환에 따른 토리 병변	
a. 당뇨콩팥병증	콩팥증
b. 루푸스콩팥염	콩팥증 + 콩팥염
c. 아밀로이드콩팥증	콩팥증

로이드 치료에 반응하며 예후는 양호하지만 재발하는 경우도 있다.

막성콩팥병증(막성토리콩팥염)

막성콩팥병증 membranous nephropathy 은 성인에게 많이 발생한다. 토리바닥막 상피쪽에 IgG나 보체(C3)로 이루어진 면역복합체가 스파이크 형태로 침착되고 바닥막 여과기능이 장애를 입어 콩팥증후군이 발병한다. 원인으로는 특발성(원인불명)과 속발성(SLE에 따른 루푸스콩팥염 등)이 있다. 스테로이드치료에 반응한다.

IgA 콩팥병증

IgA 콩팥병증 IgA nephropathy 은 소아부터 성인까지 발병하며, 가장 많이 발생하는 원발성토리질환이다. 혈관사이바탕질로 IgA를 포함한 면역복합체가 침착되고 혈관사이세포가 증식하는 것이 특징이다. 원인은 불분명하다. 가벼운 단백뇨만으로 진행되는 경우가 많지만, 장기간 경과함에 따라 콩팥기능상실로 이행되는 경우도 있다.

전신질환에 따른 토리병변

당뇨콩팥병증 (그림 6-3)

당뇨콩팥병증 diabetic nephropathy 은 망막증이나 신경장애와 함께 당뇨병의 3대 합병질환의 하나이다. 토리바닥막의 비후와 혈관사이바탕질의 증가로 토리의 결절경화가 일어나고 진행성콩팥증후군에서 만성 콩팥기능상실로 이행한다. 투석을 하게 되는 가장 큰 원인이며, 예후는 좋지 않다.

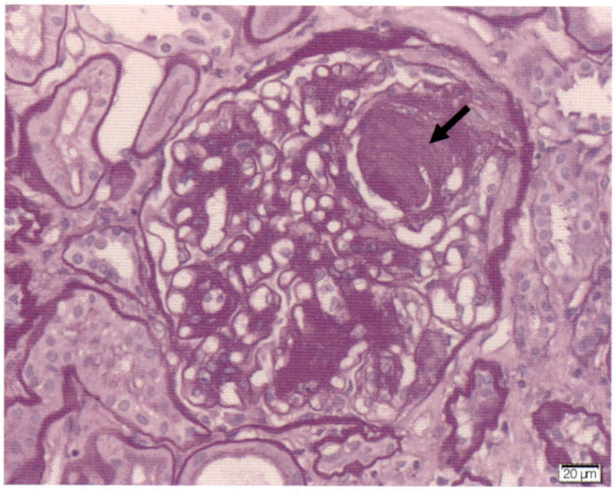

그림 6-3. 당뇨콩팥병증
토리의 결절경화(화살표)가 보인다(PAS염색).

루푸스콩팥염

루푸스콩팥염 lupus nephritis 은 전신홍반루푸스 systemic lupus erythematosus; SLE 에 합병되는 토리콩팥염이다. 면역복합체나 보체 등이 토리에 침착해서 다양한 병변이 나타난다. 모세혈관 내피세포 아래로 다량으로 침착해서 고리벽이 철사 모양으로 비후해진 환부를 철사고리병터라고 한다. 다양한 증상이 나타나며 예후는 좋지 않다.

아밀로이드콩팥증

아밀로이드콩팥증 renal amyloidosis 은 전신아밀로이드증의 부분증상이다. 모세혈관 내피밑과 혈관사이바탕질에 아밀로이드가 침착된다. 콩팥증후군이 나타나며 예후는 불량하다.

콩팥질환과 관련된 병태

콩팥기능상실

급성콩팥기능상실(급성신부전)

급성콩팥기능상실 acute renal failure 은 토리의 여과능력이 급속히 저하되어 소변감소증, 무뇨, 질소혈증, 전해질장애, 대사산증 등의 증상이 나타난다. 급성요세관괴사 acute tubular necrosis; ATN (NOTE 1)가 나타나지만, 토리의 변화는 거의 없다. 원인으로는 콩팥전성(콩팥혈류량 감소 등의 순환장애), 콩팥성(콩팥질환), 콩팥후성(요관폐쇄 등의 소변의 통과장애)을 들 수 있다. 치료에 반응하면 가역적인 회복을 기대할 수 있다.

만성콩팥기능상실(만성신부전)

만성콩팥기능상실 chronic renal failure 은 콩팥 기능이 서서히 저하되어 급성콩팥기능상실 증상에 더해 콩팥성빈혈, 고혈압, 폐부종 등이 나타나 불가역적으로 변한 상태이다. 토리의 감소, 흉터화, 요세관 위축, 사이질의 섬유화가 나타난다. 말기에는 요독증이 발생해서, 투석 도입이나 콩팥 이식의 대상이 된다(NOTE 2).

NOTE 1

급성요세관괴사

급성요세관괴사는 급성요세관장애와 기능장애로 인해 급성콩팥기능상실을 일으킨다. 원인으로는 저혈압이나 혈전형성으로 인한 콩팥혈류장애나 콩팥독성물질 등을 들 수 있다.
콩팥독성물질로는 아미노글리코시드계 항균제(스트렙토마이신, 겐타마이신 등), 항진균제인 암포테리신B, 항암제인 시스플라틴, 방사성요오드조영제 등이 알려져 있다.

NOTE 2

투석요법

콩팥기능상실이 진행되어 콩팥기능이 10% 이하로 떨어지거나 요독증 증상이 나타나는 경우에는 투석요법이나 콩팥이식이 필요하다. 콩팥기능상실의 원인질환으로는 당뇨콩팥병증이 가장 많아서 전체의 약 40%를 차지한다. 투석요법에는 혈액투석과 복막투석의 2종류가 있다. 만성투석환자의 투석요법은 대부분이 혈액투석이다. 혈액투석은 혈액의 체외순환으로 요독소를 제거하는 방법이다. 팔의 혈관에 동정맥을 수술로 연결시킨 굵은 혈관(지름길)을 형성하고, 그곳으로 혈액을 추출한다. 1회 3~5시간이 필요한 투석을 주 3회 실시한다. 합병증으로 혈압저하 등이 있다. 복막투석은 투석액을 복막에 주입하는 것으로, 복막을 통해 혈액을 정화하는 방법이다. 투석액이 들어가고 나오는 복막카테터를 복강 안에 삽입할 필요가 있다. 복막투석액은 보통 하루 4회 교환하며, 1회의 교환시간은 약 30분이 소요된다. 합병증으로 감염증 등이 있다. 공통적인 합병증으로는 빈혈, 저칼슘혈증에 의한 부갑상샘항진증, 투석아밀로이드증 등을 들 수 있다.

콩팥증후군(신증후군) (표 6-2)

콩팥증후군 nephrotic syndrome 은 토리장애로 인해 혈중 단백질이 대량으로 단백뇨로 배설되어 발생하는 고단백뇨와, 그 결과 나타나는 저단백혈증(저알부민혈증)을 필수조건으로 한다. 또한 저단백혈증에 의한 혈장삼투압 저하로 인해 나타나는 부종과 간에서의 지질단백질 생산증가에 따른 콜레스테롤혈증을 특징으로 하는 증후군이다. 원인은 여러 가지가 있지만, 원발성으로는 소아의 미세변화병과 성인의 막성콩팥병증을, 속발성으로는 당뇨콩팥병증 등을 들 수 있다.

물콩팥증(수신증)

물콩팥증 hydronephrosis 은 요로통과장애가 지속됨에 따라 소변의 저장량이 증가하고, 이로 인해 콩팥 내부 압력이 높아져서 콩팥깔때기와 콩팥잔이 확장되고 콩팥실질이 위축된 상태이다. 원인으로는 선천성 요로협착, 요로결석, 그리고 요관, 방광, 전립샘, 자궁의 종양 등이 있다.

요독증

요독증 uremia 이란 콩팥기능상실로 체내에 축적된 노폐물이나 대사물 등에 의해 발생하는 여러 장기의 장애(정신, 신경증상을 포함)를 말한다.

콩팥과 고혈압

콩팥고혈압(신성고혈압)

콩팥질환이 고혈압의 원인이 되는 것을 콩팥고혈압 enal hypertension 이라고 한다. 콩팥고혈압에는 콩팥혈관고혈압과 콩팥실질고혈압이 있다. 전자는 동맥경화증 때문에 콩팥혈류량이 저하되어 레닌과 알도스테론의 분비가 항진함으로써 발생한다. 후자는 만성토리질환에 동반되어 발생한다

표 6-2. 콩팥증후군의 진단기준

1. 지속성단백뇨(필수)	3.5 g/일 이상
2. 저단백혈증(필수)	혈청총단백질량 6.0 g/dL 이하 또는 혈청총알부민량 3.0 g/dL 이하
3. 혈청총콜레스테롤	250 mg/dL 이상
4. 부종	

고혈압콩팥굳음증

양성콩팥굳음증

양성콩팥굳음증 benign nephrosclerosis 은 원인불명의 본태고혈압이 장기간에 걸쳐 지속되고, 콩팥 미세혈관의 협착과 콩팥실질의 섬유화로 인해 콩팥이 위축되면서 발생한다. 고령자에게 많이 발생하며 자각증상은 거의 없다.

악성콩팥굳음증

악성콩팥굳음증 malignant nephrosclerosis 은 악성고혈압(확장기혈압 130 mmHg 초과)인 경우에 발생하는 콩팥병변이다. 양성콩팥굳음증보다 젊은 사람에게 많이 나타나며, 여러 장기에 걸쳐 장애가 진행된다. 방치하면 수년 안에 콩팥기능상실이나 심장기능상실, 뇌출혈 등이 발병하며 예후도 좋지 않다.

콩팥종양

콩팥세포암종(신세포암종)

콩팥세포암종 renal cell carcinoma 은 50세 이후 남성에게 잘 나타나며 토리쪽세관 상피세포에서 유래한 샘암종이다. 종양세포 안에 지질이나 글리코겐을 포함하고 있기 때문에 분할면은 노란색이고 조직형태는 투명세포암종 clear cell carcinoma 을 나타내는 경우가 많다(그림 6-4). 폐 등에 혈행전이를 잘 일으킨다. 3번 염색체 짧은팔에 존재하는 *VHL*유전자의 이상이 알려져 있다.

콩팥모세포종(신모세포종)

콩팥모세포종 nephroblastoma 은 소아에게 잘 발생하는 악성종양이다. 콩팥모세포조직에서 유래하며 미숙한 토리나 요세관 구조를 나타내는 콩팥모세포조직 등이 나타난다. 급속히 커지는 복부 종양으로 발견되는 경우가 많고 혈행전이도 잘 일어난다. 다학제치료를 통해 예후가 개선되고 있다. *WT-1* (11p13영역)과 *WT-2* (11p15영역)의 유전자 이상이 알려져 있다.

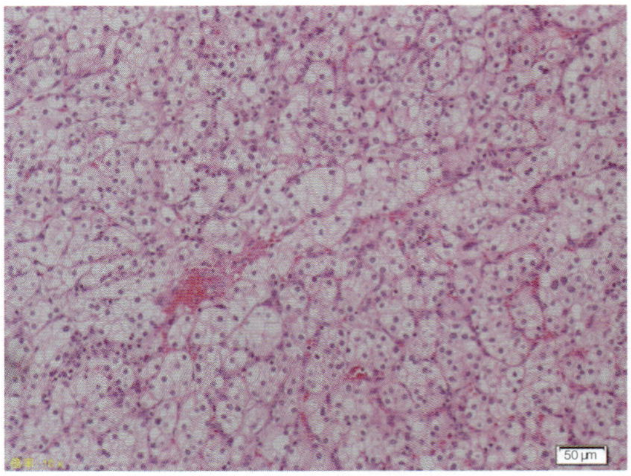

그림 6-4. 콩팥세포암종
세포질이 밝은 종양세포가 밀도 있게 증식한다(HE염색).

하부요로

방광염

급성방광염 acute cystitis 은 대장균에 의한 요도를 경유하는 상행성 감염이 대부분이다. 증상은 빈뇨, 배뇨통증, 잔뇨감, 소변혼탁 등이 나타난다. 만성방광염 chronic cystitis 은 전립샘비대 등의 요로통과장애, 신경성방광 등으로 인한 소변의 정체, 당뇨병 등에 의한 면역력저하, 카테터삽입 등으로 인한 세균감염이 발생해서 생기는 경우가 많다.

요로결석증

요로결석증 urolithiasis 은 콩팥깔때기에서 요도 사이에 결석이 발생한 상태를 말한다. 상부요관에서 발생하는 요로결석증은 쇼크를 수반하는 격렬한 통증을 일으킨다. 혈뇨가 나타나기도 한다. 결석성분은 옥살산칼슘이 많아서 재발되기 쉽다. 소변의 통과장애나 장기간 병상에 누워서 생활하는 것 등이 요인이 되기도 한다.

요로종양

요로상피암종

콩팥깔때기, 요관, 방광의 요로를 덮고 있는 상피가 요로상피이며, 그것에서 발생하는 악성종양의 대부분은 요로상피암종 urothelial carcinoma 이다. 종양세포가 유두 모양으로 증식하는 경우가 많다(그림 6-5). 무증상혈뇨로 발견되는 경우가 많으며, 자주 여러 번 발생하고 재발된다. 초기치료는 BCG주입요법이나 경요도절제술 transurethral resection; TUR 등이 시행되며, 진행암에 대해서는 수술요법이나 화학요법 등이 이루어진다.

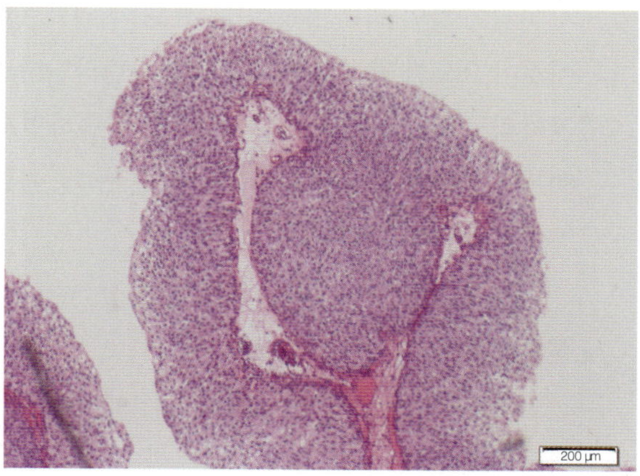

그림 6-5. 요로상피암종
7층 이상으로 겹쳐져 있는 종양세포가 유두 모양으로 증식한다(HE염색).

남성생식기관

고환질환

잠복고환증(고환정체)

고환이 음낭 안으로 내려가지 않은 상태를 안내려간고환 undescended testis 이라고 한다. 잠복고환증 cryptorchidism 은 체온에 의해 정자생산능력이 떨어지게 되고 고환종의 발생빈도가 높은 것으로 알려져 있다.

고환종양

난소와 마찬가지로 분류되어 있다. 고환종양 가운데 약 95%는 종자세포성 종양이며 그중 절반은 고환종 seminoma 이다. 난소의 난소고환종과 동일한 종양이다. 30~50대에 많이 발생한다. 방사선과 화학요법에 대한 감수성이 높고, 5년생존율은 90% 이상으로 예후는 양호하다.

전립샘질환

전립샘비대

전립샘비대 prostatic hyperplasia 라고 불리기는 하지만, 실제로는 전립샘상피와 사이질조직의 과다형성이다. 요도 주위의 상피속샘에 결절이 형성되고, 이것이 요도를 협착해서 배뇨장애가 나타난다. 나이가 들면서 남성호르몬이 저하되고 에스트로겐이 상대적으로 상승하면서 발병하는 것으로 여겨진다. 80세가 지나면 대부분의 남성에게 나타난다. 치료로는 경요도절제술 transurethral resection; TUR 이 시행된다.

전립샘암

전립샘암 prostatic carcinoma 은 구미 남성에서 가장 빈도가 높은 암이다. 동양에서도 60세 이상 고령자에서 현저히 증가하고 있다. 남성호르몬이 암발생과 암증식에 관여하고 있다고 알려져 있다. 전립샘비대와는 달리 외분비샘의 전립샘상피에서 발생한 샘암종으로 고, 중, 저분화로 분류된다. 분화도가 낮은 것은 악성도가 높고 예후가 불량하다. 임상단계에 이르지 않는 암도 있는데, 이들은 우연종 incidentaloma (수술 검체 중 우연히 발견되는 암), 잠복암 latent cancer (부검에서 발견되는 암), 잠재암 occult cancer (전이병터에서 암이 발견되었지만 원발병터를 찾지 못해서 그 후에 전립샘암으로 판명되는 암) 등이 있다. 종양표지자로는 PSA prostatic specific antigen 가 유용하다. 호르몬의존성이 있는 암은 내분비요법(에스트로겐제, 항안드로겐제, LH-RH유사물질 luteinizing hormone-releasing hormone analog, 화학적 거세법 등)을 적용한다. 최근에는 밀봉소선원 small shielded source 방사선요법도 시행되고 있다. II기까지의 10년생존율은 90% 이상이지만 전이되면 40% 이하로 떨어진다.

여성생식기관

감염증 (표 6-3)

여성생식기감염은 성행위를 통해 감염, 전파되는 성매개병 sexually transmitted disease; STD 과 성매개감염 sexually transmitted infection; STI 이 있다(NOTE 3).

바이러스

① 뾰족콘딜로마 condyloma acuminatum: 사람유두종바이러스 human papilloma virus; HPV 저위험군(6형, 11형) 감염에 의한 작은 유두 모양의 양성종양이다. 고위험군에 대해서는 아래에 있는 자궁경부종양 항목을 참조할 것.

표 6-3. 주요 여성 성감염증 병원체

병원체	질환	
바이러스	사람유두종바이러스 저위험군(6, 11형 등) 고위험군(16, 18형 등) 단순헤르페스 HIV	 뾰족콘딜로마 자궁경부상피내종양, 자궁경부암 외음부헤르페스 후천면역결핍증후군
클라미디아	클라미디아트라코마티스(*Chlamydia trachomatis*)	클라미디아경관염 및 부속기관염
세균	임질균 매독균	임질 매독
진균	칸디다알비칸스(*Candida albicans*)	외음·질칸디다증
원충	질편모충	트리코모나스질염

NOTE ❸

성감염증

여성의 생식기감염증에서 다룬 질병으로 최근 클라미디아 등을 포함한 다양한 성매개병이 증가하고 있다. 자궁경부암의 원인이 되는 사람유두종바이러스(HPV) 고위험군의 감염은 대부분의 여성이 경험하지만, 면역 메커니즘 등에 의해 제거되어 감염자의 0.1% 정도만 암이 된다. HPV 고위험군 감염은, 감염되면 대부분 발병하는 매독이나 임질 등 이른바 성매개감염과는 다르다는 점을 이해할 필요가 있다.

② **외음부헤르페스**: 단순헤르페스바이러스 herpes simplex virus 감염에 의한 궤양성 병변이며, 고도의 통증을 동반한다.

③ **후천면역결핍증후군** acquired immunodeficiency syndrome; AIDS: 사람면역결핍바이러스 human immunodeficiency virus; HIV 감염으로 AIDS가 발병하면 고도의 면역결핍 상태가 돼서, 기회감염이나 종양발생을 야기한다

클라미디아

클라미디아트라코마티스 *Chlamydia trachomatis* 감염에 의해 발생한다. 남성의 비임균성 요도염의 대부분을 차지한다. 여성의 경우에는 자궁을 거쳐 상행성으로 감염되며, 자궁관염 등을 일으켜서 불임의 원인이 되기도 한다.

세균

① **임질** gonorrhea: 그람음성쌍알균인 임균 감염에 의해 발병한다. 페니실린이 유효하다. 그러나 내성균도 출현하고 있다.

② **매독** syphilis: 매독균 감염에 의해 발병한다. 말기에는 뇌와 척수를 침범한다. 태반 경유로 태아에게 감염되는 경우를 선천매독이라고 한다.

진균(곰팡이)

① **칸디다외음질염**: 칸디다알비칸스 *Candida albicans* 감염에 의해 발병한다. 백색 요구르트 모양의 대하가 특징이며, 가려움증이 심하다.

원충

① **트리코모나스질염**: 질편모충 *Trichomonas vaginalis* 감염으로 발병한다. 화농성 포말 모양의 대하가 특징이다.

자궁경부종양

자궁의 종양성 병변의 개관도를 나타낸다(그림 6-6).

최근 우리나라에서 자궁경부암의 발생빈도는 인구 10만 명당 14.1명 정도이고 사망빈도는 10만 명당 3.8명 수준이다. 발생률은 미국의 3배, 일본의 2.5배 수준이다. 자궁암 전체에서의 비율은 자궁내막암의 증가로 인해 낮아졌지만 발병수는 오히려 미세하게 증가하는 경향을 띠고 있다.

병인 (그림 6-7)

사람유두종바이러스 human papilloma virus; HPV 고위험군(16, 18형 등) 감염이 계기가 된다. 감염되더라도 면역학적 메커니즘에 따라 수개월만에 바이러스의 대부분이 제거된다. 그러나 그중 일부는 HPV유전자가 숙주유전자 안에 삽입되어 감염이 지속된다. 바이러스유전자산물 E7은 종양억제유전자 *Rb*를 불활성화시켜 증식억제 메커니즘을 파괴하며, E6는 종양억제유전자 *p53*의 유비퀴틴화로 분해를 촉진하기 때문에 세포자멸사가 억제되고, DNA회복장애, 끝분절효소 활성화로 인해 불사화가 일어난다. 이상의 절차에 따라 유전자의 이상축적을 초래하여 암이 발생하는 것으로 알려져 있다.

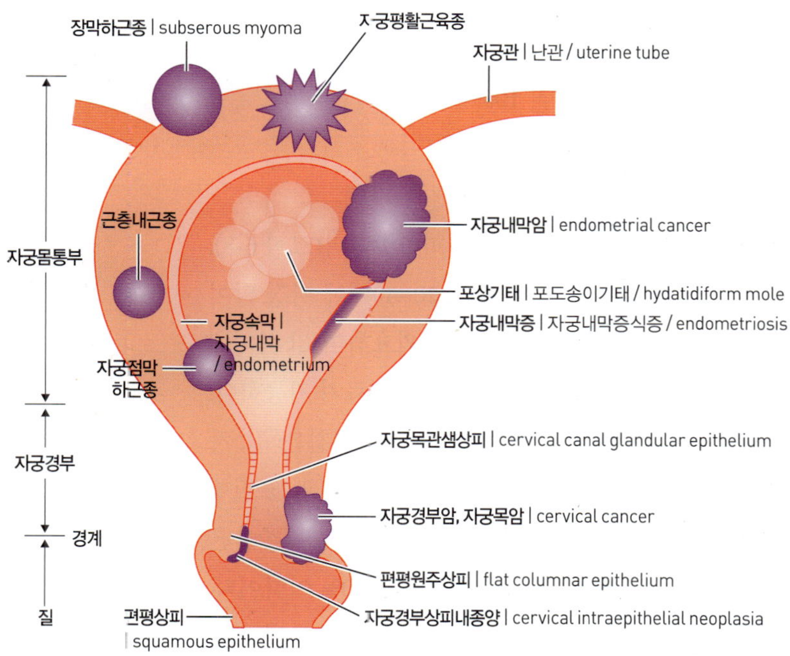

그림 6-6. 자궁의 종양성 병변의 가관도

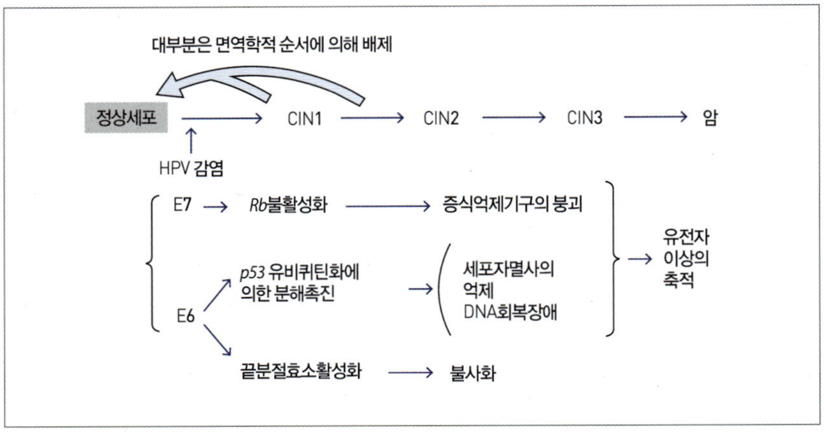

그림 6-7. HPV에 의한 자궁경부암 발생 메커니즘의 개요

자궁경부상피내종양

자궁경부상피내종양 cervical intraepithelial neoplasia; CIN 은 편평상피 각층의 바닥층에서 표층으로 분화의 소실, 다형성, 핵형 부정, 핵염색질의 증량과 거대과립화 등이 나타나는 병변이다. CIN1 (경도비정형성: 병변이 상피하층 1/3에 국한), CIN2 (중등도비정형성: 병변이 상피하층 2/3에 존재), CIN3 (고도비정형성과 상피내암종: 병변이 상피표층 1/3 초과)으로 분류된다. CIN3에서 바닥막을 침범한 사이질침윤이나 림프절 전이는 없다. 자궁경부원추절제술로 자궁을 온전히 보존하면서 완치가 가능하며, 생존율은 100%이다.

자궁경부암

자궁경부암 carcinoma of the uterine cervix 의 약 80%가 편평상피암종이다(그림 6-8). 잘 발생하는 연령은 HPV감염시기에 따라 다르지만, 20~40대에 가장 많이 발생한다. 감염에서 암으로 진행되기까지 5~10년 이상이 필요하며, 그 사이에 자궁경부암 검진을 받으면 CIN 상태에서 조기발견과 조기치료가 가능하다. 초기 증상은 부정성기출혈과 접촉출혈이다. 진행범위는 ① 직접침윤: 질, 자궁주위조직, 방광, 곧창자, ② 림프성전이: 골반림프절, 후복막림프절, ③ 혈행전이: 폐, 간, 뼈 등이다. 병변이 자궁목에 머물러 있는 병기 I기의 5년생존율은 90% 이상이지만 원격전이가 나타난 병기 IV기의 생존율은 20% 이하이다. HPV고위험군 16형, 18형에 대한 백신예방과 자궁경부암 검진을 통해 조기 발견하면 사망률을 줄일 수 있다.

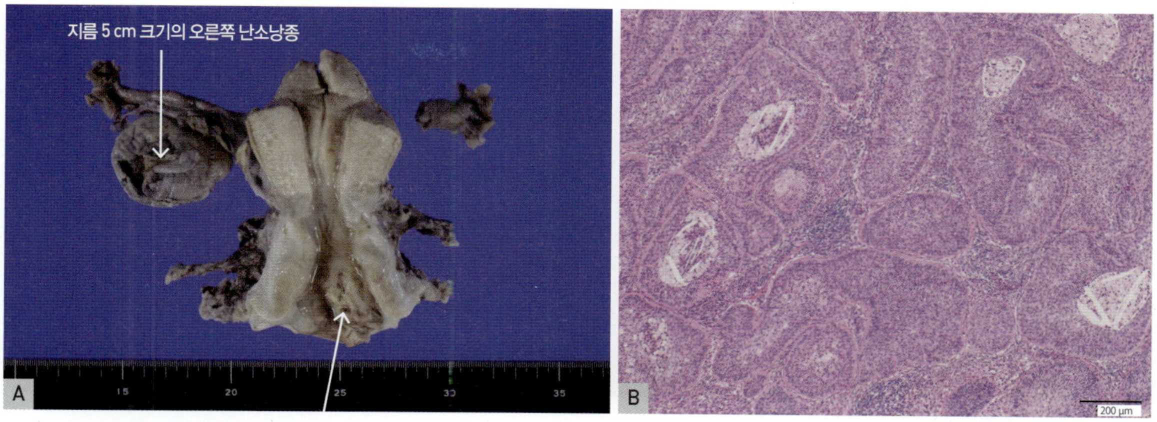

그림 6-8. 자궁경부편평상피암종
A: 자궁목에 5×2.5 cm 크기의 종양이 보인다. B: 종양세포가 소포 모양으로 침윤 증식한다(HE염색).

자궁내막암

자궁내막암 endometrial cancer 은 생활습관의 서구화에 따라 증가하고 있으며 자궁암 전체의 50% 이상을 차지한다. 자궁내막암의 대부분은 에스트로겐이 관여하는 자궁내막모양샘암종이다.

자궁내막모양샘암종의 원인

프로게스테론에 대항하지 않는 상대적, 절대적으로 높은 에스트로겐 상태가 지속됨으로써 자궁내막이 증식기에서 분비기로의 분화가 저해되어 세포증식 자극이 지속된다. 이로 인해 자궁속막샘이 과다형성을 일으켜 자궁내막과다형성이 일어난다. 도한 유전자이상이 가해짐으로써 종양화되고 자궁내막이형증식증을 거쳐 샘암종으로 진행되는 것으로 알려져 있다. 고위험인자로는 에스트로겐제 장기투여(외인성), 에스트로겐생산 난소종양(내인성), 배란장애(프로게스테론 분비결핍), 비만(지방에 포함된 아로마타제가 안드로겐을 에스트로겐으로 변환한다) 등이 있으며, 에스트로겐이 관련 있다는 것을 지지하는 근거가 되고 있다.

자궁내막과다형성

비정형세포가 없는 경우는 자궁내막의 과다형성 상태이다. 유전자이상이 가해져 비정형세포를 동반한 상태를 자궁내막이형증식증이라고 한다. 자궁내막과다형성 endometrial hyperplasia 은 자궁내닥암의 전암 병변으로 생각된다.

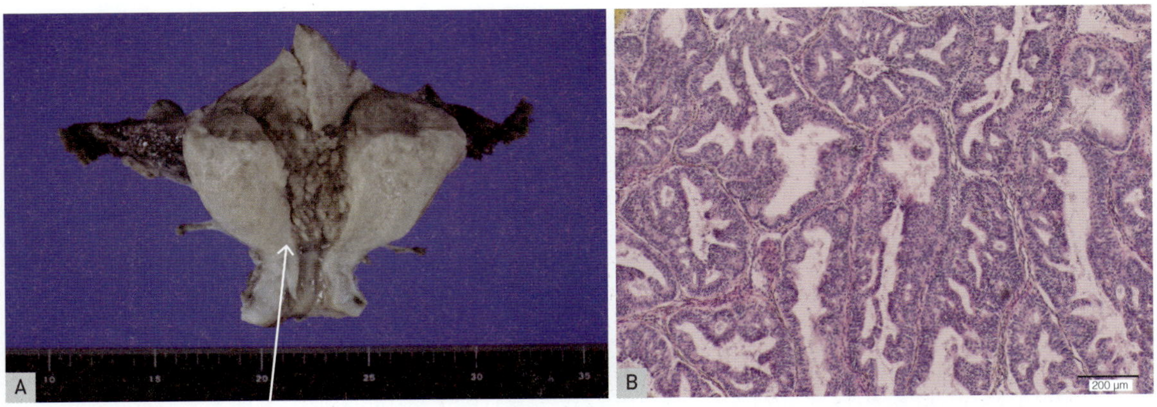

그림 6-9. 자궁내막암
A: 자궁내막에는 5×2 cm 크기의 유두 모양의 종양이 나타난다. B: 자궁내막모양의 불규칙 비정형샘관이 조밀하게 침윤 증식한다(HE염색).

자궁내막모양샘암종(자궁내막샘암종)

자궁내막모양샘암종 endometrioid adenocarcinoma 은 자궁내막이형증식증을 거쳐 발생하는 샘암종으로 자궁속막샘과 유사한 형태를 나타내는 비정형샘관이 증식한다(그림 6-9). 잘 발생하는 연령은 폐경 후의 50~60대이지만, 40세 이하에서도 다낭성난소증후군이나 배란장애 등의 호르몬이상 상태로 인해 발병하는 경우도 있다. 구조비정형성과 세포비정형성에 따라 Grade1 (G1: 경도)에서 Grade3 (G3: 고도)까지 분류된다. G1은 에스트로겐 수용체와 프로게스테론 수용체가 양성이며 예후가 좋은 것으로 알려져 있다. 초기증상은 부정성기출혈로, 폐경 후의 부정성기출혈은 요주의이다. 병변이 자궁내막에 머무는 병기 I기의 5년생존율은 90% 이상이지만 원격전이가 나타난 병기 IV기의 생존율은 20% 이하이다.

에스트로겐과 무관하게 자궁내막에 발생하는 샘암종

고령자에게 발병하는 장액샘종 serous adenocarcinoma 과 투명세포샘암종 clear cell adenocarcinoma 이 드물게 발생한다. 전자는 종양억제유전자 *p53*의 변이가 선행적으로 발생하는 새로 발생한 *de novo* 암이며 예후는 좋지 않다.

자궁몸통암종(자궁체부암종)

평활근종

자궁몸통암종 corpus carcinoma 중 평활근종 leiomyoma 은 민무늬근육세포의 증식으로 이루어지는 종양이며 폐경 후 퇴축되기 때문에 에스트로겐 의존성으로 여겨진다. 작은 것을 포함하면 생식연령 여성의 3명 중 1명에게서 나타난다. 발생 부위에 따라 ① 점막밑, ② 근육층내, ③ 장막밑으로 분류된다. 증상으로는 과다월경으로 인한 빈혈, 방광압박으로 인한 빈뇨 등이 있다.

평활근육종

평활근육종 leiomyosarcoma 은 평활근종에서 발생하는 것이 아니라 근육층의 민무늬근세포에서 발생하는 악성종양이다.

난소질환

비종양성 병변

자궁내막증낭

자궁내막증낭 endometriotic cyst 이란 자궁내막조직(자궁속막샘과 자궁속막버팀질)이 다른 곳에 존재하면서, 월경주기에 동조해서 기능(출혈, 증식 등)하는 질환이다. 난소 안에는 오래된 출혈이 고이기 때문에 초콜릿낭 chocolate cyst 이라고 불리며, 가끔 투명세포샘암종이나 자궁내막모양샘암종의 발생지가 되는 경우가 있다.

종양

종양은 발생지에 따라 다음과 같이 분류된다(그림 6-10, 표 6-4).

표층상피성 · 간질종양

표층상피성 · 간질종양 surface epithelial-stromal tumor 은 난소 표면을 덮고 있는 체강상피에서 유리한 상피조직에서 발생하며 간질조직이 다양한 비율로 혼재한다. 전체 난소종양의 약 70%를 차지한다. 악성도에 따라 양성(샘종), 경계악성, 악성(샘암종)으로 분류된다. 조직형은 ① 장액샘종: 유두모양 증식, CA125 생산성으로 종양표지자로 유용, 난소 악성종양 중에 전체의 40%를 차지한다. ② 점액암종: 점액 생산성, ③ 자궁내막모양샘암종: 자궁

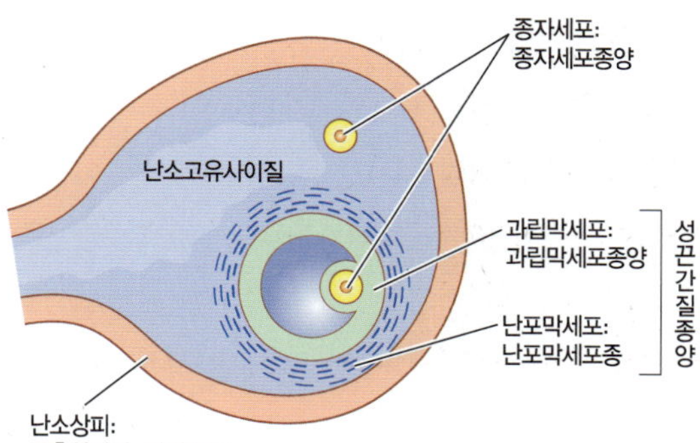

그림 6-10. 난소종양의 유래

속막샘과 유사한 샘관 구조, ④ 투명세포암종: 투명세포와 대갈못 모양의 구두징 hobnail 구조, ⑤ 브레너 Brenner 종양: 요로상피와 유사로 분류된다.

표 6-4. 난소종양의 조직학적 분류

1. 표층상피성 · 간질종양
1 장액샘종
2 점액암종
3 자궁내막모양샘암종
4 투명세포암종
5 브레너종양
II. 성끈간질종양
1 과립성 · 간이질세포종양
1. 과립막세포종양
2. 난포막세포종
2 세르톨리 · 간질세포종양 세르톨리 · 라이디히세포종양
III. 종자세포종양
1 난소고환종
2 난황낭종양(Yolk sac tumor)
3 융모막암종
4 기형종
IV. 기타

성끈간질종양

성끈간질종양 sex cord-stromal tumor 은 상피 모양 배열을 나타내는 성끈유래 성분(과립막세포, 세르톨리 Sertoli 세포)이나 간질유래 세포(난소고유간질, 난포막세포, 라이디히 Leydig 세포)가 단독으로, 혹은 혼합되어 나타난다. 호르몬 생산능력을 가진 것이 있다. 전체 난소종양 중에 약 10%를 차지한다. ① 과립막세포종양: 에스트로겐 생산성, ② 난포막세포종: 에스트로겐 생산성, ③ 세르톨리-라이디히세포종양: 안드로겐 생산성 등으로 분류된다.

종자세포종양

종자세포종양 germ cell tumor 은 배아줄기세포에서 발생한 것으로 전체 난소종양 중에 약 20% 정도를 차지한다. 20세 전후의 젊은 층에서 잘 발생한다. 화학요법에 감수성이 높다. ① 난소고환종: 미숙한 종자세포 유사종양세포와 림프구의 비정상성 패턴, ② 난황낭종양(난황주머니 Yolk sac 종양): α페토프로테인 생산성, ③ 융모막암종: 사람융모생식샘자극호르몬 hCG 생산성, ④ 기형종: 내, 중, 외배엽으로 이루어진 다양한 성숙단계의 체조직으로 분화 등으로 분류된다.

융모성 질환 (그림 6-11)

포상기태

포상기태 hydatidiform mole 는 태반 성분의 융모가 낭포 형태의 수종 변성을 초래해서 포도송이 모양을 띠는 질환이다. ① 전포상기태: 대부분의 융모가 낭종 모양을 띤다. 정자유래 염색체가 2배로 늘어난 2배체이며, 모든 염색체는

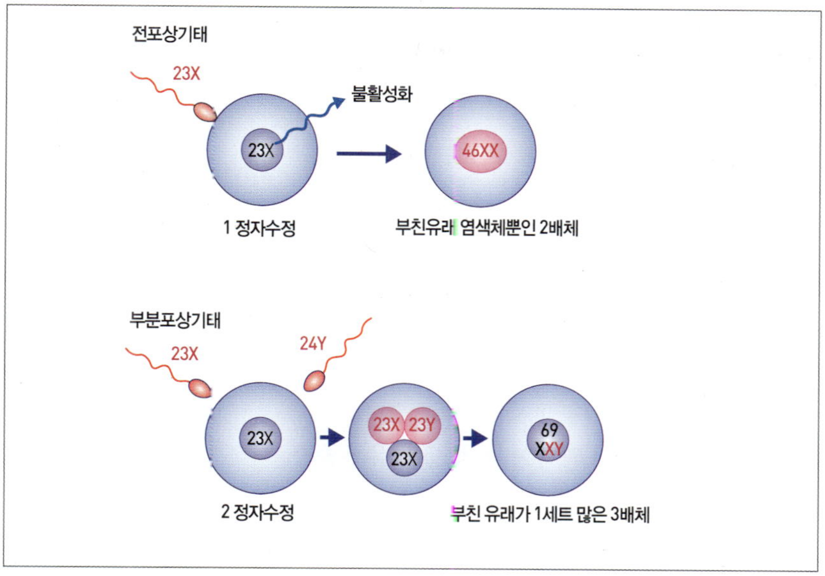

그림 6-11. 포상기태

부친 유래이다. 약 2%가 융모막암종으로 발전한다. ② 부분포상기태: 수종형 융모와 정상융모의 두 종류가 있으며, 태아 성분을 동반하는 경우도 많다. 염색체는 2정자 수정에 의한 3배체가 많고, 융모막암종으로는 거의 진행되지 않는 것으로 분류된다.

융모막암종

융모막암종 chorionic carcinoma 은 비정형성을 나타내는 영양막세포로 이루어진 악성종양이며, hCG를 생산한다. 파괴성으로 증식해서 출혈과 괴사 등을 동반하는 경우가 많고, 혈행성으로 폐 등에 전이를 일으킨다. 대부분은 포상기태나 유산 등 임신과 관련해서 발생한다. 화학요법이 효과가 있다.

젖샘질환 (표 6-5)

젖샘은 피부부속기관에서 분화된 조직으로, 젖을 분비하는 소엽과, 도관인 젖샘관으로 이루어져 있다.

표 6-5. 유방종양의 감별

	유방병증	섬유샘종	유방암
호발연령	30~50세	20~40세	40~60세
육안소견	경계가 불명료한 섬유성 종양 일부에서 낭종 형성을 동반함	경계가 명료한 섬유성 종양 구형	종양에 따라 다름
조직소견	증식, 화생, 낭포성 변화 등	젖샘관 상피와 사이질의 양쪽 성분의 증식	비침윤형과 침윤형으로 대별 각 조직형으로 세분류

비종양성 병변

유방병증

상피 및 사이질결합조직에 다양한 증식(젖샘관 과다형성, 젖샘관 유두종증, 소엽 과다형성, 샘증), 화생(아포크린화생), 낭포성 변화(낭포)가 발생하며, 경계가 불명료한 종양, 경화, 낭포를 형성한 상태를 유방병증 mastopathy or fibrocystic disease 이라고 한다. 생리적인 결절과 구별하기 어려워서 임상적인 의미는 적다. 그러나 상피에 비정형 성분이 있을 때는 암과의 관련성이 지적된다. 잘 발생하는 연령은 30~50세로 유방암보다 10세 정도 젊다. 원인으로는 상대적 에스트로겐 과잉으로 인한 호르몬의 균형이상을 생각해 볼 수 있다.

종양

섬유샘종

섬유샘종 fibroadenoma 은 젖샘관 상피와 사이질결합조직의 양쪽 성분이 증식해서 발생한다. 피막이 있고 경계가 명료한 양성종양이다. 잘 발생하는 연령은 20~40대의 젊은 사람이다.

유방암

유방암 breast carcinoma 은 생활습관의 서구화로 인해 증가하고 있으며, 현재 우리나라에서 여성의 암발생률 1위로, 1년에 약 2만 명 이상에서 발병하고 있으며 발생빈도는 인구 10만 명당 43.7명이다. 잘 발생하는 연령은 40~60대이다. 원인으로는 자궁내막암과 마찬가지로 에스트로겐 자극이 관여하고 있는 것으로 여겨진다. 또한 *BRCA1*이나 *BRCA2*유전자이상으로 인해 발생하는 유전성유방암도 알려져 있다. 조직분류는 우선 ① 비침윤형(비침윤성유관암과 비침윤성소엽암)과 ② 침윤형으로 크게 나누고, 다시 침윤암은 ① 유관암(80% 이상이 이 형태이다)과 ② 특수형(점액암종, 속질암, 침윤성소엽암

NOTE 4

분자표적치료: 유방암의 HER2와 트라스투주맙 치료에 대해

HER (human epidermal growth factor receptor)계열 유방암의 발생, 증식, 중증도의 악화에 중요한 인자이며, 그 가운데 HER2는 분자표적치료의 표적이 되고 있다. *HER2*유전자는 막통과성 수용체인 티로신키나아제를 코드화한다. 리간드는 발견되지 않지만, 호모2량체 HER 패밀리(HER1, HER3, HER4)와 헤테로2량체를 형성함으로써 신호 전달이 개시된다. 그 하류에는 MAP (mitogen-activated protein)키나아제, PI3키나아제 등이 있으며, HER2단백질의 과잉발현은 세포증식, 암발생, 중증도 악화 등을 야기한다. 분자표적치료제인 트라스투주맙(trastuzumab)은 HER2단백질을 표적으로 한 단클론항체이며, HER2의 세포 이외 영역에 결합해서 신호 전달을 방해하는 항종양 효과를 가져온다. HER2 과잉 발현한 유방암(전체 유방암의 약 25%)에 대해 사용되고 있다.

등)으로 분류된다. 늦게 재발도 되기 때문에 10년생존율로 평가된다. II기까지는 유방의 부분절제가 이루어지며 림프절전이가 음성인 경우에는 약 90%의 생존율을 보인다. III기의 생존율은 30% 이하이다. 에스트로겐 수용체가 양성인 증례에서는 내분비요법(항에스트로겐제인 타목시펜 등)을 실시한다. 수용체가 음성이고 HER2가 과잉 발현된 경우에는 분자표적치료인 항 HER2요법이 시행된다(NOTE 4).

임상에서는…

임상에서 치료의 대상이 되는 고령자는 당뇨병, 고혈압, 지질대사이상 등의 합병증으로 인해 만성콩팥병증 chronic kidney disease; CKD을 앓고 있는 환자도 많다(NOTE 5). 게다가 콩팥기능상실로 인해 투석 요법을 받는 환자의 원인질환의 대부분 당뇨콩팥병증이다. 따라서 콩팥질환에 대한 충분한 이해가 요구된다. 한편 현재 증가하고 있는 암은 여성의 경우에는 유방암과 자궁내막암이고, 남성은 전립샘암으로 모두 생식기관에서 발생하는 종양이다. 앞으로도 계속 증가할 것으로 예상되므로 이러한 종양들에 대해 이해해 두는 것도 중요하다. 또한 자궁경부암, 자궁내막암, 유방암의 수술에서는 부속림프절의 절제가 함께 이루어질 수 있다. 그로 인해 림프액의 흐름이 차단되면 부종, 림프관염, 통증 등의 합병증이 골반림프절이면 다리에, 겨드랑림프절이면 팔에 발생하기 때문에 장기간에 걸친 재활치료가 필요하다는 점도 이해하고 있어야 한다.

NOTE 5

만성콩팥병증

① 콩팥장애: 단백뇨 등의 소변이상. 영상진단, 혈액검사, 병리검사에서 콩팥장애가 명확한 상태, ② 콩팥기능저하: 혈청크레아티닌 수치를 바탕으로 추산한 토리여과율(GFR)이 기준치 60 mL/분/1.73 m^2 미만인 상태. 이상이 어느 한쪽이나 양쪽에서 모두 3개월 이상 지속되는 상태를 말하며, GFR 값에 따라 중증도(병기)가 1~5기로 분류된다. 경과가 진행될수록 심근경색증이나 뇌졸중 등의 심혈관질환이나 투석 등의 위험이 높아진다. GFR이 90 mL/분/1.73 m^2 이상이라도 고혈압, 당뇨병, 지질대사장애 등이 있는 경우에는 만성콩팥병증에 걸리기 쉬우므로 주의가 필요하다.

복습 포인트

1. 비뇨기관

- 원발성토리병변은 면역학적 메커니즘이 관여해서 발생하는 것이 많다는 것을 이해한다.
- 투석요법의 대상이 되는 콩팥기능상실의 원인질환 중 가장 많은 질환인 당뇨콩팥병증의 중요성을 이해한다.
- 콩팥고혈압과 고혈압콩팥굳음증의 차이에 대해 이해한다.
- 콩팥종양으로는 콩팥세포암종(투명세포암종)이, 요로계 종양으로는 요로상피세포암종이 발생한다는 점을 이해한다.

2. 생식기관

- 자궁경부암과 자궁내막암의 발생원인과 조직형태가 다르다는 점을 이해한다.
- 난소종양이 발생지에 따라 분류된다는 점을 이해한다.
- 유방병증, 섬유샘종, 유방암의 차이에 대해 이해한다.
- 전립샘비대와 전립샘암의 차이에 대해 이해한다.

제7장

내분비계통

학습목표

- 내분비란 어떠한 구조인지를 이해한다.
- 각증 호르몬의 작용을 이해한다.
- 각증 호르몬의 분비 항진이나 저하로 인해 생기는 질환은 어떤 것이 있는지 이해한다.

세포에서 방출되는 생리활성물질은 여러 가지가 있다. 소화효소는 그 대표적인 것으로, 분비샘의 도관을 통해 운반되며 분비된 부위 주변의 소화관 점막에서 작용한다. 반면 어떤 종류의 생리활성물질은 혈액 안으로 흡수되어 온몸의 세포에 널리 영향을 미칠 수 있다. 이러한 기능을 가진 물질을 호르몬이라고 부르며 그 작용은 신체 전체의 균형을 맞추는데 중요하다. 내분비란 호르몬의 작용을 통해 전신의 균형을 잡는 구조이며, 내분비장기는 호르몬을 생성하는 장기이다.

호르몬 중에는 신경세포에서 생성되는 것이 있기 때문에, 신경내분비라고 불리는 경우도 있다. 정신적, 물리적 스트레스를 받으면 인간은 그것에 반응해서 무의식 중에 원래의 상태를 지키려고 하는데, 이때 여러 가지 호르몬이 분비된다. 즉 내분비의 구조는 생체방어에 있어서 매우 중요하다. 이러한 기능을 한마디로 말하면 생체의 항상성 homeostasis 유지라고 할 수 있다.

시상하부

대뇌의 시상 아래 셋째뇌실을 둘러싼 부위에 있는 조직을 시상하부 hypothalamus 라고 하며, 많은 신경핵이 존재한다. 신경핵에서 만들어진 호르몬은 시상하부-뇌하수체 문맥계(혈관)를 통해 뇌하수체앞엽에 이르며 뇌하수체 호르몬의 분비를 조정한다. 분비를 촉진하는 것은 방출호르몬이라고 하고, 분비를 억제하는 것은 억제호르몬이라 한다. 반면 시상하부의 호르몬분비는 부신겉질이나 난소 등에서 분비되는 호르몬에 의해서 조절되고 있다.
이처럼 내분비장기는 호르몬을 통해 서로의 호르몬 분비량을 조정하고 있는데, 이를 되먹임(피드백)기구라고 부른다.

뇌하수체

구조와 기능

뇌하수체 pituitary or hypophysis 는 앞엽, 중간엽, 뒤엽으로 이루어지며, 앞엽과 중간엽은 호르몬을 분비하는 상피세포의 꽈리로 이루어져 있어서(그림 7-1), 샘엽이라고도 한다. 뒤엽은 시상하부에 존재하는 신경핵에서 뻗어 나온 신경섬유로 구성되며, 신경엽이라고도 불린다. 뇌하수체의 중량은 성인이 0.6~0.9 g이다. 시상하부와 뇌하수체앞엽 사이를 잇는 모세혈관(사상하부-뇌하수체 문맥계라고 부른다)이 있으며, 이 모세혈관을 통해 시상하부로부터 다양한 방출호르몬이 뇌하수체앞엽으로 운반된다.

앞엽

샘과 유사한 조직을 구성하는 세포는 염색성에 따라 다음 3종류로 분류되며, 호산세포 및 호염기세포는 다음의 호르몬을 분비한다.

① 색소안듦세포(호르몬 분비 후의 세포 또는 미숙한 세포)
② 호산세포: 성장호르몬 growth hormone; GH, 프로락틴 prolactin
③ 호염기세포: 부신겉질자극호르몬 adrenocorticotropic hormone; ACTH, 난포자극호르몬 follicle stimulating hormone; FSH, 갑상샘자극호르몬 thyroid stimulating hormone; TSH, 황체형성호르몬 luteinizing hormone; LH

중간엽

앞엽과 동일한 곳에서 발생하지만 사람의 경우에는 거의 퇴화되어서 콜로이드가 약간 보일 뿐 샘 구조는 거의 찾아볼 수 없다.

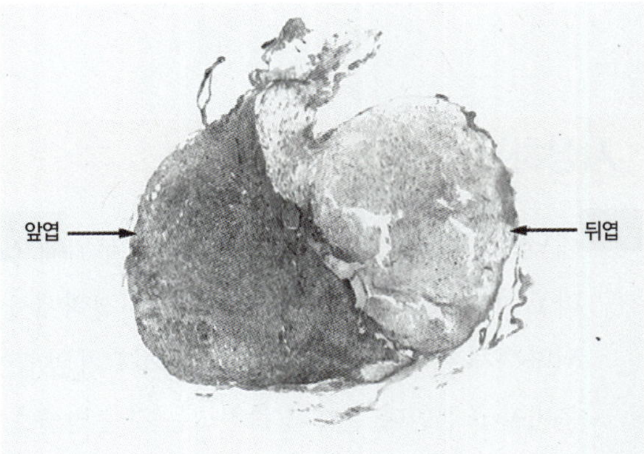

그림 7-1. 뇌하수체 단면도

뒤엽

시상하부의 신경핵에서 뻗어 나온 신경축삭이 직접 도달하며, 뇌하수체뒤엽의 축삭에서 옥시토신 oxytocin 이나 항이뇨호르몬 antidiuretic hormone; ADH or vasopressin 이 분비된다.

뇌하수체 기능의 이상으로 인한 질환

호르몬분비항진증

거인증과 말단비대증

성장호르몬 분비 항진으로 인해 팔다리뼈의 비대와 내장의 비대를 초래한다(거인증 gigantism or giantism). 뼈끝 연골이 폐쇄된 뒤에는 관절 주위 뼈의 비대를 초래한다(말단거대증 acromegaly).

쿠싱병

뇌하수체 앞엽에서 분비되는 부신겉질자극호르몬 ACTH 은 부신겉질에 작용해서 부신겉질호르몬 adrenocortical hormone (코티솔 cortisol 등)의 분비를 촉진한다. 뇌하수체앞엽에 종양이 생기면 ACTH의 분비량이 증가하므로, 그 결과 부신겉질의 호르몬분비가 증가한다. 특히 코티솔 분비 항진에 따른 병태를 쿠싱병 Cushing's disease 이라고 부른다. 30대 여성에게 많이 나타나며, 보름달 모양 얼굴, 버팔로 어깨, 몸통비만증, 피부의 줄무늬와 같은 특징적인 증상이 나타난다.

호르몬분비저하증

요붕증

항이뇨호르몬 ADH 은 이뇨를 억제하는 기능이 있으므로 ADH가 없어지면 요붕증 diabetes insipidus 이 발생한다. 하루 10~20L의 다뇨와 함께 갈증이 나타난다.

시한증후군

시한증후군 Sheehan's syndrome 은 뇌하수체의 세포가 괴사함으로써 생기는 질환이다. 분만 후에 발생하는 일이 많다. 파종혈관내응고 disseminated intravascular coagulation; DIC 에 의해 괴사가 일어나는 것으로 여겨진다. 증상이 나타나기까지 1개월에서 1년이 걸린다.

종양

뇌하수체에 발생하는 종양의 대부분은 양성종양이며 소화관 점막에서 발생하는 샘세포의 양성종양과 마찬가지로 '샘종'이라 불리는 뇌하수체샘종은 기능성 종양이 많다. 즉 종양세포가 호르몬을 분비한다. 이것이 과다하게 분비되기 때문에 호르몬의 작용에 따른 다양한 증상이 나타나게 된다. 대표적인 질환이 쿠싱병이다.

약 2/3 정도가 기능성 종양인데, 무기능 샘종도 있다. 이 경우에는 호르몬을 생성하지 않기때문에 발견이 어려우나, 종양이 커져서 뇌하수체 좌우로 시신경을 억압하게 되면 시야가 나빠지기 때문에 안과에서 발견되는 예도 있다.

갑상샘

구조와 기능

갑상샘 thyroid 은 기관의 위쪽, 목부위 앞면에 있다. 나비 모양처럼 생겼으며 좌우의 날개 부분은 왼엽과 오른엽으로 불리며, 그것들을 잇는 부분은 좁은 부위는 잘룩이라고 불린다. 무게는 성인에서 20~30 g이다. 갑상샘 조직형태의 특징은 단층의 입방상피로 둘러싸인 샘관과 같은 구조물이 가득 찬 단조로운 모습을 하고 있다. 이 샘관과 같은 구조물은 갑상샘소포 thyroid follicle 라고 불리며 속공간에 존재하는 물질을 일반적으로 콜로이드라고 부르는데 여기에 갑상샘호르몬 전구물질을 축적하고 있다.

실제로 갑상샘호르몬은 소포의 바깥쪽으로 분비된다. 갑상샘호르몬은 요오드가 포함된 티록신 thyroxine 과 삼요드티로닌 triiodothyronine 으로 이루어져 있으며 전신대사를 촉진한다. 그 외에 칼시토닌도 갑상샘호르몬의 일종인데 이는 소포와 소포 사이에 존재하는 소포곁세포(C세포)에서 분비된다. 칼시토닌은 칼슘대사에 있어서 부갑상샘호르몬과 대항작용을 한다.

기형

갑상샘은 가슴샘이나 부갑상샘과 마찬가지로 발생기에 아가미활 부근에서 발생한다(제3, 4아가미활 유래). 가슴샘 아래쪽으로 끌어내려져서 정상부위보다 아래쪽(세로칸 내부)에 위치하는 경우도 있다(희박).

갑상샘 기능의 이상으로 인한 질환

갑상샘항진증

바제도병

바제도병 Basedow's goiter (그레이브스병 Graves' disease)은 메르제부르크 Merseburg 3징후(갑상샘비대, 두근거림, 안구돌출)를 주요 증상으로 하는 갑상샘항진증 hyperthyroidism 이며, 여성에게 많이 발생한다. 발생 메커니즘은 알레르기 V형의 반응에 의한 자가면역질환으로 여겨지고 있다. 자신의 단백질을 인식하는 항체(자가항체)가 생산되는 병태를 자가면역질환이라고 하는데, 바제도병에서는 IgG분획에 속하는 자가항체가 생성되고, 이것이 갑상샘자극호르몬 TSH 과 유사한 작용을 하기 때문에 소포의 갑상샘호르몬 분비가 항진된다.

갑상샘저하증

크레틴증

크레틴증 cretinism 은 요오드 부족에 의해서 발생하며 지능저하를 수반한다. 선천성인 것도 있다.

점액부종

점액부종 myxedema 은 성인의 갑상샘저하증 hypothyroidism 중 하나이며 30~60대에 많이 발생한다. 압흔을 남기지 않는 부종 non-pitting edema 이 나타난다.

만성갑상샘염 (그림 7-2)

만성갑상샘염 chronic thyroiditis 은 하시모토병 Hashimoto disease 이라고도 불린다. 갑상샘에 대한 자가항체가 생산되는 자가면역질환이며 여성에게 많이 발생한다는 점에서 바제도병과 비슷하나 자가항체가 갑상샘호르몬분비를 억제하도록 작용하므로 바제도병과는 반대로 갑상샘기능저하를 초래한다. 그 결과 종종 갑상샘종을 초래한다. 악성림프종을 합병하는 경우도 있다.

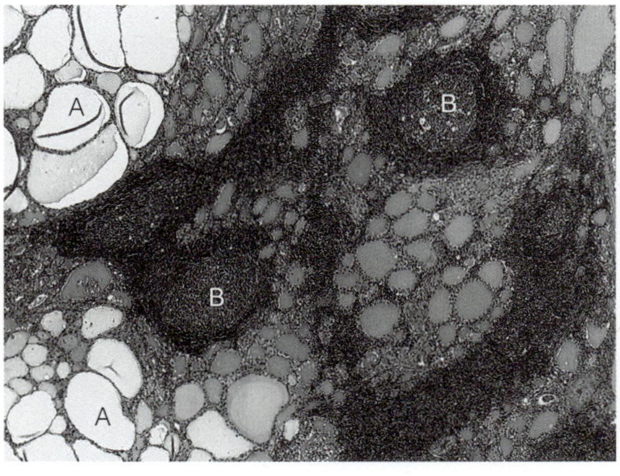

그림 7-2. 만성갑상샘염
갑상샘소포(A) 사이에 림프소포 형성(B)을 수반하는 림프구 침윤이 강하게 나타난다.

종양·유사종양질환

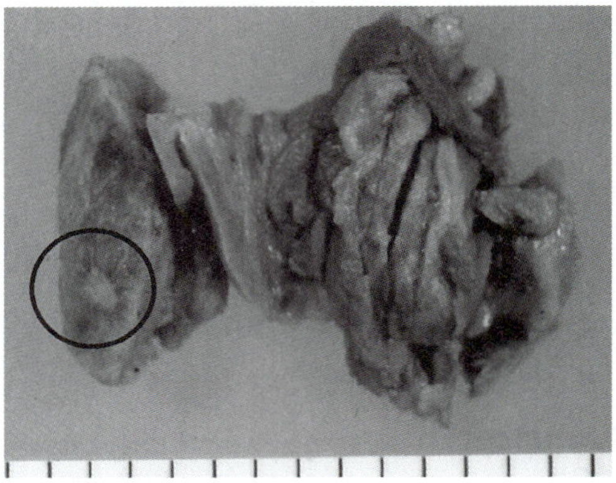

그림 7-3. 갑상샘암종
미세암종, 원으로 표시한 지름 약 5 mm의 하얀 결절이 암이다.

과다형성, 양성종양

- 결절갑상샘종(결절성갑상선종 nodular goiter): 여포의 과다형성으로 인해 갑상샘의 일부가 결절상태로 크게 자란 것을 말한다. 무증상으로 긴 경과를 거치는 경우가 많다. 그 결과 석회화나 낭종 형성 등의 이차변성 소견을 나타낸다.
- 소포샘종(소포선암종 follicular adenocarcinoma): 종양세포가 소포조직에서 증식한다. 피막침습성은 없다.

악성종양

작아도 전이되기 쉬운 것이 있다(그림 7-3).

- 유두모양암종(유두암종 papillary carcinoma): 조직형태가 유두형이고 종양세포의 핵소견(유리형태, 핵구, 포함체)이 특징적이다. 갑상샘암종의 대부분은 이것이며 작아도 전이되기 쉽다. 예후가 가장 양호한 암이다.
- 갑상샘소포암종(소포암종 follicular carcinoma): 종양세포가 소포와 유사한 구조로 증식하며 피막을 침습한다.
- 속질암(수질암 medullary cancer): 소포곁세포(C세포)에서 발생하는 것으로 알려져 있는 기능성 종양이다. 칼시토닌 등의 펩티드호르몬을 생산한다. 속질암 가운데 약 80%는 산발성(단독 발병)이고, 나머지 20%는 가족성(유전성)으로 다발내분비종양2형의 일부로서 발병한다.
- 미분화암 undifferentiated cancer: 종양세포는 특징적인 배열을 나타내지 않고 증식한다. 비정상적인 핵이 눈에 띄며 예후가 좋지 않다.
- 악성림프종 malignant lymphoma: 하시모토병에 합병되는 경우가 있다.

부갑상샘

구조와 기능

부갑상샘 parathyroid 은 갑상샘 좌우엽 위아래로 끝부분의 뒤면 바깥쪽에 각 한 개씩 총 4개가 존재한다(6개인 경우도 있다). 쌀알 크기이며 부갑상샘호르몬을 분비한다. 조직 구축은 내분비세포의 꽈리 모양 증식이며, 여러 비율로 지방조직이 섞여 있다.

부갑상샘호르몬 parathyroid hormone; PTH 은 칼슘 Ca 대사에 필요하다. 창자관에서 Ca을 흡수하고 콩팥에서 Ca을 재흡수해서 혈중 Ca을 상승시키고 인을 저하시킨다. 창자관에서 Ca을 흡수하기 위해서는 비타민D가 필수이다. 칼시토닌과 대항작용을 한다.

부갑상샘 기능의 이상으로 인한 질환

부갑상샘항진증

원발성부갑상샘항진증

원발성의 부갑상샘항진증 hyperparathyroidism 은 샘종에 의한 것이 많다. 과다형성으로도 발생한다.

속발성부갑상샘항진증

비타민D 부족, 심장기능상실, 구루병, 칼시토닌 과잉 등으로 저칼슘혈증이 되면 부갑상샘이 자극되어 PTH분비항진이 일어난다(이러한 구조는 호르몬 분비 제어의 기본이며, 되먹임기구라고도 불린다).

부갑상샘저하증

부갑상샘저하증 hypoparathyroidism 은 원인불명인 것이 많다. 혈청의 Ca이 저하되어 칼슘경직을 일으킨다.

갑상샘수술 시 갑상샘과 함께 부갑상샘을 전부 제거해 버리는 경우도 있다. 하나라도 남아있으면 괜찮다. 제거한 샘을 분리해서 피부밑에 이식할 수도 있다.

종양 · 유사종양질환

과다형성, 양성종양

샘종은 부갑상샘 4개 중 하나가 커진다(종양이 다발하는 것은 드물기 때문이다). 그에 비해 과다형성은 4개가 모두 커진다(과다형성은 되먹임기구에 영향을 받기 때문이다). 따라서 일반적으로 샘종이 치료하기 쉽다.

악성종양

샘암종: 내분비세포와 유사한 종양세포가 꽈리 모양으로 증식한다. PTH분비 과잉을 동반할 수 있다.

부신

구조와 기능

부신 adrenal gland 은 겉질과 속질로 이루어져 있으며, 각자 생산하는 호르몬이 다르다. 출생 시에는 10 g 정도로 체중에 비해 꽤 크지만 성인에서는 6~6.5 g이다.

부신겉질

표층에서 심부로 향하여 다음의 3층으로 이루어진다. 각 층에서 다음과 같은 스테로이드 호르몬을 분비한다. 시상하부-뇌하수체의 지배(주로 ACTH)로 호르몬 분비량이 제어되고 있다.

① **토리층** zona glomerulosa: 광물코르티코이드 mineralocorticoid (알도스테론 aldosterone) 를 분비한다. 콩팥에서의 나트륨 Na, 칼륨 K 의 재흡수 조절을 한다.

② **다발층** zona hasciculata: 글루코코티코이드 glucocorticoid 를 분비한다. 당신생, 단백질 이화 촉진, 염증 억제 등의 작용이 있다.

③ **그물층** zona reticularis: 성호르몬 sex hormone (남성호르몬 androgen, 테스토스테론 testosterone, 에스트로겐 estrogen)을 분비한다. 성기의 성숙, 기능 분화를 조절한다.

부신겉질항진증

쿠싱증후군

부신겉질항진증 hypercorticalism 중 쿠싱증후군 Cushing's syndrome 은 글루코코티코이드의 과다분비로 발생하며 몇 가지 병태가 있다.

① 부신겉질에 기능성 종양이 발생한 것,

② 뇌하수체에서 분비되는 ACTH의 과잉에 의한 것은 겉질의 과다형성을 나타낸다(이 경우에는 쿠싱병이라고 부르는 경우가 많다).

③ 치료를 위해서 부신겉질호르몬(이른바 스테로이드제)을 대량으로 투여해서 발생하는 것은 의원성쿠싱증후군이라고 한다.

콘증후군

콘증후군 Conn's syndrome 은 알도스테론 분비항진에 의해 나타난다. 혈중 레닌양이 낮아지고 고혈압을 불러일으킨다. 대부분이 겉질의 샘종에 의해 발생한다.

부신겉질저하증

애디슨병

부신겉질저하증 hypocorticalism 중 애디슨병 Addison's disease 은 겉질의 90%가 파괴될 때까지 증상이 나타나지 않는다. 20~25%가 결핵에 의해 발생한다. 색소침착이 나타난다.

시상하부-뇌하수체 계통의 이상

암의 전이, 감염, 방사선, 시한병 등에 의해 나타난다. 대부분 뇌하수체의 ACTH분비 감소가 원인이다.

급성기능저하증

부신에 출혈이 있으면 급격하게 증상이 나타나는(부신위기라고도 한다) 경우가 있다.

종양

양성종양

샘종이 발생한다. 기능성인 경우가 많고 콘증후군 증상이 나타난다(그림 7-4).

악성종양

부신겉질암이 있으나 드물게 나타난다. 샘종이 악성화된 것으로 여겨진다.

부신속질

부신속질 adrenal medulla 은 발생학적으로는 교감신경절과 유사한 조직이다. 혈압상승제로 잘 알려진 아드레날린과 노르아드레날린(카테콜아민)을 분비한다.

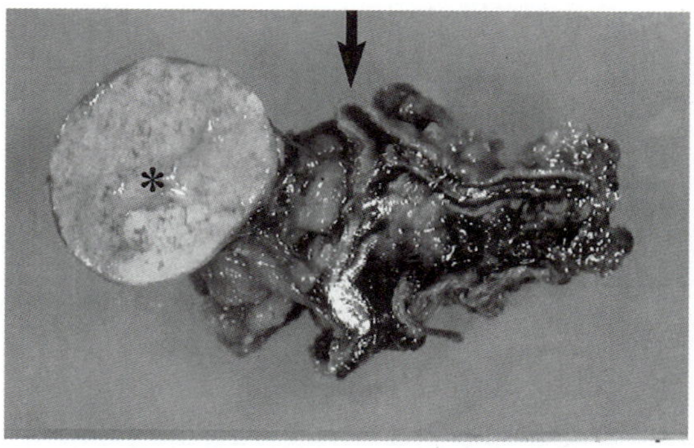

그림 7-4. 부신의 샘종
*표시가 샘종이며, 화살표가 가리키는 부분에 부신의 정상조직이 있다.

종양

갈색세포종

갈색세포종pheochromocytoma은 카테콜아민을 생산하는 종양이다. 증상으로 돌발적 고혈압이 나타난다. 소변에 바닐만델산VMA의 상승이 나타난다.

신경모세포종

신경모세포종neuroblastoma의 80%는 소아에게서 발생한다. 생후 2~3개월 이내에 발생한 것은 자연소멸하는 경향이 있다.

이자 랑게르한스섬

구조와 기능

이자 랑게르한스섬은 이자의 외분비샘 사이에 섬 모양을 띠고 있다. α세포와 β세포 등으로 이루어져 있다. α세포는 글루카곤을, β세포는 인슐린을 분비한다(그림 7-5).

인슐린은 포도당이 세포막을 통과해 세포 안으로 흡수될 때 필요한 펩티드호르몬이며, 혈당치를 낮추는 작용을 한다. 공복 시 정상혈당은 80~120 mg/dL이다.

당뇨병

당뇨병diabetes mellitus; DM은 이자 랑게르한스섬 β세포의 인슐린 분비가 감소되거나 인슐린이 작용해야 하는 세포에서 인슐린에 대한 반응성이 떨어지는 질환이며, 혈당치가 상승하는 것이 특징이다(소변에서 당이 나오는 것은 혈당치가 올라간 결과이다).

인슐린이 작용하지 않으면 포도당이 세포 안으로 흡수되지 않기 때문에 대체에너지로 지방이나 단백질 등을 이용하게 되고, 이로 인해 포도당의 대사이상과 함께 다양한 대사이상이 발생한다.

혈당치 상승으로 인해 삼투압이 상승하게 되고, 다뇨나 갈증과 같은 증상이 나타난다.

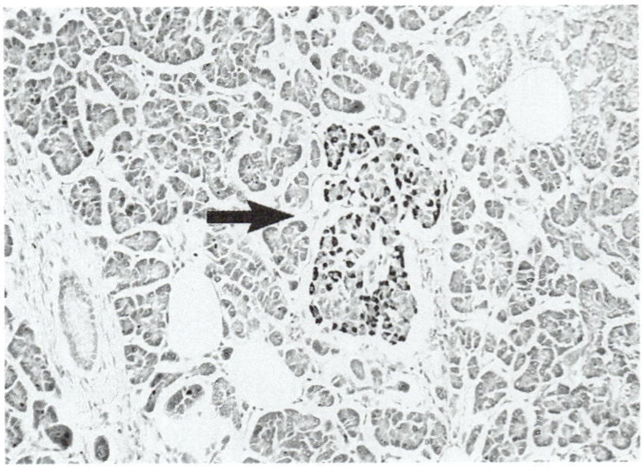

그림 7-5. 이자의 랑게르한스섬의 조직상
화살표로 표시한 세포집단이 랑게르한스섬이다. 검게 물들어 있는 것은 글루카곤을 분비하는 α세포이다.

분류

1형당뇨병

증상이 급격하게 나타나며, 20세 이하의 젊은 사람에게 많이 발생한다. 비만과는 무관하며 한 집안에서 발생하는 당뇨병 발생비율은 2형당뇨병의 경우보다 적다. 자가면역질환으로 β세포가 파괴되면서 인슐린 insulin 이 분비되지 않는 것이 주요 원인으로 알려져 있다. 치료방법은 인슐린 주사이며 운동요법이나 식이요법 등을 보조적으로 실시한다.

2형당뇨병

성인에게 많이 발생하며, 과식, 비만, 운동부족 등이 원인이다. 생활적 요인이나 유전적 요인이 강하게 작용한다. 인슐린의 분비보다는 인슐린을 수용하는 능력의 감소가 주요 원인이다. 당뇨병의 약 95%가 2형당뇨병에 해당한다고 알려져 있다. 주된 치료방법은 운동요법과 식사요법이며 경구혈당강하제 등에 의한 약물요법은 보조적으로 실시한다.

합병증

급성합병증

- **저혈당** hypoglycemia: 혈당치를 낮추는 치료의 결과로 발생한다. 특히 인슐린 주사를 맞고 있는 경우에는 높은 빈도로 나타나므로 주의가 필요하다. 뇌신경계통에 부담을 주고, 빠른맥박, 발한, 떨림, 경련, 혼수 등의 증상이 나타난다.
- **당뇨병케톤산증** diabetic ketoacidosis: 인슐린의 현저한 작용부족으로 지방대사가 항진되면서 발생한다. 지방대사산물인 케톤체(아세톤, 아세트산, β-옥시부티르산)가 체내에 축적되며(케톤증), 그 결과 혈액의 pH가 저하됨(케토산증)에 따라 혼수에 빠지게 된다. 증상으로는 고혈당으로 인한 탈수나 보상성이 큰 호흡(쿠스마울호흡) 등이 있고 날숨에서 아세톤 냄새가 난다. 케톤산증혼수에 고삼투압성비케토산성혼수, 젖산산증혼수를 더해 당뇨병혼수라고 부른다.

만성합병증

수년에서 수십 년이 지나 증상이 나타난다. 좁은 혈관의 장애로 인한 미세혈관장애와 굵은 혈관의 장애로 인한 대혈관장애로 크게 나뉜다. 기본적으로 양쪽 모두 진행될 대까지 자각증상이 없어서 정기적인 검사와 혈당제어가 중요하다.

- 미세혈관 장애
- 당뇨망막병증 diabetic retinopathy: 망막혈관의 작은 동맥자루에서 출혈로 인한 급격한 시력저하가 발생한다. 성인이 된 후 실명 원인 1위이다.
- 당뇨콩팥병증 diabetic nephropathy: 토리의 장애로 인해 단백질이 소변으로 나오게 되면 콩팥기능상실을 불러일으킨다. 투석 도입의 원인 1위이다.
- 당뇨병신경병증 diabetic neuropathy: 지각이상이나 자율신경이상 등의 신경증상을 일으킨다.
- 대혈관 장애: 혈당치가 높은 상태로 지속되면 동맥경화증이 발생해서 심근경색증이나 뇌경색 등의 요인이 된다. 고혈압이나 비만인 경우에 쉽게 발생한다.

종양

양성종양

이자섬모세포종이라고 불린다. 일부는 기능성이며 인슐린(인슐린종), 글루카곤(글루카곤종), 가스트린(가스트린종) 등을 과도하게 분비해서 저혈당, 당뇨병, 위궤양(졸링거-엘리슨증후군 Zollinger-Ellison syndrome) 등의 증상이 나타난다.

악성종양

양성종양이 악성화된 것으로 여겨진다.

소화관호르몬의 이상

소화관의 꿈틀운동, 소화, 흡수 등은 이른바 위창자관호르몬(인슐린, 글루카곤, 가스트린, 소마토스타틴, 세크레틴, VIP, 모틸린 등)에 의해 조절되고 있다. 이러한 호르몬을 분비하는 세포는 대부분 위창자관벽 안에 있으며 종양화된 경우에는 카르시노이드종양이라고 불린다. 이자의 랑게르한스섬을 형성하는 세포도 같은 종류의 세포이다.

졸링거-엘리슨증후군

가스트린 gastrin 을 분비해서 G세포라고 불리는 세포의 종양성 증식(샘종)으로 인해 가스트린 분비가 과도하게 많아지면, 그 결과 위산분비가 비정상적으로 증진되어 위산과다가 나타나고 난치성 위궤양을 만든다.

졸링거-엘리슨증후군 Zollinger-Ellison syndrome 은 위산과다, 난치성 위궤양, 이자의 랑게르한스섬종양이 3가지 징후로 나타나는 희귀질환이다. 이자의 랑게르한스섬은 생리적으로 가스트린을 생성하는 부위로는 중요하지 않지만 이자섬모세포종의 일부에서는 가스트린을 과잉생산하기 때문에 졸링거-엘리슨증후군이 나타난다.

생리적으로 G세포는 위장의 안뜰부위부터 샘창자에 걸쳐 많이 존재한다. 세포가 종양화된 경우에는 카르시노이드종양으로 불린다. 그 종양이 가스트린을 과잉분비하는 경우에도 난치성 위궤양 증상을 일으킨다(그림7-6, 7).

WDHA증후군

작은창자의 운동을 조절하는 VIP vasoactive intestinal polypeptide 라는 호르몬이 과다분비되면 창자관운동이 병적으로 증진되어서 극심한 물설사 watery diarrhea, 저칼륨혈증 hypokalemia, 위산없음증 achlorhydria 을 초래하기 때문에 WDHA증후군 watery diarrhea-hypokalemia-achlorhydria syndrome 이라고 불린다.

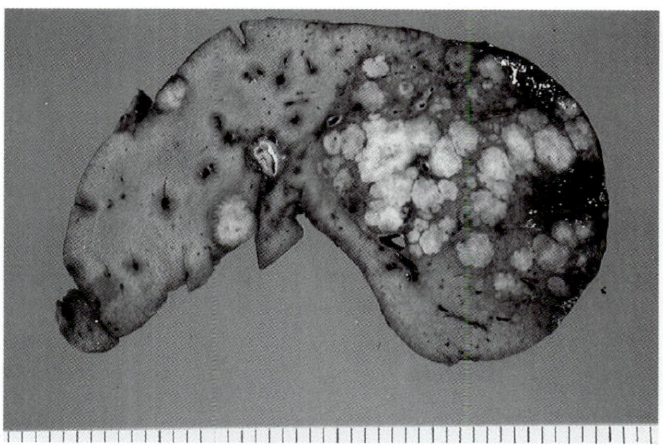

그림 7-6. 졸링거-엘리슨증후군을 불러온 악성카르시노이드종양의 간전이
다수의 백색결절이 카르시노이드의 전이병터이다.

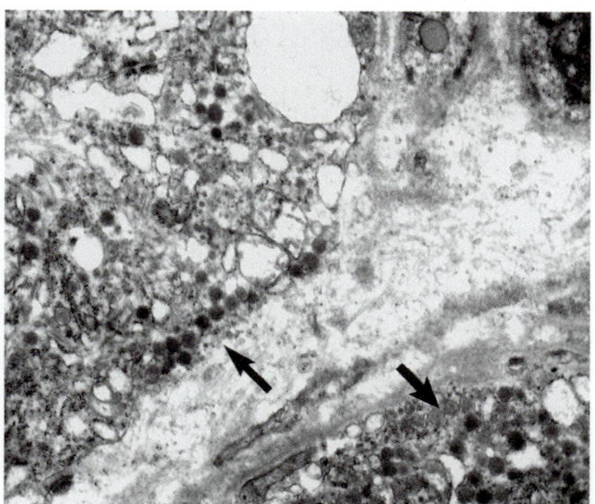

그림 7-7. 카르시노이드의 전자현미경 영상
세포질 안에 다수의 내분비 과립이 보인다(화살표).

다발내분비샘종양

다발내분비샘종양 multiple endocrine neoplasia; MEN 은 보통염색체우성질환이다. 단발성인 것도 있으나 몇 개의 종양이나 과다형성이 동시에 진행되는 경우가 많아서 다음과 같이 분류하고 있다. 각각의 종양이 분비하는 펩티드호르몬에 따라 증상이 변한다.

① MEN-1형(워머 Wermer 증후군): 뇌하수체샘종 + 이자섬모세포종 + 부갑상샘종 또는 과다형성

② MEN-2 (MEN-2A)형(시플 Sipple 증후군): 갑상샘 속질암 + 부신갈색세포종 + 부갑상샘종 또는 과다형성

③ MEN-3 (MEN-2B)형: 갑상샘 속질암 + 부신갈색세포종 + 점막밑신경종양

딴곳호르몬생성종양

내분비계통 세포를 포함한 종양이 발생하면 본연의 자리 이외의 다른 곳에서 각종 호르몬이 생성되기도 하는데, 소세포폐암이나 간암 등에서 발견되기도 한다.

임상에서는…

내분비호르몬의 이상은 대사이상, 뼈이상 등을 동반하는 경우가 많다. 스테로이드치료는 전신증상을 동반하는 경우도 있으므로 그 원인질환을 확실히 이해한 후에 치료에 임할 필요가 있다.

복습 포인트

- 내분비장기는 생체의 항상성을 유지하기 위해 호르몬을 분비해서 서로에게 영향을 준다. 그 대표적인 것이 되먹임이다. 이 메커니즘이 구체적으로 어떤 것인지 이해한다.
- 내분비장기에 질환이 발생하면 호르몬의 균형이 깨지는 경우가 많다. 호르몬의 과잉 혹은 감소가 어떤 증상을 일으키는지 구체적으로 이해한다.
- 당뇨병은 인슐린 분비량이 감소하는 것과 인슐린에 대한 반응성이 저하되는 것이 있다는 점을 이해한다.
- 내분비장기에도 종양이 발생한다. 그중 일부는 호르몬을 생산하기 때문에 그에 따른 증상이 나타나는데, 구체적으로 어떠한 것들이 있는지 이해한다.

제8장

조혈기관

학습목표

- 정상적인 조혈과 림프절, 지라의 기능을 이해하고 각각의 주요 질환에 대해 학습한다.
- 빈혈의 발병 메커니즘에 대해 배운다.
- 백혈병이나 림프종 등의 조혈기관 종양에 대해 대표적인 병형 분류와 그 병태를 이해한다

골수(뼈속질)

골수의 구조와 기능

혈액은 혈구로 불리는 혈액세포와 혈장으로 이루어져 있으며 혈액세포에는 **적혈구**, **백혈구**, **혈소판** 등이 있다. 이 세포들은 모두 골수에서 생산되며, 조혈모세포에서 각각의 혈구세포로 분화되어 성숙단계를 거친다(그림 8-1). 골수 marrow 는 뼈의 속공간에 존재하며 혈구계열 세포 외에 지방세포, 그물조직 등으로 구성되어 있다. 그물조직은 그물적혈구, 큰포식세포, 그물섬유 등으로 이루어져 있으며, 조혈세포를 지지함과 동시에 조혈세포의 분화를 유도하고 조절에도 관여하고 있다.

골수에는 각 혈구계열 세포를 만드는 조혈모세포 외에 뼈, 연골, 근육, 지방, 신경 등으로 분화할 수 있는 중간엽 줄기세포가 있어서 재생의료 측면에서도 주목받고 있다. 골수는 조혈이 활발히 일어나고 있을 때에는 적색을 띠고 (**적색골수**라고 불린다), 나이가 들수록 지방조직으로 치환되어 황색을 띤다 (**황색골수**이라고 불린다). 성인의 골수 총량은 약 2,600 g (체중의 약 5%) 이다. 성인의 적색골수 비율은 약 60% 정도이다. 이보다 적색골수의 비율이 많은 경우를 과다형성골수 hyperplastic marrow 라고 하며, 그 반대로 적은 경우를 저형성골수 hypoplastic marrow 또는 무형성골수 aplastic marrow 라고 한다.

정상상태에서는 순환혈액 안에 성숙한 각종 혈액세포의 수가 일정하게 유지된다. 이는 골수에서 혈액세포의 생산, 분화, 성숙 및 혈액 안으로의 방출이

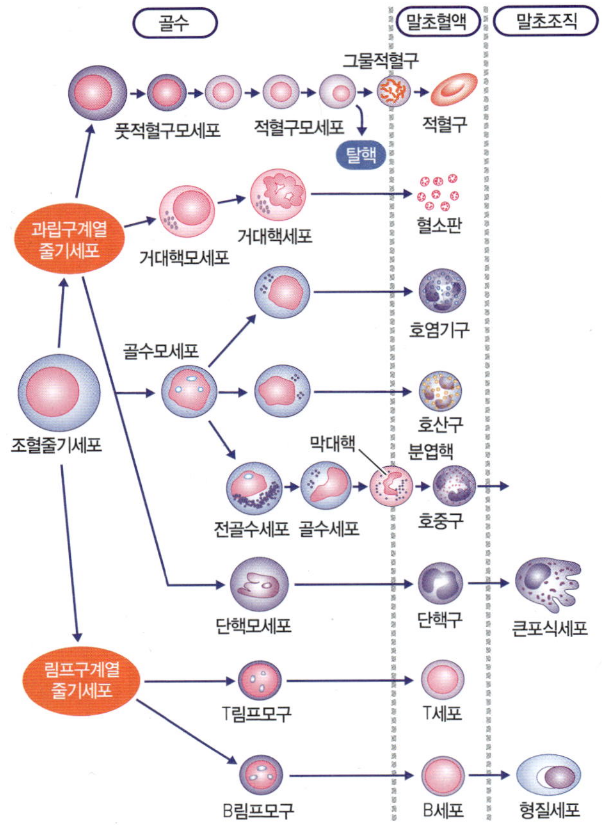

그림 8-1. 혈구의 분화, 성숙과정

표 8-1. 혈구의 이상과 골수

	골수	
	세포증가: 과다형성	세포감소: 저형성~무형성
적혈구계열	• 거대적혈모구빈혈 • 철결핍빈혈 • 철적혈모구빈혈 • 용혈빈혈 • 출혈성빈혈 • 적백혈병 • 진성적혈구증가증(진성다혈증)	• 재생불량빈혈 • 적혈구무형성
과립구계열	• 과립구증가증 • 백혈병	• 무과립구증 백혈병 • 재생불량빈혈
혈소판계열	• 특발혈소판 • 혈소판감소자색반 • 거대핵세포백혈병 • 본태성 혈소판혈증	• 재생불량빈혈

이루어지고, 또한 각 혈액세포가 정상적인 수명과 역할을 완수함으로써 혈액 세포의 항상성이 유지되고 있다. 이 항상성이 무너지면 여러 병적 상태가 발생한다(표 8-1).

적혈구계열의 질환

빈혈

적혈구수, 헤모글로빈농도, 적혈구용적률 가운데 어느 하나가 기준치 아래인 상태를 빈혈 anemia 이라고 한다. 그러나 헤모글로빈농도가 떨어지면 적혈구수나 적혈구용적률도 동시에 감소하기 때문에 헤모글로빈농도(성인 남성 13.5 g/dL 미만, 성인 여성 11.5 g/dL 미만)가 빈혈의 가장 중요한 지표가 된다.

빈혈은 **평균적혈구용적** MCV, **평균적혈구혈색소량** MCH 및 **평균적혈구혈색소농도** MCHC 의 3가지 지표에 따라 작은적혈구빈혈, 정상적혈구빈혈, 큰적혈구빈혈의 3가지로 분류된다(표 8-2).

헤모글로빈은 산소와 결합하여 세포나 조직에 산소를 전해주기 때문에 빈혈이 발생하면 산소를 충분히 받을 수 없게 되어 호흡곤란이나 심장두근거림이 발생하고 쉽게 피로해진다. 또한 얼굴이나 피부색이 하얗게 변한다(창백).

아래에 대표적인 빈혈에 대해 설명한다.

재생불량빈혈(무형성빈혈) (그림 8-2)

재생불량빈혈 aplastic anemia 은 골수의 혈구생산 능력에 장애가 있어서 말초혈액 안에 적혈구, 백혈구, 혈소판의 3계통이 모두 감소하는 범혈구감소증이 나타나는 질환이다. 적혈구만 감소하는 증상은 **적혈구무형성**이라고 한다.

표 8-2. 빈혈의 분류와 검사 데이터

검사데이터 / 빈혈의 분류	평균 적혈구 용적 (MCV)	평균 적혈구 헤모글로빈 (MCH)	평균적혈구혈색소농도 (MCHC)	대표적인 빈혈
작은적혈구빈혈	작다	낮다	낮다	철결핍빈혈 유전공모양적혈구증 낫적혈구증
정상적혈구빈혈	정상	정상	정상	자가면역용혈빈혈 재생불량빈혈
큰적혈구빈혈	크다	높다	정상	거대적혈모구빈혈

이 질환은 원인이 불분명한 것(특발성)과 약제(특히 항암제)나 방사선 등으로 인해 나타나는 속발성이 있다. 골수는 무형성이나 저형성을 나타내며 예후는 일반적으로 불량하며 백혈병으로 이행하는 예도 있다.

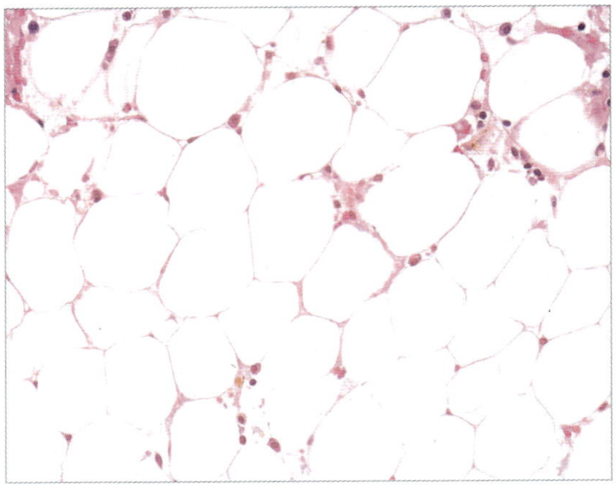

그림 8-2. 재생불량빈혈의 골수
골수는 대부분 황색골수이며 혈구계열세포는 거의 나타나지 않는다.

거대적혈모구빈혈(거대적아구성빈혈) (그림 8-3)

거대적혈모구빈혈 megaloblastic anemia 은 골수 중에 거대적혈구모세포 megaloblast 가 비정상적으로 증가한 빈혈의 총칭으로 **비타민 B_{12}**나 **엽산**의 결핍, 또는 이용장애로 인해 혈구모세포의 성숙장애가 나타나 발병한다. 위점막의 위축이나 위절제로 인한 내인인자 분비부전으로 작은창자에서 비타민B_{12}가 흡수되지 않아 거대적혈모구빈혈을 일으키는 경우가 있다. 이를 악성빈혈이라고 부른다.

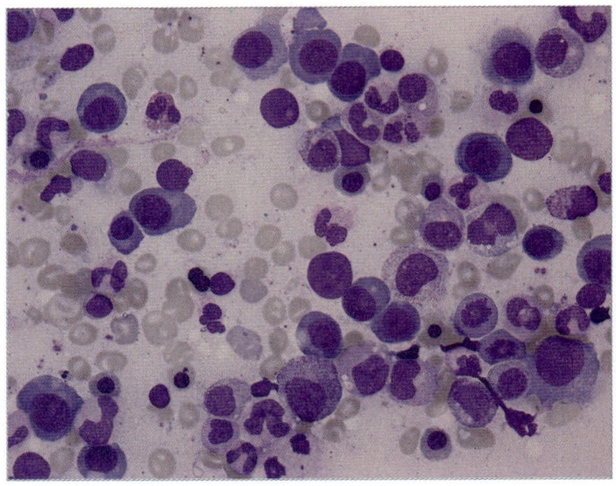

그림 8-3. 거대적혈모구빈혈
대형화된 거대적혈구모세포가 다수 나타난다(김자염색).

철결핍빈혈

철결핍빈혈 iron deficiency anemia 은 가장 발생빈도가 높은 빈혈로, 헤모글로빈양이나 적혈구용적률의 감소가 커서, **본태성저색소빈혈**이라고도 불린다.
철분이 부족한 식사와 철의 흡수장애로 인한 철섭취량 부족, 성장 및 임신 등으로 인한 철 수요 증대, 월경과 만성출혈 등으로 인한 철 배설 증가 등으로 인해 철이 결핍된 결과, 헤모글로빈 합성이 장애를 받아 **작은적혈구빈혈** 패턴을 가지게 된다.

용혈빈혈

용혈빈혈 hemolytic anemia 은 어떠한 메커니즘에 의해 적혈구의 붕괴가 증진되어 적혈구의 수명이 줄어들면서 생기는 빈혈을 총칭한 것이다.
용혈빈혈의 원인이 적혈구 자체에 있는 내인성과 적혈구의 외적환경에 원인이 있는 외인성으로 나눌 수 있다. 전자는 선천성이고 후자는 후천성이다.
내인성 또는 선천질환으로 **유전공모양적혈구증**(보통염색체우성질환), **낫적**

혈구증(보통염색체불완전우성질환), **지중해빈혈**(헤모글로빈 단백질의 이상으로 인해 발생하며, α-지중해빈혈과 β-지중해빈혈이 있다) 등이 있다.

외인성 또는 후천성 질환으로는 자가면역성 용혈빈혈, 발작성야간혈색뇨, 신생아용혈병(모친-태아 사이의 혈액형 부적합) 등이 있다.

진성적혈구증가증(참적혈구증가증)

순환적혈구량의 증가에 따라 순환혈액량의 증가와 혈액의 과점조가 나타난다. 그 결과 순환장애, 고혈압, 혈전증 등을 일으켜 출혈경향이나 간지라비대 등이 나타날 수도 있다.

진성적혈구증가증 polycythemia vera 은 서서히 발병하여 만성 경과를 취하는 골수증식종양 myeloproliferative neoplasms; MPN 의 일종으로 적혈구와 함께 백혈구나 혈소판도 증가하므로 다능성줄기세포 수준에서의 종양화로 간주되고 있다.

백혈구계열 및 유사질환

백혈구증가증

백혈구증가증 leukocytosis 은 백혈구수가 증가하는 상태이며, 대부분은 세균감염 등의 급성고름염증으로 중성구가 증가한다. 또한 알레르기나 기생충감염의 경우에는 호산구가 증가하고, 바이러스감염에서는 림프구가 증가한다.

무과립구증

무과립구증 agranulocytosis 은 과립구계열 세포가 극도로 감소한 상태를 말하며 적혈구나 혈소판에는 이상이 나타나지 않는다. 원인으로는 피린계열나 설파제계열, 또는 항균제 등의 약제 복용 후에 면역학적 메커니즘을 통해 일어나는 경우가 많다. 또한 선천성인 것이나 원인불명인 것도 있다.

백혈병모양반응(백혈병양반응)

말초혈액의 백혈구수 증가(5만~10만)와 함께, 골수세포보다 어린 모세포가 출현해서 만성골수 백혈병과 비슷한 혈액 모양을 나타내는 병태를 백혈병모양반응 leukemoid reaction 이라고 한다.

악성종양의 골수전이, 패혈증 등 중증 감염증상, 심각한 중독이나 용혈, 출혈 등으로 나타나는 경우가 많다.

백혈병

백혈병 leukemia 은 조혈세포의 종양성 증식으로 말초혈액이나 골수에서 차지하는 종양세포(모세포)의 비율이 20% 이상인 것을 말한다. 그 종양세포의 기원에 따라 골수성과 림프성으로 나뉘고, 또한 백혈병세포의 분화도나 증식 속도 등에 따라 급성과 만성으로 나뉜다.

급성백혈병의 분류로서 French-American-British FAB 그룹에서 제창된 FAB 분류(표 8-3)가 있으며 임상적으로 널리 이용되고 있다. FAB 분류에서는 급성골수백혈병을 M0~M7의 8형으로, 급성림프구백혈병을 L1~L3의 세 가지 형태로 나누고 있다.

백혈병은 골수에서 백혈병세포의 증식으로 인해 정상적인 조혈이 억제되고, 이에 더해 백혈병세포는 정상적인 기능을 수행하지 않기 때문에 감염되기 쉬우며 빈혈이나, 출혈경향 등이 나타난다. 이 때문에 백혈병의 사망 원인은 감염증이나 출혈에 의한 것이 많다.

아래에 대표적인 백혈병에 대해 설명한다(림프구백혈병은 악성림프종과 같은 종양이기 때문에 악성림프종 항목에서 설명한다).

급성골수세포백혈병

급성골수세포백혈병 acute myeloid leukemia; AML 은 백혈병 중에서도 가장 빈도가 높다. 전체 백혈병의 30~40% 정도를 차지하고 있으며, FAB 분류에서는 M0,

표 8-3. French-American-British co-operative group (FAB) 분류

급성골수세포백혈병	M0 최미분화형 M1 미분화형 M2 분화형
급성전골수세포백혈병	M3
급성골수단핵구백혈병	M4
급성단구성백혈병	M5a 미분화형 M5b 분화형
적백혈병	M6
급성거핵구성백혈병	M7
급성림프구백혈병	L1 소형 세포 우세 L2 대형세포, 불균일 L3 대형세포, 균일(Burkitt림프종)

M1 및 M2에 해당한다. 골수에서는 종양성 골수모세포(일부는 전골수세포)가 광범위하게 증식한다. 백혈병세포는 골수 외에도 자주 간이나 지라에 침윤되어 간지라비대가 나타나며, 말초혈액에도 종양세포가 출현한다.

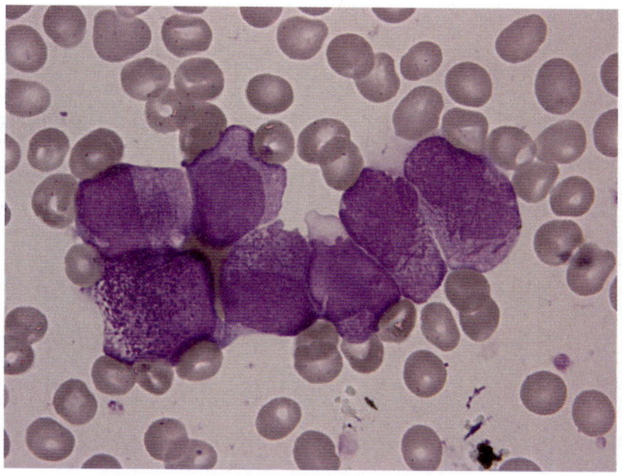

그림 8-4. 급성전골수세포백혈병
종양세포의 세포질 안에는 풍부한 아주르과립이 있으며, 아우어소체(Auer body)가 다발 형태로 된 파곳(fagott)세포도 나타난다(김자염색).

급성전골수세포백혈병 (그림 8-4)

급성골수세포백혈병 AML 의 10~15%를 차지하고 있으며, FAB 분류에서 M3로 분류된다. 90% 이상의 증례에서 특징적인 염색체전위, t (15:17) (q22; q12)가 나타난다.

급성전골수세포백혈병 acute promyelocytic leukemia; APL 에서는 세포질 안에 풍부한 아주르과립이나 아우에르소체가 발견되는데 파곳세포라고도 불린다. 또한 종양세포가 대량의 조직트롬보플라스틴이라는 혈액을 응고시키는 인자를 방출하고, 이것이 발단이 되어 **파종혈관내응고** DIC 를 일으켜 장기출혈을 조절하지 못해 사망에 이르는 경우가 많았다. 그러나 최근에는 전트랜스레티노산 all trans retinoic acid; ATRA 의 등장으로 종양세포를 분화 유도함으로써 장기출혈도 제어할 수 있게 되어 가장 치료하기 쉬운 백혈병이 되었다.

급성골수단핵구백혈병 및 급성단구성백혈병

급성골수단핵구백혈병 acute myelomonocytic leukemia; AMMoL 이나 급성단구성백혈병 acute monocytic leukemia; AMoL 은 골수 외 장기의 침윤경향이 매우 강하며, 잇몸침윤으로 인한 출혈 등의 입안내증상이나 피부침윤 등이 나타나는 빈도가 높다. 또한 단핵구로의 분화 경향이 강하기 때문에 혈청이나 소변의 용균효소 활성이 상승하는 것이 특징 중 하나이다.

만성골수세포백혈병

만성골수세포백혈병 chronic myeloid leukemia; CML 은 전능성조혈모세포 수준에서 종양화된 것이며 골수증식종양 myeloproliferative neoplasms; MPN 의 한 유형으로 되어 있다. AML과 달리 골수에는 백혈병세포단절 leukemic hiatus 이 없는 고도의 과립구계열 세포의 증식이 나타난다. 미숙한 골수모세포에서 성숙한 과립구까지 모든 성숙단계의 세포가 출현한다. 골수가 고도로 과다형성되며, 대부분 증례에서 간지라비대가 나타난다.
대부분의 증례에서 Ph'염색체(BCR-ABL융합유전자)가 확인되며 말초혈액의 중성구 알칼리포스파타아제값(NAP 점수)의 저하가 나타나서 진단상 중요하다.
치료를 하지 않고 경과한 경우 급성백혈병으로 이행(급성위기 blastic crisis)될 가능성이 높으나, 최근에는 BCR-ABL융합유전자를 표적으로 한 분자치료제(티로신인산화효소억제제)의 등장으로 장기 생존을 바랄 수 있게 되었다.

골수형성이상증후군

골수형성이상증후군 myelodysplastic syndrome; MDS 은 다능성조혈모세포 수준에서 이상이 발생하여 각종 혈구의 감소와 혈구형태 이상, 모세포의 증가를 보이며 경과 중에 높은 빈도로 백혈병으로 진행 MDS-overt leukemia 되는 **전백혈병 상태의** 질환군이다(표 8-4). 백혈병과는 달리 말초혈액 및 골수에서 차지하는 모세포의 비율은 20%이다.
MDS는 노인에게 많이 발병하며 완치가 어려운 병태이다. 사망원인으로는 명백한 overt 백혈병의 유무에 관계없이 감염이나 출혈에 의한 것이 많다.

표 8-4. 골수형성이상증후군(MDS)의 WHO 분류(2008년)

MDS병형	특징
불응성빈혈(RA)	모세포가 말초혈액에서 1% 미만, 골수에서 5% 미만이고, 전체 모세포의 고리철적혈모구가 15% 미만인 것.
철적혈모구불응성빈혈(RARS)	위의 RA와의 차이는 고리철적혈모구가 전체 모세포의 15% 이상 차지하는 점이다.
다혈구계열의 형성이상을 수반하는 불응성혈구감소증(RCMD)	골수에서 명확한 형성이상이 10% 이상으로 2계통 이상의 혈구(중성구 및/또는 혈구모세포 및/또는 거대핵세포)에서 나타나는 것.
다혈구이상형성을 동반하는 철적혈모구불응성 빈혈(RCMD-RS)	고리철적혈모구가 모든 혈구모세포의 15% 이상을 차지하고 명료한 형태학적 이상형성이 10% 이상이며 2계통 이상의 혈구에서 나타나는 것.
모세포증가형 불응성빈혈(RAEB) • RAEB-1 • RAEB-2	골수 안에 모세포가 5%를 넘거나 말초혈액에서 1%를 넘는 것. RAEB에서 골수 안의 모세포가 5~9%인 것. RAEB에서 골수 안의 모세포가 10~19%인 것.
5q-증후군	Del(5q)의 단독 이상이며 단핵구나 2개의 핵을 가진 소형 거대핵세포가 출현한다.
분류 불능형 골수형성이상증후군(MDS-U)	위의 어느 쪽에도 속하지 않은 것.

고리철적혈모구(ringed sideroblast): 미토콘드리아에 철이 침착되며 프러시안블루염색에서 철과립이 핵을 따라 핵 주변의 1/3 이상 고리 형태로 배열된 것이다.

골수증식종양

골수증식종양 myeloproliferative neoplasms; MPN 은 **진성적혈구증가증(진성다혈증), 만성 골수백혈병, 본태고혈소판증, 원발골수섬유증** 등이 있다. 모두 만성으로 경과하며, 또한 증상의 유사성이나 상호 이행되는 것에 의해 골수증식종양으로 정리되어 있다. 이들 질환은 모두 조혈간세포 수준에서 종양화가 초래된 것으로 생각된다.

진성혈구증가증(진성다혈증)과 만성골수백혈병에 대해서는 이미 설명했으므로 본태고혈소판증과 원발골수섬유증에 대해 설명한다.

본태고혈소판증

본태고혈소판증 essential thrombocythemia; ET 은 혈소판의 증가(45만/μL 이상)가 만성적으로 지속되는 질환이다. 골수에서는 크게 성숙한 거대핵세포가 증가하지만 골수세포계열이나 적혈모세포계열의 증가는 나타나지 않는다. 40~50%의 환자에게서 JAK2 V617F의 변이가 나타나며 거대핵세포백혈병(M7)의 만성형으로 자리매김되어 있다.

원발골수섬유증

원발골수섬유증 primary myelofibrosis 은 전신의 골수에 섬유화가 일어나고, 고도의 지라종, 말초혈액 안에서 혈구모세포나 골수모세포의 출현, 혈청 젖산탈수소효소 lactate dehydrogenase; LDH 의 상승 등을 특징으로 한다. 예후는 나쁘고 평균 생존기간은 발병일로부터 약 5년 정도이다. 20~30%의 환자에서 급성백혈병으로의 이행이 나타난다.

혈소판계열의 질환

특발저혈소판자색반병

특발저혈소판자색반병 idiopathic thrombocytopenic purpura; ITP 은 명백한 기초질환이나 원인약제의 관여 없이 혈소판수가 감소(10FUL 미만)하고 출혈증상이 나타나는 병태이다. 6개월 이내에 치유되는 급성형과 6개월 이상 지속되는 만성형으로 나뉜다. 전자는 바이러스감염 후 등의 소아에서 많이 보이며, 후자는 20~40대와 60~80대에서 많이 나타나며, 20~40대에서는 압도적으로 여성 환자가 많다.

표 8-5. 파종혈관내응고의 원인 질환

A	감염증 1. 그람음성균감염증 2. 중증그람양성균감염증 3. 중증바이러스감염증
B	악성종양 1. 백혈병 2. 암, 육종의 침윤 및 파종성전이
C	쇼크
D	산부인과질환 태반조기박리, 양수색전, 출생전사망, 포상기태, 임신고혈압증후군
E	혈관내용혈
F	조직손상 1. 대수술 후 (장시간에 걸친 체외순환 등) 2. 광범위한 외상, 화상
G	혈관병변 1. Kasabach-Merritt증후군 2. 심장류, 대동맥자루 3. 특발저혈소판자색반병, 용혈요독증후군 4. 콜라겐병
H	기타 중증호흡곤란증후군, 이식장기 거부반응, 독사에게 물린상처, 전격자색반병 등

ITP는 혈소판에 대한 자가항체가 약 절반에서 나타난다. 지라는 항혈소판 항체를 생성하고 항체로 덮여 있는 혈소판을 포착하여 처리한다.
위나선균 *Helicobacter pylori* 이 양성인 ITP환자에게 위나선균의 제균을 실시하면 약 절반의 환자에서 혈소판수가 증가하는 것으로 알려져 있다.

파종혈관내응고

중증감염병(패혈증), 쇼크, 악성종양, 산부인과 질환, 광범위한 조직손상 등의 기초질환(표 8-5)을 배경으로, 전신의 미세혈관(세동맥, 모세혈관, 세정맥)에 다수의 박리된 혈전이 형성된다. 혈전이 다수 형성되면서 이것을 구성하는 혈소판이나 응고인자가 소비되어 응고장애가 나타난다. 또한 섬유소용해 항진이 일어나서 고도의 출혈이나 여러 장기의 기능에 문제를 일으켜 예후가 불량한 증상을 파종혈관내응고 disseminated intravascular coagulation; DIC 라고 한다.

림프절

림프절의 구조와 기능 (그림 8-5)

림프절 lymph node 은 림프관 경로 안에 존재하는 쌀알 크기의 편평한 원형의 조직으로 온몸에 구석구석 존재하고 있다. 림프절은 림프관 안에서 흘러 다니는 이물질이나 세균 등을 제거하는 여과장치로서, 또는 그에 대한 면역반응을 통해 생체방어의 역할을 담당하고 있다.

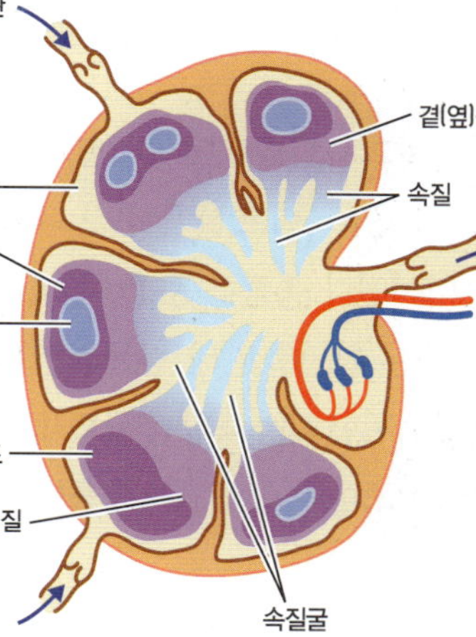

그림 8-5. 림프절의 구조

림프절은 가느다란 그물섬유로 이루어진 그물코 구조 속에 림프구나 큰포식세포가 다수 존재해서 림프절을 만든다. 림프절은 겉질(바깥쪽)과 속질(안쪽)로 나뉘며 겉질에는 B림프구로 형성되는 림프소포가 있다. 종자중심이 없는 것을 일차소포라고 하고, 종자중심이 있는 것을 이차소포라고 한다. 속질에는 주로 T림프구가 존재한다. 들림프관으로 들어온 림프액은 가장자리굴에서 속질굴로 흘러가고 최종적으로 날림프관을 통해 밖으로 나온다. 가장자리굴이나 속질굴은 림프굴이라고도 하며 림프액 속의 세균이나 이물질 등은 이곳에서 큰포식세포에 의해 제거된다.

림프절의 반응성 질병

여포과다형성(비특이림프절염)

어떤 항원자극으로 인해 배아중심의 과다형성을 동반하는 림프조직의 증식이다. 비특이적인 반응성 과다형성이며, 젊은 사람의 통증을 동반하는 머리목부위 림프절 비대의 대부분이 해당된다.

결핵성림프절염 (그림 8-6)

결핵균 감염에 의해 일어나는 림프절염이다. 조직학적으로는 다른 장기의 결핵병변과 마찬가지로

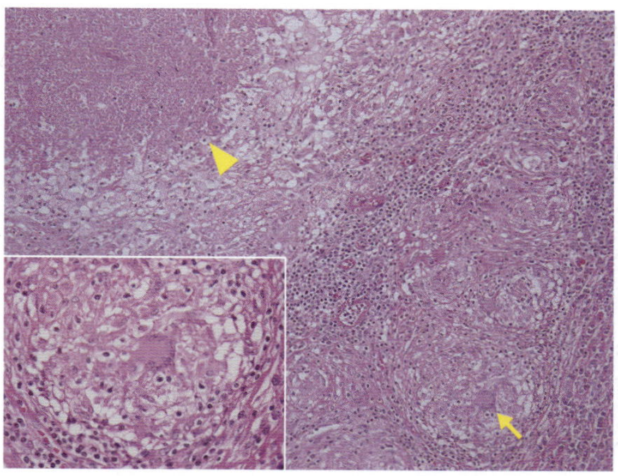

그림 8-6. 결핵성림프절염
치즈괴사(화살표)를 에워싸는 것처럼 상피모양육아종이 형성되며, 상피모양육아종 안에는 랑게르한스거대세포(inset. 화살표)가 나타난다.

치즈괴사를 둘러싸는 것처럼 **상피모양육아종**이 형성되는 것이 특징이다. 세균감염이기는 하지만 중성구의 침윤은 별로 눈에 띄지 않고 림프절의 압통도 없는 경우가 많다.

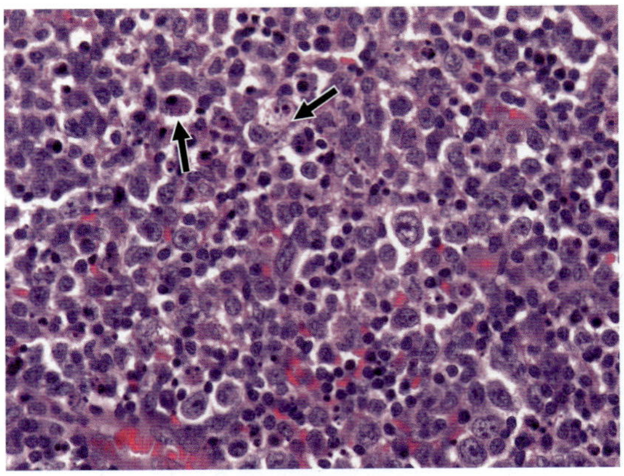

그림 8-7. 조직구성괴사성림프절염
면역모세포의 증가와 세포자멸사 소체를 포식한 큰포식세포가 나타난다.

조직구성괴사성림프절염(그림 8-7)

젊은 여성의 목림프절에서 잘 나타나며, 감기 증상으로 이어진다. **통증**을 동반하는 림프절 비대를 특징으로 하는 원인불명의 림프절염이다. 조직학적으로는 광범위한 괴사와 함께 세포자멸사 소체를 포식한 큰포식세포나 대형 면역모세포가 다수 출현한다.

고양이할퀴병

고양이할퀴병 cat-scratch disease 은 바르토넬라헨셀라에 *Bartonella henselae* 에 의한 동물감염증으로, 고양이나 개가 할퀸 후에 발병한다. 긁힌 쪽의 겨드랑림프절이나 목림프절이 통증을 동반하며 부풀어 오른다. 조직학적으로는 중성구나 조직구로 이루어지는 고름과 그것을 둘러싸는 상피모양육아종이 나타난다.

감염단핵구증

감염단핵구증 infectious mononucleosis 은 Epstein-Barr바이러스의 첫 감염으로 증상이 나타나는 질환이며 발열, 목부위 림프절 비대, 간기능 이상 등을 특징으로 한다. 많은 사람들이 침을 통해 감염되기 때문에 "kissing disease"라고도 불린다. 말초혈액이나 림프절에 T세포에서 유래한 비정상림프구가 출현한다.

악성림프종

악성림프종은 림프구를 발생모체로 하는 종양의 총칭으로 주로 면역조직(특히 림프절)에서 잘 발생하는 종양이며, 대부분 종양을 형성한다. 또한 혈관이 있는 장기라면 어디에서나 발생할 수 있는 종양이다. 앞에서 설명한 바와 같이 악성림프종은 림프구를 발생모체로 하고 있으나 유래세포나 종양화 과정

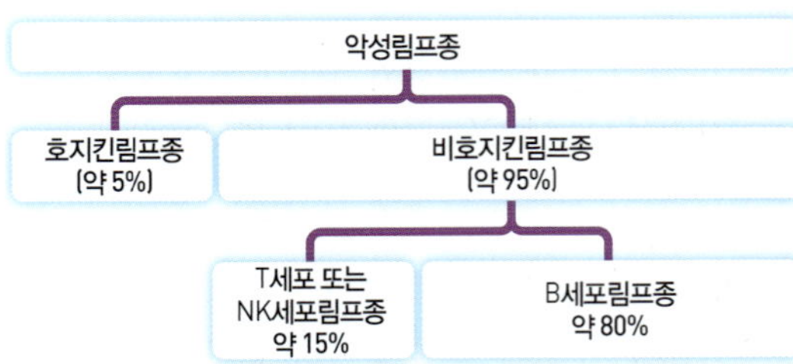

그림 8-8. 악성림프종의 분류와 발생빈도

등이 일정하지 않으므로 생물학적, 임상병태적 특성 등은 매우 다양하다.

악성림프종은 **비호지킨림프종**과 **호지킨림프종**으로 크게 나뉘며(그림 8-8), 또한 림프절에서 발생하는 **절성림프종**과 림프절 이외에서 발생하는 **절외성림프종**으로 나뉜다.

다음은 대표적인 악성림프종에 대한 설명이다.

비호지킨림프종

비호지킨림프종 non-Hodgkin's lymphoma 은 악성림프종 전체의 약 95% 정도를 차지하고 있으며, B림프구에서 유래된 것(B세포성)과 T림프구 혹은 NK세포에서 유래한 것(T/NK세포성)으로 나뉜다. 각각이 모든 악성림프종에서 차지하는 비율은 B세포성이 약 80%, T/NK세포성이 약 15%이다. 두 그룹 모두 세포의 분화단계에 따라 림프모구성과 말초성으로 크게 나뉘며, 림프모구림프종은 B, T 모두 1% 미만이다. B세포림프종은 그 증식형태에 따라 **광범위림프종**과 **소포림프종**으로 나뉜다. T/NK세포림프종은 모두 **광범위증식**을 나타낸다.

다음은 대표적인 비호지킨림프종에 대해 설명한 것이다.

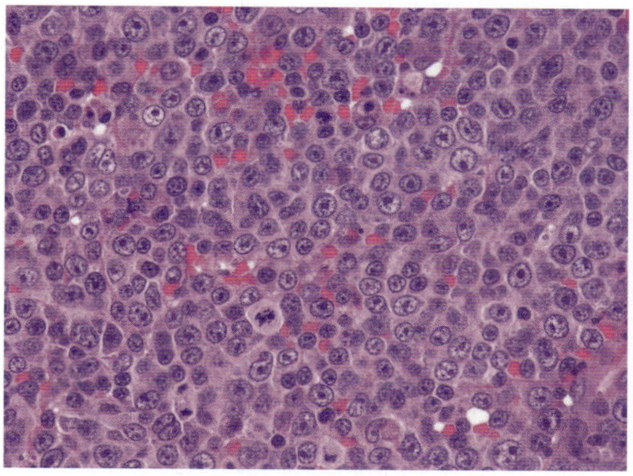

그림 8-9. **광범위 대세포형 B세포림프종**
대형이며 형성이상을 나타내는 종양세포가 광범위하게 증식한다.

광범위 대세포형 B세포림프종 (그림 8-9)

전체 악성림프종의 약 40%를 차지하며 가장 발생 빈도가 높은 림프종이다. 크고 심하게 비정상적인 림프구 모양의 세포가 광범위하게 증식한다.

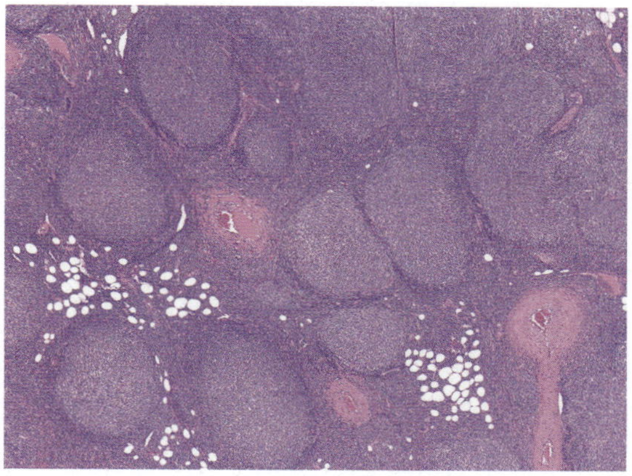

그림 8-10. **소포림프종**
림프소포와 유사한 결절이 조밀하게 증식하고 있다.

소포림프종(여포성림프종) (그림 8-10)

소포림프종 follicular lymphoma 은 전체 악성림프종의 10~15% 정도를 차지하는 악성도가 낮은 림프종이다. 림프소포 모양의 구조가 조밀하게 증식하는 림프종이다. 대부분의 증례에서 특징적인 염색체 전위 t (14;18)가 나타난다. 앞서 말했듯이 소포림프종은 모두 B세포림프종이다.

점막연관림프조직림프종(MALT림프종)

점막연관림프조직 mucosa-associated lymphoid tissue; MALT 에서 발생하는 B세포림프종이다. 위, 폐, 침샘, 갑상샘 등과 같은 부위에서 많이 발생한다. 위장의 MALT 림프종은 위나선균 *Helicobacter pylori* 을 항균제로 제균함으로써 치유하는 예가 많다.

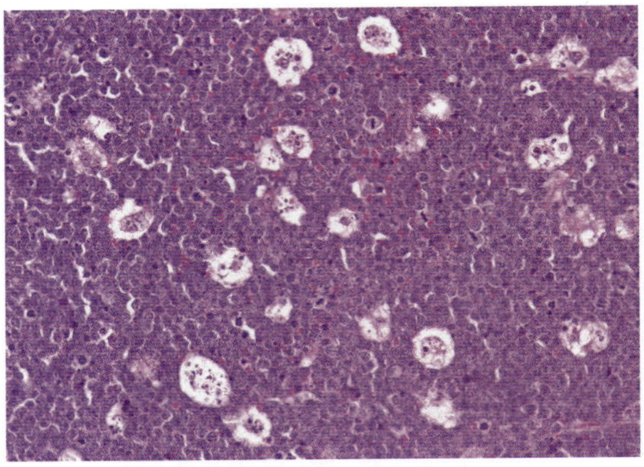

그림 8-11. 버킷림프종
중형이며 균일한 크기를 나타내는 종양세포가 균일하게 광범위 증식하고 있으며, 세포자멸사 소체를 포식한 가염소체큰포식세포(tingible body macrophage)가 나타난다. 이 가염소체큰포식세포가 밤하늘에 떠 있는 별처럼 보여서 starry sky라고도 불린다.

버킷림프종 (그림 8-11)

버킷림프종 Burkitt's lymphoma 은 「주단위」로 병세가 진행되는 초고악성도의 B세포림프종이며 소아와 젊은 성인에게 많이 나타난다. 유행성과 비유행성으로 나뉘며 유행성은 Epstein-Barr바이러스가 발암과 관련이 있다. 이 림프종은 급성림프구백혈병 acute lymphocytic leukemia; ALL 의 L3에 해당한다.

성인T세포백혈병/림프종

사람T세포백혈병바이러스 1형 human T-cell leukemia virus type 1; HTLV1 의 감염으로 증상이 나타나는 악성도 높은 T세포림프종이다. 혈액 중에 꽃잎 모양의 핵을 가진 이상림프구 flower cell 가 출현하는 경우가 많다.

전구형 림프모구백혈병/림프종

전구세포(림프모구)에서 유래한 악성도가 높은 림프종으로, B세포성과 T세포성이 있다. 환자는 소아나 젊은 사람들에게 많으며 급성림프구백혈병 ALL 의 L1에 해당한다.

호지킨림프종 (그림 8-12)

호지킨림프종 Hodgkin's lymphoma 은 동양에서는 전체 악성림프종의 약 5%인데 반해, 서양에서는 약 30%로 발생빈도에 큰 차이가 있다. 환자는 젊은이와 고령자에게 많이 나타나는 이정점 연령분포를 나타낸다.

목부위, 겨드랑, 빗장위오목 및 세로칸림프절 등 가로막 윗쪽의 림프절을 주로 침범하며 전신성 림프절 비대나 림프절 밖에 병변을 형성하는 경우는 극히 드물다. 병의 진행도 완만하고 비교적 예후가 좋은 림프종이다.

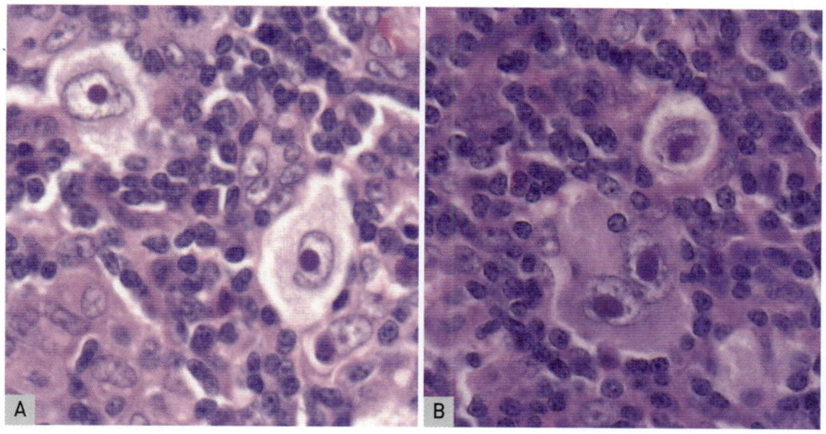

그림 8-12. 호지킨림프종
단핵으로 대형핵소체를 가진 Hodgkin세포(A)와 두 핵으로 거울영상을 나타내는 Reed-Sternberg세포(B)

다핵으로 거울영상 mirror image 을 나타내는 Reed-Sternberg세포나 단핵의 Hodgkin세포로 불리는 대형종양세포의 출현이 특징적이다.

형질세포골수종(다발골수종)

B림프구는 최종적으로 형질세포로 분화해서 항체를 생성하게 된다. 형질세포골수종 plasma cell myeloma 은 이 형질세포에서 유래한 악성종양이다.

종양세포는 골수에서 증식하므로 뼈가 파괴 흡수되며, X선에서는 뼈의 일부가 사라진 것 같은 모습(**도려낸병터** punched out lesion)을 볼 수 있다.

형질세포골수종은 하나의 클론(단클론)으로 이루어진 비정상적인 면역글로불린("M단백질"이라고 한다)을 대량으로 생성한다. 따라서 혈액에서는 이러한 단클론성 면역글로불린이 비정상적으로 높은 수치를 나타내는 경우가 많다. 또한 M단백질에서 가벼운사슬만으로 이루어진 것을 벤스-존스 Bence Jones 단백질이라고 한다.

해당 환자의 5~20% 정도에서 아밀로이드증의 합병이 나타난다.

임상에서는…

조혈기관에는 다양한 질환이 존재하므로 각각의 병인과 병태를 확실히 파악해 두는 것이 중요하다.

복습 포인트

- 골수의 구조와 기능에 대해 이해한다.
- 빈혈의 분류와 각각의 검사 데이터에 대해 이해한다.
- 급성골수백혈병, 골수형성이상증후군, 골수증식성 종양의 각각의 차이를 이해한다.
- 파종혈관내응고(DIC)의 발생 메커니즘을 이해한다.
- 림프절의 기본구조와 기능을 이해한다.
- 악성림프종의 대표적인 분류와 그 빈도를 이해한다.

제9장

피부, 감각계통

학습목표

- 피부의 정상구조와 대표적인 염증, 바이러스병, 종양과 그 유사 질환에 대허 학습한다.
- 눈의 대표적인 질환인 백내장, 녹내장, 망막모세포종과 더불어 당뇨병이나 노화에 따른 눈병변에 대해 학습한다.
- 가운데귀와 속귀의 병변에 대해 학습한다.

피부

피부의 구조

신체의 표면을 덮고 있는 피부 skin 는 **표피**와 **진피**로 이루어져 있다. 진피보다 심부에 있는 지방조직은 **피부밑조직**이다.

표피는 각질이 있는 **중층편평상피**이다. 표피세포의 분열은 최하층의 바닥세포에서 이루어지며 늘어난 세포는 서서히 상부로 이동한다. 바닥세포 위에는 여러 층의 **가시세포층**이 있고 가장 표층에는 **각질층**이 있다. 바닥세포가 진피와 맞닿아 있는 부분에서 바닥세포는 바닥막을 형성해서 진피와의 경계를 만든다. 표피 안에는 표피 고유의 세포 외에도 멜라닌을 생성하는 **멜라닌세포**, 면역반응과 관계되는 **랑게르한스세포** 등이 산재해 있다.

진피에는 아교섬유가 풍부하다. 아교섬유 사이에는 표피와 연속되는 **땀샘**, **털낭**, **기름샘**이 있다. 털낭에서 모발이 형성되어 체표면으로 돌출한다. 기름샘은 지질을 대량으로 포함한 세포덩어리로 이루어져 있으며 모낭에서 분기된다. 땀샘에는 **에크린땀샘**과 **부분분비땀샘**이 있다. 에크린땀샘은 온몸에 있고, 부분분비땀샘은 겨드랑이, 유두 주위, 회음부, 외음부에 많이 있다.

습진

습진 eczema 은 피부의 급성염증으로 여러 가지 원인으로 나타나는 다양한 피부질환을 포함하고 있다. 피부질환 가운데 가장 많이 발생하고 대표적인 것으로는 **아토피피부염**이나 **알레르기접촉피부염**이 있다. 이들은 피부에 홍반, 물집, 부스럼, 비늘을 형성한다. 가려움증이 강하기 때문에 찰과상으로 인해 이차변화가 일어나기 쉽다.

알레르기접촉피부염은 민감화된 물질과 접촉함으로써 발생하는 습진으로 IV형 지연알레르기반응에 의한 것이다. 이러한 반응을 일으키는 물질로는 식물의 옻 성분이나 은행나무 열매의 과육 성분 등이 있다.

이러한 합텐(불완전항원)이라고 불리는 물질이 피부에 접촉하면 표피 내의 랑게르한스세포의 막단백질과 결합해서 완전한 항원으로 T림프구에 작용한다.

아토피피부염은 보통 소아기부터 시작하는데 일반적으로 연령이 증가함에 따라 경증화된다. 꽃가루알레르기나 기관지천식 등 가족력이 많은 경우에서는, 유전성 요인이 강하게 관여하고 있다고 생각되는 I형 과민증형 알레르기반응과 관련이 있다. 만성적인 재발성 병변을 특징으로 한다.

두드러기

두드러기 urticaria 는 피부 I형 아나필락시스형 알레르기이다. IgE항체가 비만세포를 자극해서 히스타민 등을 방출한다. 이로 인해 피부혈관의 투과성 항진으로 인한 부종과 강한 가려움증이 일어난다. 항원에 노출되면 몇 시간 내에 가려움증이 심한 **구진** papule 이 많이 발생하고, 그 후 몇 시간 동안 지속되다가 사라진다.

바이러스감염에 의한 질병

단순헤르페스

단순헤르페스 herpes simplex 는 입술이나 외음부에 감염된다. **피부 점막** 이행부에 작은 물집을 형성하며 며칠 안에 치유된다. 삼차신경절 등에 잠복하고 있다가 다양한 원인에 의해 발병한다.

수두, 대상포진(띠헤르페스)

수두 chickenpox 는 보통 소아질환으로 수두나 대상포진바이러스감염으로 인해 피부에 물집이 많이 생긴다. 감염형식은 보통 비말감염 droplet infection 이다. 폐에 감염되어 약 2주간의 잠복기를 거친 후에 혈행성으로 번져서 온몸의 피부에 물집성 홍반이 출현한다. 물집은 3~4일만에 건조해지고 부스럼이 형성된다. 수두가 치유되어도 바이러스는 신경절에 잠복감염될 수 있으며, 성인이 되어 면역력이 저하되었을 때 대상포진 herpes zoster 으로 발병한다. 대상포진은 한쪽의 일정한 신경지배영역에 통증이 선행되며 홍반을 동반하는 작은 물집이 출현한다. 물집은 곧 고름물집으로 변한다. 바이러스가 존재하는 표피세포나 신경절세포에는 핵포함체가 보인다.

보통사마귀

보통사마귀 verruca vulgaris 는 DNA바이러스인 사람유두종바이러스 HPV 의 감염으로 인해 발생한다. HPV는 자궁목 등에 암을 일으키는 원인이 되기도 하지만, 피부에서 양성으로 나타나는 이 병변은 다른 형태의 HPV에 감염된 것이다. 대부분 소아의 손가락등쪽부위에 생기며, 수개월에서 수년 사이에 사라진다. 심한 각질화가 일어나는 딱딱한 융기성 병변일 수도 있고, 돔이나 버섯 모양처럼 다양한 모습을 한 물렁한 형태로 나타나기도 한다.

양성증식질환

지루각화증

지루각화증 seborrheic keratosis 은 노인에게서 가장 흔히 볼 수 있는 양성의 표피증식성 질환이며 노인사마귀라고도 불린다. 대부분은 갈색에서 검은색이다. 표피의 각화가 심하게 나타나며, 증식한 표피세포는 멜라닌 과립을 포함하고 있는 경우가 많다.

표피낭

표피낭 epidermal cyst 은 매우 흔한 피부병변이다. 임상적으로는 죽종이라고 하며, 진피 내부의 낭포성 병변의 속공간에는 비지 모양의 각질이 가득하다. 낭포는 표피와 같은 중층편평상피로 안쪽이 덮여 있다.

색소세포모반

색소세포모반 pigment cell nevus 은 표피내 멜라닌세포의 양성증식성 병변이며, 갈색에서 흑갈색의 평탄한 것부터 돔 형태로 융기한 것까지 다양하다. 표피 바닥부위나 진피 안에서 멜라닌세포가 증식한다. 증식한 멜라닌세포는 모반세포라고 불린다. 평탄한 병변에서는 표피 바닥부위에만 모반세포가 집단적으로 나타나며, 융기성 병변에서는 표피와 진피 내부, 또는 진피 안에서 모반세포가 증식한다. 소아기나 청년기에 나타나서 조금씩 커지며 수십 년의 경과를 취한다. 흔히 말하는 '점'은 이 병변을 포함하고 있다. 좁은 의미에서 점은 표피 바닥부위에 멜라닌 과립이 증가한 것으로, 모반세포의 증식은 나타나지 않는 평범한 병변이다.

흉터종

흉터종 keloid 은 외상이나 수술 후 진피 안에 아교섬유가 과잉 증식해서 융기한 흉터병변이다. 종종 자연적으로 퇴화되지만 완전히 소실되는 경우는 드물다.

신경섬유종

신경섬유종 neurofibroma 은 말초신경의 슈반세포에서 발생하는 양성의 진피 종양이다. 듬성하게 배열되어 있는 방추형의 슈반세포가 증식함으로써 발생한다. 대부분은 단발성이다. 보통염색체우성질환인 폰레클링하우젠 von Recklinghausen 병은 다발신경섬유종과 피부에 담갈색 반점이 나타나는 특징이 있다.

표피에서 발생하는 악성종양

편평세포암종(편평상피암) (그림 9-1)

편평세포암종 squamous cell carcinoma 은 표피에서 발생하는 악성종양으로 자외선에 노출될 수 있는 얼굴, 목, 위팔, 손에서 많이 발생한다. 이런 부위의 편평상피암종은 일광각화증이나 보웬 Bowen 병 등의 선행병변에서 발전하는 경우가 많다. 방치하면 소속 림프절 등으로 전이된다.

보웬병은 형성이상이 강한 세포의 증식으로 나타나며, 침윤되지 않는 암으로 알려져 있다. 악성종양인 편평상피암종으로 이행되는 경우는 5%로 적다.

일광각화증은 이형을 가진 세포가 나타나며 전암병변으로 간주되고 있다. 고령자의 자외선 노출 부위에서 많이 발생하는 병변으로, 10~20%가 편평상피암종으로 진행된다

바닥세포암종(기저세포암종)

바닥세포암종 basal cell carcinoma 은 피부의 악성종양으로 가장 많은 형태이다.

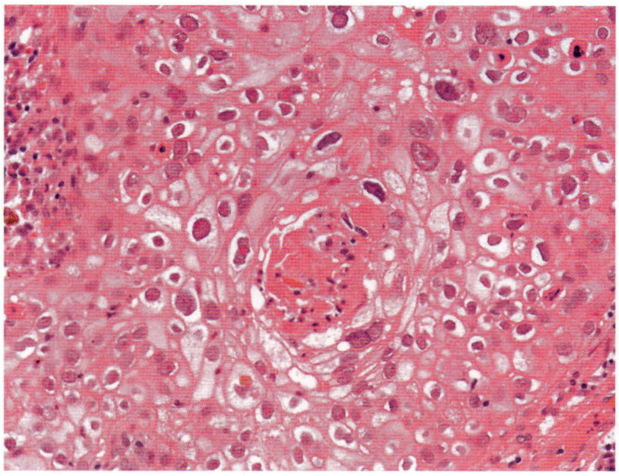

그림 9-1. **편평상피암**

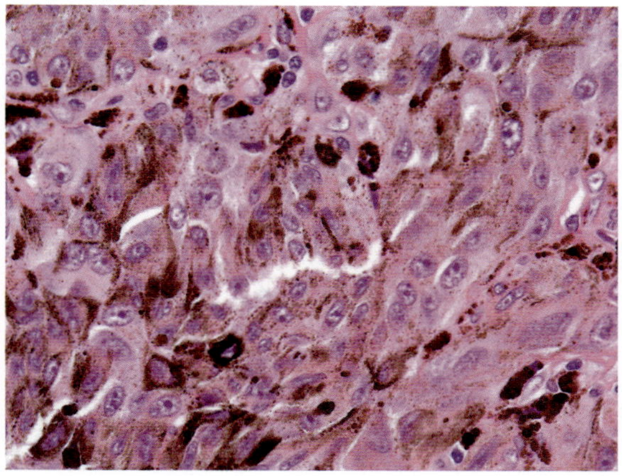

그림 9-2. **악성흑색종**

표피에서 발생하며 편평상피암종과는 달리 전이는 되지 않는다. 악성종양이므로 국소침윤성이 분명히 나타나지만 예후는 매우 좋다. 60대 이상 고령자의 얼굴에서 많이 발생한다.

악성흑색종 (그림 9-2)

악성흑색종 malignant melanoma 은 표피 내의 세포이지만 발생학적으로 표피세포와는 전혀 다른 멜라닌세포에서 발생한 악성종양이다. 코카서스 인종에게 많이 나타나며, 우리나라 사람을 포함한 등양계에서는 발생빈도가 낮다.

다른 표피의 악성종양과 마찬가지로 자외선 노출이 발생률을 증가시킨다. 예후가 나빠서 비교적 빠르게 온몸으로 전이된다. 종양세포가 멜라닌을 생산하고 있는 것이 특징인데 멜라닌 색소가 아예 없는 경우도 있다.

눈

눈의 구조 (그림 9-3)

눈 eye 의 전면에 있는 각막은 투명해서 빛이 이곳을 통해 안쪽으로 들어가고, 각막 뒤에는 안구방수가 포함되어 있다. 그 뒤의 수정체는 섬유성 콜라겐이 밀집해서 규칙적으로 배열되어 있다.

수정체 앞쪽 주변부위는 홍채가 덮고 있다. 홍채에 붙어 있는 근육이 수축해서 동공 크기에 변화를 주면 안으로 들어가는 광량이 조절된다. 섬모체는 힘줄이 수축되면 진 Zinn 소대(섬모체띠)를 통해 수정체가 주변부로 당겨지고, 그 두께가 변해서 초점 거리가 조정되는 렌즈 역할을 한다. 안방수는 섬모체에서 만들어지며 뒤방에서 앞방으로 들어가 홍채에 흡수된다.

안구의 대부분을 차지하는 유리체(액)는 젤리 형태의 조직으로 가느다란 콜라겐이 거친 코를 형성하고 있으며, 그 사이에 다량의 물을 포함한 히알루론산이 가득 차 있다.

안구 뒤쪽 부분에 있는 안구벽의 가장 안쪽에는 망막이 있다. 망막을 구성하는 세포는 빛에 반응해서 그 자극을 뇌에 전달하는 특수한 신경세포이다.

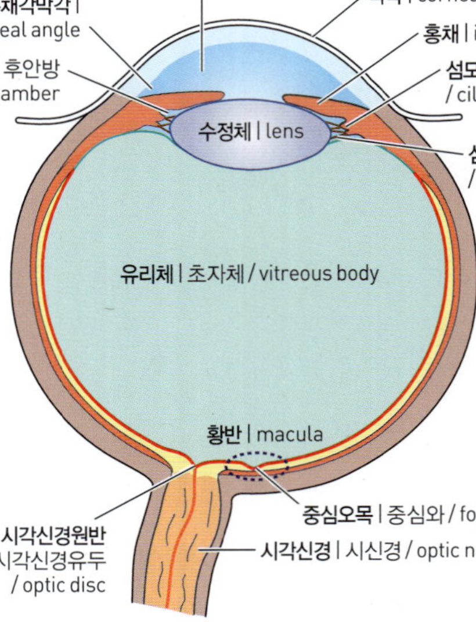

그림 9-3. 눈의 구조

주요 질환

백내장

백내장 cataract 은 다양한 원인으로 인한 수정체의 혼탁이다. 세계 어디에서나 시력장애의 가장 큰 원인이 된다. 백내장의 주된 원인은 당뇨병, 비타민 부족, 유전질환, 독소, 약물, 자외선 등이 있으며, 미국에서 가장 흔히 볼 수 있는 백내장은 노화와 관련이 있다. 노년백내장 환자는 수정체의 섬유 사이에 틈새가 생기고, 변성된 수정체 기질이 그 빈 자리에 쌓이게 된다. 완전하게 수정체가 변성되면 용적은 감소한다. 백내장의 수정체는 외과적으로 제거할 수 있으며 안경이나 콘택트렌즈 등으로 망막에 초점을 맞출 수 있다.

당뇨망막병증

당뇨망막병증 diabetic retinopathy 과 녹내장은 실명의 가장 큰 원인이다. 당뇨병 환자가 고혈당 상태를 방치하면 5~15년 이내에 비증식성 망막증이 발병하게 되고 나중에는 더욱 위험한 증식성 망막증이 나타난다. 혈당 조절이 잘될수록 망막증의 빈도는 떨어진다.

당뇨병에 있어서 망막의 손상은 망막의 허혈에 의한 것이다. 당뇨병은 죽경화증을 현저하게 진행시키므로 망막의 세동맥, 망막중심동맥, 눈동맥의 협착이 일어난다.

망막박리

망막은 여러 층의 세포층으로 이루어져 있는데, 가장 표층의 색소상피와 그 아래에 존재하는 신경세포층은 그 사이가 박리될 수 있다. 이를 망막박리 retinal detachment 라고 하며 실명의 원인 중 하나이다.

유리체액, 출혈, 염증으로 인한 삼출액 등이 층 사이에 고여서 박리된다. 이것이 일어나는 요인으로는 외상이나 망막변성 등이 있다.

노년원반황반변성

노년원반황반변성 senile disciform macular degeneration 은 유럽에서 많이 발생하며 최근 국내에서도 증가하고 있다. 노화와 관련된 질병이며 시력저하와 실명의 큰 원인이 된다. 황반의 중심은 가장 시력이 좋은 부위이지만 노화에 따라 황반이 변성되어 시력이 떨어진다.

녹내장

녹내장 glaucoma 은 안압이 상승해서 시각신경의 위축을 초래하는 질환군으로 시력이 저하된다. 모양체에서 만들어지는 안방수는 뒤방에서 앞방으로 이동해서 정맥으로 흡수된다. 정상적인 상황에서는 생산과 흡수의 균형이 유지되어, 안압은 생리학적 범위인 10~20 mmHg로 유지된다. 안방수가 눈 내부에 고여 있으면 안압이 상승해서 녹내장이 된다.

녹내장은 다른 기저 눈병변을 수반하지 않는 원발성녹내장과 다른 눈병변으로 인해 나타나는 속발성녹내장으로 나뉜다. 또한 원발성녹내장은 홍채와 각막이 이루는 홍채각막각이 좁아져 안방수가 흡수되기 어려워지는 좁은앞방각녹내장과, 홍채각막각은 협착되지 않아 정상으로 보이지만 기능적으로 안방수의 흡수가 저하되어 있는 개방각녹내장이 있다.

원발성좁은앞방각녹내장은 갑자기 고안압 발작이 나타난다. 응급질환이어서 증상이 나타난 시점에서 2일 이내에 치료를 시작해야 한다. 고안압 발작이 반복되면 증상은 악화된다. 원발성개방각녹내장은 서양인에게 많이 발생하며, 안압은 잠복성으로 상승하고 시간이 지날수록 주변 시야가 저하된다. 염증과 출혈 등이 속발성녹내장의 원인이 된다.

망막모세포종

망막모세포종 retinoblastoma 은 유아기에 가장 흔히 볼 수 있는 악성종양이다. 종양은 망막에서 발생하며 대개 생후 2년 이내에, 때로는 출생 시에 발견된다. 대부분의 망막모세포종은 산발적으로 발생한다. 그러나 일부는 유전성이다. 유전성 혹은 제13염색체 긴팔에 위치한 망막모세포종 종양억제유전자 *Rb*의 변이와 관련이 있다. 망막모세포종은 세포가 풍부하고 사이질이 적으며 다양한 형태로 나타난다. 시각신경 안으로 진행되어 머리뼈 안으로 퍼진다. 전파는 혈행전이로 이루어진다. 조기 발견과 치료로 생존율은 높다.

귀

귀의 구조 (그림 9-4)

귀는 바깥귀, 가운데귀, 속귀로 구분되며 청각과 관련된 기관이다. 또한 속귀는 평형감각과도 관련이 있다. 바깥귀는 귓바퀴와 바깥귀길로 이루어져 있어서 소리를 모아서 가운데귀로 전달하는 데 도움을 준다.

고막은 바깥귀와 가운데귀의 경계에 있으며, 가운데귀는 또한 고실이라고 불리며 망치뼈, 모루뼈, 등자뼈로 이루어져 있는 귓속뼈를 가지고 있다. 귓속뼈는 고막과 속귀에 각각 연속되어 있으며 소리에 의한 고막의 진동을 속귀로 전달한다.

고실은 또한 귀관을 경유해서 인두로 이어져 있어서 호흡기감염이 귀로 확산될 수 있다. 고실 안쪽은 뼈이며 속귀와 경계를 이루고 있다. 있다. 속귀는 뼈 속의 청각기관인 달팽이와 평형기관인 반고리관으로 이루어진다.

주요 질환

중이염

가운데귀의 세균감염으로 중이염 otitis media 이 발생한다. 감염경로는 주로 귀관을 통해서 이루어진다. 고막파열을 방치하면 바깥귀길을 통하여 감염될

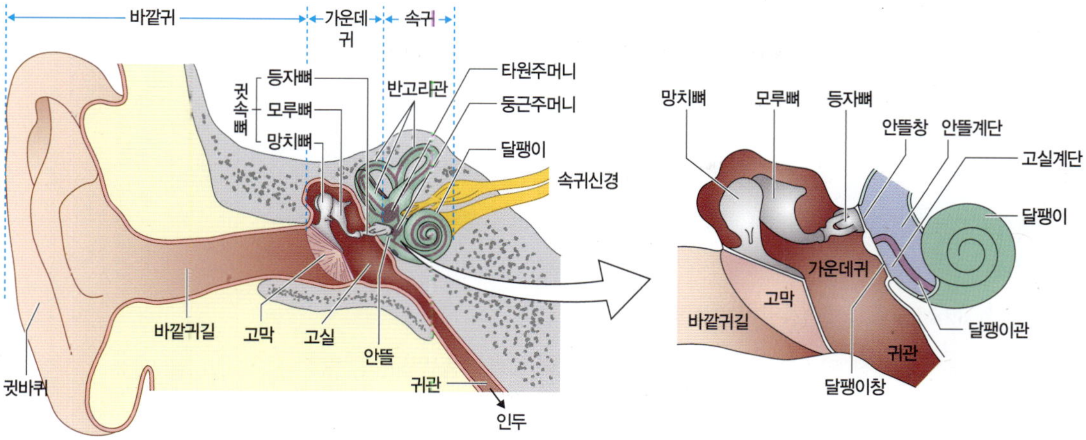

그림 9-4. 귀의 구조

위험이 있다. 발열, 귀통증, 이명, 난청 등의 증상이 나타난다. 염증이 심한 경우에는 염증으로 인해 귓속뼈나 고막이 더 많이 파괴된다. 만성중이염에서는 가운데귀의 중층편평상피 덩어리인「진주종」이 때때로 형성되며, 이로 인해 뼈파괴가 일어날 수 있다.

속귀의 병변

돌발성 난청이나 메니에르병 Meniere's disease 은 속귀의 기능이상이 원인으로 추정되고 있으나 속귀는 뼈 속의 미세한 조직이어서 형태변화가 명확하게 드러나는 일은 거의 없다. 돌발성 난청은 갑자기 나타나는 청력장애가 주요 증상이다. 반면 메니에르병은 "난청"이나 "귀울림"과 더불어 평형장애로 여겨지는 '현기증'이 주요 증상이 된다.

가운데귀 | 중이 / middle ear
고막 | eardrum
고실 | tympanic cavity
고실계단 | 고실계 / scala tympani
귀관 | 이관 / auditory tube
귓바퀴 | 이개 / auricle
귓속뼈 | 이소골 / auditory ossicle
달팽이 | 와우 / cochlea
달팽이관 | 와우관 / cochlear duct
달팽이창 | 둥근창 / round window
둥근주머니 | 구형낭 / saccule
등자뼈 | 등골 / stapes
망치뼈 | 추골 / malleus
모루뼈 | 침골 / incus
바깥귀 | 외이 / external ear
바깥귀길 | 외이도 / external acoustic meatus
반고리관 | 반규관 / semicircular duct
속귀 | 내이 / internal ear
속귀신경 | 내이신경 / vestibulocochlear nerve
안뜰 | 전정 / vestibule
안뜰계단 | 전정계 / scala vestibuli
안뜰창 | 타원창 / oval window
인두 | pharynx
타원주머니 | 타원낭, 난형낭 / utricle

임상에서는…

피부병변은 환자 본인이나 타인이 바로 알 수 있는 병변이다. 많이 발생하는 병변에 대해서는 알아 두어야 할 필요가 있다. 또한 시각이나 청각의 이상은 재활에 영향을 주는 요인이므로 각각의 병리에 대해 이해해 둘 필요가 있다.

복습 포인트

- 피부는 표피, 진피, 피부밑조직으로 구성되어 있다.
- 습진이나 두드러기는 모두 알레르기와 관련되어 있다.
- 헤르페스바이러스, 수두, 대상포진바이러스, 사람유두종바이러스 등은 피부에 병변을 형성한다.
- 표피에서는 3가지 종류의 악성종양이 발생한다.
- 눈병변은 백내장, 녹내장, 망막모세포종에 더해 당뇨병이나 노화에 동반되는 병변이 있다.
- 바깥귀, 가운데귀, 속귀의 구조는 모두 다르다. 가운데귀에서는 중이염이, 속귀에서는 메니에르병 등이 발병한다.

연습문제

총론 연습문제

문제 1

질병의 원인에 대해 잘못 설명한 것은 어느 것인가?

1. 방사선에 의한 급성손상이 일어나기 쉬운 것은 골수, 위창자관, 피부 등이다.
2. 흡연으로 인해 증가하는 것은 폐암과 같은 호흡기질환뿐이다.
3. 모친이 임신 중에 다량의 음주를 하면 태아알코올증후군이 발병할 수 있다.
4. 남녀공통질환 가운데 여성에게 많이 발생하는 것의 예로 자가면역질환이 있다.
5. 골다공증은 노화에 따라 증가하며, 특히 폐경 후 여성에게 많이 나타난다.

해설 흡연은 호흡기 질환의 원인인 동시에 악화인자일 뿐만 아니라, 많은 장기에 손상을 입힌다. 동맥경화로 인한 심근경색증이나 뇌졸중, 소화성궤양, 백내장, 모친의 흡연으로 인한 유산, 미숙아출산 등이 그 예이다.

정답 2

문제 2

퇴행성 병변에 대해 잘못 설명한 것은 어느 것인가?

1. 변성이란 장애로 인한 세포의 구조와 기능의 변화이며, 주로 비정상 물질의 출현과 축적이다.
2. 지방변성은 산소결핍, 빈혈, 중독 등으로 인한 세포변성의 한 형태이며 간세포 등에서 많이 발생한다.
3. 골절치료를 위해 해당 부위를 고정했을 때 나타나는 뼈대근육의 위축은 신경성위축이다.
4. 융해괴사는 괴사세포가 연화되어 액상화되는 것으로 중추신경계통 등의 조직에서 발생하기 쉽다.
5. 세포자멸사는 프로그램된 능동적인 세포의 죽음으로, 개체발생 등의 과정에서 필수적인 현상이다.

해설 골절치료를 위해 해당 부위를 고정했을 때 나타나는 뼈대근육의 위축은 불사용위축이다. 신경성위축은 근육위축가쪽경화증 등에서 나타난다.

정답 3

문제
3

대사장애에 대해 잘못 설명한 것은 어느 것인가?

1. 요산의 혈중농도가 상승해서 결정화되고 관절 등에 침착되어 발작성 격통이 일어나는 질환을 통풍이라고 한다.
2. 글리코겐축적병이란 글리코겐분해효소 등의 선천결함으로 인해 세포 안에 글리코겐이 비정상적으로 축적되는 질환이다.
3. 고지질혈증은 혈중 지질이 비정상적으로 증가한 상태이며 죽경화증 등의 원인이 된다.
4. 지방갈색소는 노화에 따라 증가하는 색소이다
5. 빌리루빈은 철을 포함한 갈색색소이며 출혈병터에서 나타나기도 한다.

해설 빌리루빈은 철을 포함하지 않는다. 철을 포함한 갈색색소로 출혈병터에 나타나는 것은 혈철소이다.

정답 5

문제
4

대사장애에 대해 잘못 설명한 것은 어느 것인가?

1. 페닐케톤뇨는 보통염색체열성질환인 선천성 아미노산대사이상증 중 하나이다.
2. Gaucher병은 선천성 효소결손으로 인해 조혈기관 등에 지질이 축적되는 질환이다.
3. Von Gierke병은 글리코겐축적병 중에서 가장 많이 나타나며, 간과 콩팥 등에 글리코겐이 비정상적으로 축적된다.
4. 고칼슘혈증은 부갑상샘항진증이나 비타민C과잉증 등에 의해 발생한다.
5. Wilson병은 유전질환이며 간, 대뇌, 각막 등에 구리가 과도하게 침착된다.

해설 비타민D과잉증은 고칼슘혈증의 원인 가운데 하나이다. 비타민C는 수용성이며 잉여분은 소변으로 배설된다. 또한 칼슘대사와의 관련성도 거의 없다.

정답 4

문제 5

진행성 병변에 대해 잘못 설명한 것은 어느 것인가?

1. 운동에 의한 뼈대근육의 비대는 작업성비대이다.
2. 과다형성이란 세포수가 증가해서 장기나 조직이 증가하고 기능이 항진되는 것을 말한다.
3. 화생이란 분화된 세포가 만성자극이나 스트레스로 인해 다른 형질의 분화된 세포로 변화되는 것을 말한다. 흡연 등으로 인해 발생하는 기도점막의 편평상피화생은 그 하나의 예이다.
4. 재생이란 생체 안에서 잃어버린 세포가 원래의 조직이나 세포의 증식으로 보충되는 상태를 말한다. 피부의 표피나 심장에서는 생리적으로 일어나고 있다.
5. 상처치유를 지연시키는 인자로는 전신의 영양불량, 국소 혈류부전, 감염 합병 등이 있다.

해설 심근세포는 재생능력이 없는 것으로 알려져 있다. 당연히 생리적인 상태에서 세포사와 재생이 발생하는 일은 없다.

정답 4

문제 6

순환장애에 대해 잘못 설명한 것은 어느 것인가?

1. 고혈압은 왼심실의 구심성 비대가 발생하기 쉽다
2. 이차고혈압의 원인질환 중에는 내분비질환이 가장 많다.
3. 간경화증 등으로 문맥혈류에 장애가 생기면, 간을 우회해서 혈액이 흐르는 곁순환이 형성된다.
4. 쇼크란 급격한 혈압저하로 인해 조직의 혈액 흐름이 저하되고 그로 인해 나타나는 조직손상을 말한다.
5. 약제 알레르기는 쇼크의 원인이 될 수도 있다.

해설 이차고혈압으로 가장 많은 것은 콩팥질환에 의한 콩팥고혈압이다.

정답 2

문제
7

순환장애에 대해 잘못 설명한 것은 어느 것인가?

1. 충혈이란 국소 혈액이 증가한 상태이며 주로 동맥으로부터 혈액 유입이 증가한 것이다.
2. 울혈이란 정맥의 혈액유출 장애로 인해 국소 혈액이 증가한 것이다.
3. 우심장기능상실로 인해 간에 육두구간이라고 불리는 울혈성 변화가 생긴다.
4. 부종이란 세포조직 사이에 과다한 액체가 저장되어, 조직이 팽창한 것이다.
5. 콩팥증후군에서 나타나는 부종은 모세혈관 내압의 상승이 주요 원인이다.

해설 콩팥증후군에서 나타나는 부종은 저알부민혈증으로 인한 혈액의 삼투압 감소가 주된 원인이다

정답 5

문제
8

순환장애에 대해 잘못 설명한 것은 어느 것인가?

1. 출혈이란 적혈구를 포함한 혈액성분이 혈관 밖으로 흐르는 것을 말한다.
2. 출혈경향은 혈액응고인자 장애, 혈소판 증가, 혈관벽 장애 등으로 생긴다.
3. 혈전의 형성 메커니즘은 혈관내피세포의 손상, 혈소판 및 적혈구의 증가, 응고 항진, 혈류 정체이다.
4. 파종혈관내응고(DIC)에서는 다수의 미세한 혈전이 생기고, 출혈경향을 일으킨다.
5. 색전이란 혈전 등이 혈류를 타고 흘러와서 혈관을 폐쇄시킨 것이다.

해설 출혈경향은 혈액응고인자 장애, 혈소판 감소, 혈관벽 장애로 인해 발생한다.

정답 2

문제
9

순환장애에 대해 잘못 설명한 것은 어느 것인가?

1. 정맥성 색전증은 정맥에서 생긴 혈전이 박리되어 오른심장을 거쳐 폐동맥을 막는 것이다.
2. 동맥성 색전증은 왼심장이나 대동맥벽에서 박리된 혈전이나 죽경화증 병터가 말초부위의 동맥을 막는 것이며, 뇌나 콩팥 등에서 많이 발생한다.
3. 지방, 공기, 수분은 색전물질이 될 수 있다.
4. 경색이란 혈전이나 색전 등으로 동맥이 막히고, 그 지배영역의 조직이 허혈괴사를 일으키는 것을 말한다.
5. 동맥의 이중지배를 받고 있는 장기에서는, 동맥폐색부의 지배영역에 생긴 괴사병터에 다른쪽의 동맥에서 혈액이 유입되어 출혈경색이 발생한다.

해설 지방이나 공기는 색전물질이 될 수 있지만, 수분은 색전물질이 될 수 없다.

정답 3

문제
10

면역에 대해 잘못 설명한 것은 어느 것인가?

1. B림프구는 면역글로불린을 생산, 분비하고 체액면역을 담당한다.
2. T도움세포 중 Th1은 살해세포를 자극해서 세포면역을 조절한다.
3. 큰포식세포는 포식한 항원을 자신의 세포막표면에 제시하고, 그것을 B림프구가 인식하도록 해서 면역반응을 발생시킨다.
4. I형 알레르기는 IgE와 비만세포가 큰 역할을 하며, 대표적인 질환은 기관지천식이다.
5. II형 알레르기는 세포손상형이라고도 하며, 항체에 보체가 결합해서 막침습복합체를 형성한다.

해설 큰포식세포의 세포막표면에 제시된 항원을 인식하고 활성화하는 것은 T도움세포이다.

정답 3

문제
11

면역에 대해 잘못 설명한 것은 어느 것인가?

1. III형 알레르기는 항원항체복합체가 혈관바닥막 등에 침착한다.
2. IV형 알레르기는 지연형이라고도 한다. T림프구나 큰포식세포가 중요한 역할을 하고 있다.
3. V형 알레르기는 자가항체의 자극으로 기능이 항진되는 반응이며, 갑상샘의 Basedow병이 대표적인 질환이다.
4. GVHD는 숙주의 면역담당세포가 이식편을 공격해서 발생한다.
5. 전신홍반루푸스는 관절염, 피진, 콩팥염을 주요 특징으로 하는 콜라겐병이며, 항핵항체의 출현이 특징이다.

해설 이식편대숙주병(GVHD)은 이식된 골수 등에 있는 면역담당세포가 숙주의 조직을 공격해서 발생한다.

정답 4

문제
12

염증에 대해 잘못 설명한 것은 어느 것인가?

1. 염증의 5가지 징후는 발적, 종창, 발열, 통증, 기능장애이다.
2. 호산구는 알레르기질환이나 기생충에 의한 염증에서 자주 나타난다.
3. 급성염증 국소에서는 먼저 림프구가 나타나고, 나중에 큰포식세포와 과립구가 나타난다.
4. 섬유소성염은 섬유소의 침전을 특징으로 한다.
5. 화농성염증은 중성구 중심의 세포침윤을 특징으로 한다.

해설 급성염증 국소에서는 일반적으로 우선 과립구(중성구)가 나타나고 곧이어 큰포식세포와 림프구가 나타난다.

정답 3

문제
13

염증이나 감염증에 대해 잘못 설명한 것은 어느 것인가?

1. 염증으로 파괴된 부위는 섬유모세포와 혈관내피세포 등으로 이루어진 육아조직에 의해 회복되며 흉터화된다.
2. 상피모양세포는 조직구에서 유래되었으며, 육아종의 구성세포이다.
3. 미생물이 있는 것은 독소를 분비해서 병원성을 발휘한다.
4. 점막에서는 면역글로불린 IgM이 분비되어 미생물을 불활성화한다.
5. 위창자관 등에 있는 토박이균이 치료 등으로 감소하면 병원미생물에 감염되기 쉬워진다.

해설 점막에서 분비되는 면역글로불린은 IgA이다.

정답 4

문제
14

감염증에 대해 잘못 설명한 것은 어느 것인가?

1. 백혈병 등의 혈액질환에서는 정상 백혈구가 감소해서 감염증이 더 쉽게 발생할 수 있다.
2. 임신 중인 여성이 감염되어 태아에게 기형을 일으키기 쉬운 것은 풍진바이러스와 톡소포자충증이다.
3. 미코플라스마는 바이러스의 일종으로 폐렴이나 기관지염을 일으키다.
4. 진균은 일반적으로 면역기능이 저하된 상태에서 감염되거나 발병하는 경우가 많다.
5. 기회감염은 정상인에겐 병원성이 없는 약독균이 면역능력이 저하된 개체를 감염시켜 발병하는 것이다.

해설 미코플라스마는 바이러스가 아니라, 세포벽을 손상시키는 소형세균이다.

정답 3

문제 15

종양에 대해 잘못 설명한 것은 어느 것인가?

1. 종양은 생체에서 유래한 세포의 자율적인 증식이다.
2. 양성종양은 괴사와 출혈은 잘 일어나지 않는다.
3. 악성종양은 일반적으로 팽창성 증식을 나타내며, 주위와의 경계는 명료하다.
4. 샘종이란 샘조직에서 발생한 양성종양이다.
5. 육종은 비상피성 악성종양을 말한다.

해설 악성종양은 일반적으로 침윤성 증식을 나타내며, 주위와의 경계는 불분명하다.

정답 3

문제 16

종양에 대해 잘못 설명한 것은 어느 것인가?

1. 일반적으로 분화도가 높은 종양일수록 발생모세포와 비슷하다.
2. 지방세포에서 유래한 악성종양은 지방암이다.
3. 성인의 악성종양 중에서 암종은 육종보다 훨씬 많다
4. 종양의 비정상세포의 지표로서 핵의 크기, 형태, 염색질의 양 등이 중시된다.
5. 일반적으로 악성종양의 세포일수록 N/C비가 높다.

해설 지방세포는 비상피조직의 세포이므로 그것에서 유래된 악성종양은 지방육종이다.

정답 2

문제
17

종양에 대해 잘못 설명한 것은 어느 것인가?

1. 림프관 안으로 침입한 암세포는 림프절로 전이되어 악성림프종이 된다.
2. 혈행전이는 암세포가 모세혈관이나 세정맥 내부로 침입해서 원격장기로 전이되는 것이다.
3. 소화관의 암은 문맥을 거쳐 간으로 전이될 수 있다.
4. 상피내암종은 암세포의 증식이 상피층 안에서만 머무르며 사이질로 침윤되지 않는다. 자궁목이나 피부 등에서 많이 발생한다.
5. 조기암의 정의는 장기에 따라 다르다.

해설 악성림프종은 림프구 유래 악성종양이며 림프절에서 발생하는 경우가 많다. 예를 들어 샘암종 세포가 림프관 안으로 침입하서 림프절로 전이되어도 악성림프종이 되지는 않는다.

정답 1

문제
18

종양에 대해 잘못 설명한 것은 어느 것인가?

1. 방사선에 의한 DNA손상은 백혈병이나 갑상샘암종 등의 악성종양 발생과 밀접한 관련이 있다.
2. Burkitt림프종의 발생은 Epstein-Barr바이러스감염과 관련이 있다.
3. 종양유전자의 활성화 방식에는 유전자 증폭, 자리옮김, 점돌연변이 등이 있다.
4. 종양억제유전자의 활성화는 세포의 암발생에 관여한다.
5. 암세포 가운데 어떤 것은 끝분절효소로 끝분절을 합성해서, 염색체의 구조유지를 통한 불사화를 실현한다.

해설 종양억제유전자의 활성화가 아니라 기능상실이 세포의 암발생에 관여한다.

정답 4

문제 19

선천이상에 대해 잘못 설명한 것은 어느 것인가?

1. 선천이상은 출생 시에 이미 가지고 있는 장기나 조직의 형태적, 기능적 이상을 말한다.
2. 가족성고콜레스테롤혈증은 LDL콜레스테롤이 비정상적으로 높은 수치를 나타내며 젊은 층도 허혈심장병 등이 쉽게 발생한다.
3. 보통염색체열성질환에서 이형접합체의 개체는 보인자가 된다.
4. X연관열성유전질환은 일반적으로 보인자의 모친에게서 태어난 남아에게 나타난다.
5. 모체가 임신초기에 풍진에 걸리는 경우보다 임신후기에 걸리는 경우가 태아에게 기형이 생기기 쉽다.

해설 기관형성기인 임신초기에 모체가 풍진에 걸리는 경우에는 태아에게 기형이 생기기 쉽다.

정답 5

문제 20

선천이상에 대해 잘못 설명한 것은 어느 것인가?

1. Marfan증후군은 보통염색체우성질환이며, 온몸의 결합조직이상으로 관절의 과다폄이나 박리성대동맥자루 등이 발생한다.
2. Down증후군은 주로 난세포 감수분열의 염색체 불분리로 인해 22번째 보통염색체가 3개이다.
3. Turner증후군은 성염색체 X가 1개뿐이며 외견상 여성이지만 난소저형성 때문에 이차성징이 없다.
4. Klinefelter증후군은 성염색체가 XXY로 3개가 있으며, 바깥생식기관은 남성이지만 고환이 작고 남성불임이 나타난다.
5. 산모의 알코올 남용으로 인해 발육지연이나 소두증 등 태아알코올증후군이 발생할 수 있다.

해설 Down증후군은 주로 21번째 보통염색체가 3개이다. 고령의 산모에게서 난 아기에게 잘 나타난다.

정답 2

각론 연습문제

문제 1

정상심장 및 선천심장질환에 대해 잘못 설명한 것은 어느 것인가?

1. 승모판은 왼심방과 왼심실 사이에 있다.
2. 심근은 가로무늬근의 일종이며 핵은 세포의 중심에 있다.
3. 심실사이막결손은 한 살이 될 때까지 자연스럽게 폐쇄되는 경우도 많다.
4. 팔로네징후는 심방사이막결손, 대동맥기승, 폐동맥협착, 오른심실비대이다.
5. 동맥관은 생후 얼마 되지 않아 폐쇄되지만 동맥관열림증은 폐쇄되지 않고 폐동맥과 대동맥 사이에 지름길을 형성한다.

해설 심방사이막결손이 아니라 심실사이막결손이다. 다른 3개의 징후는 정확하다.

정답 4

문제 2

허혈심장병에 대해 잘못 설명한 것은 어느 것인가?

1. 심근경색증에서 관상동맥폐색은 동맥경화 및 혈전의 형성으로 인해 나타나는 경우가 많다.
2. 왼관상동맥 앞내림가지의 폐색으로 인해 왼심실 앞벽 및 심실사이막에서 경색이 발생한다.
3. 심근경색증 병터는 응고괴사에서 육아조직을 통해 섬유흉터화된다.
4. 심근경색증의 합병증은 심장파열, 부정맥, 심장기능상실 등이 있다.
5. 협심증은 항상 운동 중에 발생한다.

해설 협심증은 신체의 운동에 의해 발생하는 운동협심증과, 운동하지 않아도 발생하는 안정협심증(변이협심증)이 있다.

정답 5

문제
3

심혈관질환에 대해 잘못 설명한 것은 어느 것인가?

1. 류마티스성심내막염은 종종 판막증의 원인이 된다.
2. 비대심장근육병증에서는 울혈심장기능상실이 나타나는 경우가 많고, 확장심장근육병증에서는 돌연사하는 경우가 많다.
3. 동맥경화증의 위험인자는 고지질혈증, 비만, 고혈압, 당뇨병 등이 있다.
4. Marfan증후군에서는 대동맥박리의 발병률이 보통 상태 때보다 높다.
5. 동맥경화성 대동맥자루는 복부대동맥에서 많이 발생하며, 파열되면 출혈량이 많아서 사망하는 경우가 많다.

해설 비대심장근육병증은 종종 돌연사를 일으키고 확장심장근육병증에서는 울혈심장기능상실이 나타나는 경우가 많다.

정답 2

문제
4

호흡기의 비종양성 질환에 대해 잘못 설명한 것은 어느 것인가?

1. 세균성 폐렴에서는 일반적으로 중성구의 침윤이 눈에 띈다.
2. 결핵의 육아종은 중심에 치즈괴사를 동반하는 경우가 많다.
3. 만성폐쇄폐질환은 만성폐색장애, 특히 폐활량의 저하가 주요 특징인 질환이다.
4. 폐섬유증은 제한성장애를 보이는 경우가 많다.
5. 폐색전증 중 폐동맥 중심가지에서 나타나는 큰 색전의 근원은 다리나 골반에 굵은 정맥의 혈전인 경우가 많다.

해설 만성폐쇄폐질환은 공기의 호출장애가 특징이며, 폐활량은 정상이거나 오히려 상승하는 경우도 있다.

정답 3

문제 5

호흡기관의 종양성 질환에 대해 잘못 설명한 것은 어느 것인가?

1. 폐의 편평상피암종은 중추기관지에서 잘 나타나며, 폐색성폐렴을 일으키기 쉽다.
2. 폐의 샘암종은 말초부위의 폐실질에서 잘 나타나며 가슴막 함입이나 가슴막 통증을 자주 일으킨다.
3. 폐의 소세포암종은 중추기관지에서 잘 발생하는 고악성도 암이다.
4. 카르시노이드는 신경내분비종양의 일종으로 저악성도의 정형카르시노이드와 중간악성도의 비정형카르시노이드로 나뉜다.
5. 가슴막의 광범위 악성중피종의 발생은 이산화규소에 노출되는 것과 강한 인과관계가 있다.

해설 가슴막의 광범위 악성중피종은 석면에 노출되는 것과 강한 인과관계가 있다.

정답 5

문제 6

소화관에 대해 잘못 설명한 것은 어느 것인가?

1. 식도정맥류는 문맥고혈압 때문에 곁순환으로 식도 상부의 정맥이 확장된 것이다.
2. 치핵은 항문부위의 정맥류이다.
3. 사람의 위창자관 점막의 피복상피는 식도에서는 중층편평상피이고, 위장에서는 원주상피이다.
4. 식도암은 조직학적으로 편평상피암종이 대부분이다.
5. 카르시노이드는 내분비세포를 발생지로 하는 종양이며, 위창자관에서는 막창자꼬리, 곧창자, 샘창자에 많다.

해설 식도정맥류는 식도하부의 정맥이 확장된 것이다. 식도위연결부위 근처의 정맥도 종종 확장된다.

정답 1

문제
7

위질환에 대해 잘못 설명한 것은 어느 것인가?

1. *Helicobacter pylori*는 만성위염, 위궤양, 위암, 위악성림프종의 발생과 관련이 있다.
2. 만성위염은 조직학적으로 창자상피화생이 동반되기 쉽다.
3. 위궤양의 합병증으로 궤양바닥에 노출된 동맥에서 대출혈이 일어난다.
4. 위암에서 고유근육층까지 침윤된 경우는 조기암이다.
5. Borrmann의 분류는 위 진행암의 육안 분류이다.

해설 위의 조기암은 점막밑층까지만 침윤이 머물러 있는 것이며 고유근육층까지 침윤된 경우는 진행암이다.

정답 4

문제
8

창자질환에 대해 잘못 설명한 것은 어느 것인가?

1. Crohn병은 젊은층에서 많이 발생하며, 주로 작은창자의 돌막창자부위에서 나타나고 종주궤양이 특징이다.
2. 작은창자는 큰창자에 비해 샘암종의 발생이 적다.
3. Hirschsprung병은 창자관벽 민무늬근의 선천적인 결함이며 배변곤란과 거대잘록창자가 나타난다.
4. 대장암은 조직학적으로 샘암종이 대부분이다.
5. 가족성샘종폴립증은 보통염색체성우성질환이며 높은 빈도로 암이 발생한다.

해설 Hirschsprung병은 장관벽의 신경얼기가 선천적으로 결여되어 있다.

정답 3

문제
9

간, 쓸개, 이자의 질환에 대해 잘못 설명한 것은 어느 것인가?

1. A형간염바이러스로 인한 급성간염은 종종 만성화된다.
2. C형간염바이러스는 주로 혈액을 통해 감염되며, 만성간염에서 간경화로 이행하는 경우가 많다.
3. 줄기세포암은 간경화에 높은 비율로 합병된다.
4. 쓸개돌의 주성분은 빌리루빈과 콜레스테롤이다.
5. 췌장암의 대부분은 외분비부의 이자샘상피에서 유래한 샘암종이다.

해설 A형간염바이러스에 의한 급성간염은 보통 예후가 양호해서 만성화되지 않는다.

정답 1

문제
10

뇌혈관질환에 대해 잘못 설명한 것은 어느 것인가?

1. 뇌출혈 등 뇌혈관장애는 뇌압항진으로 뇌탈출을 일으켜서 치명적일 수 있다.
2. 뇌출혈의 대부분은 대뇌바닥핵이나 시상 등의 영역에서 발생한 미세동맥자루의 파열에 의해 나타난다.
3. 뇌경색은 혈전이나 색전으로 인한 동맥의 폐색이 원인이며, 중간대뇌동맥영역이 잘 발생하는 부위이다.
4. 거미막밑출혈은 고혈압으로 인한 대뇌동맥고리(circle of Willis)의 동맥자루 파열이 원인이 되는 경우가 많고 반신마비가 특징적이다.
5. 경질각바깥혈종은 머리뼈와 경질막 사이의 혈종이며, 동맥의 파열로 인해 급격하게 발생한다.

해설 거미막밑출혈에서 보통, 반신마비는 일어나지 않는다.

정답 4

문제 11

신경질환에 대해 잘못 설명한 것은 어느 것인가?

1. 급성화농성수막염은 세균감염으로 인한 거미막과 연질막의 염증이다.
2. Creutzfeldt-Jakob병은 비교적 빠르게 진행되는 운동신경증이나 치매가 주요 징후이며 감염성 단백질인 프라이온이 원인으로 알려져 있다.
3. Alzheimer병에서는 대뇌가 위축되고, 뉴런에 신경원섬유변화와 노인성반점이 나타난다.
4. 근육위축가쪽경화증은 운동뉴런장애와 동시에 감각신경의 변성을 수반하는 경우가 많다.
5. 다발경화증은 중추신경 백색질에 다발성 말이집탈락병소가 발생한다.

해설 근육위축가쪽경화증에서 감각신경이 손상되는 경우는 없다.

정답 4

문제 12

신경계통 종양에 대해 잘못 설명한 것은 어느 것인가?

1. 뇌에는 혈액뇌장벽이 있어서 다른 장기로부터 악성종양의 전이가 거의 없다.
2. 아교모세포종은 별아교세포 유래의 악성종양으로 성인의 대뇌에서 잘 발생한다.
3. 수막종은 뇌의 표면을 덮고 있는 거미막 부분에서 발생한다.
4. 속질모세포종은 소아의 악성뇌종양 가운데 대표적인 질환이며, 소뇌에서 많이 발생한다.
5. 신경섬유종은 말초신경에 발생하는 양성종양이다.

해설 뇌에는 폐암 등 다양한 장기의 악성종양이 전이되는 경우가 종종 발생한다.

정답 1

문제
13

뼈의 질환에 대해 잘못 설명한 것은 어느 것인가?

1. 폐경 후의 여성은 에스트로겐 분비감소로 인해 골다공증이 생기기 쉽다.
2. Perthes병은 소아에게 많이 발생하는 넙다리뼈의 무균괴사이다.
3. 화농성골수염은 주로 포도알균 등의 혈행감염으로 발생하며 소아에게 많이 나타난다.
4. 뼈육종은 10대에게 많이 나타나는 고악성도 비상피성종양이며 긴뼈의 뼈끝에서 많이 발생한다.
5. 악성종양은 종종 뼈에 혈행전이를 일으킨다.

해설 뼈육종은 긴뼈의 뼈몸통끝에서 많이 발생한다.

정답 4

문제
14

관절질환에 대해 잘못 설명한 것은 어느 것인가?

1. 골절의 회복 과정에서 감염이 일어나도 자연치유된다.
2. 변형관절증이 계속 진행되면 관절연골이 붕괴되어 뼈가 노출된다.
3. 관절류머티즘은 류마티즘 인자가 양성인 경우가 많아서, 발병과 자가면역이 관련이 있는 것으로 알려져 있다.
4. 관절류머티즘은 폐섬유증이 합병되는 경우가 있다.
5. 통풍은 혈중 요산치의 상승이 특징이며 관절에 심한 통증이 발생한다.

해설 골절부에 감염이 있는 경우에는 자연치유는 가망이 없고 외과적 처치가 필요한 경우가 많다.

정답 1

문제
15

뼈대근육질환에 대해 잘못 설명한 것은 어느 것인가?

1. 근육위축가쪽경화증에서는 뼈대근육 섬유가 집단으로 위축되는 신경원성 위축이 나타난다.
2. Duchenne형 근육디스트로피는 X연관열성유전질환이며 뼈대근육의 변성 괴사가 일어나다.
3. 다발근육염은 종종 가슴샘종에 합병되어 나타난다.
4. 피부근육염으로 인해 내장기관에 악성종양이 합병되는 경우가 종종 있다.
5. 중증근육무력증에서는 신경근육접합부의 아세틸콜린수용체에 대한 자가 항체가 출현한다.

해설 가슴샘종과 잘 합병되는 것은 중증근육무력증이다.

정답 3

문제
16

비뇨계통질환에 대해 잘못 설명한 것은 어느 것인가?

1. 콩팥증후군은 고도의 단백뇨, 저단백혈증, 부종, 고콜레스테롤혈증이 주요 증상이며, 일차토리질환으로는 미세변화병과 막성콩팥병증 등이 많다.
2. 급성콩팥염은 상기도의 용혈사슬알균 감염을 계기로 발병하여 혈뇨, 단백뇨, 고혈압 등이 나타난다.
3. 당뇨콩팥병증이 만성콩팥기능상실이 되는 경우는 거의 없다.
4. 콩팥모세포종은 소아에게 많이 발생하며 Wilms종양이라고도 한다.
5. 방광염은 여성에게 많이 발생하며 대장균의 상행성 감염으로 인한 경우가 많다.

해설 당뇨콩팥병증은 만성콩팥기능상실로 인해 투석요법을 도입한 환자의 원질환으로 가장 많다.

정답 3

문제 **17**

생식계통질환에 대해 잘못 설명한 것은 어느 것인가?

1. 전립샘암은 노인에게 많이 발생하고 남성호르몬 의존성이며 외분비샘영역에서 많이 발생한다.
2. 자궁경부암 발생에는 사람유두종바이러스의 감염이 강하게 관여하고 있다.
3. 자궁내막암은 폐경 후에 잘 나타나며 대부분 편평상피암종이다.
4. 난소의 표층상피성종양이나 간질종양은 양성과 경계악성으로 분류된다.
5. 유방암 발생에는 에스트로겐이 관련되어 있는 경우가 많다.

해설 자궁내막암의 대부분은 샘암종이다. 자궁경부암은 편평상피암종이 많다.

정답 3

문제 **18**

내분비질환에 대해 잘못 설명한 것은 어느 것인가?

1. Cushing병은 뇌하수체의 ACTH 생산종양으로 인해 부신겉질호르몬의 분비가 항진되어 보름달 모양 얼굴, 중심성 비만 등의 증상을 보인다.
2. Basedow병은 자가면역질환이며 TSH와 유사한 작용을 하는 자가항체에 의해 갑상샘기능이 항진된다.
3. 하시모토병(만성갑상샘염)은 자가면역질환이며 일반적으로 갑상샘기능 저하가 나타난다.
4. 갈색세포종은 부신겉질에서 유래한 카테콜아민의 과잉분비로, 고혈압 등의 증상이 나타난다.
5. 당뇨병은 인슐린의 작용장애로 인해 세포의 당흡수에 장애가 생겨 혈당수치가 상승하는 것이 주된 병태이다.

해설 갈색세포종은 보통, 부신속질이나 곁신경절에서 나온다.

정답 4

문제
19

조혈기관의 질환에 대해 잘못 설명한 것은 어느 것인가?

1. 철결핍빈혈은 철의 결핍으로 헤모글로빈 합성에 장애가 발생해 나타나는 빈혈이다.
2. 용혈빈혈은 자가면역 메커니즘 등에 의해 적혈구가 붕괴되는 빈혈이다.
3. 골수형성이상증후군은 백혈병으로 진행되는 경우가 종종 있다.
4. 백혈병은 정상적인 조혈이 억제되어 감염되기 쉬우며 빈혈, 출혈경향을 나타내는 경우가 많다.
5. 원발성골수섬유증은 예후가 양호하며 급성백혈병으로 이행되는 경우는 없다.

해설 원발성골수섬유증은 20~30% 비율로 급성백혈병으로 이행된다.

정답 5

문제
20

조혈기관의 질환에 대해 잘못 설명한 것은 어느 것인가?

1. 다발골수종은 형질세포 유래의 악성종양이며 일반적으로 혈중 다클론성 면역글로불린의 증가를 초래한다.
2. 특발저혈소판자색반병은 자가면역 메커니즘 등에 의해 혈소판이 감소해서 출혈증상을 일으킨다.
3. 악성림프종은 림프절 이외의 장기에서 발생하기도 한다.
4. 악성림프종 가운데 비Hodgkin림프종은 주로 B세포성, T세포성, NK세포성으로 분류된다.
5. Reed-Sternberg세포는 Hodgkin림프종에 특징적인 세포이다.

해설 다발골수종은 일반적으로 단클론성 면역글로불린의 증가를 초래한다.

정답 1

찾아보기

국문 찾아보기

영문 찾아보기